高等职业学校"十四五"规划护理类专业书证融通特色教材

数字案例版

▶ 供护理、助产等专业使用

基础护理技术

（数字案例版）

主　编　陈　鲁　燕雪琴　左凤林
副主编　陈　德　吕胜南　冯莉苹　马春丽　周彩琴
编　者　（按姓氏笔画排序）
马春丽　汉中职业技术学院
左凤林　重庆三峡医药高等专科学校
冯莉苹　重庆三峡医药高等专科学校
吕胜南　泰州职业技术学院
朱金芬　复旦大学附属上海市第五人民医院
李欢欢　安徽省阜阳卫生学校
吴宗倩　上海市建筑工程学校
张淑静　漯河医学高等专科学校
陈　诗　泰州职业技术学院
陈　鲁　泰州职业技术学院
陈　德　泰兴市人民医院
陈永芳　漯河医学高等专科学校
周彩琴　晋中市第三人民医院
周懿韵　上海交通大学医学院附属仁济医院
唐建娟　上海东海职业技术学院
燕雪琴　武汉铁路职业技术学院
编写秘书
陈　德　泰兴市人民医院

U0278843

华中科技大学出版社
http://www.hustp.com
中国·武汉

内 容 简 介

本书是高等职业学校"十四五"规划护理类专业书证融通特色教材（数字案例版）。

本书共十七章，内容包括医院与住院环境，入院与出院护理技术，患者卧位与安全护理技术，医院感染的预防与控制，生命体征的评估与护理技术，患者的清洁卫生护理技术，冷、热疗护理技术，胃肠道护理技术，给药护理技术，药物过敏试验技术，静脉输液技术等。

本书可供护理、助产等专业使用，也可供在职医护人员参考阅读。

图书在版编目（CIP）数据

基础护理技术：数字案例版/陈鲁，燕雪琴，左凤林主编. —武汉：华中科技大学出版社，2021.8（2025.2重印）
ISBN 978-7-5680-7461-2

Ⅰ．①基…　Ⅱ．①陈…　②燕…　③左…　Ⅲ．①护理学-资格考试-教材　Ⅳ．①R47

中国版本图书馆 CIP 数据核字（2021）第 167151 号

基础护理技术（数字案例版）　　　　　　　　　　　　陈　鲁　燕雪琴　左凤林　主编
Jichu Huli Jishu(Shuzi Anli Ban)

策划编辑：周　琳
责任编辑：周　琳　马梦雪　张　萌
封面设计：原色设计
责任校对：张会军
责任监印：周治超
出版发行：华中科技大学出版社（中国·武汉）　　　电话：（027）81321913
　　　　　武汉市东湖新技术开发区华工科技园　　　邮编：430223
录　　排：华中科技大学惠友文印中心
印　　刷：武汉开心印印刷有限公司
开　　本：889mm×1194mm　1/16
印　　张：25.25
字　　数：633 千字
版　　次：2025 年 2 月第 1 版第 3 次印刷
定　　价：69.00 元

基础护理技术（数字案例版）
网络增值服务（数字配套教材）编者名单

主　编　陈　鲁　周丽娟

副主编　李长松　陈　诗

编　者　（按姓氏笔画排序）

王扣英　泰州职业技术学院

申月芹　泰州市人民医院

吕胜南　泰州职业技术学院

朱国红　泰州市人民医院

朱春梅　泰州职业技术学院

朱桂华　泰州市人民医院

李长松　泰州市人民医院

李晓琴　泰州市人民医院

李海霞　泰州市人民医院

杨怀洪　泰州市人民医院

谷江华　泰州市人民医院

沙鸭云　泰州市人民医院

张　蕾　泰州市人民医院

张俐丽　泰州市人民医院

陈　诗　泰州职业技术学院

陈　鲁　泰州职业技术学院

周小丽　泰州市人民医院

周丽娟　泰州市人民医院

彭　蓓　泰州职业技术学院

薛　平　泰州市人民医院

编写秘书　陈　诗　泰州职业技术学院

特别顾问　王素珍　泰州市人民医院

高等职业学校"十四五"规划护理类专业书证融通特色教材(数字案例版)

编委会

丛书学术顾问 文历阳　胡　野

委员(以姓氏笔画为序)

王　兵	湖南交通工程学院
王高峰	贵州工程职业学院
卢　兵	镇江市高等专科学校
朱　红	山西同文职业技术学院
刘义成	汉中职业技术学院
孙凯华	广东岭南职业技术学院
杨美玲	宁夏医科大学
邹金梅	四川卫生康复职业学院
张　捷	上海中侨职业技术大学
陈小红	铜仁职业技术学院
陈丽霞	泉州医学高等专科学校
陈国富	泰州职业技术学院
陈晓霞	肇庆医学高等专科学校
武　江	镇江市高等专科学校
林爱琴	郑州铁路职业技术学院
金庆跃	上海济光职业技术学院
郑纪宁	承德医学院
费素定	宁波卫生职业技术学院
唐忠辉	漳州卫生职业学院
桑未心	上海东海职业技术学院
黄　涛	黄河科技学院
黄岩松	长沙民政职业技术学院
黄绪山	安康职业技术学院
曹新妹	上海交通大学医学院附属精神卫生中心
程红萍	长治医学院
雷良蓉	随州职业技术学院
戴　波	聊城职业技术学院

网络增值服务使用说明

欢迎使用华中科技大学出版社医学资源网yixue.hustp.com

1.教师使用流程

（1）登录网址：http://yixue.hustp.com（注册时请选择教师用户）

（2）审核通过后，您可以在网站使用以下功能：

管理学生

建立课程　　　　　　　　布置作业

下载教学资源　　　教师　　　查询学生学习记录等

2.学员使用流程

建议学员在PC端完成注册、登录、完善个人信息的操作。

（1）PC端学员操作步骤

①登录网址：http://yixue.hustp.com（注册时请选择普通用户）

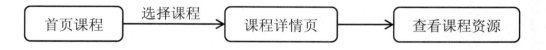

②查看课程资源

如有学习码，请在个人中心-学习码验证中先验证，再进行操作。

首页课程　—选择课程→　课程详情页　→　查看课程资源

（2）手机端扫码操作步骤

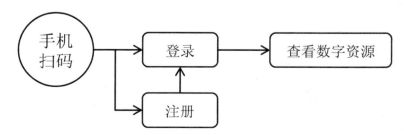

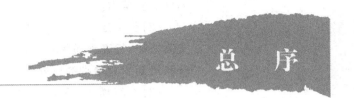

总　序

Introduction

2019 年国务院正式印发《国家职业教育改革实施方案》(下文简称《方案》),对职业教育改革提出了全方位设想。《方案》明确指出,职业教育与普通教育是两种不同教育类型,具有同等重要地位,要将职业教育摆在教育改革创新和经济社会发展中更加突出的位置。职业教育被提高到了"没有职业教育现代化就没有教育现代化"的地位,作为高等职业教育重要组成部分的高等卫生职业教育,同样受到关注。

高等卫生职业教育既具有职业教育的普遍特性,又具有医学教育的特殊性。其中,护理专业的专科人才培养要求以职业技能的培养为根本,以促进就业和适应产业发展需求为导向,与护士执业资格考试紧密结合,突出职业教育的特色,着力培养高素质复合型技术技能人才,力求满足学科、教学和社会三方面的需求。

为了进一步贯彻落实文件精神,适应护理专业高职教育改革发展的需要,满足"健康中国"对高素质复合型技术技能人才培养的需求,充分发挥教材建设在提高人才培养质量中的基础性作用,经调研后,在全国卫生职业教育教学指导委员会专家和部分高职高专示范院校领导的指导下,华中科技大学出版社组织了全国近 50 所高职高专医药院校的 200 多位老师编写了这套高等职业学校"十四五"规划护理类专业书证融通特色教材(数字案例版)。

本套教材强调以就业为导向、以能力为本位、以岗位需求为标准的原则。按照人才培养目标,遵循"三基"(基本理论、基本知识、基本技能)、"五性"(思想性、科学性、先进性、启发性、适用性)、"三特定"(特定目标、特定对象、特定限制)的编写原则,充分反映各院校的教学改革成果和研究成果,教材编写体系和内容均有所创新,在编写过程中重点突出以下特点。

(1)紧跟教改,接轨"1+X"证书制度。紧跟高等卫生职业教育的改革步伐,引领职业教育教材发展趋势,注重体现"学历证书

＋若干职业技能等级证书"制度(即"1＋X"证书制度)，提升学生的就业竞争力。

(2)坚持知行合一、工学结合。教材融传授知识、培养能力、提高技能、提高素质为一体，注重职业教育人才德能并重、知行合一和崇高职业精神的培养。

(3)创新模式，提高效用。教材大量应用问题导入、案例教学、探究教学等编写理念，将"案例"作为基础与临床课程改革的逻辑起点，引导课程内容的优化与传授，适应当下短学制医学生的学习特点，提高教材的趣味性、可读性、简约性。

(4)纸质数字，融合发展。教材对接科技发展趋势和市场需求，将新的教学技术融入教材建设中，开发多媒体教材、数字教材等新媒体教材形式，推进教材的数字化建设。

(5)紧扣大纲，直通护考。紧扣教育部制定的高等卫生职业教育教学大纲和最新护士执业资格考试要求，随章节配套习题，全面覆盖知识点和考点，有效提高护士执业资格考试通过率。

本套教材得到了专家和领导的大力支持与高度关注，我们衷心希望这套教材能在相关课程的教学中发挥积极作用，并得到读者的青睐。我们也相信这套教材在使用过程中，通过教学实践的检验和实际问题的解决，能不断得到改进、完善和提高。

高等职业学校"十四五"规划护理类专业
书证融通特色教材(数字案例版)编写委员会

Preface | 前　言

　　为贯彻落实《全国护理事业发展规划(2016—2020年)》《"健康中国 2030"规划纲要》等重要文件精神，也为了适应《国家职业教育改革实施方案》的新要求，进一步深化高职高专护理专业教育改革，培养"贴近患者、贴近临床、贴近社会"的护理人才，在华中科技大学出版社的组织下，来自多所医护院校及临床医院的教师和专家共同编写了本教材。

　　根据教育部人才培养目标、国家卫生健康委员会行业要求、社会用人需求等，本教材的编写基于临床护理工作过程，将学习内容与临床工作有机结合，通过临床案例导入学习内容，给定工作任务，以培养学生的临床思维能力。教材内容紧扣全国护士执业资格考试大纲，覆盖相关知识点与考点，每个章节后设有与学习内容相对应的"直通护考"自测题，将部分历年真题引入自测题，以利于学生及时复习和及早熟悉护士执业资格考试的题目与题型。本教材还具有数字化特点，增加了信息化资源，主要有课件、操作视频、知识链接等，既满足教师教学和学生自主学习的需求，又增加学习的趣味性，满足信息化时代的碎片化学习需求。

　　本教材由多所医护院校的护理骨干教师、临床医院的一线护理骨干共同编写完成，操作视频由校-医联合拍摄，编者教学经验、临床工作经验丰富，为本教材的编写付出了辛勤的汗水。本教材在编写过程中，得到了各参编院校的大力支持，在此向所有编者及其所在单位致以诚挚的谢意。

　　由于编者能力与水平有限，书中难免有疏漏和不足之处，敬请读者批评指正。

编者

目 录

MULU

第一章　医院与住院环境

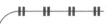

扫码看课件

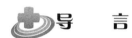

学习目标

1. 能说出医院的定义。
2. 能叙述医院的性质、任务、种类。
3. 能叙述门诊、急诊的护理工作。
4. 能学会运用护理程序为患者准备备用床、麻醉床和暂空床的技能。
5. 能运用所学知识,为患者创造安全、舒适的治疗护理环境。

导　言

医院是为患者提供医疗卫生保健服务的重要机构,是社会系统的一个有机组成部分,是提供疾病预防、诊断、治疗和康复的场所。医院作为健康照顾环境之一,其环境的布局与安排应以患者为中心,最大限度地满足患者治疗、护理及休养的身心需要,以促进患者康复为最高目标。因此,创造一个安全、舒适、整洁、安静的治疗环境是护理工作的重要任务之一。

第一节　概　述

案例引导

高某,男性,62岁。有高血压、冠心病病史12年,个性倔强,脾气暴躁,本次因琐事与家人吵架后引发心绞痛收治入院。查体:T 36.8 ℃,P 80 次/分,R 20 次/分,BP 150/95 mmHg,神志清楚。作为接待患者的心内科护士,请问:

(1) 根据患者情况如何调控医院的物理环境?

(2) 如何给患者营造一个安全、舒适的心理社会环境?

医院是对个体、家庭、社区以及某些特定群体进行防病、治病的场所,具备一定数量的病床设施、必要的医疗设备和相应的医务人员,通过医务人员的集体协作,运用医学科学理论和技术,对门诊、急诊或住院患者实施科学、正确的诊疗与护理的卫生事业机构。

Note

一、我国医院的性质和任务

（一）医院的性质

1982年卫生部（现更名为国家卫生健康委员会）颁发的《全国医院工作条例》明确了医院的基本性质：医院是防病治病，保障人民健康的社会主义卫生事业单位，必须贯彻党和国家的卫生工作方针政策，遵守政府法令，为社会主义现代化建设服务。

（二）医院的任务

医院的任务是以医疗为中心，在提高医疗质量的基础上，保证教学和科研任务的完成，并不断提高教学质量和科研水平。同时做好扩大预防、指导基层和计划生育的技术工作。

二、医院的种类

按照不同的分级标准，可将医院划分为不同的类型。

（一）按照医院分级管理标准划分

为改善与加强医疗卫生工作的宏观管理，调整与健全三级医疗预防体系，充分合理地利用卫生资源，提高医院科学管理水平、卫生服务质量，更好地为保障人民健康服务。卫生部1989年颁布的《医院分级管理办法》将医院按功能、任务不同划分为一、二、三级。

一级医院是直接向一定人口的社区提供预防、医疗、保健、康复服务的基层医院、卫生院。

二级医院是向多个社区提供综合医疗卫生服务和承担一定教学、科研任务的地区性医院，包括一些县医院、城市区级医院。

三级医院是向几个地区提供高水平、专科性医疗卫生服务和执行高等教学、科研任务的区域性以上的医院，包括一些医学院附属医院、省市级综合医院。

企事业单位及集体、个体举办的医院的级别，可比照划定。

各级医院经过评审，按照《医院分级管理标准》确定为甲、乙、丙三等，三级医院增设特等，共三级十等。在卫生行政部门的规划与指导下，一、二、三级医院之间应建立与完善双向转诊制度和逐级技术指导关系。

（二）按照医院收治范围划分

1. 综合医院　综合医院是设有一定数量的病床、各类临床专科（如内科、外科、儿科、妇产科、眼科、耳鼻喉科、传染病科、皮肤科等）、医技部门（如药剂科、检验科、影像科等）以及相应人员与设备的医院。综合医院对患者具有综合诊治能力，通过医务人员协作会诊等手段，满足急危重症患者和疑难病症患者的诊疗需要。

2. 专科医院　专科医院是诊治专科疾病及提供医疗保健服务的医院，如眼科医院、口腔医院、胸科医院、皮肤科医院、妇产医院、精神病医院、传染病医院等。设立专科医院有利于集中人力、物力，发挥技术设备优势，开展专科疾病的诊治和预防。

（三）按特定任务划分

医院按特定任务和服务对象可分为军队医院、企业医院等。

（四）按所有制划分

医院按所有制可分为全民所有制医院、集体所有制医院、个体所有制医院、中外合资医院和股份制医院等。

（五）按经营目的划分

医院按经营目的可分为非营利性医院和营利性医院。

三、医院的组织结构

我国医院的组织结构是按照卫生部统一颁布的《综合医院组织编制原则试行草案》为依据设置的。不同级别的医院其社会职能与服务功能有所不同，但各医院的组织结构基本相似。医院实行院长负责制。医院的组织结构大致可分为诊疗部门、辅助诊疗部门和行政后勤部门3大系统。

（一）诊疗部门

诊疗部门是医院的主要业务部门，包括病区和门诊的各临床科室，如内科、外科、妇产科、儿科等，急诊科、预防保健科通常也属于诊疗部门。

（二）辅助诊疗部门

辅助诊疗部门是为临床提供技术支持的专业科室，也称医技部门，包括药剂科、临床检验科、病理科、影像科、手术室、理疗科、内镜室、麻醉科、消毒器材供应室、营养科、静脉药物配置中心等。辅助诊疗部门以专门的技术和设备辅助临床诊疗工作的进行，是现代医院的重要组成部分。

（三）行政后勤部门

行政后勤部门是对医院的人、财、物进行管理的职能部门，它既包括对医疗、护理工作进行管理的业务管理机构，如医务科、护理部、门诊部等；也包括对医院整体进行管理的其他职能部门，如医院办公室、人事科、财务科、科教科、总务科、保卫科、设备科等，以及其他辅助性科室，如病案室、统计室、图书室、住院处、信息科等。

第二节　门　　诊

门诊部是医院面向社会的窗口，门诊部作为医疗工作的第一线，是直接为公众提供疾病诊断、治疗和预防保健服务的场所。其医疗护理工作质量，将直接反映医院的管理水平、技术水平和服务水平，也直接影响公众对医院的认知和评价。

一、门诊部的设置和布局

门诊部设有和医院各科室相对应的诊室，并设有挂号室、收费室、化验室、药房、治疗室、候诊室等。候诊室内配备诊察床（床前备有屏风或围帘）、诊断桌和流动水洗手池。综合治疗室内备有急救设备和物品，如除颤仪、氧气筒及吸引装置、急救药品、气管切开包等。

门诊部的候诊、就诊环境以方便患者为目的，注重公共卫生，并体现医院对患者的人文关怀，做到美化、绿化、安静、整洁、布局合理，设有醒目的标志和路标；还可设立总服务台、导医处，配备多媒体查询触摸屏、电子显示屏以及自助挂号机、自助收费机、检验报告自助打印机，使各项医疗服务清晰、透明，简化就诊程序，使患者感到亲切、放松，从而对医院产生信赖感，主动配合诊疗工作。

二、门诊部工作的特点

门诊工作具有"五多一短"的特征。

（一）患者集中多

门诊每天要接待大量来自社会各阶层的患者。医院要力求保证患者得到及时、有效、优质的诊疗服务，克服门诊数量与质量的矛盾。如今一些医院开展网络挂号预约就诊方式，在门诊高峰分流方面取得了较好效果。

（二）诊疗环节多

门诊是一个诊疗功能比较齐全的系统整体，是从患者挂号、候诊、就诊，到医院提供预检分诊、诊断、检验、放射、注射、治疗、取药等多个环节组成的流程。在这个流程中，任何一个环节的梗阻都可能造成门诊的严重拥挤，给患者带来不便。而且上述多个环节中还涉及缴费手续，因此门诊诊疗环节多的特点，要求医院领导要应用系统管理理论和方法，剖析门诊诊疗环节的过程、时间和特点，防止和克服"三长一短"现象（挂号时间长、候诊时间长、检查处置与取药时间长、诊察时间短）；要做好门诊的导医服务，积极调动社会志愿服务资源，简化就诊手续，同时合理安排门诊科室布局，增添为民服务的各种辅助器材和服务项目，尤其为行动不便的患者提供帮助。这是提高医院满意度和医疗质量不可忽视的一个重要方面。

（三）人群杂、病种多

人群杂、病种多是门诊工作的重点特征。所谓人群杂是指患者来自社会各阶层，且有陪伴者，各种复杂的社会现象都可能在门诊发生；患者人群中有年老体弱者、婴幼儿和抵抗力较低的患者，易形成患者和健康人混杂的局面；患者人群中有一般急、慢性疾病和感染性疾病，也可能有传染病甚至烈性传染病掺杂在一起，易造成患者和健康人之间的交叉感染，也可能造成患者的再度感染。

（四）应急变化多

从总体来说，门诊的人数、病种、急慢程度是难以预测的，处于被动状况。例如某传染病流行期就会集中大量传染病患者，高温季节会多发中暑患者，冬季封冻路滑季节会多发骨折、跌伤、车祸患者，尤其是一旦发生重大工伤事故、火灾、水灾、地震、交通事故时会使门诊患者陡然增加，因此要求医院门诊必须随时做好应急准备，具备临时调度的潜力和能力，以应对门诊的变化。

（五）医生变换多

医生变换比较频繁是门诊工作的重要特点，尽管医院力求使门诊医生相对稳定，但是门诊医生的流动变换是不可避免的。患者复诊时要求初诊医生诊疗常较困难，这样有时会影响医生对患者的跟踪观察与分析，有时甚至在医生交接过程中会出现医疗缺陷或医疗事故隐患，易造成误诊、漏诊而不同程度地影响医疗质量。现代医院的发展要求医务人员具备良好的协作能力，从而高质量、高水平地完成门诊工作；针对门诊医生变换较多的特征，要求医务人员具有良好的道德素质、高度的责任心和精湛的医术，要求医院建立并严格执行门诊工作制度（包括门诊确诊率、门诊会诊率、门诊病历书写制度、门诊病例讨论制度、转诊转院制度等），以适应提高门诊质量的要求。对省级医院和教学医院来说，加强对进修医生、实习医生的带教管理，保证本院医生的比例，保证主治医生以上人员的比例，保证主任医师、教授等专家定期参加门诊的人数、次数和比例，保证各科医生在门诊工作的相对稳定性（原则上应连续工作半年以上再轮换）等对把好门诊质量关是至关重要的。

（六）诊疗时间短

门诊患者怀着能治病、治好病的强烈需求来到医院门诊就诊，但是门诊医生每天要接待大量的患者，尽管已经对各科门诊诊治患者的时间做出了原则性要求以防止出现马虎草率的现象，但实际上很难妥善解决数量与质量的矛盾，尤其在门诊患者数的高峰时刻或高峰季节，矛盾比较突出。而且对于有些病情比较复杂的患者或前驱症状并非典型时，难以保证医生对每一位患者做出正确诊疗思考和观察。

三、门诊部护理工作

（一）预检分诊

担任预检分诊的护士应具有丰富的实践经验和良好的职业素质。接诊患者时应主动热情，在简要询问病史、观察病情的基础上，做出初步的判断，再给予合理的分诊指导和恰当的传染病管理，做到先预检分诊，再指导患者挂号诊疗。

（二）安排候诊与就诊

（1）开诊前，整理候诊、就诊环境，备齐各种检查器械及用物等。

（2）开诊后，按照挂号的先后顺序安排就诊。整理初诊、复诊病历，以及各种检查报告单、化验单等。

（3）根据病情测量患者的生命体征，如体温、脉搏、呼吸、血压，并记录于门诊病历上。必要时协助医生进行诊察。

（4）观察候诊患者的病情变化，遇有高热、剧痛、呼吸困难、出血、休克等症状，应立即安排患者提前就诊或送急诊室处理；对病情较重或年老体弱者，可适当调整就诊顺序，提前就诊。

（5）门诊就诊结束后，整理、消毒门诊环境，必要时，回收患者门诊病历。

（三）开展健康教育

护士应充分利用候诊时间开展健康教育，提供有关疾病和健康方面的信息，其内容可根据不同季节、不同科室、不同病种的特点灵活选择，形式应多样化，如图片、板报、讲座、录像、发放宣传册、微信推送等。

（四）实施治疗

实施需要在门诊进行的治疗，如各种注射、换药、灌肠、导尿、穿刺等，护理人员必须严格按照操作规程操作，认真执行"三查八对"制度，确保治疗安全、有效。

（五）严格消毒隔离

门诊具有患者集中且流动性大、病种繁杂的特点，容易发生交叉感染。因此，必须认真做好空气、地面、墙壁、各种物品的清洁消毒，对传染病或疑似传染病患者，应分诊到隔离门诊就诊并做好疫情报告。

（六）做好保健门诊的护理工作

门诊护士经过培训可直接参与健康体检、疾病普查、预防接种、健康教育等保健工作。各类保健门诊有妇女保健门诊、儿童保健门诊、围产保健门诊、高危门诊、产前诊断及遗传咨询门诊、妇科门诊、计划生育门诊、更年期门诊等。

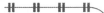

第三节 急 诊

急诊科是医院接诊治疗急诊患者的场所，是抢救患者生命的第一线。急诊科护士应具备良好的职业素质、丰富的急救知识和经验以及娴熟的急救技术。急诊科护理的组织管理和技术管理应做到标准化、程序化、制度化。

一、急诊科的设置和布局

急诊科一般设有预检处、诊疗室、抢救室、治疗室、手术室、监护室、观察室、药房、化验室、心电图室、挂号室、收费室等。预检处设在大厅明显位置，抢救室、治疗室设备齐全，各诊室内应配备非手触式开关的流动水洗手设施和（或）速干手消毒剂，观察室应按病房要求进行管理。急诊科应独立或相对独立成区，位于医院的一侧或前部，便于急救车运送患者。

急诊科环境应宽敞明亮、空气流通、安静整洁，有专用通道、宽敞的出入口、醒目的标志和路标，设有专用电话，备有急救车、平车、轮椅等运送工具，夜间有明显的灯光，以方便急诊患者就诊和最大限度缩短就诊前的时间，争取抢救时机。

二、急诊科工作的特点

（一）急

医院急诊科接治的多数是突发疾病的急诊患者。患者发病急、病情变化快，有些病情危重，工作人员必须争分夺秒、迅速处理，争取抢救时机。

（二）忙

急诊患者来诊时间、人数、危重程度难以预料，随机性大，可控性小，尤其是发生意外灾害、事故、集体中毒、传染病流行时，工作更显繁忙。

（三）杂

急诊患者病种复杂，几乎涉及临床各学科疾病；患者及陪护人员复杂，涉及法律和暴力事件的较多，工作中也常遇到无监护人的患者，与其他部门相比，工作复杂得多。

三、急诊科护理工作

（一）预检分诊

预检护士通过简要评估确定患者就诊的科室，并护送患者到相应科室或抢救室。护士必须掌握急诊就诊的标准，对急诊患者做到一问、二看、三检查、四分诊。遇到意外灾害事故应立即通知相关部门组织抢救；遇到急危重症患者应立即通知医生进行抢救；遇到法律纠纷、刑事伤害、交通事故等事件，应迅速通知医院保卫科或直接与公安部门联系，并请家属或陪送者留下。

（二）抢救工作

在抢救工作中，急诊护士主要承担物品准备和配合抢救的任务。在物品准备方面，护士应严格遵守物品管理规定，做到"五定"（定数量品种、定点安置、定专人管理、定期消毒灭菌、定期检查维修）；护士必须熟练掌握各种急救物品的性能和使用方法，并能排除一般性故障，使所有物品处于良好备用状态。在配合抢救方面，护士必须严格遵守操作规程，争分夺秒实施抢救；在医生到来之前进行初步评估和判断并实施紧急处理如心肺复苏、建立静脉通道、吸氧、吸痰、止血、心电监测等；医生到达后，立即汇报处理情况和效果，并积极配合医生抢救，包括正确执行医嘱，密切观察病情变化；在抢救过程中执行口头医嘱时必须向医生复述一遍，双方确认无误后再执行；抢救完毕后请医生及时补写医嘱和处方，及时、准确、清晰地做好抢救记录；各种抢救药品的空瓶、空安瓿、输血袋等经两人核对无误后方能处理，避免医疗差错的发生。

（三）病情观察与护理

急诊科观察室通常设有一定数量的床位，以收治暂时未确诊或已确诊但因各种原因暂时不能住院的患者，或只需短时间观察即可离开的患者。观察时间一般为 3～7 天。观察室护士应做好以下工作：①对留观患者进行入室登记，建立病历，填写各项记录，书写病情报告；②主动巡视并观察患者病情变化，及时执行各项医嘱，做好基础生活护理工作，加强心理护理；③做好患者及家属出入室的管理工作。

第四节　病　　区

病区是住院患者接受诊疗、护理及康复的场所，也是医护人员全面开展医疗、预防、教学、科研活动的重要场地。适宜的病区环境可以满足患者的身心需求，促进治疗护理工作的顺利进行，从而达到促进康复的目的。

一、病区的物理环境

医院的物理环境是影响患者身心舒适的重要因素，它关系到患者的治疗效果和疾病转归。适宜的病区温度、湿度和通风条件以及安静的病区环境对患者病情恢复具有重要作用。因此，适当调控医院的物理环境，使之保持整洁、舒适、安全和美观是护士的重要职责。适宜的环境应考虑下列因素。

（一）空间

每个人都需要一个适合其成长、发展及活动的空间，医院在为患者安排空间时，必须考虑患者整体的需要。要尽可能在医院条件许可的情况下，综合考虑不同病情、不同层次、不同人群的需要，保证患者有适当的空间，同时方便治疗和护理操作的进行。一般情况下，每个病区设 30～40 张病床为宜，每间病室宜设 1～6 张病床，病室尽量配有卫生间，两床之间应设有隔帘，病床之间的距离不得少于 1 m。

（二）温度

适宜的温度有利于患者休息、治疗及护理工作的进行。在适宜的室温下，患者可以感到舒适、安宁，能减少消耗，利于散热，并可减轻肾脏负担。室温过高会使患者神经系统受到抑制，干扰消化和呼吸功能，不利于体热散发，影响体力恢复；室温过低会使患者畏缩、肌肉紧张而产生不安，同时也易使患者着凉。一般来说，普通病室温度保持在 18～22 ℃为宜，新生儿室、老年病房、产房、手术室以 22～24 ℃为宜。病室应配备温度计，以便护士能随时评估室内温度并加以调节，满足患者身心舒适的需要。由于季节的变换，气温差别很大,除依据气温变化适当增减患者的盖被及衣服外,护士应充分利用医院的设施条件,密切结合患者病情而对病室温度进行调节。夏季气温较高,使用空气调节器是调节室温的最好方法,或者通过打开门窗增加室内空气流通,加快体热散发速度,促进患者舒适。冬季气温较低,除采用空气调节器调节室温外,也可采用暖气设备保持病室温度。此外,护士在执行各项护理操作时,应尽量避免患者不必要的暴露,以防患者着凉。

（三）湿度

湿度指空气中含水分的程度。病室湿度一般指相对湿度,即在单位体积的空气中,一定温度条件下,空气中水蒸气的含量与其达到饱和时含量的百分比。适宜的病室湿度为50%～60%。湿度过高或过低都会给患者带来不适感。湿度过高时,蒸发作用减弱,可抑制排汗,患者感到潮湿、气闷,尿液排出量增加,肾脏负担加重;湿度过低时,空气干燥,人体蒸发大量水分,可引起口干舌燥、咽痛、烦躁、皮肤弹性差等表现,对呼吸道疾病患者或气管切开患者尤为不利。病室应配备湿度计,以便护士能随时评估室内湿度并加以调节,满足患者身心舒适的需要。当室内湿度大于室外时,使用空气调节器是调节室内湿度的最好方法。无条件时,可通过打开门窗增加室内空气流通以降低湿度。室内湿度过低时,可以在室内安置空气加湿器或在地面上洒水等,冬季可以在暖气上安放水槽、水壶等通过水分蒸发达到提高室内湿度的目的。

（四）通风

通风可以增加室内空气流动,改变室内温度和湿度,从而刺激皮肤的血液循环,加速皮肤汗液蒸发和热量散失,提高患者的舒适感,能在短时间内置换室内空气,降低空气中微生物的密度。呼吸道疾病的传播多与空气不洁有关,而且污浊的空气中氧气含量不足,可使人出现烦躁、倦怠、头晕和食欲减退等表现。通风是减轻室内空气污染的有效措施,通风效果受通风面积(门窗大小)、室内外温差、通风时间及室外气流速度的影响,一般通风30 min即可达到置换室内空气的目的。注意避免吹对流风,以免患者着凉。

（五）安静

噪声指能引起人们生理和心理不适的一切声音。噪声不但使人不愉快而且对健康不利,严重的噪声会引起听力损害甚至导致听力丧失。其危害程度视音量的大小、频率的高低、持续时间的长短和个人的耐受性而定。噪声的单位是分贝(dB),根据世界卫生组织规定的噪声标准,白天较理想的噪声强度是35～40 dB。噪声强度在50～60 dB即能产生相当的干扰。突发性噪声,如爆炸声、鞭炮声、警报声等,其频率高、音量大,虽然这些噪声持续时间短,但当其强度高达120 dB以上时,可造成高频率的听力损害,甚至永久性失聪。长时间处于90 dB以上的高音量环境中,能导致耳鸣、血压升高、血管收缩、肌肉紧张,以及出现焦躁、易怒、头痛、失眠等症状。对噪声的耐受性因人而异,定义范围个体差异大且复杂,与患者的性格、职业、病情轻重程度、心理状态、既往经验及个体敏感性等密切相关,它可造成患者生理和心理上的应激反应。医院周围环境的噪声虽非护士所能控制,但护士应尽可能地为患者创造安静的环境。为控制病区噪声,应特别注意以下几点。

（1）工作人员在说话、行动与工作时应尽可能做到"四轻",即说话轻、走路轻、操作轻、关门轻。

（2）病区的门、窗、椅脚应钉上橡皮垫。

（3）各种推车的轮轴上需要定期涂抹润滑油。

（4）患者住院后，应及时向患者及家属宣传保持病区安静的重要性，共同创造安静的病区环境。

（六）光线

病室光源有自然光源和人工光源。日光是维持人类健康的要素之一。太阳辐射的各种光线，如可见光、红外线、紫外线等都具有很强的生物学作用。适量的日光照射能使照射部位温度升高、血管扩张、血流增快，有利于改善皮肤的营养状况，使人食欲增加，舒适愉快。紫外线有强大的杀菌作用，并可促进机体内部合成维生素 D（具有抗佝偻病作用），红外线能够增强代谢，提高组织细胞活力及再生能力，因此病室内经常开启门窗，让阳光直接射入，或协助患者到户外接受阳光照射，对辅助治疗颇有意义。另外，日光的变化可减少患者与外界的隔离感。为了满足病室夜间照明及保证特殊检查和治疗护理的需要，病室必须配备人工光源，光源的设计及亮度可依其作用进行调节。楼梯、药柜、抢救室、监护室内的灯光要明亮（药柜要避免日光直射）；普通病室除一般吊灯外还应有地灯装置，既不打扰患者的睡眠，又可以保证夜间巡视工作的进行；病室内还应有一定数量的立式鹅颈灯，以适用于不同角度的照明，为特殊诊疗提供方便。

（七）装饰

优美的环境让人感觉舒适愉快。病室是患者在医院停留时间最长的空间，病室布置应简单、整洁、美观。这样不但可以增进患者身心舒适，而且可以使患者精神愉悦。现代医院不仅按各病室不同需求来设计并配备不同颜色，而且应用各式图画、各种颜色的窗帘、被单等来布置患者床单位，如儿科病室的护士穿着粉色的护士服，使人感到温馨甜蜜。医院环境的颜色如调配得当，不仅可提高患者身心舒适程度，还可以产生积极的医疗效果。

（八）安全

病区工作人员应该采取一切有效措施，预防和消除一切不安全的因素，常见的不安全因素有以下几种。

1. 物理性损伤　主要包括机械性损伤、温度性损伤、压力性损伤及放射性损伤。

（1）机械性损伤　坠床和跌倒是医院中最常见的机械性损伤。对意识不清、躁动不安、婴幼儿、偏瘫等患者，应使用床档、约束带等进行保护；对长期卧床、初次下床、服用镇静剂或麻醉药、视力减退以及活动不便的患者应注意搀扶，以防跌倒，病区内的地面应保持干燥、整洁，减少障碍物；浴室、洗手间地面应防滑，应设置扶手和呼叫系统。医院流动人群中，老弱病残的聚集比例远大于一般公共场所。因此对包括地材在内的建材的安全性能提出了很高的要求。按照防滑系数的不同，防滑等级通常分为 3 级，1 级是指不安全，防滑系数小于 0.50；2 级是指安全，防滑系数为 0.50～0.79；3 级是指非常安全，防滑系数不小于 0.80。通常医院的防滑等级不应低于 1 级；对于老人、儿童、残疾人等活动较多的室内场所，防滑等级应达到 2 级；对于室内易浸水的地面，防滑等级应达到 3 级。

（2）温度性损伤　护士在应用冷、热疗法时，应严格掌握操作要领，注意观察患者局部皮肤的变化，防止冻伤、烫伤；注意易燃易爆物品的安全使用和保管。

（3）压力性损伤　压力性损伤常见于因长期受压所致的压疮以及高压氧舱治疗不当所致的气压伤。因此护士在工作中，必须加强对危重患者或长期卧床患者的护理，定时翻身、按摩等以促进受压部位的血液循环；应用高压氧舱治疗时，应掌握适应证，治疗时逐渐加压或减压，并注意观察副反应。

（4）放射性损伤　放射性损伤常见于临床接受放射性诊断和治疗的患者，放射线使用不当,易导致放射性皮炎、皮肤溃疡坏死。因此操作时应严格掌握照射剂量和时间,尽量减少患者不必要的身体暴露,同时工作人员自身也应做好防护措施。

2. 化学性损伤　应用各种化学药物时,药物剂量过大或浓度过高,用药次数过多、方法不合理、配伍不当,甚至用错药均可引起化学性损伤。护士应具备一定的药理知识,掌握常用药物的保管原则和药疗原则;用药时,应严格执行"三查八对"制度;药物应新鲜配制,注意配伍禁忌。

3. 生物性损伤　生物性损伤包括微生物和昆虫导致的损伤。微生物损伤主要是指病区内各种微生物的感染,病区医务人员要严格执行医院预防、控制感染的各项制度。其次是昆虫造成的损伤,昆虫叮咬不仅影响患者的休息与睡眠,还可导致过敏反应的发生,甚至会传播疾病。灭蚊、灭虱、灭蝇等防范措施和制度可使患者免受损伤。

4. 医源性损伤　医务人员言语、行为不慎,导致患者心理、生理的损伤,称为医源性损伤。如个别医务人员对患者缺乏尊重,与患者交谈时用词不当,缺乏耐心,操作时动作粗暴,责任心不强,不按操作规程实施操作等,均可引起患者心理及生理上的损伤。因此,医务人员必须尊重患者,交谈时注意沟通技巧,操作时动作应轻稳,严格执行操作规程,加强工作责任心,避免医源性损伤。

二、病区的社会环境

医院是社会的一部分,人的生、老、病、死都与医院有着密切的关系。病区是一个特殊的社会环境,护士应该帮助患者尽快转变角色,适应环境的变化,建立良好的病区人际关系,从而促进疾病的康复。

（一）人际关系

人际关系是在社会交往过程中形成的、建立在个人情感基础上的彼此为寻求满足某种需要而建立起来的人与人之间的相互吸引或相互排斥的关系。人际关系在医院环境中具有重要的作用,它可以直接或间接地影响患者的康复。患病时,患者通常会伴随情绪及行为上的变化,表现为害怕、焦虑、孤独、依赖、烦躁不安、缺乏自信等。在日常活动中与他人接触往来,能为个人带来满足感和价值感,但当患者因病无法参与日常活动时,常常会有挫折感、缺乏自信心,甚至会感到社交被隔离。因此,护士在为患者提供护理照顾时,既要考虑患者生理方面的需要,又要考虑到患者心理、社会方面的需要,满足患者需求,促进患者康复。对住院患者来说,影响其身心康复的重要人际关系包括护患关系和病友关系。

1. 护患关系　"护"指护士,"患"包括患者、患者的家属、除家属以外的患者的监护人(有时称作"患者方面")。在护理工作中,护士与患者之间产生和发展的工作性、专业性和帮助性的人际关系,也属于护患关系。良好的护患关系有助于患者身心的康复。护士是护患关系中处于相对主动地位的群体,只有不断提高其心理素质,培养其人道主义情感,才能与患者方面建立良好的护患关系,并从根本上体现以患者为中心的服务宗旨及整体护理理念。因此,在具体的医疗护理活动中,护士要做到不分民族、信仰、性别、年龄、职业等,对所有患者一视同仁。一切从患者利益出发,满足患者的身心需求,尊重患者的权利与人格。患者则应尊重护士的职业和劳动,在治疗护理中尽力与护士合作,以充分发挥护理措施的效果,争取早日康复。护士与患者之间不断通过各种方式表达自己的身心感受并感知对方表达的感受,彼此产生具有反馈作用的相互影响。但护患之间相互影响的力量是不平衡的,护士的影响力明显大于患者,主要体现在以下几个方面。

（1）语言　护患之间，语言是特别敏感的刺激物。它能影响人的心理及整个机体状况，尤其对人的健康具有重要作用，可作为生理和心理的治疗因素，也是心理护理的重要手段。工作中，护士应善于运用语言，发挥语言的积极作用，维护患者的自尊，减轻患者的陌生感，消除患者的紧张、焦虑情绪，帮助患者建立对医护人员的信任感，使患者正确认识和对待自身疾病，缓解消极情绪，肯定自身价值。护士应根据患者的年龄、个性、心理特征，调整自己说话的方式和语气，对心理压力大的患者要提供良好的情感支持，减少紧张心理，说话语气要亲切自然，语速要缓慢、有停滞，冷静地倾听后给予反馈，从而建立良好的护患关系，让患者感到护士的诚恳、友好与善意，赢得患者的信任，促进患者康复，提高护理质量。

（2）行为　行为是人的思想支配下的活动，是思想的外在表现，也是人际交流的方式。不同患者的不同行为表现，是医护人员认识疾病、进行诊疗护理的主要依据，患者行为所传递的信息对医务人员判断病情及确定治疗护理措施具有重要意义。在护理活动中，护理人员的操作技术及其行为受到患者的关注，是患者对自身疾病和治疗效果认识的重要信息来源。因此护士要亲切自然，精神饱满，着装得体，仪表大方，操作时要稳、准、轻、快，消除患者的疑虑，带给患者心理上的安慰。

（3）情绪　护士在工作中的情绪对患者有很大的感染力，护士的积极情绪可使患者乐观开朗，消极的情绪会使患者变得悲观焦虑。因此，护士要在自我情绪认知的基础上，学会控制情绪，掌握自我调整和自我安慰的方法，寻找正确的压力释放途径，将不良情绪适当转移和宣泄，提高承受挫折的能力，并时刻以积极的情绪去感染患者，为患者提供愉悦的治疗环境。

（4）工作态度　护士的工作态度对护患关系的发展和患者的身心健康具有重要影响。在护理工作中，护士应通过自己积极的工作态度来取得患者的信任，严肃认真、一丝不苟的工作态度可使患者获得安全感和信任感；真诚、热情、友善的态度可使患者感受到温暖并获得支持，有助于患者疾病的恢复，促进护患关系的良性发展。

2. 病友关系　病区中的每个人都是社会环境中的一员，在共同的治疗康复生活中相互影响。病友们在交谈中常涉及疾病疗养常识、生活制度等内容，起到了义务宣传的作用。此外，病友间的相互帮助与照顾，有利于增进病友间的友谊与团结，创造和谐的病室氛围。病友们在共同的住院生活中自然形成了新的社会环境，表现为不同的病室群体气氛。有的表现为积极的气氛，同病室病友之间彼此关心照顾，与医护人员关系融洽，配合密切，患者心情愉快，对医疗护理的满意度较高；有的则表现为消极的气氛，虽同住一间病室，病友之间交往较少，彼此缺乏关照，相互间无愉快感受，患者感到寂寞、孤独，度日如年，对治疗护理知识被动接受，缺乏主动参与的热情。护士应协助病友间建立良好的情感交流，并善于觉察某些消极情绪的出现，耐心解释，正确引导。群体气氛是集中每个人的表现而形成的，而每个人又被群体气氛所影响。新入院的患者，由于对身处的环境陌生，会产生不同程度的焦虑。护士应通过营造愉快、和谐的气氛来感染新入院患者，引导其保持乐观向上的情绪。护士是患者所处环境的主要调节者，应善于利用病友间的互助精神，启发群体中的积极因素，调动患者的乐观情绪，使群体气氛有利于医疗和护理工作的开展。因此，病室气氛与护理工作有着密切关系。

（二）医院规章制度

医院规章制度是医院依据国家相关部门有关医院管理的规定并结合医院自身的特点所制定的规则，如入院须知、探视制度、陪护制度等。医院规章制度既是对患者的指导，又是对患者的约束，因而会对患者产生一定的影响。协助患者熟悉医院各项规章制度，可帮助患者适应医院环境，保证诊疗护理工作的正常进行，便于预防和控制院内感染工作的实施，同时也保证了患者具有良好的休息环境，以达到帮助患者尽快恢复健康的目的。护士在对患者进行指导时，具体应做到以下几点。

1. 耐心解释，取得理解　向患者和家属耐心解释每一项院规的内容和执行各项院规的必要性，以取得患者的主动配合，使其自觉遵守医院的各项规章制度。

2. 维护患者的自主权　患者较难适应的是不能按照自己的意愿进行活动，凡事都需要遵守医院规则，服从医护人员的安排，处于被动服从地位，容易产生压抑感。因此，护士应让患者对其周围的环境具有一定的自主权，在维护院规的前提下，尽可能让患者拥有其个人的环境，并对患者的居住空间表示尊重，包括在进入病室时应先敲门，帮助患者整理床单位或衣物时应先取得患者的同意等。

3. 满足患者需求，尊重探视人员　在患者中开展人性化服务，让患者切身感受到作为人的尊严和自由，已成为医院的共识。因此，护士要尊重前来探视的患者亲属和朋友。患者的家属和朋友可满足患者对安全感、爱与归属感及自尊的需要，带给患者心理支持与帮助，减少患者的孤独寂寞与社交隔离。但如果探视者不受患者欢迎，或探视时间不恰当，影响医疗护理工作则要劝阻和限制。

4. 提供有关信息与健康教育　健康教育是护士针对住院患者的生理、心理、文化和社会适应能力而进行的护理活动，它是通过向患者传授所患疾病的有关医疗、护理方面的知识与技能，调动患者积极参与自我护理和自我保健，达到恢复健康的目的。随着社会的进步和人们健康意识的转变，患者健康教育在护理工作中占有越来越重要的位置。在做各种检查、治疗或护理工作之前或过程中，应给予患者适当的解释与心理支持，使患者了解医护人员实施这些措施的目的。在对患者进行健康教育的过程中，护士不仅要将防病治病的知识传授给患者，更重要的是善于耐心倾听患者倾诉，并且对患者的倾诉做出反应。同时还应允许并鼓励患者参与决策，以增进其自我价值感和控制能力。这样可以减少患者对治疗、手术、检查等的恐惧心理，使患者能主动、积极地配合治疗和护理工作，促进患者早日康复。

5. 尊重患者的隐私权　尊重患者的隐私权是良好护患关系得以维持的重要保证，是取得患者信任和主动合作的重要条件。护士应当尊重、关心、爱护患者，保护患者的隐私。为患者做治疗和护理时，应当适当地遮挡患者、避免不必要的暴露；对患者的个案讨论、诊断鉴定、检查结果、治疗记录，护士有义务为患者保密。

6. 鼓励患者自我照顾　因病生活自理能力下降或被限制了活动，生活需依赖他人照顾的患者往往存在较重的思想负担。因此，在患者病情允许的情况下，护士应积极创造条件并鼓励患者自我照顾，增强患者战胜疾病的信心，提高患者的自我保护能力，促进患者康复。

三、为患者准备床单位

办理入院手续进入病区之前，护理人员应该为患者提供一个舒适、安全的住院环境，其中床单位的准备尤其重要。

（一）患者床单位及设备

床单位是指医疗机构为住院患者提供的器具和设备。床单位是患者在住院期间进行休息、睡眠、饮食、排泄活动和开展护理治疗工作的基本生活单位。由于患者大部分时间均在床单位附近活动,因此护士必须保证患者床单位的整洁、舒适和安全,并为患者安排充足的日常生活活动空间。患者床单位以及管理要以患者的舒适、安全和有利于患者康复为前提。

患者床单位的构成包括床、床垫、床褥、大单、橡胶单和中单(需要时准备)、枕芯、枕套、被芯、被套、毛毯、床旁桌、床旁椅、过床桌,墙上的设备带上有中心供氧装置、负压吸引装置、照明灯、呼叫装置、插座等(图 1-4-1)。

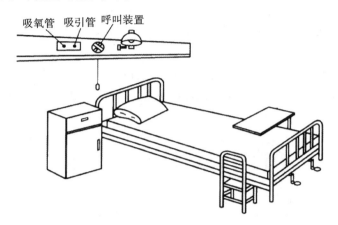

图 1-4-1　床单位设备

床是患者睡眠和休息的用具,是病室中的主要设备。卧床患者的饮食、排泄、活动、娱乐都在床上,所以病床一定要符合实用、耐用、舒适、安全的原则。普通病床一般为高60 cm、长 200 cm、宽 90 cm,床头和床尾可抬高的手摇式床,以方便患者更换卧位;床脚有脚轮,便于移动。临床也可选用多功能病床,根据患者的需要,可以改变床位的高低、变换患者的姿势、移动床档等,控制按钮设在患者可触及的范围内,便于清醒患者随时自主调节。

床垫:长 200 cm,宽 90 cm,厚 10 cm。用防水材料包裹,垫芯多选用棉花、棕丝、海绵、马鬃等,包布多选用牢固抗污的材料制作,防止污染,便于清洁。

床褥:长、宽与床垫的规格相同。一般选用棉布做褥面,选用棉花做褥芯。

枕芯:长 60 cm,宽 40 cm,内装羽绒、人造棉或荞麦皮等。

棉胎:长 230 cm,宽 160 cm,胎芯多选用棉花、羽绒或人造棉等。

大单:长 250 cm,宽 180 cm,选用棉布制作。

被套:长 250 cm,宽 170 cm,选用棉布制作,尾端留开口并带有布带或拉链。

枕套:长 75 cm,宽 45 cm,选用棉布制作。

中单:长 170 cm,宽 85 cm,选用棉布制作或选择一次性成品。

橡胶单:长 85 cm,宽 65 cm,两端各加白棉布 40 cm(或应用一次性成品)。

过床桌:为可移动的专用床上桌,或使用床尾挡板架在床架上,以供患者阅读、进食或其他活动使用。

(二)铺床技术

床单位要保持整洁,床上用物需定期更换,以满足患者休息的需要。铺床法的基本要求是舒适、平整、紧扎、安全、实用。常用的铺床技术有铺备用床技术、铺暂空床技术、铺麻醉床技术。

▲备用床(图 1-4-2)

1. 目的

(1) 保持病室整洁卫生。

(2) 准备迎接新患者。

2. 操作

【评估】

(1) 病室内通风良好,无人进食,无人进行无菌操作。

(2) 病床无损坏,床单(或床垫罩)、被套符合床及棉胎的尺寸要求且适合季节需要。

【计划】

(1) 护士准备　衣帽整洁,修剪指甲,洗手,戴口罩。

(2) 用物准备　治疗车、床、床垫、床褥、被芯、被套、大单、枕芯、枕套、扫床刷（或一次性扫床巾）。

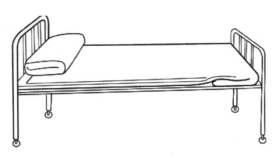

图 1-4-2　备用床

【实施】

铺备用床技术的操作步骤见表 1-4-1。

表 1-4-1　铺备用床技术的操作步骤

操 作 步 骤	要点与说明
1. 放置用物　将铺床用物按操作顺序放于治疗车上,推至患者床旁。固定床脚轮闸,避免床移动,便于操作。移开床尾凳距离床尾 15 cm,将治疗车上层用物按顺序放置在床尾凳上	·治疗车与床尾间距离合适,便于护士走动 ·便于拿取铺床用物,提高工作效率,节省体力
2. 移开床旁桌　向左侧移开床旁桌,距床 20 cm	·便于铺床头角
3. 检查床垫　检查床垫或根据需要翻转床垫	·保证安全,避免床垫局部经常受压凹陷
4. 扫床　用扫床刷或者一次性扫床巾	·从床头扫至床尾,确保床垫上清洁,无灰尘
5. 铺床褥　将床褥齐床头放置,拉起尾端至床尾	·床褥中线与床面中线对齐
6. 铺大单或床褥罩 ★大单法 (1) 将大单横、纵中线对齐床面横、纵中线放于床褥上,同时向床头、床尾依次打开 (2) 将靠近护士一侧(近侧)大单向近侧下拉散开,将远离护士一侧(对侧)大单向远侧散开	·取大单后,正确运用人体力学原理,双下肢前后站立、左右分开,站在床右侧中间,减少来回走动,节时省力 ·双下肢前后分开站立,两膝稍弯,保持身体平衡,使用肘部力量,尽量运用大肌肉群肌肉做功

铺备用床
操作视频

续表

操 作 步 骤	要 点 与 说 明
（3）铺大单床头：护士移至床头将大单散开平铺于床头	·铺大单顺序：先床头，后床尾；先近侧，后对侧
（4）铺近侧床头角：右手托起床垫一角，左手伸过床头中线将大单折入床垫下，扶持床头角	·使得床面整洁、紧实、耐用
（5）做角：右手将大单边缘提起使大单侧看呈等边三角形平铺于床面，将位于床头侧方的大单塞于床垫下，再将床面上的大单下拉于床沿。移至床尾，用相同步骤铺床尾角	
（6）移至床中间处，两手下拉大单中部边缘，塞于床垫下	
（7）转至床对侧，用相同方法铺对侧大单	
★床褥罩法	
（1）将床褥罩横、纵中线对齐床面横、纵中线放于床褥上，依次将床褥罩打开	·床褥罩平整
（2）同大单法的方法分别将床褥罩套在床褥及床垫上	·床褥罩角与床褥、床垫角吻合
7. 铺盖被	·被套中线与床面中线和大单中线对齐
（1）将被套横、纵中线对齐床面横、纵中线放于大单上，向床头侧打开被套，再向床尾侧打开被套并拉平	
（2）将近侧被套向近侧床沿下拉散开，将远侧被套向远侧床沿散开	
（3）将被套尾部开口端的上层打开至1/3处	
（4）将棉胎放于被套尾端开口处，棉胎底边与被套开口缘平齐	·有利于棉胎放入被套内·棉胎上缘与被套被头上缘吻合、平整、充实
（5）套被套：拉棉胎上缘中部至被套被头中部，充实远侧棉胎角于被套顶角处，展开远侧棉胎，平铺于被套内	·棉胎角与被套顶角吻合、平整、充实
（6）充实近侧棉胎角于被套顶角处，展开近侧棉胎，平铺于被套内	
（7）移至床尾中间处，一手持被套下层底边中点、棉胎底边中点、被套上层底边中点于一点，一手展平一侧棉胎；两手交换展平另一侧棉胎，拉平盖被	
（8）系好被套尾端开口处系带	
（9）折被筒：护士移至左侧床头，平齐远侧床沿内折远侧盖被，再平齐近侧床沿内折近侧盖被	·避免棉胎下滑出被套·被筒内面平整
（10）移至床尾中间处，将盖被两侧平齐两侧床沿内折成被筒状	·被筒与床沿平齐·床面整齐、美观
（11）于床两侧分别将盖被尾端反折至齐床尾	
8. 套枕套 将枕套套于枕芯外，并横放于床头盖被上	·枕芯与枕套角、线吻合，平整、充实·枕套开口端背门，使病室整齐、美观
9. 移回床旁桌、床尾凳，推治疗车离开病室	·保持病室整齐、美观·放于指定位置
10. 洗手，分类处理用物	

15

【评价】

（1）床单位整洁、美观、耐用。

（2）操作过程节约时间，节省力气。

【注意事项】

（1）被头充实，盖被平整、两边内折对称。

（2）枕头平整、充实，开口背门。

▲ 暂空床（图 1-4-3）

1. 目的

（1）保持病室整洁、美观。

（2）供新住院的患者使用。

2. 操作

【评估】

（1）病室内通风良好，无人进食，无人进行护理治疗活动。

（2）病床无损坏，床单（或床垫罩）、被套符合床及棉胎的尺寸要求且适合季节需要。

【计划】

（1）护士准备　衣帽整洁，修剪指甲，洗手，戴口罩。

（2）用物准备　治疗车、床、床垫、床褥、被芯、被套、大单、枕芯、枕套、扫床刷（或一次性扫床巾）。

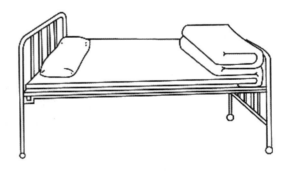

图 1-4-3　暂空床

【实施】

铺暂空床技术的操作步骤见表 1-4-2。

表 1-4-2　铺暂空床技术的操作步骤

操 作 步 骤	要点与说明
1. 放置用物　将铺床用物按操作顺序放于治疗车上，推至患者床旁。固定床脚轮闸，避免床移动，便于操作。移开床尾凳距离床尾 15 cm，将治疗车上层用物按顺序放置在床尾凳上	·治疗车与床尾间距离合适，便于护士走动 ·便于拿取铺床用物，提高工作效率，节省体力
2. 移开床旁桌　向左侧移开床旁桌，距床 20 cm	·便于铺床头角
3. 检查床垫　检查床垫或根据需要翻转床垫	·保证安全，避免床垫局部经常受压凹陷
4. 扫床　用扫床刷或者一次性扫床巾	·从床头扫至床尾，确保床垫上清洁，无灰尘
5. 铺床褥　将床褥齐床头放置，拉起尾端至床尾	·床褥中线与床面中线对齐
6. 铺大单或床褥罩	

续表

操 作 步 骤	要点与说明
★大单法(同铺备用床步骤)	·取大单后,正确运用人体力学原理
★床褥罩法(同铺备用床步骤)	
7. 铺盖被	
(1)同铺备用床技术中铺盖被步骤(1)~(10)	
(2)于床两侧分别将盖被尾端反折至齐床尾。在右侧床头,将备用床的盖被上端向内折,然后扇形三折于床尾,并使之平齐	·被套中线与床面中线和大单中线对齐
8. 套枕套　将枕套套于枕芯外,并横放于床头	·枕芯与枕套角、线吻合,平整、充实 ·枕套开口端背门,使病室整齐、美观
9. 移回床旁桌、床尾凳,推治疗车离开病室	·保持病室整齐、美观 ·放于指定位置
10. 洗手,分类处理用物	

【评价】

(1)床单位整洁、美观、耐用。

(2)操作过程节约时间,节省力气。

【注意事项】

(1)被头充实,盖被平整、两边内折对称。

(2)枕头平整、充实,开口背门。

(3)方便患者上、下床活动。

【健康教育】

(1)向患者及家属说明铺暂空床的目的。

(2)指导患者上、下床的方法。

▲麻醉床(图1-4-4)

1. 目的

(1)保持病室整洁卫生。

(2)供麻醉手术后的患者使用。

(3)使患者安全、舒适,预防并发症。

(4)避免床单位被污染,便于更换。

2. 操作

【评估】

(1)患者的诊断、病情、手术名称和麻醉方式。

(2)病床有无损坏,床单(或床垫罩)、被套是否符合床及棉胎的尺寸要求且适合季节需要。

【计划】

(1)护士准备　衣帽整洁,修剪指甲,洗手,戴口罩。

(2)用物准备　①床上用物:治疗车、床、床垫、床褥、被芯、被套、大单、橡胶单2条、中单(或一次性防水中单)2条、枕芯、枕套、扫床刷(或一次性扫床巾)。

②麻醉护理盘:a. 治疗巾内:开口器、舌钳、通气导管、牙垫、治疗碗、氧气导管或鼻塞

管、吸痰导管、棉签、压舌板、平镊、纱布或纸巾；b. 治疗巾外：电筒、心电监护仪（血压计、听诊器）、治疗巾、弯盘、胶布、护理记录单、笔。

③输液架，必要时备吸引装置和供氧装置等。

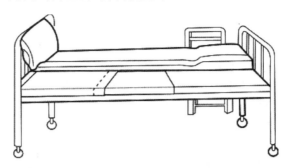

图 1-4-4　麻醉床

【实施】

铺麻醉床技术的操作步骤见表 1-4-3。

表 1-4-3　铺麻醉床技术的操作步骤

操 作 步 骤	要点与说明
1. 放置用物　将铺床用物按操作顺序放于治疗车上，推至患者床旁。固定床脚轮闸，避免床移动，便于操作。移开床尾凳距离床尾 15 cm，将治疗车上层用物按顺序放置在床尾凳上	
2. 移开床旁桌　向左侧移开床旁桌，距床 20 cm	·便于铺床头角
3. 检查床垫　检查床垫或根据需要翻转床垫	·保证安全，避免床垫局部经常受压凹陷
4. 扫床　用扫床刷或者一次性扫床巾	·从床头扫至床尾，确保床垫上清洁，无灰尘
5. 铺床褥　将床褥齐床头放置，拉起尾端至床尾	·床褥中线与床面中线对齐
6. 铺大单或床褥罩（同铺备用床步骤）	
★大单法 （1）将大单横、纵中线对齐床面横、纵中线放于床褥上，同时向床头、床尾依次打开	·取大单后，正确运用人体力学原理，双下肢前后站立、左右分开，站在床右侧中间，减少来回走动，节时省力
（2）将靠近护士一侧（近侧）大单向近侧下拉散开，将远离护士一侧（对侧）大单向远侧散开	·双下肢前后分开站立，两膝稍弯，保持身体平衡，使用肘部力量，尽量运用大肌肉群肌肉做功
（3）铺大单床头：护士移至床头将大单散开平铺于床头	·铺大单顺序：先床头，后床尾；先近侧，后对侧
（4）铺近侧床头角：右手托起床垫一角，左手伸过床头中线将大单折入床垫下，扶持床头角	
（5）做角：右手将大单边缘提起使大单侧看呈等边三角形平铺于床面，将位于床头侧方的大单塞于床垫下，再将床面上的大单下拉于床沿。移至床尾，铺好床尾角	·使得床面整洁、紧实、耐用

铺麻醉床
操作视频

续表

操 作 步 骤	要点与说明
（6）移至床中间处，两手下拉大单中部边缘，塞于床垫下	
（7）转至床对侧，用相同方法铺对侧大单	
7．铺橡胶单和中单	
（1）于床中部或床尾部铺一条橡胶单或中单，先铺近侧，余下部分塞于床垫下，将对侧折叠放于床上	·根据患者的麻醉方式和手术部位铺橡胶单和中单
（2）于床头铺另一条橡胶单，先铺近侧，将对侧折叠放于床上，用相同方法在橡胶单上铺中单，将近侧橡胶单和中单一起塞于床垫下	·防止呕吐物、分泌物或伤口渗液污染病床 ·腹部手术铺在床中部，下肢手术铺在床尾 ·若需要铺在床中部，则橡胶单和中单的上缘应距床头 45～50 cm ·中单应盖过橡胶单，避免橡胶单外露，接触患者皮肤 ·橡胶单和中单的上缘应与床头平齐，下缘应压在中部橡胶单和中单上 ·非全麻手术患者，只需在床中部铺橡胶单和中单 ·中线要齐，各单应铺平、拉紧，防皱褶
（3）转至对侧，铺好大单、橡胶单和中单	
8．铺盖被	
（1）将被套横、纵中线对齐床面横、纵中线放于大单上，向床头侧打开被套，再向床尾侧打开被套并拉平	
（2）将近侧被套向近侧床沿下拉散开，将远侧大单向远侧床沿散开	·被套中线与床面中线和大单中线对齐
（3）将被套尾部开口端的上层打开至 1/3 处	
（4）将棉胎放于被套尾端开口处，棉胎底边与被套开口缘平齐	
（5）套被套：拉棉胎上缘中部至被套被头中部，充实远侧棉胎角于被套顶角处，展开远侧棉胎，平铺于被套内	·有利于棉胎放入被套内
（6）充实近侧棉胎角于被套顶角处，展开近侧棉胎，平铺于被套内	·棉胎上缘与被套被头上缘吻合、平整、充实 ·棉胎角与被套顶角吻合、平整、充实
（7）移至床尾中间处，一手持被套下层底边中点、棉胎底边中点、被套上层底边中点于一点，一手展平一侧棉胎；两手交换展平另一侧棉胎，拉平盖被	
（8）系好被套尾端开口处系带	·避免棉胎下滑出被套
（9）折筒：护士移至左侧床头，平齐远侧床沿内折远侧盖被，再平齐近侧床沿内折近侧盖被	
（10）移至床尾中间处，将盖被两侧平齐两侧床沿内折成被筒状	

续表

操 作 步 骤	要点与说明
（11）于床尾向上反折盖被底端，齐床尾，系带部分内折整齐	· 被筒内面平整 · 盖被尾端向上反折 25 cm
9. 将背门一侧盖被内折，对齐床沿	
10. 将近门一侧盖被边缘向上反折，对齐床沿	
11. 将盖被三折叠于背门一侧	· 盖被三折，上下对齐，外侧齐床沿，便于患者术后被移至床上
12. 套枕套，横立于床头	· 枕芯与枕套角、线吻合，平整、充实 · 枕套开口端背门，使病室整齐、美观
13. 移回床旁桌、床尾凳	· 方便患者移动
14. 将麻醉护理盘放置于床旁桌上，其他物品按需要放置	
15. 推治疗车离开病室	· 保持病室整齐、美观 · 放于指定位置
16. 洗手，分类处理用物	

【评价】
（1）床单位整洁、美观、耐用。
（2）操作过程节约时间，节省力气。

【注意事项】
（1）被头充实，盖被平整、两边内折对称。
（2）枕头平整、充实，开口背门。
（3）保证术后患者的用物齐全，使患者能得到及时的抢救和护理。

【健康教育】
向患者家属说明术后去枕平卧的方法、注意事项和时间。

（吴宗倩）

直通护考

第二章 入院与出院护理技术

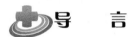

学习目标

1. 能说出入院护理的目的及入院程序。
2. 能阐述患者入院后的初步护理内容。
3. 能列出分级护理的对象和内容。
4. 能叙述患者出院护理工作的主要内容。
5. 能说出出院病案的排列顺序。
6. 能学会运用轮椅、平车运送患者。
7. 能运用所学知识,对新入院患者进行初步护理。
8. 能运用所学知识,为患者办理出院手续,并准确、熟练地完成出院患者的有关文件的处理和床单位的处理。

导 言

患者经门诊或急诊医生初步诊查后,如需要进一步住院观察、检查和治疗,就需要经过入院程序办理住院;经过住院治疗和护理后,患者因病情稳定、好转、痊愈或其他原因需要出院或转院,就需要办理出院手续。现代医学模式明确提出,护理专业人员要为患者提供全面整体化护理服务的要求。做好患者入院和出院护理工作,有利于建立良好的护患关系,也是将整体护理原则贯穿始终的具体表现。

案例引导

患者,牛女士,50 岁,患者月经初潮 13 岁,经期 3～5 天,周期 30 天,经量多,伴血凝块,每次月经周期用 20 多张卫生巾,痛经,未诊治。5 个月前痛经症状消失,4 个月前无明显诱因出现经量明显增加,为平时 1 倍多,1 个月前出现头晕、心慌等症状,来医院妇产科门诊就诊。经检查提示:Hb 47 g/L,子宫增大、子宫实质性占位,建议住院治疗。请问:

(1)如果你是住院处护士,应该如何履行入院程序?

(2)如果你是妇科病区护士,应该如何为患者开展入病区后的初步护理?

(3)根据患者的病情和自理能力,该患者的护理级别是几级? 针对患者的护理级别应采取哪些护理措施?

(4)经诊断,患者患有宫颈癌,需要行子宫切除术,如何转运患者至手术室?

(5)经治疗和护理,患者病情好转,需回家休养,如何为患者办理出院手续?

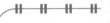

扫码看课件

Note

第一节　入院程序

入院程序是指门诊或急诊患者根据医生签发的住院证,从办理住院手续至进入病房的全过程。

入院护理是指护理人员对入院患者所进行的一系列护理活动,其目的包括:①协助患者熟悉住院环境,使患者尽快熟悉和适应医院生活,消除紧张、焦虑等不良情绪。②满足患者的各种合理需求,使患者积极配合治疗与护理。③做好健康教育,满足患者对疾病知识的需求。

一、办理入院手续

患者或家属持医生签发的住院证到住院处办理入院手续,如填写登记表格,缴纳住院保证金等。住院处接收患者后,立即通知相关病区值班护士根据患者的病情做好接待新患者的准备。对急需要手术或急危重症患者,可先手术或抢救,后补办入院手续。

二、实施卫生处置

根据入院患者的病情、身体状况及医院条件,在卫生处置室对患者进行卫生处置,如沐浴、更衣、修剪指(趾)甲、理发等。对于急危重症患者或即将分娩者可酌情免浴;遇有虱、蚤者,应先灭虱、蚤,再做常规卫生处置;对传染病患者或疑似传染病患者应送隔离室处置。患者换下的衣服或不需要的物品可交给患者家属带回或办理手续暂时存放在住院处。

三、护送患者入病区

住院处护士携病历护送患者入病区。根据患者的病情可选用不同的护送方式,如步行护送,轮椅、平车或担架护送。护送时注意患者安全和保暖,不应中断必要的治疗,如静脉输液、氧气吸入等。根据病情安置合适的卧位,避免患者不适。护送患者入病区后,与病区值班护士就患者的病情、所采取的或需要继续实施的治疗护理措施及个人卫生物品进行交接,并按要求记录。

第二节　患者入病区后的初步护理

一、一般患者入病区后的护理

(一)准备床单位

病区护士接到住院处通知后,应立即根据患者病情准备床单位,将备用床改为暂空床,酌情在床上加橡胶单和中单,备齐患者所需用物,如面盆、热水瓶、痰杯等。危重患者安置在重症监护室,传染病或疑似传染病患者安置在隔离病室。

（二）迎接新患者

护士要主动、热情地迎接新患者，向患者做自我介绍，说明自己将为患者提供的服务内容和工作范围。将患者安置到指定的床位，为患者佩戴腕带标识，介绍主管医生、护士长、同病室的病友，介绍病床单位的设施及使用方法，指导患者熟悉病区环境，了解病区的规章制度，为患者消除陌生感。

（三）测量生命体征

测量体温、脉搏、呼吸、血压，对能站立的患者测量身高、体重，并做好记录。

（四）通知医生

通知主管医生前来诊视患者，必要时协助主管医生做好体格检查或治疗。

（五）填写住院病历和有关护理表格

（1）用蓝色钢笔逐项填写住院病历及各类表格的眉栏项目。

（2）在体温单 40～42 ℃相应的时间栏内，用红色钢笔纵行填写入院时间。

（3）记录首次体温、脉搏、呼吸、血压、身高及体重的数值。

（4）填写患者入院登记本、诊断卡（插在住院患者一览表上）、床头（尾）卡（置于床头或床尾牌内）。

（5）按顺序排列住院病案。住院病案排列顺序为体温单、医嘱单、入院记录、病史及体格检查、病程记录（手术分娩记录单及特殊治疗记录单等）、各种检验检查报告单、护理记录单、住院病历首页住院证、门诊病历。

（六）执行入院医嘱或护理措施

通知营养室为患者准备膳食，指导患者常规标本（如粪便、尿液、痰液）的留取方法、时间及注意事项。

（七）入院护理评估

护士应按护理程序收集患者的健康资料，对患者的健康状况进行评估，了解患者的身体状况、心理需要及健康问题，拟定护理计划。

二、急诊患者入病区后的护理

（一）通知医生

病区护士接到住院处通知后，应立即通知医生做好抢救准备。

（二）准备床单位

将患者安置在已准备好的危重病房或抢救室内，为患者佩戴腕带标识，床上铺橡胶单及中单，对于急诊手术后的患者应铺好麻醉床。

（三）备好抢救器械及药品

备好急救车、氧气、输液器、吸引器及各种急救包等。

（四）配合抢救

患者进入病室应立即测量体温、脉搏、呼吸、血压，密切观察病情变化，积极配合医生进行抢救，并做好护理记录。医生到达之前，护士应根据患者病情做出初步判断，给予紧急处理，比如测量生命体征、给氧、吸痰、止血、配血、建立静脉通道等。

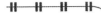

（五）询问病史

询问患者病史,对不能正确叙述病情和需求的患者,如语言障碍、听力障碍、意识障碍的患者及婴幼儿等,需暂时留下监护人员,以便询问患者病史。

第三节　分级护理

分级护理是根据对患者病情的轻、重、缓、急和自理能力的评估结果,给予不同级别的护理措施。通常将护理级别分为四级,即特级护理、一级护理、二级护理、三级护理。不同的护理级别规定了不同的护理要求,以满足患者的身心需要。各级护理级别的适用对象及相应的护理内容见表 2-3-1。

表 2-3-1　分级护理的适用对象及护理内容

护 理 级 别	适 用 对 象	护 理 措 施
特级护理	·维持生命,实施抢救性治疗的重症监护者 ·病情危重,随时可能发生病情变化,需要进行监护、抢救的患者 ·各种复杂疑难的大手术后患者,器官移植、严重创伤、大面积烧伤、严重的内科疾病患者等	(1)安排专人 24 h 护理,严密观察患者病情及生命体征变化,及时填写护理记录单 (2)备好急救所需药品和用物 (3)根据医嘱正确执行各项诊疗及护理措施 (4)正确实施基础护理和专科护理,如口腔护理、皮肤护理、压疮护理、管道护理、气道护理等,严防并发症,确保患者安全 (5)实施床旁交接班
一级护理	·相对于特级护理范畴之外的病情趋向稳定的重症患者 ·刚由危重、急救转归,病情不稳定或随时可能发生变化但比特级护理病情轻的患者 ·手术后或治疗期间需要严格卧床的患者 ·自理能力重度依赖的患者,如各种大手术后、休克、昏迷、瘫痪、高热、大出血、肝肾功能衰竭患者,早产儿等	(1)每小时巡视患者一次,观察病情及生命体征变化,及时、准确填写护理记录单 (2)制订护理计划,根据医嘱正确执行各项诊疗及护理措施 (3)根据患者病情,正确实施基础护理和专科护理,如口腔护理、皮肤护理、压疮护理、管道护理、气道护理等,严防并发症,满足患者身心需要 (4)提供护理相关的健康指导
二级护理	·病情趋于稳定或未明确诊断前,仍然需要观察,且自理能力轻度依赖的患者 ·病情稳定,仍然需要卧床休息,且自理能力轻度依赖的患者 ·病情稳定或处于康复期,且自理能力中度依赖的患者	(1)每 2 h 巡视患者一次,观察病情变化 (2)根据患者病情,测量生命体征 (3)根据医嘱正确执行各项诊疗及护理措施 (4)提供护理相关的健康指导

续表

护 理 级 别	适 用 对 象	护 理 措 施
三级护理	·病情稳定或处于康复期,且自理能力轻度依赖或无须依赖的患者,如一般慢性病、疾病恢复期及择期手术前准备阶段的患者	(1) 每3h巡视患者一次,观察病情变化 (2) 根据患者病情,按护理常规护理 (3) 提供护理相关的健康指导

第四节　一般患者出院护理

住院患者经过一段时间治疗后,症状消失,各项临床指标和辅助检查正常,达到治愈标准,经医生决定同意出院时,即可出院;或者病情虽有好转,但达不到出院标准,而家属或患者执意要求出院时,由医生开出"自动出院"的医嘱,也可办理出院手续。

出院护理是指护理人员对出院患者所进行的一系列护理活动。实施出院护理的目的:①对患者进行出院指导,协助其重返社会,并能遵守医嘱按时接受治疗或定期复诊。②指导患者办理出院手续。③清洁、消毒和整理床单位,准备迎接新患者。

一、出院程序

(一) 通知患者及家属

护士根据出院医嘱,将出院时间提前通知患者及家属,让其做好出院准备。

(二) 出院护理评估

出院是患者从医疗环境回归到家庭及社区的过程。为了保持整体护理的系统性和连续性,护士除须按医嘱要求进行必要的解释外,还要在患者出院前对患者的身心健康状况进行全面的评估,根据患者现有和潜在的身心健康问题,结合患者的病情、家庭、生活环境以及就医的条件等,为患者提供一个切实可行的自我护理计划,并对有关的护理知识和技能进行必要的指导。

护士填写出院护理评估单。出院护理评估单(表2-4-1)包括健康教育、护理小结及评价3个部分。

1. 健康教育　始于入院,患者在住院期间,护士应对其进行健康教育,帮助患者在各自原有的基础上,达到最高水平的身心健康,如制订标准宣教计划,帮助患者了解自己所患疾病的预防知识;还有出院指导,主要包括患者出院后在饮食、服药等方面的注意事项。

2. 护理小结　患者在住院期间,护士按护理程序对患者进行护理活动的概况记录,包括护理目标是否达到,护理问题是否解决,护理措施是否落实,护理效果是否满意。

3. 评价　由护士长全面了解情况后,对护理对象和护理效果进行评价。

表 2-4-1　出院护理评估单

姓名	床号	科别	病室	住院号

（一）健康教育

　　1. 护理对象对所患疾病的防治知识：　　　　　　　　有　　　无

　　　卫生习惯和科学的饮食起居知识：　　　　　　　有　　　无

　　　护理对象对现存或潜在的健康问题的认识：　　　有　　　无

　　2. 出院指导

　　（1）休息和功能锻炼

　　（2）饮食

　　（3）自我监测和护理(药物治疗、伤口处理、病情观察等)

　　（4）复查

　　（5）其他

（二）护理小结(住院期间护理程序实施情况与存在问题)

（三）评价(由护士长全面了解情况后负责评价)

　　1. 护理对象评价　　优　　良　　中　　差

　　2. 护理效果评价　　优　　良　　中　　差

　　　　　　　　　　　　　　　护士长签名　　　护士签名

　　　　　　　　　　　　　　　　年　　月　　日

（三）健康教育

　　健康教育是指通过有计划、有组织的系统教育过程,促使人们自觉地采用有利于健康的行为,以改善、维持和促进个体的健康。

　　对于出院患者的健康教育,应根据出院前评估进行,主要包括指导出院患者在有关疾病的防治知识、饮食起居、用药知识、卫生习惯、功能锻炼、家庭护理、康复和定期复查等方面的注意事项,必要时为患者和家属提供有关疾病的相关资料,促使患者建立合理的生活规律,加强康复和功能锻炼,掌握药物服用知识和家庭护理知识及技能等。

（四）征求患者意见

　　患者离开时,征求患者及家属对医院工作的意见,以便改进工作,不断提高医疗护理质量。

（五）心理护理

　　护士应注意观察患者的情绪变化,特别是自动出院的患者,给予安慰和鼓励,以减轻因离开医院所产生的心理依赖、恐惧和焦虑。

（六）有关文件的处理

　　（1）停止医嘱。用红笔在各卡片,如服药卡、治疗卡、饮食卡、护理卡或有关表格上填写"出院"字样,注明时间并签名。

　　（2）撤去"患者一览表"上的诊断小卡及床头(尾)卡。

　　（3）在体温单 40～42 ℃相应的时间栏内,用红笔纵行填写出院时间。

　　（4）填写患者出院护理记录。

　　（5）填写出院通知单,通知患者或家属到出院处办理出院手续,结算患者住院期间治疗、护理等费用。

（6）遵医嘱领取患者出院后需继续服用的药物,将药物交给患者或家属。同时给予用药知识指导。

（7）填写患者出院登记本。

（8）将病历按出院病历顺序整理后,交病案室保存。出院病历排列顺序为住院病案首页、出院记录或死亡记录、入院记录、病史及体格检查、病程记录、会诊记录、各项检查及检查报告、护理记录单、医嘱单和体温单。

（七）办理出院手续

（1）协助患者解除腕带标识。

（2）协助患者及家属清理用物,归还寄存的物品,收回患者住院期间所借物品并消毒处理。

（3）协助患者及家属到出院处结账、办理出院手续。

（八）护送患者出院

根据患者情况,采用不同方法护送患者出病区,如步行护送、轮椅或平车护送。

二、床单位的处理

（1）撤去病床上的污被服,放入污衣袋中。根据出院患者疾病种类决定清洗、消毒方法（一般患者的污被服先清洗再消毒,传染病患者的污被服先消毒再清洗,再消毒）。

（2）用消毒液擦拭床旁桌、床旁椅及床。非一次性痰杯、脸盆用消毒液浸泡。

（3）床垫、床褥、棉胎、枕芯等用紫外线灯、臭氧机消毒或在日光下暴晒 6 h。

（4）病室开窗通风。

（5）铺好备用床,准备迎接新患者。

（6）传染性疾病患者出院后,需按照传染病终末消毒法进行消毒。

第五节　运送患者的护理技术

对不能自行活动的患者,在入院、出院、接受检查或治疗时,可根据患者的病情选用轮椅、平车等工具运送。在运送患者过程中,护士必须熟练掌握搬运和护送患者的技术,正确运用人体力学原理,既保证患者安全、舒适,又注意自身安全防护,避免发生损伤,做到省时节力,提高工作效率。

一、轮椅运送技术

1. 目的

（1）运送不能行走但能坐起的患者入院、出院、做各种特殊检查、治疗或手术。

（2）帮助患者下床活动,促进血液循环和体力恢复。

2. 操作

【评估】

（1）患者的病情、体重、身躯活动能力、病变部位、心理反应及合作程度等。

（2）轮椅各部件的性能是否良好。

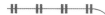

【计划】

（1）护士准备　着装整洁规范,掌握轮椅的使用方法和与患者沟通的技巧。

（2）用物准备　轮椅,外衣或毛毯(根据季节准备),别针,软枕(根据患者需要)等。

（3）患者准备　了解轮椅运送技术的目的及配合方法。

（4）环境准备　地面整洁、干燥、宽敞、防滑。

【实施】

轮椅运送技术的操作步骤见表 2-5-1。

轮椅运送技术
操作视频

表 2-5-1　轮椅运送技术的操作步骤

操作步骤	要点与说明
1. 核对、解释　检查轮椅性能,将轮椅推至患者床旁,核对患者的姓名、床号,并解释操作目的、方法及注意事项,以取得合作,按需给予便器	·确认患者,取得合作 ·检查轮椅的车轮、椅座、椅背、脚踏板及制动情况
2. 放置轮椅　将轮椅背与床尾平齐,面向床头,固定车闸制动,翻起脚踏板,如无车闸,护士应站在轮椅后面固定轮椅	·方便患者坐入轮椅,防止轮椅滑动 ·天气寒冷时,将毛毯铺在轮椅上,毛毯的上端高过患者颈部 15 cm 左右,注意保暖,防止受凉
3. 协助患者坐轮椅　扶患者坐于床边,嘱其双手掌撑在床面上维持坐姿,协助患者穿衣裤及鞋袜;嘱患者双手置于护士肩上,护士环抱患者腰部,协助患者下床站立转身,坐于轮椅中,双手扶住轮椅把手,翻下脚踏板,协助患者将脚置于脚踏板上(图 2-5-1)	·询问、观察患者有无眩晕和不适 ·嘱患者尽量靠后坐,勿向前倾
4. 包裹毛毯　将毛毯上端外翻折围于患者颈部,用别针固定,两侧分别用毛毯围住双臂,做成两个袖筒,各用别针在腕部固定,再用毛毯包裹上身和下肢,置双脚于脚踏板上,系好安全带(图 2-5-2);铺好暂空床,保持病室整洁美观,松车闸,推送患者至目的地	·记录执行时间及护理效果 ·推行轮椅过程中,注意观察患者病情变化
5. 协助患者下轮椅　推轮椅至床尾,将椅背与床尾平齐,面向床头,固定车闸将轮椅制动,翻起脚踏板,拆除患者身上固定毛毯的别针,协助患者站立、转身、坐于床边,帮助患者脱去鞋袜、外衣,取舒适卧位,盖好盖被,了解病情	·防止患者摔倒,观察患者病情
6. 整理归位　整理床单位,并推轮椅放回原处,必要时做好记录	·方便下次使用

【评价】

（1）患者能主动配合,坐于轮椅上舒适安全,无疲劳感。

（2）护士操作规范,动作轻稳、协调,做到节力,运送过程安全。

（3）护患沟通交流有效,患者满意。

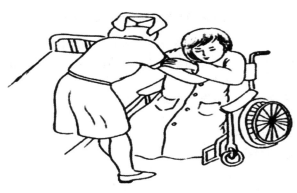

图 2-5-1 协助患者坐轮椅

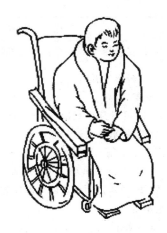

图 2-5-2 轮椅上毛毯包裹法

【注意事项】

（1）使用轮椅前应检查其性能是否完好，保证患者安全。

（2）推行轮椅时，应控制车速，保持平稳，并随时观察患者病情。

（3）根据室外温度适当增加衣服、盖被，防止患者受凉。

【健康教育】

（1）指导患者上、下轮椅的方法和注意事项。

（2）指导患者家属在运送患者过程中的方法和注意事项。

二、平车运送技术

1. 目的　运送不能起床的患者入院、出院、做各种特殊检查、治疗或手术。

2. 操作

【评估】

（1）患者的病情、体重、病变部位、躯体活动能力、心理反应、合作程度等。

（2）平车各部件的性能是否良好。

【计划】

（1）护士准备　着装整洁规范，掌握平车的使用方法和与患者沟通的技巧。

（2）用物准备　平车、枕头、带套的毛毯或棉被，按需要铺褥（如为骨折患者，应垫木板于平车上）、大单、橡胶单和中单。

（3）患者准备　了解平车运送的目的、注意事项及配合方法。

（4）环境准备　地面整洁、干燥、平坦、宽敞。

【实施】

平车运送技术的操作步骤见表 2-5-2。

表 2-5-2 平车运送技术的操作步骤

操 作 步 骤	要点与说明
1. 核对、解释　检查平车性能，将平车推至患者床旁，核对患者的床号、姓名、腕带信息，并解释操作目的、方法及注意事项，以取得合作	· 确认患者，取得合作 · 检查平车的车轮、车面、制动闸等部件的性能是否良好，确保安全

平车运送技术
操作视频

续表

操 作 步 骤	要点与说明
2. 安置导管　妥善安置患者身上的导管	• 避免导管脱落,受压或液体逆流
3. 搬运患者	
★挪动法	• 适用于病情允许,能在床上配合行动的患者
(1)移开床旁桌椅,松开盖被	
(2)将平车大轮端靠床头,使平车与床平行紧靠,固定车闸制动	• 使患者头部位于平车大轮端
(3)协助患者将上身、臀部、下肢依次移向平车(图 2-5-3),协助患者回床时应先移下肢、臀部,再移上半身	
(4)协助患者平躺好,用盖被裹好患者,先将脚端向上反折,再折近侧、对侧,头颈部盖被折成 45°角(图 2-5-4)	• 为患者保暖,使患者舒适,包裹整齐、美观
★一人搬运法	• 适用于体重较轻,不能自行移动的患者
(1)移开床旁桌椅,松开盖被,协助患者穿好衣服	
(2)推平车至床尾,使平车头端与床尾成钝角,固定车闸制动	
(3)护士一手从患者腋下伸至对侧肩部,一手托住患者臀部,患者双手交叉依附于护士颈部,护士抱起患者,稳步转向平车(图 2-5-5),将患者轻放于平车中央,用盖被包裹(方法同上)	• 搬运患者时,护士双脚前后分开,以扩大支撑面
★二人搬运法	• 适用于不能活动,体重较重的患者
(1)同一人搬运法步骤(1)~(2)	
(2)护士甲、乙站在患者的同侧床旁,将患者双上肢交叉于胸腹部。护士甲一手托住患者的头、颈、肩部,另一手托患者的腰部;护士乙一手托住患者的臀部,另一手托住患者的腘窝,两人同时抬起患者移向平车(图 2-5-6),将患者轻放于平车中央,盖好盖被	• 抬起患者时尽量使患者靠近护士身体,并使患者头部处于高位,减轻不适
★三人搬运法	• 用于体重超重,不能活动的患者
(1)同一人搬运法步骤(1)~(2)	
(2)护士甲、乙、丙站在同侧床旁,将患者双上肢交叉置于胸腹部。护士甲一手托住患者的头、颈、肩,另一手托住患者的背部;护士乙一手托住患者的腰部,另一手托住患者的臀部;护士丙一手托住患者的腘窝,另一手托住患者的小腿,三人合力同时抬起患者移向平车(图 2-5-7),将患者轻放于平车中央,盖好盖被	• 抬起患者时,三人动作协调一致,较高的护士站床头一侧,使患者头部处于较高的位置
★四人搬运法	• 适用于颈椎、腰椎骨折,病情较重的患者
(1)移开床旁桌椅,松开盖被,在患者身下铺一张布中单或帆布中单	
(2)将平车大轮端靠于床头,使平车与床平行靠拢,固定车闸制动	• 搬运骨折患者时,平车上应放置木板,固定好骨折部位

续表

操 作 步 骤	要点与说明
（3）护士甲站于床头，托住患者的头、颈、肩；护士乙站于床尾，托住患者双腿；护士丙、丁分别站于病床及平车两侧，抓住中单四角，四人同时抬起患者向平车处移动（图2-5-8），将患者放于平车中央，盖好盖被	·对有颈椎骨折或损伤的患者，搬运时应保持患者头部处于中立仰卧位，头颈两侧用衣物或沙袋固定
4.整理床铺 整理床单位，铺暂空床	·保持床单位整齐、美观
5.运送患者 松开平车车闸，推患者至目的地（图2-5-9）	·防止患者摔倒，观察患者病情

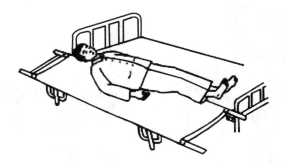

图 2-5-3 患者仰卧挪动上平车

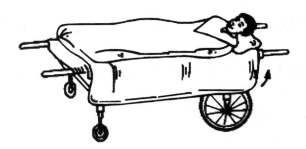

图 2-5-4 平车上患者包裹法

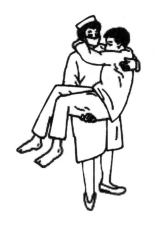

图 2-5-5 一人搬运患者上平车法

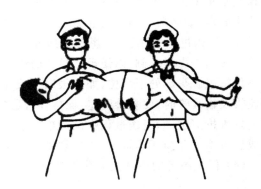

图 2-5-6 二人搬运患者上平车法

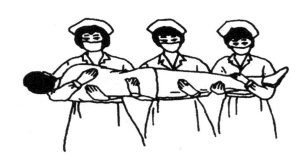

图 2-5-7　三人搬运患者上平车法

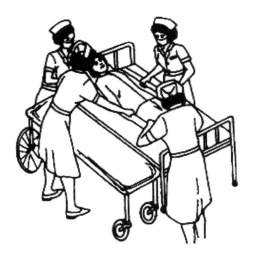

图 2-5-8　四人搬运患者上平车法

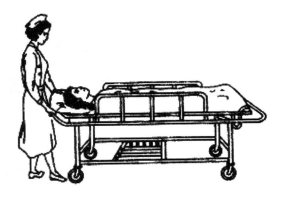

图 2-5-9　平车运送患者

【评价】

(1) 搬运患者时,患者感觉平稳、舒适、安全,未中断治疗。

(2) 操作方法正确,配合协调,做到节力。

(3) 护患沟通有效,患者配合良好。

【注意事项】

(1) 搬运前检查平车性能,操作中动作轻稳、协调一致,保证患者安全、舒适。

(2) 搬运颈椎损伤或怀疑颈椎损伤的患者,一定要选用四人搬运法,搬运过程中要保持患者头颈部处于中立位,并沿身体纵轴向上牵引患者颈部或用双手托起患者头部,慢慢移至平车中央。患者取仰卧位,颈下垫小枕或衣物,保持头颈中立位,头颈两侧用衣物或沙袋固定,如搬运不当会引起高位脊髓损伤,发生高位截瘫,甚至导致死亡。

(3) 运送过程中注意:①患者头部位于大轮端,减轻由于平车移动过多引起的不适;②护士应站于患者头侧,以便观察患者面色、呼吸和脉搏等病情变化;③平车上、下坡时,始终保持患者头部处于高位,如上坡时头在前,下坡时头在后,以减轻颠簸与不适;④有引流管及输液管时,要妥善固定,保持导管通畅;⑤运送骨折患者,平车上要垫硬木板,并固定好骨折部位;⑥运送过程中保持车速平稳,进门时,先将门打开,不可用车撞门,以免造成患者不适并损坏建筑物;⑦冬季要注意保暖,以免患者受凉。

(4) 保证患者的持续性治疗不受影响,如输液、给氧、引流等。

【健康教育】

（1）指导患者上、下平车时配合护士操作的方法和注意事项。

（2）指导患者家属在护士运送患者过程中的配合方法和注意事项。

（冯莉苹）

直通护考

第三章　患者卧位与安全护理技术

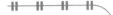

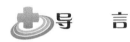

学习目标

1. 能正确叙述常用卧位的适用范围及其临床意义。
2. 能正确叙述舒适卧位的基本要求。
3. 能根据病情及治疗的需要，为患者安置舒适卧位。
4. 能按正确的方法协助患者变换卧位。
5. 能明确安全护理的重要性，具有评估影响个体及环境安全的知识和能力。
6. 能正确叙述保护具、辅助器使用的目的及操作中的注意事项。
7. 能根据患者的病情及需要，正确应用保护具及辅助器，保证患者安全。

导　言

　　卧位(lying position)是指患者休息和适应医疗护理需要时所采取的卧床姿势。临床上常根据患者的病情与治疗的需要调整相应的卧位。正确的卧位对减少疲劳、增进舒适、治疗疾病、减轻症状、预防并发症及进行各种检查等均能起到良好的作用。因此护理人员在临床护理工作中应熟悉各种卧位的安置方法与安全要求，协助或指导患者采取正确、安全、舒适的卧位，以减轻身体不适和疼痛，预防并发症。

第一节　卧位安置技术

案 例 引 导

　　患者，张某，男性，49岁，因车祸造成多发性损伤急诊入院。查体：T 37 ℃，P 110 次/分，R 22 次/分，BP 90/60 mmHg，X线检查显示颈椎骨折、左下肢粉碎性骨折、血气胸。急诊手术处理，进行骨折复位、固定，术后行颅骨牵引，左下肢用石膏固定，胸腔闭式引流，给予鼻饲和吸氧、留置导尿、静脉输液等治疗，患者自觉疼痛难忍，焦虑不安。如果你是责任护士，请回答以下问题：

　　(1) 应帮助该患者采取何种卧位？如何为其安置体位？有何临床意义？

　　(2) 工作中如何区分卧位的性质？

　　(3) 如何帮助该患者更换卧位？注意事项有哪些？

一、常见卧位安置技术

（一）舒适卧位的基本要求

舒适卧位，即患者卧床时，身体各部位与其四肢均处于合适的位置，感到轻松自在。要协助或指导患者处于正确而舒适的卧位，护理人员应了解舒适卧位的基本要求，并能根据患者的实际需要应用合适的支持物及保护性设备。

1. 卧床姿势 应尽量符合人体力学的要求，使体重平均分布于身体的各个部位，关节维持于正常的功能位置，使体内脏器在体腔内拥有最大的空间。

2. 体位变换 应经常变换体位，至少每 2 h 变换一次，避免局部长期受压而导致压力性损伤。

3. 身体活动 在无禁忌证（如关节扭伤、骨折急性期）的情况下，患者身体各部位每天均应活动，改变卧位时应进行全范围关节运动和练习。

4. 受压部位 应加强皮肤护理，预防压力性损伤的发生。

5. 保护隐私 当患者卧床或护理人员对其进行各项护理操作时，均应注意保护患者隐私，根据需要适当地遮盖患者身体，使其身心舒适。

（二）卧位的分类

根据卧位的平衡性，可分为稳定性卧位和不稳定性卧位。卧位的平衡性与人体的质量、支撑面成正比，与重心高度成反比。在稳定的卧位状态下，患者感到舒适、轻松；在不稳定的卧位状态下，大量肌群的肌肉紧张，易疲劳，患者感到不舒适。

根据患者的自主性、活动能力及疾病情况将卧位分为主动卧位、被动卧位和被迫卧位三种。

（1）主动卧位 患者身体活动自如，能根据自己的意愿和习惯采取最舒适、最随意的卧位，并能随意改变卧位姿势，称之为主动卧位（active lying position）。见于病情较轻、术前及恢复期患者。

（2）被动卧位 患者自身无能力变换卧位，处于被他人安置的卧位，称之为被动卧位（passive lying position）。常见于极度衰弱、昏迷、瘫痪的患者。

（3）被迫卧位 患者意识清晰，也有变换卧位的能力，但为了减轻疾病所致的痛苦或因治疗需要而被迫采取的卧位，称之为被迫卧位（compelled lying position）。如急性肺水肿、心包积液、支气管哮喘急性发作时的患者，因极度呼吸困难而被迫采取端坐位。

根据卧位时身体的不同姿势可将卧位分为仰卧位、俯卧位、侧卧位、半坐卧位等。

（三）卧位安置护理技术

临床上患者常用的卧位有仰卧位、侧卧位、半坐卧位、俯卧位、头低足高位、头高足低位、膝胸卧位等。各种卧位有其具体的安置要求和不同的适用范围。

1. 仰卧位（supine position） 又称平卧位，是一种自然的休息姿势。根据病情或检查、治疗的需要可分为以下三种类型。

1）去枕仰卧位

（1）姿势 去枕平卧，头偏向一侧，两臂放于身体两侧，两腿自然平放，将枕头横立于床头（图 3-1-1）。

（2）适用范围 ①昏迷或全身麻醉未清醒的患者，以防止呕吐物误入气管引起窒息或肺部并发症。②椎管内麻醉或脊髓腔穿刺后的患者，以预防因颅内压降低而引起的头痛。

35

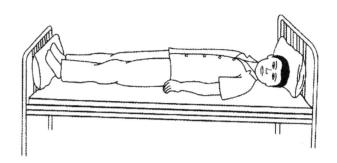

图 3-1-1 去枕仰卧位

2）中凹卧位（休克卧位）

（1）姿势 用垫枕抬高患者的头胸部 10°～20°，抬高下肢 20°～30°（图 3-1-2）。

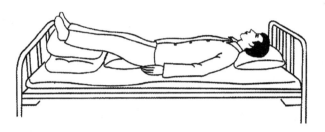

图 3-1-2 中凹卧位

（2）适用范围 休克患者。因抬高头胸部，有利于保持气道通畅，增加肺活量，改善通气功能及缺氧症状；抬高下肢，有利于静脉血回流，增加心输出量而使休克症状得到缓解。

3）屈膝仰卧位

（1）姿势 患者仰卧，头下放枕，两臂放于身体两侧，两膝屈起，并稍向外分开（图3-1-3）。

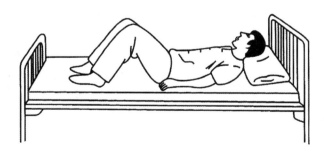

图 3-1-3 屈膝仰卧位

（2）适用范围 ①胸腹部检查的患者，可使腹肌放松，便于检查。②导尿或会阴冲洗时便于暴露操作部位。

2. 侧卧位（side-lying position）

（1）姿势 患者侧卧，两臂屈肘，一手放在枕旁，一手放在胸前，下腿伸直，上腿弯曲。必要时于两膝之间、胸腹部、后背部放置软枕，以扩大支撑面，增加稳定性，使患者感到舒适和安全（图 3-1-4）。

（2）适用范围 ①灌肠、肛门检查，配合胃镜、肠镜检查等。②臀部肌内注射（上腿伸

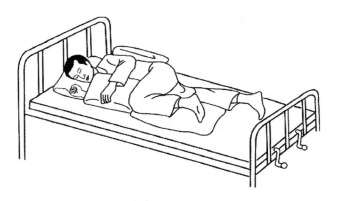

图 3-1-4　侧卧位

直、放松,下腿弯曲)。③预防压力性损伤。与仰卧位交替进行,可避免局部组织长期受压,便于擦洗和按摩受压部位,预防压力性损伤的发生。④对单侧肺部病变者,视病情采取患侧卧位或健侧卧位。

3. 半坐卧位(semi-Fowler position)

(1) 姿势　①摇床法:患者卧于床上,以髋关节为轴心,先摇起床头支架,使上半身抬高,与床面成 $30°\sim50°$ 角,再摇起膝下支架,以防患者下滑。必要时,床尾可放置一软枕,垫于足底,增加舒适,并防止下滑;放平时,先摇平膝下支架,再摇平床头支架(图 3-1-5)。②靠背架法:如无摇床,可将患者上半身抬高,在床头垫褥下放一靠背架,下肢屈膝,用中单包裹软枕垫于膝下,中单两端的带子固定于床沿,以防患者下滑。床尾足部垫软枕;放平时,先放平下肢,再放平床头(图 3-1-6)。危重患者采取半坐卧位时,臀下应放置海绵软垫或使用气垫床,以防局部组织受压,发生压力性损伤。

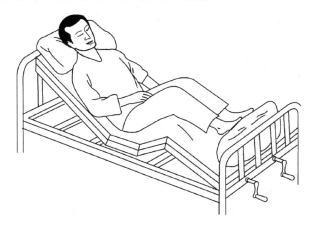

图 3-1-5　半坐卧位(摇床法)

(2) 适用范围　①某些面部及颈部手术后患者。采取半坐卧位可减少局部出血。②心肺疾病引起呼吸困难或胸腔疾病、胸部创伤的患者。采取半坐卧位,由于重力作用使膈肌下降,胸腔容积增大,减轻腹腔内脏器对心肺的压力,增加肺活量,部分血液滞留于下肢和盆腔脏器内,减少回心血量,从而减轻肺淤血和心脏负荷,有利于肺通气,使呼吸困难症状得到改善;同时亦有利于脓液、血液及渗出液的引流。③腹腔、盆腔手术后或有炎症的患者。采取半坐卧位,可使腹腔渗出液流入盆腔,促使感染局限,便于引流。因为盆腔腹膜抗感染能力较强,而吸收能力较弱,故具有防止炎症扩散和毒素吸收的作用,可减轻中毒反应。同时,采取半坐卧位还可防止感染向上蔓延引起膈下脓肿。④腹部手

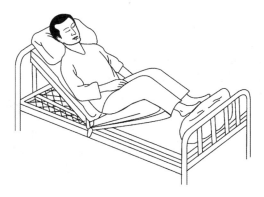

图 3-1-6　半坐卧位（靠背架法）

术后患者。采取半坐卧位，可减轻腹部切口缝合处的张力，以缓解疼痛，促进舒适，有利于切口愈合。⑤疾病恢复期体质虚弱的患者。采取半坐卧位，使患者逐渐适应体位改变，有利于向站立位过渡。

4. 端坐位（sitting position）

（1）姿势　扶患者坐起，身体稍向前倾，床上放一跨床小桌，桌上放一软枕，患者可伏桌休息；用床头支架或靠背架将床头抬高 70°～80°，使患者同时能向后倚靠；膝下支架抬高 15°～20°。必要时加床档，以保证患者安全（图 3-1-7）。

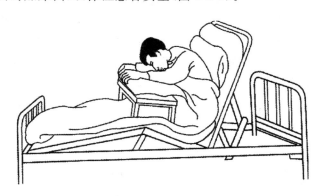

图 3-1-7　端坐位

（2）适用范围　左心衰竭、心包积液、重症哮喘等疾病引起呼吸困难的患者。患者由于极度呼吸困难而被迫日夜采取端坐位。

5. 俯卧位（prone position）

（1）姿势　患者俯卧，两臂屈曲放于头的两侧，两腿伸直；胸下、髋部及踝部各放一软枕，头偏向一侧（图 3-1-8）。

（2）适用范围　①腰背部检查或胰、胆管造影检查时。②脊椎手术后或腰、背、臀部有伤口，不能平卧或侧卧的患者。③胃肠胀气导致腹痛的患者。采取俯卧位，使腹腔容积增大，可缓解胃肠胀气所致的腹痛。

6. 头低足高位（trendelenburg position）

（1）姿势　患者仰卧，将一软枕横立于床头，以防碰伤头部。床尾用支托物垫高 15～30 cm（图 3-1-9）。处于这种体位的患者会感到不适，故不宜过长时间使用；颅内高压者禁用。

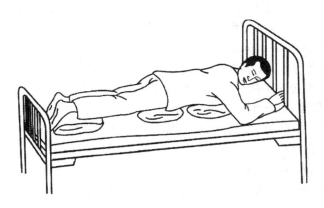

图 3-1-8　俯卧位

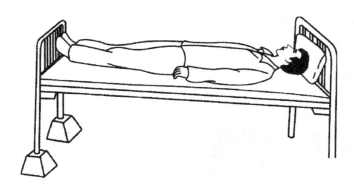

图 3-1-9　头低足高位

（2）适用范围　①肺部分泌物引流，使痰液易于咳出。②十二指肠引流术，以利于胆汁引流。③妊娠时胎膜早破，防止脐带脱垂。④跟骨或胫骨结节牵引时，利用人体重力作为反牵引力，防止下滑。

7. 头高足低位（dorsal elevated position）

（1）姿势　患者仰卧，头部枕一软枕，床尾横立一枕，床头用支托物垫高 15～30 cm或根据病情而定（图 3-1-10）。如为电动床可使整个床面向床尾倾斜。为预防足下垂，可使用托足板将患者足部托起（图 3-1-11）。

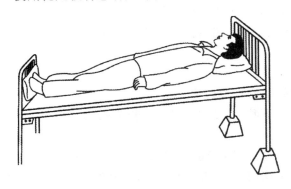

图 3-1-10　头高足低位

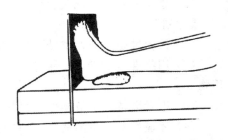

图 3-1-11　使用托足板

（2）适用范围　①颅脑手术后患者。②降低颅内压,预防脑水肿。③颈椎骨折行颅骨牵引术的患者,利用人体重力作为反牵引力。

8. 膝胸卧位(knee-chest position)

（1）姿势　患者跪卧,两小腿平放于床上,稍分开;大腿和床面垂直,胸贴于床面,腹部悬空,臀部抬高,头转向一侧,两臂屈肘,放于头的两侧(图 3-1-12)。若孕妇取此卧位矫正胎位时,应注意保暖,每次不应超过 15 min。

（2）适用范围　①肛门、直肠、乙状结肠镜检查及治疗。②矫正胎位不正或子宫后倾。③促进产后子宫复原。

9. 截石位(lithotomy position)

（1）姿势　患者仰卧于检查台上,两腿分开,放于支腿架上(支腿架上放软垫),臀部齐两边,两手放于身体两侧或胸腹部(图 3-1-13)。采用此卧位时,应注意遮挡患者及保暖。

（2）适用范围　①会阴、肛门部位的检查、治疗或手术,如膀胱镜、妇科检查、阴道灌洗等。②产妇分娩。

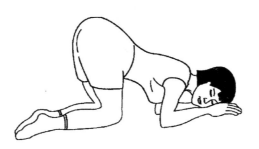

图 3-1-12　膝胸卧位

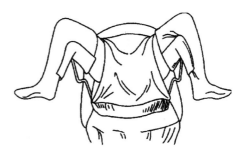

图 3-1-13　截石位

二、协助患者移向床头技术

1. 目的　协助滑向床尾而不能自行移动的患者移向床头,使患者感到安全、舒适。

2. 操作

【评估】

（1）患者的基本状态　意识状况、年龄、病情、体位、体重及四肢活动情况等。

（2）患者的治疗情况　有无输液、引流管、石膏或甲板固定等。

（3）患者身体下移的情况及向床头移动的距离　患者是否能协助完成上移。

（4）患者的心理状况及合作能力。

【计划】

（1）护士准备　衣帽整洁,修剪指甲,洗手,戴口罩。

（2）用物准备　软枕、翻身卡、记录本、垫圈(按需要准备)。若有伤口,另备换药用物。

（3）患者准备　了解操作的目的、方法及注意事项,能主动配合。

（4）环境准备　室温适宜,无对流风或关闭门窗,移开障碍物,方便操作。

【实施】

协助患者移向床头技术的操作步骤见表 3-1-1。

表 3-1-1　协助患者移向床头技术的操作步骤

操　作　步　骤	要点与说明
1. 核对、解释　备齐用物携至患者床旁,核对患者床号、姓名、腕带信息,向患者及家属解释操作目的、过程并交代有关事项	· 确认患者 · 取得配合
2. 固定　床脚轮	
3. 安置　将各种导管及输液装置安置妥当,必要时将盖被折叠至床尾或一侧	· 避免导管脱落 · 视患者病情放平床头和膝下支架,枕头横立于床头
4. 移动患者 ★一人协助患者移向床头法(图 3-1-14) (1) 使患者仰卧屈膝,双手抓住床头栏杆,双脚蹬床面 (2) 护士一手托住患者肩背部,另一手托住患者臀部提供助力,使其移向床头 ★两人协助患者移向床头法 (1) 使患者仰卧屈膝 (2) 两名护士分别站在床的两侧,交叉托住患者颈、肩、腰、臀部,两人同时用力,协调地将患者抬起,移向床头。亦可两名护士站在床的同侧,一人托住患者颈、肩及腰部,另一人托住患者臀部及腘窝,同时抬起患者,移向床头	· 适用于半自理的患者 · 减少患者与床之间的摩擦力,避免组织受损 · 适用于不能自理的患者 · 不可拖拉,以免擦伤皮肤,患者的头部应予以支持
5. 操作后处理　放回枕头,视病情需要抬高床头或支起靠背架,整理床单位。洗手,记录	· 记录执行时间及护理效果

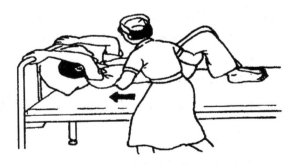

图 3-1-14　一人协助患者移向床头法

【评价】

(1) 操作者动作轻柔、协调,患者安全。

(2) 护患沟通有效,患者乐意接受,并主动配合。

(3) 患者上移到预定的高度。

【注意事项】

(1) 操作前,将枕头横立于床头,避免撞伤患者头部。

(2) 协助患者移向床头时,不可拖拉,应将患者身体抬离床面,防止皮肤擦伤。两人协助患者移向床头时,动作要协调一致,用力要平稳。要注意为患者保暖并防止坠床。

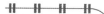

（3）患者身上带有多种导管时,协助患者移向床头前应先将导管安置妥当,操作后检查有无脱落、扭曲、移位、受压等,以保持导管通畅。

（4）协助患者移向床头时,应注意遵循节力原则和落实安全措施。

（5）注意观察患者病情与受压部位的情况,同时做好交接班。

【健康教育】

（1）向患者及家属说明移向床头的目的、方法及注意事项。

（2）教会患者及家属移向床头技术或配合的正确方法,确保患者安全。

三、协助患者翻身技术

患者若长期卧床,局部组织持续受压,呼吸道分泌物不易排出,容易出现压力性损伤、坠积性肺炎、便秘、肌肉萎缩等。因此,护理人员应定时协助患者翻身,使患者感觉舒适,同时预防并发症的发生。

1. 目的

（1）协助不能起床的患者更换卧位,使患者感觉舒适。

（2）预防并发症,如压力性损伤、坠积性肺炎等。

（3）配合检查、治疗和护理,如背部皮肤的护理。

（4）便于更换或整理床单位。

2. 操作

【评估】

（1）患者的基本状态　意识、年龄、病情等。

（2）患者的治疗情况　有无输液、引流管、石膏或夹板固定等。

（3）患者的体位、体重及四肢活动情况。

（4）患者的心理状况及合作能力。

【计划】

（1）护士准备　衣帽整洁,修剪指甲,洗手,戴口罩。熟悉更换卧位的操作方法。

（2）用物准备　软枕、翻身卡、记录本、垫圈(按需要准备)。若有伤口,另备换药用物。

（3）患者准备　了解操作的目的、方法及注意事项,能主动配合。

（4）环境准备　整洁、安静,室温适宜,光线充足,移开障碍物,方便操作。

【实施】

协助患者翻身技术的操作步骤见表 3-1-2 和表 3-1-3。

表 3-1-2　协助患者翻身技术的操作步骤

操 作 步 骤	要点与说明
1. 核对、解释　备齐用物携至患者床旁,核对床号、姓名、腕带信息,向患者及家属解释操作目的、过程并交代有关事项	·确认患者 ·取得配合
2. 固定　床脚轮	
3. 安置　将各种导管及输液装置安置妥当,必要时将盖被折叠至床尾或一侧	·防止翻身时引起导管连接处脱落或扭曲受压
4. 协助患者仰卧　患者两手放于腹部,两腿屈曲	

续表

操 作 步 骤	要点与说明
5. 翻身 ★一人协助患者翻身法(图 3-1-15) (1)先将患者肩部及臀部移向护士侧的床沿,再将患者双下肢移近护士侧床沿,嘱患者屈膝 (2)护士一手扶肩,另一手托膝,轻轻将患者推转到护士的对侧,使患者背向护士 ★两人协助患者翻身法(图 3-1-16) (1)两名护士站在床的同一侧,一人托住患者颈肩部和腰部,另一人托住患者臀部和腘窝部,两人同时将患者稍抬起,移向近身侧 (2)两人分别托扶患者的肩、腰、臀和膝部,轻推,将患者转向对侧	·适用于体重较轻的患者 ·不可拖拉,以免擦伤患者皮肤;应用节力原则,翻身时尽量让患者靠近护士,以缩短重力臂,达到省力效果 ·对于意识不清者应拉起床档,防止坠床 ·适用于体重较重或病情较重的患者 ·不可拖拉,以免擦伤患者皮肤 ·应用节力原则 ·两人动作应协调平稳
6. 舒适安全 按侧卧位的要求,在患者背部、胸部及两膝间放置软枕,使患者安全舒适	·扩大支撑面,确保患者卧位稳定、安全
7. 操作后处理 (1)检查并安置患者肢体,使各关节处于功能位置;各种管道保持通畅 (2)整理床单位 (3)洗手 (4)记录交班	·促进患者舒适,预防关节挛缩 ·观察患者背部皮肤并进行护理,记录翻身时间及皮肤情况,做好交接班

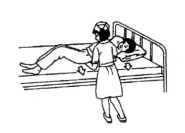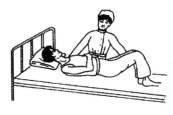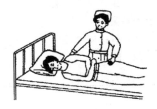

图 3-1-15 一人协助患者翻身法

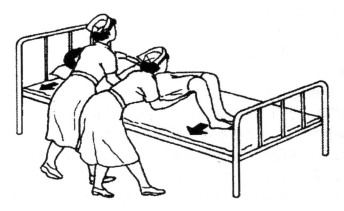

图 3-1-16 两人协助患者翻身法

43

轴线翻身技术
操作视频

表 3-1-3　轴线翻身技术的操作步骤

操 作 步 骤	要点与说明
1. 同协助患者翻身技术操作步骤 1～3	
2. 取卧位　患者取仰卧位	
3. 翻身	
★两人协助患者轴线翻身法	• 适用于脊柱受损或脊柱手术后患者改变卧位
（1）两名护士站于病床同侧，小心地将大单铺于患者身下，分别抓紧靠近患者肩、腰背、髋部、大腿等处的大单，将患者拉至近侧，拉起床档	• 翻身时勿让患者身体屈曲，以免脊柱错位
（2）护士绕至病床另一侧，将患者近侧手臂移到头侧，另一手放于胸前，两膝间放一软枕	
（3）护士双脚前后分开，两人双手抓住患者肩、腰背、髋部、大腿等处的近侧大单，由其中一人发口令，两人动作一致，将患者整个身体以圆滚轴式翻转至侧卧	
★三人协助患者轴线翻身法	• 适用于颈椎损伤的患者
（1）由三名护士完成，第一名护士固定患者头部，纵轴向上略加牵引，使患者头、颈部随躯干一起慢慢移动，第二名护士双手分别置于患者肩、背部，第三名护士双手分别置于患者腰部、臀部，使患者头、颈、腰、髋保持在同一水平线上，移至近侧	
（2）翻转至侧卧位，翻转角度不超过 60°	• 保持患者脊椎平直
4. 舒适安全　将软枕放于患者背部支撑身体，另放置软枕于两膝间	• 保持双膝处于功能位置
5. 操作后处理	
（1）检查患者肢体各关节处于功能位置；各种管道保持通畅	• 观察患者背部皮肤并进行护理，记录翻身时间及皮肤情况，做好交接班
（2）整理床单位	
（3）洗手	
（4）记录交班	

【评价】

（1）操作者动作轻柔、协调，患者安全。

（2）患者皮肤受压情况得到改善。

（3）患者无关节畸形等并发症。

（4）护患沟通有效，患者乐意接受，并主动配合。

【注意事项】

（1）操作前，将枕头横立于床头，避免撞伤患者头部。

（2）协助患者翻身时，不可拖拉，应将患者身体抬离床面，防止皮肤擦伤。两人为患者翻身时，动作要协调一致，用力要平稳。要注意为患者保暖并防止坠床。

（3）患者身上带有多种导管时，协助患者翻身前应先将导管安置妥当，翻身后检查有无脱落、扭曲、移位、受压等，以保持导管通畅。

（4）特殊患者的翻身规则：为手术患者翻身时，先检查敷料是否脱落或伤口有无分泌物，如分泌物浸湿敷料应先更换敷料后翻身；为颅脑手术的患者翻身时，患者只能卧于健

Note

侧或平卧,切记头部翻动过剧,以免引起脑移位,形成脑疝,压迫脑干而致突然死亡;为颈椎和颅骨牵引的患者翻身时不可放松牵引;为石膏固定或伤口较大的患者翻身时,应将受伤处放于适当位置,防止受压,在患者背部、膝下垫软枕。

（5）协助患者变换卧位时,应注意遵循节力原则和落实安全措施。

（6）注意观察患者病情与受压部位的情况,并酌情确定翻身间隔时间,同时做好交接班。

【健康教育】

（1）向患者及家属说明正确的翻身技术对预防并发症的重要性。

（2）变换卧位前根据其目的的不同向患者及家属介绍变换卧位的方法及注意事项。

（3）教会患者及家属变换卧位的配合方法,确保患者安全。

第二节　安全护理技术

案 例 引 导

患儿,马某,男,7 岁。因火灾,该患儿头、颈、四肢、躯干部位均被严重烧伤。当时患儿无意识丧失,无胸闷气憋,烧伤后立即被送往医院急诊科,急诊以"烧伤面积 70%、全身多处Ⅱ～Ⅲ度烧伤"收入院。入院后给予清创、补液、抗休克、烧伤换药、抗感染等治疗,持续心电监测,留置导尿管、鼻饲管,给予鼻导管吸氧（3 L/min）。如果你是责任护士,请回答以下问题:

（1）为保障该患儿的安全及治疗护理的顺利进行,应该为该患儿使用哪些保护具?

（2）给患儿使用保护具的注意事项有哪些?

安全是人类的基本需要,保障患者安全是世界各国医疗行业共同关注的话题,也是评价医院的核心标准之一。护理安全包括护理主体的安全和护理对象的安全,前者是指护理活动过程中护理人员的安全,后者是指护理活动过程中患者的安全,两者密切相关,相互影响。患者的安全是以患者为中心,从思想认识、管理制度、工作流程、医疗护理行为以及医院环境、设施、医疗仪器设备等方面是否存在安全隐患进行考虑,采取必要措施,防范患者在医疗护理的全过程中发生意外的伤害。因此护士应懂得安全护理的重要性,具有评价影响个体及环境安全的知识和能力,在护理工作的各个环节把好安全关,努力为患者提供一个安全的治疗和休养环境,以满足患者的安全需要。

中国医院协会
患者安全目标
（2019 版）

一、保护具的使用

保护具是指用来限制患者身体或身体某部位的活动,以达到维护患者安全与治疗效果的器具。

1. 目的　防止小儿患者,高热、谵妄、昏迷、躁动及危重患者因虚弱、意识不清或其他原因而发生坠床、撞伤、抓伤等意外,约束患者身体或身体某部位的活动,确保患者安全,确保治疗、护理的顺利进行。

保护具的适用范围如下。

（1）儿科患者　因认知及自我保护能力尚未成熟，尤其是未满6周岁的患儿，易发生坠床、撞伤等意外或不配合治疗护理等行为。

（2）坠床高危患者　如麻醉后未清醒者、意识不清者等。

（3）任何原因造成视觉障碍的患者　如白内障摘除术、虹膜牵张术后患者等。

（4）皮肤瘙痒患者　如全身或局部皮肤瘙痒难忍的患者等。

（5）易发生压力性损伤者　如长期卧床、极度消瘦、虚弱者等。

（6）精神疾病患者　如躁狂症、自我伤害者等。

2. 操作

【评估】

（1）患者的病情、年龄、意识状态、生命体征及肢体活动度，有无皮肤摩擦破损及血液循环障碍等情况。

（2）患者及家属对保护具的使用目的及方法的了解、接受和合作程度。有无因使用保护具而出现的异常心理反应，如内心不安、躁动、反抗等，避免因此造成患者自伤、撞伤等意外的发生。

（3）解释：向清醒患者及（或）家属解释所需保护具的种类、使用时间、方法、注意事项及配合要点，取得患者和家属的知情同意与配合。

【计划】

（1）护士准备　衣帽整洁，修剪指甲，洗手，戴口罩。熟悉各种保护具的应用。

（2）用物准备　根据需要准备床档、各类约束带、棉垫及支被架等。

（3）患者及（或）家属准备　了解使用保护具的重要性、安全性、注意事项及配合要点。

（4）环境准备　室温适宜，病床周围宽敞，必要时移开床旁桌、椅。

【实施】

按照保护具的不同，选择不同的操作步骤。携用物至床旁，根据患者的情况和需要，使用以下保护具。

▲床档

床档也称床栏，主要用于保护患者，预防患者坠床。

临床上有用帆布、木质或金属制成的床档，需两侧同时使用，若床一侧靠墙则可在外侧放置床档，床头及床尾用布带固定好。在进行治疗和护理时，可暂时拆除床档，操作完毕即将床档固定好，确保患者安全。木杆床档（图3-2-1）在使用时需稳妥固定，床档中间为活动门，使用时将活动门打开，用毕即关好活动门。儿科床配有高位床档，使意识不清的患儿的活动限制在床档范围内，符合患儿的安全需要。多功能床档（图3-2-2），不用时将床档插于床尾，使用时可插入床沿两边。多功能床档附加一木桌，以便患者在床上进餐，必要时还可垫于患者的背部，在做胸外心脏按压时使用。半自动床档（图3-2-3）可按照患者的需要进行升降。

▲约束带

约束带主要用于躁动或精神科患者，以限制其身体或肢体活动，常用于固定手腕和踝部，防止患者发生意外。根据使用部位不同，可分为肩部约束带（图3-2-4）、肘部约束带、约束手套（图3-2-5）、约束衣（图3-2-6）、膝部约束带（图3-2-7）等。随着材料和设计的改进，各种保护具变得更为简单实用，如利用尼龙搭扣约束带（图3-2-8）替代系带，操作方

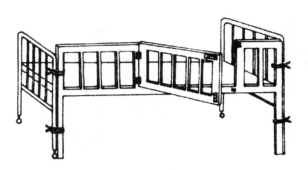

图 3-2-1　木杆床档

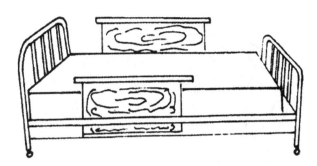

图 3-2-2　多功能床档

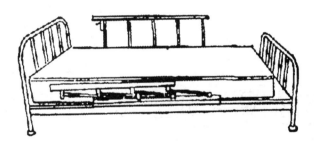

图 3-2-3　半自动床档

便并且可分散局部的约束压力,效果显著。有条件的医院或病区配有专用的保护具,而部分病区在急用时则可因陋就简,利用床单、宽绷带等替代约束带。

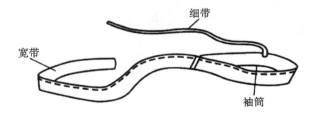

图 3-2-4　肩部约束带

（1）宽绷带　常用于固定手腕及踝部。使用时,先用棉垫包裹手腕部或踝部,再用宽绷带打成双套结（图 3-2-9）,套在棉垫外稍拉紧,确保肢体不脱出（图 3-2-10）,松紧以不影响血液循环为宜,然后将绷带系于床沿。

（2）肩部约束带　在需要限制患者坐起时可用肩部约束带固定。可用大单斜折成长条或用布制成。用大单固定时,枕头横放于床头,斜折成长条的大单放在患者的肩背部

约束带的使用
操作视频

47

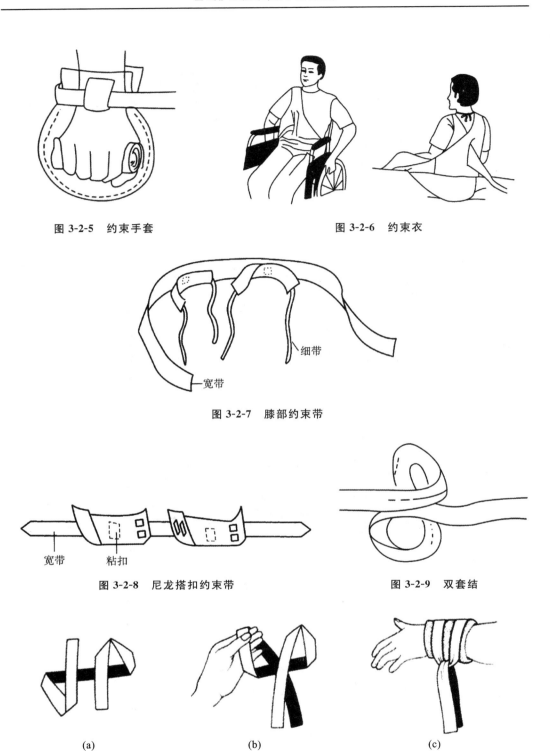

图 3-2-5　约束手套　　　　　　　　　图 3-2-6　约束衣

图 3-2-7　膝部约束带

图 3-2-8　尼龙搭扣约束带　　　　　　图 3-2-9　双套结

(a)　　　　　　　(b)　　　　　　　(c)

图 3-2-10　宽绷带约束法

下方,将带子的两端由腋下经由肩前绕至肩后,从横在肩下的大单上穿出,再将带子两端系于床头栏杆上(图 3-2-11)。

用专用肩部筒式约束带固定时,将患者两侧肩部套进袖筒,腋窝衬棉垫,两袖筒上的细带子在胸前打结固定,将下面两条较宽的长带系于床头(图 3-2-12)。

(3)膝部约束带　用于固定膝部,限制患者下肢活动。用大单固定时,将大单斜折成

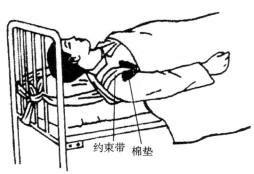
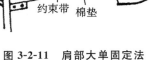

图 3-2-11　肩部大单固定法

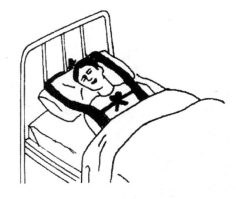

图 3-2-12　肩部筒式约束带固定法

30 cm 宽的长条,横放在患者两膝下,拉着宽带的两端向内侧压盖在患者膝盖上,并穿过膝盖下的横带,拉向外侧使之压住患者膝盖部,将两端系于床沿(图 3-2-13)。

用专用膝部约束带时,两膝、腘窝衬棉垫,将约束带横放于两膝上,宽带的两头各缚住一侧膝关节,然后将宽带两端系于床沿(图 3-2-14)。

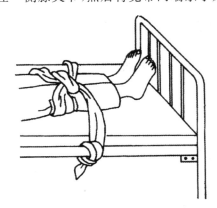

图 3-2-13　膝部大单固定法

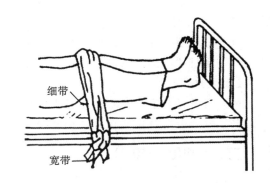

图 3-2-14　膝部约束带固定法

(4)尼龙搭扣约束带　操作简便、安全,便于洗涤和消毒,可以反复使用,临床上已广泛使用。用于固定手腕、上臂、踝部及膝部。约束带由宽布和尼龙搭扣制成。操作时,将约束带置于关节处,被约束部位衬棉垫,松紧度要适宜,对合尼龙搭扣后将带子系于床沿(图 3-2-15)。

▲支被架

支被架(图 3-2-16)主要用于肢体瘫痪、极度衰弱的患者,防止盖被压迫肢体而造成不适和足下垂等,也可用于烧伤患者使用暴露疗法时保暖。临床上支被架一般是用铁条、木条或其他材料制成的半圆形带栅栏的架子,其宽度比病床稍窄。使用时,将支被架罩于防止受压的部位,盖好盖被。

【评价】

(1)患者和家属了解使用保护具的目的,愿意配合。

(2)患者处于安全保护中,未发生意外损伤。

(3)定时松解约束带,协助患者翻身活动,无并发症发生。

【注意事项】

(1)严格掌握约束带应用的适应证,使用前应取得患者及家属的知情同意。

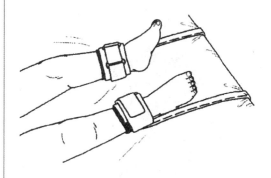

图 3-2-15　尼龙搭扣约束带固定法

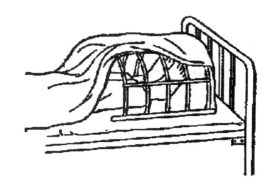

图 3-2-16　支被架

（2）约束带只能短期使用。使用时须注意患者的体位，须定时松解约束带（一般每 2 h 松解一次），保持肢体及关节处于功能位置，并协助患者经常变换体位。

（3）使用时，约束带下衬棉垫，松紧适宜，并定时松解。同时注意观察受约束部位的末梢血液循环情况，观察局部皮肤颜色（一般每 15～30 min 观察一次），发生异常及时处理。必要时进行局部按摩，促进血液循环。

（4）确定患者可随时与医护人员联系，如呼叫对讲器放在患者手部可触及处，或陪护人员监测其约束情况，以保证患者的安全。

（5）记录使用保护具的原因、时间、观察结果、相应的护理措施及解除约束的时间。

（6）随时评价保护具的使用情况。

【健康教育】

（1）向患者及家属说明使用各类保护具的目的及注意事项。

（2）教会患者及家属正确使用各类保护具或配合的方法，确保患者安全。

二、辅助器的应用

辅助器是为患者提供保持身体平衡与身体支持物的器材，是维护患者安全的护理措施之一。辅助身体残障或因疾病、高龄而行动不便者进行活动，以保障患者的安全。

常用辅助器有腋杖、手杖、助行器等，选用时应先对患者进行评估，以确定辅助器的种类。

1. 腋杖　提供给短期或长期残障者离床时使用的一种支持性辅助用具（图 3-2-17）。

使用腋杖最重要的是长度合适、安全稳妥。腋杖的长度包括腋垫和杖底橡胶垫，合适长度的简易计算方法：使用者身高减去 40 cm。使用时，使用者双肩放松，身体挺直站立，腋窝与拐杖顶垫间相距 2～3 cm，腋杖底端距离足跟 15～20 cm。握紧把手时，手肘应可以弯曲。腋杖底面应较宽并有较深的凹槽，且具有弹性。

患者使用腋杖走路的方法：①两点式：走路顺序为同时出右拐和左脚，然后出左拐和右脚。②三点式：两腋杖和患肢同时伸出，再伸出健肢。③四点式：为最安全的步法。先出右腋杖，而后左脚跟上，接着出左腋杖，右脚再跟上，始终为三点着地。④跳跃法：常为永久性残疾者使用。先将两侧腋杖向前，再将身体跳跃至两腋杖中间处。

2. 手杖　一种手握式的辅助工具，常用于不能完全负重的残障者或老年人。手杖应由健侧手臂用力握住。

手杖长度的选择需符合以下原则：①肘部在负重时能稍微弯曲；②手柄适于抓握，弯曲部与髋部同高，手握手柄时感觉舒适。

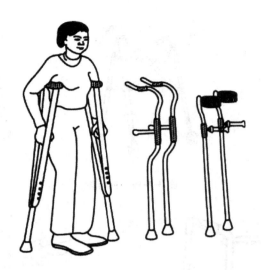

图 3-2-17　腋杖

手杖可为木制或金属制。木制手杖长短是固定的,不能调整;金属制手杖可依身高来调整。手杖的底端可为单脚或四脚型(图 3-2-18)。四脚型的手杖比单脚型的手杖的支持力和支撑面积要大得多,因而也较稳定,常用于步态极为不稳的患者或地面较不平时。手杖底端的橡胶底垫应有吸力,弹性好,有宽面及凹槽,这样,才能加强手杖的摩擦力和稳定性,以防跌倒。

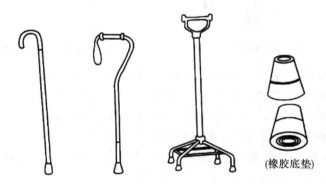

(橡胶底垫)

图 3-2-18　手杖

3. 助行器　一般用铝合金材料制成,是一种四边形或三角形的金属框架,自身轻,可将患者保护其中,支撑体重,便于站立行走(图 3-2-19),有些还带脚轮。其支撑面积大,稳定性好,适用于上肢健康、下肢功能较差的患者。

（1）步行式助行器　适用于下肢功能轻度损害的患者。无轮脚,自身轻,可调高度,稳定性好。使用时双手提起两侧扶手同时向前将其放于地面,然后双腿迈步跟上(图 3-2-20)。

（2）轮式助行器　适用于上下肢功能均较差的患者。有轮脚,易于推行移动。使用时不用将助行器提起、放下,行走步态自然,且用力下压可自动刹车(图 3-2-21)。

【注意事项】

（1）使用者应意识清楚,身体状态良好、稳定。

（2）选择适合自身的辅助器。不合适的辅助器与错误的使用姿势可导致腋下受压造成神经损伤,腋下和手掌挫伤及跌倒,还会引起背部肌肉劳损和酸痛。

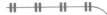

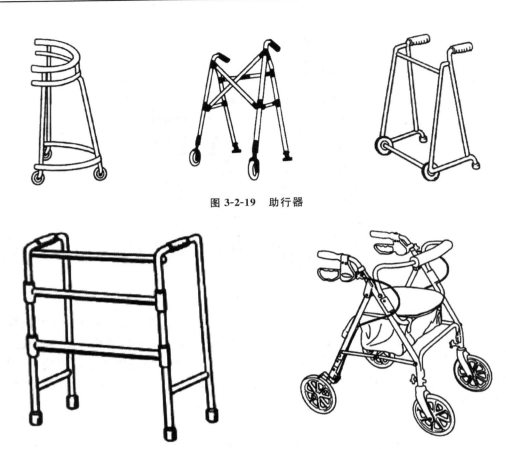

图 3-2-19　助行器

图 3-2-20　步行式助行器　　　　　　　图 3-2-21　轮式助行器

（3）使用者的手臂、肩部或背部应无伤痛,活动不受限制,以免影响手臂的支撑力。

（4）使用辅助器时,患者的鞋要合脚、防滑,衣服要宽松、合身。

（5）调整腋杖和手杖后,将全部螺钉拧紧,橡胶底垫紧贴腋杖与手杖底端,并应经常检查确定橡胶底垫的凹槽能否产生足够的吸力和摩擦力。

（6）选择较大的练习场地,避免拥挤和注意力分散。同时应保持地面干燥,无可移动的障碍物。必要时备一把椅子,供患者疲劳时休息。

（朱金芬）

直通护考

第四章 医院感染的预防与控制

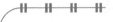

学习目标

1. 能叙述医院感染、清洁、消毒、灭菌、手卫生、无菌技术、标准预防、隔离、护理职业暴露、护理职业防护的概念。

2. 能叙述各种物理、化学消毒灭菌方法。

3. 能阐述医院感染的分类、发生的原因及预防措施。

4. 能叙述无菌技术操作、隔离的原则。

5. 能理解隔离区域的划分标准、医院不同病区的建筑布局与隔离要求。

6. 能根据临床情景正确进行手卫生。

7. 能遵循无菌技术操作原则完成无菌技术基本操作。

8. 能遵循隔离原则完成隔离技术基本操作。

9. 能正确解释血源性病原体职业暴露、锐器伤、化疗药物职业暴露的原因与预防措施。

10. 能根据锐器伤情况,正确处理锐器伤。

11. 能根据化疗要求,采取有效的防护措施正确配置化疗药物;化疗药物暴露后能采取正确的处理措施。

导 言

医院感染控制是医疗安全的重要组成部分。当前,医院感染的问题被越来越多的人关注,而护理工作与医院感染息息相关,护理人员的职业特点是频繁地接触患者、患者家属、其他医务人员,一旦发生医院感染,将会给个人、家庭、医院、社会造成严重的损失,甚至会引起医疗纠纷。因此,护士是预防和控制医院感染的重要成员,加强医院感染管理是提高医疗质量和保障人民生命健康的重要工作。

世界卫生组织(WHO)提出以消毒、隔离、灭菌、无菌技术、合理使用抗生素以及监测和通过监测进行效果评价是控制医院感染的关键措施,这些措施的落实均涉及护理人员的工作。护理人员要正确认识和掌握各项有关的知识和技术,减少医院感染的发生和扩散。

Note

第一节 医院感染

案例引导

患者,张女士,88岁,因左侧肢体活动受限1天,门诊以脑梗死收入院。患者神志清楚,言语不清,体质瘦弱。入院时查体:T 36.5 ℃。入院5天后,患者咳嗽,T 38.3 ℃,白细胞 11.2×10^9/L。X片显示:肺部有炎症,诊断为上呼吸道感染。请问:

(1) 该患者是否属于医院感染?

(2) 医院感染的分类有哪些?

医院感染控制工作是医院日常工作中的重要部分,医院感染控制的结果直接影响到医疗质量和护理安全,所以应提高护理人员对医院感染的认识,健全医院感染的管理制度,加强对医院感染的控制和监测。

一、医院感染的概念和分类

(一)医院感染的概念

医院感染又称医院获得性感染,是指发生在医院内的一切感染。狭义地讲是指住院患者在医院内获得的感染,包括住院期间发生的感染和在医院内获得而在出院后发生的感染,但不包括入院前已开始或入院时已处于潜伏期而于住/出院后发病者。医院工作人员在医院内获得的感染也属于医院感染。

广义地讲,医院感染的对象包括住院患者、医院工作人员、门急诊就诊患者、探视者和患者家属等,这些人在医院的区域里获得感染性疾病均可称为医院感染,但由于就诊患者、探视者和患者家属在医院停留的时间短暂,获得感染的因素多而复杂,常难以确定感染是否来自医院,故实际上医院感染病例统计的对象主要是住院患者。

在医疗机构或其科室的患者中,短时间内发生3例或以上同种同源感染病例的现象称为医院感染暴发。

医院感染的诊断标准:①无明确潜伏期的感染,规定入院48 h后发生的感染为医院感染;有明确潜伏期的感染,自入院时起超过平均潜伏期后发生的感染。②本次感染直接与上次住院有关。③在原有感染基础上出现其他部位新的感染(慢性感染的迁徙病灶除外),或在已知原感染病原体基础上又分离出新的病原体(排除污染和原来的混合感染)的感染。④新生儿在分娩过程中和产后获得的感染。⑤由于诊疗措施激活的潜在性感染,如疱疹病毒、结核杆菌等的感染。⑥医务人员在医院工作期间获得的感染。

下列情况不属于医院感染:①皮肤黏膜开放性伤口只有细菌定植而无炎症表现。②由于创伤或非生物性因子刺激而产生的炎症表现。③新生儿经胎盘获得(出生后48 h内发病)的感染,如单纯疱疹、弓形体病、水痘等。④患者原有的慢性感染在医院内急性发作。

值得注意的是医院感染的确定主要依据临床诊断,力求做出病原学诊断。

（二）医院感染的分类

医院感染可按病原体来源、感染部位、感染病原体的种类等分类,一般采用前两种方法分类。

1. 按病原体来源分类　医院感染按其病原体来源分类,可分为内源性医院感染和外源性医院感染两大类。

（1）内源性医院感染　也称自身医院感染,是指在医院内由于各种原因引起的患者遭受其本身固有病原体侵袭而发生的感染。病原体来自患者的体内或体表,大多数为在人体定植、寄生的正常菌群,在正常情况下对人体无感染力,并不致病;在一定条件下,当它们与人体之间的平衡被打破时,就成为条件致病菌而造成各种内源性感染。就目前水平,内源性医院感染还难以有效预防和控制,但可以通过合理使用抗菌药物和免疫抑制类药物等降低感染的风险。

（2）外源性医院感染　也称交叉感染,指患者在医院内遭受非自身存在的各种病原体侵袭而发生的感染。这种感染包括从患者到患者、从患者到医院职工和从医院职工到患者的直接感染,或通过物品对人体的间接感染。病原体来自患者身体以外的地方,如其他患者、外环境等。因此,医院内的环境感染（如通过空气的感染）,亦应属于外源性医院感染。外源性医院感染通过消毒、灭菌、隔离等切断传播途径的措施可以得到控制。

2. 按感染部位分类　根据医院感染发生的部位,可分为呼吸系统感染（如上呼吸道感染、下呼吸道感染）、消化系统感染（如胃肠道感染、感染性腹泻）、尿路感染、中枢神经系统感染、器械相关感染（如呼吸机相关性肺炎、导管相关血流感染、导尿管相关尿路感染）、血液系统感染（如血管相关性感染、败血症等）、皮肤和软组织感染、心血管系统感染、手术部位感染等。

3. 按感染病原体的种类分类　可将医院感染分为细菌感染、病毒感染、真菌感染、支原体感染、衣原体感染及原虫感染等。每一类感染可根据病原体的具体名称分类,如柯萨奇病毒感染、铜绿假单胞菌感染、沙眼衣原体感染、金黄色葡萄球菌感染等。近年来,革兰阴性菌引起的感染越来越多,同时多重耐药菌和真菌引起的感染也在不断增加。

二、医院感染发生的原因

1. 机体免疫功能低下　生理因素方面,如婴幼儿自身免疫系统发育不完善,防御功能低下;老年人脏器功能衰退,抵抗力下降;另外还有女性月经期、妊娠期、哺乳期等均是医院感染发生的高危期。病理因素方面,一些影响机体免疫机能的疾病如血液病、恶性肿瘤的放化疗、器官移植时免疫抑制药物的应用等均能造成机体免疫力低下而引起医院感染。

2. 侵袭性操作增多　随着医疗技术的飞速发展,各种新技术、新疗法被广泛引进和应用,如各种插管、机械通气、内窥镜及血液透析等,破坏了机体的防御系统,如使用后难以清洗,缺少行之有效的消毒隔离方法等,就容易导致医院感染。

3. 抗菌药物的不合理使用　如无适应证的预防性用药、术前用药时间过早、术后停药时间过晚或联合用药过多等,使耐药菌株大幅增加并在机体内大量繁殖,引起菌群失调、二重感染等。

4. 医院管理机制不完善　医院领导不够重视,医院感染管理组织及制度不健全,工作人员缺乏医院感染的相关知识,不能严格执行无菌技术和隔离制度等,均会引起医院感染。

三、医院感染发生的条件

医院感染同普通的感染一样,需要感染链的存在,感染源、传播途径和易感宿主构成了感染链,当感染源、传播途径、易感宿主同时存在并有相互感染的机会,就形成感染。因此,只要阻断或控制住其中某一个环节,也就终止了医院感染的传播。

(一)感染源

感染源是指病原微生物自然生存、繁殖并排出的宿主(人或动物)或场所,分为内源性感染源和外源性感染源两大类。

1. 内源性感染源 患者自身的正常菌群,寄居在患者身体的特定部位(如皮肤、胃肠道、呼吸道、泌尿生殖道、口腔黏膜等)或来自外部环境并已定植在某些部位的正常菌群。当人体免疫功能下降,体内生态环境失衡或发生细菌易位时即可发生自身感染或传染他人。

2. 外源性感染源(交叉感染源)

(1)已感染的患者及病原携带者 已感染的患者是最重要的感染源,因已感染患者的体内排出病原微生物较多,且病原微生物常具有耐药性,极易在另外易感宿主体内定植。病原携带者(携带病原体的患者、医院工作人员、陪探人员)由于病原微生物不断生长繁殖并经常排出体外,故也是主要感染源。

(2)动物感染源 各种动物均可成为动物感染源。如鼠类既是沙门氏菌的宿主,又是鼠疫、流行性出血热等传染病的感染源。

(3)医院环境 医院环境极易受病原微生物污染,如诊疗过程中由于所用的医疗器械、设备、药物、制剂及卫生材料的污染或院内场所消毒不严等而成为感染源。

(二)传播途径

传播途径是病原体从感染源传到易感宿主的途径。外源性感染通常有以下几种传播途径。

1. 接触传播 指病原体通过手、媒介物直接或间接接触导致的传播,是医院感染中最常见,也是最重要的传播方式之一。由接触传播的疾病常见的有肠道感染、多重耐药菌感染、皮肤感染等。

(1)直接接触传播 感染源直接将病原微生物传播给易感宿主,不需要借助传播因素,如母婴间风疹病毒、巨细胞病毒、人类免疫缺陷病毒等传播感染。

(2)间接接触传播 指有传播因素参加,即病原体通过媒介传播给易感宿主的方式。最常见的传播媒介是医务人员的手,通过手接触患者、感染性物质,再经接触后将病原体传播给他人或物品;各种诊疗仪器、药品、血液制品引起的传播,如输血或接受其他血液制品、共用注射器或锐器伤、血液透析等,目前已经确定的经血源性传播的疾病有乙型病毒性肝炎、丙型病毒性肝炎、梅毒、获得性免疫缺陷综合征(AIDS)、埃博拉出血热等;医院的水源或食物被病原微生物污染引起的传播,病原体通过饮水、食物进行传播常可导致医院感染暴发流行。

2. 空气传播 指以空气为媒介,带有病原体的微粒(直径≤5 μm)通过空气流动进行疾病传播,也称为微生物气溶胶传播。常见空气传播的疾病包括COVID-19、肺结核、水痘、麻疹等。

3. 飞沫传播　指带有病原微生物的飞沫(直径>5 μm)在空气中短距离(1 m 内)移动到易感人群的口、鼻黏膜或眼结膜等导致的疾病传播。患者咳嗽、打喷嚏、谈笑时从口腔、鼻腔喷出许多带有病原体的飞沫液滴,医务人员诊疗操作时(如吸痰、口腔诊疗等)也可产生许多液滴,由于这些液滴较大,在空气中悬浮时间不长,只有近距离接触传播给易感者时才会引起感染。通过飞沫传播的疾病有流行性感冒、病毒性腮腺炎、百日咳、白喉、严重急性呼吸综合征(SARS)、COVID-19、流行性脑脊髓膜炎等。

4. 其他途径传播　如生物媒介传播,主要是指媒介节肢动物(蚊、蚤、虱、蝇、蜱和螨等)所引起的传播,如蚊子传播疟疾、乙型脑炎等。

(三)易感宿主

易感宿主指对某种疾病或传染病缺乏免疫力的人。将易感宿主作为一个整体称为易感人群。医院是易感人群较为集中的地方,易发生感染且容易流行。医院的易感人群主要有以下几类。

(1)婴幼儿及老年人。婴幼儿免疫机能发育不成熟,老年人生理防御机能减退。

(2)有严重基础疾病的患者,如患糖尿病、恶性肿瘤、慢性肾病等疾病的患者。

(3)接受各种免疫抑制剂治疗的患者,如抗肿瘤药物、放疗药物、免疫抑制剂等。

(4)不合理使用抗菌药物治疗造成体内微生态失衡的患者。

(5)接受各种侵入性诊疗操作的患者,如气管切开及机械性通气的患者,进行各种异物植入手术的患者等。

(6)其他,如营养不良、手术时间或住院时间长、精神状况差、缺乏主观能动性者。

四、医院感染的预防与控制

医院感染与医疗质量和患者安全密切相关,各级各类医院都必须高度重视医院感染管理工作,将医院感染纳入医疗管理工作中,各职能部门紧密配合,各临床科室将医院感染与临床实践相结合。建立医院感染管理责任制是预防医院感染管理工作中组织管理的第一要素,只有各级部门各负其责,才能有效预防和控制医院感染。

(一)建立医院感染管理体系

我国《医院感染管理办法》中规定,住院床位总数在 100 张以上的医院应当设立医院感染管理委员会和独立的医院感染管理部门,即设立医院感染管理委员会、医院感染管理科、各科室设立医院感染管理小组三级医院感染监控体系;住院床位总数在 100 张以下的医院应当指定分管医院感染管理工作的部门;其他医疗机构应当有医院感染管理专(兼)职人员。

1. 医院感染管理委员会　是医院感染管理领导的决策机构。负责制定本医院的预防和控制医院感染的规章制度、医院诊断标准、工作计划等工作并监督实施。由医院感染管理部门、医务部门、护理部、临床科室、消毒供应室、手术室、临床检验部门、药事管理部门、设备管理部门、后勤管理部门及其他有关部门的主要负责人组成,主任委员由医院院长或者主管医疗工作的副院长担任。

2. 医院感染管理科　属于医院职能科室。具体负责医院感染预防与控制方面的管理和业务工作,如拟定全院医院感染控制计划并组织实施,监督制度落实情况,对医院感染及相关因素进行监测、分析和反馈;对医院感染发生状况进行调查、统计、研究;对医务人员进行预防和控制医院感染的培训;监督抗菌药物使用情况等,由专(兼)职人员具体负责。

3. 医院感染管理小组　由科主任、护士长及本科室监控医师、护士组成,在科主任领导下开展工作。具体负责本科室医院感染工作的监控措施的实施与监督,如督促本科室人员执行消毒隔离制度、无菌操作技术,监督本科室落实抗菌药物的使用等,是医院感染管理制度和防控措施的具体执行者。

（二）健全各项规章制度及管理职责

医院各项感染相关的管理制度及职责必须依照国家卫生行政部门的法律、规范及行业标准制定,如医院感染管理组织及其职责、消毒隔离制度、手卫生制度、医院感染病例监测、报告制度、医疗废物管理制度等。

（三）落实各项医院感染管理措施

医院建筑布局与环境要合理;需加强重点部门如手术室、血液净化中心、消毒供应室、ICU、新生儿室、内镜室等的消毒隔离;做好清洁、消毒、灭菌效果监测;做好无菌操作技术、手卫生、隔离技术的监督;加强抗菌药物的合理使用;做好医疗废物的处理等措施,做到控制感染源、切断传播途径、保护易感人群。

（四）加强医院感染知识的培训,督促各级人员自觉履行职责

医务人员通过培训和教育了解控制医院感染发生的重要意义、具体要求和实施方法,明确其在医院感染工作中的职责,积极主动地参与到控制医院感染的过程中。

医院感染
面临的
主要挑战

第二节　清洁、消毒与灭菌

案例引导

　　钢铁厂工人王某,由于工作中不慎被烫伤,诊断为Ⅱ度烫伤,烫伤面积为45%,入住烧伤病房。请问:

　　（1）如果你是责任护士,为预防患者感染,每天需要做哪些工作?

　　（2）护士长提示你每天要用紫外线消毒病房,在使用紫外线消毒时需要注意什么?

一、清洁、消毒、灭菌的概念

清洁指清除物品上的一切污秽。目的是去除和减少微生物而非杀灭微生物。适用于各类物体表面如地面、家具、医疗用品、墙壁等,也是消毒、灭菌前的重要准备工作。常用的清洁方法有水洗、清洁剂去污、机械去污、超声清洗等。清洗指去除医疗器械、器具和物品上污物的全过程,流程包括冲洗、洗涤、漂洗和终末漂洗。

消毒指杀灭或清除传播媒介上除芽孢以外的病原微生物,使其达到无害化的过程。消毒的作用是相对而言的,它只能将有害微生物的数量减到不致病的程度,不能完全杀灭微生物。能杀灭传播媒介上的微生物并达到消毒要求的制剂称为消毒剂。

灭菌指杀灭或清除传播媒介上一切微生物,包括致病的和非致病的微生物,以及细

Note

菌的芽孢和真菌孢子。经灭菌处理的物品称为无菌物品。

常用的消毒灭菌方法有物理消毒灭菌法和化学消毒灭菌法。

二、物理消毒灭菌法

物理消毒灭菌法指利用物理因子如热力、辐射、过滤等清除或杀灭微生物的方法。

（一）热力消毒灭菌法

利用高温使微生物的蛋白质和酶变性或凝固变性（结构改变导致功能丧失），新陈代谢受到障碍而死亡，从而达到消毒与灭菌的目的。热力消毒灭菌法是应用最早、效果可靠、使用最广泛的方法，可分为湿热法与干热法两大类。

1. 干热法　干热是指相对湿度在 20% 以下的高热。干热消毒灭菌是由空气导热，传热效果较慢。一般繁殖体干热 80～100 ℃，1 h 可以杀死，芽孢需 160～170 ℃，2 h 才可杀死。

（1）燃烧法　一种简单、迅速、彻底的灭菌方法，利用火焰直接把微生物烧死，因对物品的破坏性大，故应用范围有限。燃烧法包括烧灼法和焚烧法。

烧灼法适用于一些耐高温的器械（金属、搪瓷类），在急用或无条件用其他方法消毒时可采用此方法。将器械放在火焰上烧灼 1～2 min。若为搪瓷容器，可倒少量 95% 乙醇，慢慢转动容器，使乙醇分布均匀，点火燃烧至熄灭（1～2 min）。采集做细菌培养的标本时，在留取标本前后（即启盖后、闭盖前）都应将试管（瓶）口和盖子置于火焰上烧灼，来回旋转 2～3 次。燃烧时要注意安全，须远离易燃易爆物品，如氧气、汽油、乙醚等；燃烧过程不得添加乙醇，以免引起火焰上窜而致灼伤或火灾。锐利刀剪为保护刀锋，不宜用燃烧法灭菌。

焚烧法适用于某些特殊感染，如破伤风、气性坏疽、绿脓杆菌感染的敷料，以及其他已污染且无保留价值的物品，如污纸、垃圾等，应放入焚烧炉内焚烧，使之炭化。

（2）干烤法　利用特制的烤箱进行灭菌。烤箱通电加热后的空气在一定空间不断对流，产生的热空气直接穿透物体。一般繁殖体干热 80～100 ℃，1 h 可以杀死，芽孢、病毒需 160～170 ℃，2 h 才可杀死。如要达到灭菌效果，一般设置如下：150 ℃，2.5 h；160 ℃，2 h；170 ℃，1 h；180 ℃，0.5 h。适用于耐热、不耐湿、蒸汽或气体不能穿透的物品，如玻璃器皿、瓷器、明胶海绵、液体石蜡、各种粉剂、软膏等。灭菌后待箱内温度降至 40 ℃以下才能开启柜门，以防炸裂。

2. 湿热法　指用饱和水蒸气、沸水或流通蒸汽进行灭菌的方法。以高温高压水蒸气为介质，由于蒸汽潜热大，穿透力强，容易使蛋白质变性或凝固，最终导致微生物的死亡，所以该方法的灭菌效率比干热法高。

（1）压力蒸汽灭菌法　利用高压下的高温饱和蒸汽杀灭所有微生物及其芽孢，灭菌效果可靠，是物理灭菌法中最有效的方法。压力蒸汽灭菌法的主要特点是杀菌谱广、杀菌作用强、效果可靠、作用迅速、无任何残余毒性，适用于耐高温、高压、不怕潮湿的物品，如敷料、手术器械、玻璃制品、溶液等。根据冷空气排放的方式和程度不同，压力蒸汽灭菌器可分为下排气式压力蒸汽灭菌器和预真空压力蒸汽灭菌器两种。根据灭菌时间的长短，压力蒸汽灭菌程序分为常规和快速两种。

下排气式压力蒸汽灭菌器：利用重力置换的原理，通过向灭菌器内送蒸汽，逐渐将冷空气由上而下挤压至下层排气口排出，全部由饱和蒸汽取代，利用蒸汽释放的潜热使物品达到灭菌效果。但这种方式排气不彻底，会残留少量冷空气而影响灭菌效果。灭菌器的参数一般为 121 ℃,102.8~122.9 kPa,器械灭菌时间 20 min,敷料灭菌时间 30 min。

预真空压力蒸汽灭菌器:设有特制的真空泵(抽气装置)在输入蒸汽前先将内部抽成真空,形成负压,再输入蒸汽,可迅速透入物品内部进行灭菌。预真空压力蒸汽灭菌器具有灭菌循环时间短、灭菌更有效、灭菌后物品更干燥的优点。根据一次性或多次抽真空的不同,分为预真空和脉动真空两种,后者因多次抽真空,空气排出更彻底,效果更可靠。灭菌器的参数为 132~134 ℃,205.8 kPa,最短灭菌时间 4 min。不同压力蒸汽灭菌器的灭菌参数见表 4-2-1。

表 4-2-1　压力蒸汽灭菌器灭菌参数

设 备 类 别	物 品 类 别	温度/℃	所需最短时间/min	压力/kPa
下排气式	敷料	121	30	102.9
	器械	121	20	102.9
预真空式	器械、敷料	132~134	4	205.8

目前还有一种快速压力蒸汽灭菌器,适用于对裸露物品的灭菌,灭菌温度为 132 ℃,灭菌时间见表 4-2-2。

表 4-2-2　快速压力蒸汽灭菌器灭菌(132 ℃)所需最短时间

物 品 种 类	灭菌时间/min	
	下排气	预真空
不带孔物品	3	3
带孔物品	10	4
不带孔物品＋带孔物品	10	4

压力蒸汽灭菌法注意事项:①安全操作:操作人员要经过专门培训,合格后方能上岗;严格遵守生产厂家的使用说明;设备运行前每日进行安全检查并预热。②包装正确:包装前洗净并擦干待灭菌物品;包装材料和包装方法符合规定,纺织品包装应一用一清洗,手术器械应摆放在篮筐或有孔的盘中进行包装,盘、盆、碗等器皿宜单独包装,物品捆扎不宜过紧,外用化学指示胶带贴封,灭菌包每包内放置化学指示物。③包装大小和质量符合规定:下排气式压力蒸汽灭菌时包裹大小不宜超过 30 cm×30 cm×25 cm,预真空压力蒸汽灭菌时包裹大小不宜超过 30 cm×30 cm×50 cm;器械包质量不宜超过 7 kg,敷料包质量不宜超过 5 kg。④装载合理:灭菌包之间留有空隙,利于灭菌介质的穿透;宜将同类材质的器械和物品置于同一批次进行灭菌;材质不同时,纺织类物品应放置于上层、竖放,金属器械类放置于下层;手术器械包、硬式容器应平放;盘、碗、盆类应斜放,包装内容器开口朝向一致;纸袋、纸塑包装应侧放,利于蒸汽进入和冷空气排出。下排气式压力蒸汽灭菌器的装载量不应超过柜室容积的 80%,且不应小于柜室容积的 10%;预真空压力蒸汽灭菌器的装载量不应超过柜室容积的 90%,同时不应小于柜室容积的 5%。⑤密切观察:灭菌的过程中应观测并记录灭菌时的温度、压力和时间等灭菌参数及设备运行状况。⑥灭菌后卸载要求:从灭菌器卸载取出的物品,待温度降至室温时方可移动,冷却时间应大于 30 min;每批次应确认灭菌过程合格,包外、包内化学指示物合格;检查有无湿包现象,若灭菌不彻底或有可疑污染则不作无菌包使用;快速压力蒸汽灭菌方法可不包括干燥程序,运输时避免污染,4 h 内使用,不能储存。

压力蒸汽灭菌法灭菌效果监测:①物理监测法:每次灭菌应连续监测并记录灭菌时

的温度、压力和时间等灭菌参数。②化学监测法:通过观察灭菌包外、包内化学指示物颜色的变化,判定是否达到灭菌合格要求。③生物监测法:每周监测一次。使用耐热的非致病性嗜热脂肪杆菌芽孢的菌片制成标准生物测试包或生物 PCD 对灭菌质量进行生物监测。④B-D 试验:预真空压力蒸汽灭菌器每日开始运行前空载进行测试,监测合格,方可使用。

（2）煮沸消毒法　应用最早的消毒方法之一,操作简单,不需任何特殊设备且效果可靠,既经济又方便。适用于耐湿、耐高温的物品,如金属、橡胶、玻璃、搪瓷等。

使用方法:洗刷净物品,全部浸泡在水里,加热煮沸,水沸后开始计时,5～10 min 可杀灭繁殖体,煮沸 15 min 可杀灭多数细菌芽孢,某些热抗力极强的细菌芽孢则需要煮沸更长时间,如破伤风芽孢需 60 min,肉毒杆菌芽孢需 3 h 才能杀灭。如加入碳酸氢钠,配成 1%～2% 的浓度,使沸点达到 105 ℃,除增强杀菌作用外,还可去污防锈,尤其适用于高山地区。

煮沸消毒法注意事项:①煮沸消毒前洗净物品,最好使用软水,将物品完全浸没水中,水面高于物品最高处 3 cm。②物品不宜放置太多,一般不超过容量的 3/4。③煮沸前将器械轴关节或容器盖子打开,盖、盆、碗不能重叠,空腔导管要预先注满水。④橡胶制品用纱布包好,水沸后放入,消毒 3～5 min 后及时取出,以防老化;玻璃制品用纱布包裹,在冷水或温水时放入;如煮沸途中加入物品,应再次水沸后开始计时。⑤消毒后物品应及时取出,放置无菌容器内;塑料制品水冷后方可取出,防止变形;如 4 h 内未用完应重新煮沸消毒。⑥高山地区气压低、沸点低,应适当延长煮沸时间,海拔每增高 300 m,延长消毒时间 2 min。⑦每次煮沸时应检测、记录消毒的温度和时间。

（3）巴氏消毒法　又称巴斯德消毒法,将液体加热到 61.1～62.8 ℃,维持 10～15 min 或加热到 71.7 ℃,保持 15～16 s,可杀死细菌繁殖体和一般的细菌,适用于不耐热物品的消毒,如牛奶、酒类等。其多用于牛奶的消毒,既杀死牛奶中一般细菌,又不破坏牛奶的营养,但它并不能杀死结核杆菌。

（4）流通蒸汽消毒法　常压下用蒸汽消毒,消毒时间应从水沸产生蒸汽后开始计时,15～30 min 可杀灭细菌繁殖体。常用于医疗器械和餐具等物品手工清洗后的初步消毒。

（5）低温蒸汽消毒法　将蒸汽输入预先抽空的压力蒸汽灭菌器内,控制温度在 73～80 ℃,持续 10～15 min。用于不耐高热的器材,如内镜、塑料制品、橡胶制品及麻醉面罩等的消毒,可杀灭大多数致病微生物。

（二）辐射消毒法

辐射消毒法主要利用紫外线或臭氧的杀菌作用,使菌体蛋白质光解、变性而致细菌死亡。

1. 日光暴晒法　利用日光的热、干燥和紫外线作用,达到消毒目的的方法。因为日光中的紫外线具有一定的杀菌力,一般用于书籍、被服、床垫等物品的消毒。方法如下:将物品放在直射的阳光下暴晒 6 h,并定时翻动使物品各面均能受到日光照射。

2. 紫外线消毒法　紫外线属电磁波辐射,根据波长可分为 A 波、B 波、C 波和真空紫外线,消毒用 C 波,其波长范围为 200～275 nm,杀菌作用最强的波段为 250～270 nm。该方法的杀菌机制如下:①破坏菌体蛋白质,使其光解变性而死亡,主要破坏菌体蛋白质中环状芳香族氨基酸和连接氨基酸的肽链。②促使 DNA 链上的相邻胸腺嘧啶结合成二聚体,使微生物的 DNA 失去转化能力而死亡。③降低菌体氧化酶的活性,使其氧化能力丧失。④使空气中的氧电离产生具有极强杀菌作用的臭氧。

紫外线可以杀灭各种微生物,包括细菌繁殖体、芽孢、杆菌、病毒、真菌、立克次体和支原体等,凡被上述微生物污染的表面、水和空气均可采用紫外线消毒。

紫外线消毒法适用范围:由于紫外线穿透力弱,受尘埃颗粒和湿度的影响,不能穿透固体、玻璃、纸张,所以只适用于空气消毒以及物体表面和液体的消毒。

消毒方法:①对物品表面的消毒:最好使用便携式紫外线消毒灯近距离移动照射,也可采取紫外灯悬吊式照射,对小件物品可放入紫外线消毒箱内照射,有效距离为 25～60 cm,消毒时间 20～30 min。②对室内空气的消毒:首选高强度紫外线空气消毒器,不仅消毒效果可靠,而且可在室内有人活动时使用,一般开机消毒 30 min 即可达到消毒效果。在室内无人条件下,可采取紫外线灯悬吊式或移动式直接照射。紫外线消毒灯距离地面 1.8～2.2 m,数量为每立方米不小于 1.5 W。③对水和其他液体的消毒:可采用水内照射法或水外照射法。采用水内照射法时,紫外光源应装有石英玻璃保护罩,无论采取何种方法,水层厚度均应小于 2 cm,根据紫外光源的强度确定水流速度。

紫外线灯管消毒时注意事项:①在使用过程中,保持灯管清洁,灯管表面每周用 95％ 乙醇擦拭一次,如发现灯管表面有灰尘、油污时,应随时擦拭。②紫外线对眼睛和皮肤有刺激作用,要做好防护措施。如戴防护镜或用纱布覆盖眼睛,不要直视光源,穿防护衣等。③由于紫外线穿透力差,用紫外线消毒物品表面时,应使照射表面受到紫外线的直接照射,且应达到足够的照射剂量,消毒物品应摊开或挂起,并定时翻动。④紫外线适宜温度为 20～40 ℃,适宜的湿度为 40％～60％。⑤消毒时间从灯亮 5～7 min 后计时,使用紫外线消毒灯对房间消毒完后,注意立即开窗通风。关灯后若需再开启,应间歇 3～4 min。⑥为保证消毒效果,紫外线强度至少一年标定一次。普通 30 W 直管型新灯辐射强度应不小于 90 μW/cm^2,使用中辐射强度应不小于 70 μW/cm^2,高强度 30 W 紫外线新灯的辐射强度应不小于 180 μW/cm^2。紫外线强度的监测主要有物理、化学、生物监测法。物理监测法是开启紫外线灯 5 min 后,将紫外线强度监测仪置于灯管正中垂直 1 m 处,仪表稳定后显示结果即为紫外线辐射强度值;化学监测法是开启紫外线灯 5 min 后,将紫外线强度辐射指示卡置于紫外线灯下正中垂直 1 m 处,照射 1 min 后,判断辐射强度;生物监测法主要是通过对空气、物品表面的采样,检测细菌菌落数以判断其消毒效果。

3. 过氧化氢等离子体灭菌法　过氧化氢经过低温等离子体灭菌装置汽化,在扩散过程中可杀灭物品表面的微生物。同时,在过氧化氢气体扩散穿透阶段启动高频电压产生高频电场,激发灭菌舱内的过氧化氢气体发生电离反应,形成等离子体体系。可在极短的时间内使微生物死亡,以达到对器械灭菌的目的。同时可以快速解离器械表面的过氧化氢,使之变成水和氧气,消除残留物质,因此低温等离子体灭菌后的器械出舱后可立即使用。适用于不耐热、不耐湿的手术器械,如腔镜器械、电子仪器、光学仪器、精密显微手术器械等的灭菌。灭菌参数为浓度大于 6 mg/L,灭菌腔壁温度 45～65 ℃,灭菌周期 28～75 min。

过氧化氢等离子体灭菌法的注意事项:①不适用的灭菌对象:吸收液体的物品或材料;由含纤维素的材料制成的物品或其他任何含木质纸浆的物品;一头闭塞的内腔;液体或粉末;一次性使用物品;植入物;不能承受真空的器械。②装载要求:装载前,正确清洗和充分干燥后使用专用包装材料和容器。③灭菌包不叠放,不接触灭菌腔内壁。④灭菌效果监测有物理监测法、化学监测法、生物监测法,根据不同的监测方法,监测合格后才能使用。

4. 微波消毒　微波是一种频率高、波长短、穿透力强的电磁波,可使物品中的极性分子发生极化进行高速运动,互相摩擦、碰撞,使温度迅速升高来达到消毒灭菌的效果。微波可杀灭细菌繁殖体、真菌、病毒、细菌芽孢、真菌孢子等各种微生物。常用于食品、餐具的处理,医疗药品、耐热非金属材料的消毒灭菌。不能用于金属物品的消毒。

微波对人体有一定危害性,其热效应可损伤眼睛晶状体等,长时间照射还可致神经功能紊乱。使用时可设置不透微波的金属屏障或戴特制防护眼镜等。

5. 电离辐射灭菌法　又称冷灭菌,利用放射性同位素^{60}Co发射的γ射线或电子加速器产生的高能电子束穿透物品进行辐射灭菌。适用于不耐热的物品灭菌,如橡胶、塑料、高分子聚合物(一次性注射器、输液输血器等)、精密医疗仪器、生物医学制品、节育用具及金属等。

(三) 机械除尘法

用机械的方法除去物体表面、空气中的有害微生物,这种方法虽不能将病原微生物杀灭,但可以降低其数量,减少感染的机会。机械除尘的方法有擦拭、清扫、铲除、冲洗等。

(四) 空气净化法

空气净化法指降低室内空气中的微生物、颗粒物等使其达到无害化的技术或方法,包括通风、集中空调通风系统、空气洁净技术等。通风包括自然通风和机械通风。自然通风是目前最简便、行之有效的净化空气的方法,应根据季节、室外风力和气温,适时进行通风;一般用于普通病房等。机械通风是通过安装通风设备,利用风机、排风扇等运转产生的动力,使空气流动。空气洁净技术是通过三级空气过滤器,使空气通过孔隙小于$0.2~\mu m$的高效过滤器,采用合理的气流方法,把微生物隔离在外,使空气净化;适用于手术室等。

三、化学消毒灭菌法

化学消毒灭菌法是指使用化学药物抑制微生物的生长、繁殖或杀灭微生物的方法。

(一) 化学消毒剂的作用机理

化学药物渗透到菌体内:①与菌体蛋白质的氨基结合,使蛋白质变性,酶活性消失,如甲醛、碘酊;②与菌体蛋白质的巯基结合,使蛋白质变性,如戊二醛;③通过对菌体蛋白质分子的烷基化作用,干扰酶的正常代谢而杀灭微生物,如环氧乙烷;④干扰细菌酶的活性,抑制细菌代谢和生长,如含氯消毒剂;⑤使菌体蛋白质凝固变性,如75%乙醇;⑥损害细胞膜的结构,改变其通透性,破坏其生理功能,如氯己定等。

(二) 化学消毒剂的种类

根据不同化学消毒剂的作用效果及杀菌能力,可将其分为以下四类。

1. 灭菌剂　指可以杀灭一切微生物(包括细菌芽孢),并达到灭菌要求的制剂。如戊二醛、环氧乙烷等。

2. 高效消毒剂　指能够杀灭一切细菌繁殖体、病毒、真菌及其孢子,并对绝大多数细菌芽孢有杀灭作用的制剂。如过氧化氢、过氧乙酸、部分含氯消毒剂等。

3. 中效消毒剂　指能够杀灭分枝杆菌、细菌繁殖体、大部分病毒和大部分真菌,但不能杀灭细菌芽孢的制剂。如碘伏、75%乙醇等。

4. 低效消毒剂　指仅可杀灭细菌繁殖体(分枝杆菌除外)和亲脂病毒的制剂。如苯扎溴铵、氯己定等。

（三）化学消毒剂的使用原则

（1）根据不同物品的性能及各种微生物的特性，选择恰当的消毒剂。

（2）严格掌握消毒剂的有效浓度、使用方法及消毒时间。

（3）待消毒的物品须先洗净、擦干。

（4）消毒物品应全部浸没在消毒液内，器械的轴节应打开、套盖应掀开，管腔灌满消毒液。

（5）消毒液中一般不放置纱布、棉花等物，以免因吸附消毒剂而降低消毒效力。

（6）浸泡中途如加入物品，应重新计时，浸泡消毒后的物品使用前应先用无菌水冲洗；气体消毒后的物品应待气体散发后使用，以免残留消毒剂刺激人体组织。

（7）消毒剂应定期检测，调整浓度，进行更换，易挥发的要加盖。

（8）工作人员要熟悉消毒剂的毒副作用，做好个人防护。

（四）化学消毒剂的使用方法

1. 浸泡法　将待消毒物品洗净、擦干后浸没在消毒剂内，按规定的浓度与时间，达到消毒灭菌的方法。适用于大多数物品。

2. 擦拭法　用化学消毒剂擦拭物体表面，如桌椅、皮肤的消毒等。

3. 喷雾法　用喷雾器将化学消毒剂均匀地喷洒于空气或物体表面进行消毒，如空气、地面、墙壁等的消毒。

4. 熏蒸法　将消毒剂加热或加入氧化剂，在密闭的空间内，使其产生气体，在标准的浓度和时间内进行消毒或灭菌的方法。如空气、物体表面、精密贵重仪器和不能蒸煮、浸泡物品的消毒。

（1）空气消毒　将消毒剂加热或加入氧化剂进行熏蒸，按规定时间关闭门窗，消毒完毕，打开门窗通风换气。常用的消毒剂使用方法：①食醋：$5\sim10$ mL/m^3，加热水 $1\sim2$ 倍，$30\sim120$ min；②纯乳酸：0.12 mL/m^3，加等量水，$30\sim120$ min；③$2\%$过氧乙酸：8 mL/m^3，$30\sim120$ min。

（2）物品消毒　在消毒间或密闭的容器内，也可用熏蒸法对被污染的物品进行消毒灭菌。

5. 常用化学消毒剂　临床常用的化学消毒剂见表 4-2-3。

表 4-2-3　常用的化学消毒剂

消毒剂名称	消毒效力	作用原理	适用范围及使用方法	注意事项
戊二醛	灭菌	与菌体蛋白质反应，使之灭活	①适用于不耐热的医疗器械和精密仪器的消毒与灭菌 ②灭菌常用浸泡法。将清洗、晾干待灭菌处理的医疗器械及物品浸泡于装有 2% 戊二醛的容器中，加盖，浸泡 10 h 后，无菌操作取出，用无菌水冲洗干净，并无菌擦干后使用。消毒用浸泡法或擦拭法，将清洗、晾干的待消毒处理医疗器械及物品浸没于装有 2% 戊二醛或 1% 增效戊二醛的容器中，加盖，10～20 min 后取出，用无菌水冲洗干净并擦干	①对碳钢制品有腐蚀性，使用前应先加入 0.5% 亚硝酸钠防锈，消毒灭菌后用无菌方法取出，用无菌水冲洗干净 ②使用过程中应加强戊二醛浓度检测，使用中的戊二醛含量应不小于 1.8% ③戊二醛对皮肤黏膜有刺激性，接触时应做好个人防护，防止溅入眼内或吸入体内 ④盛装戊二醛消毒剂的容器应加盖，放于通风良好处

续表

消毒剂名称	消毒效力	作用原理	适用范围及使用方法	注意事项
甲醛（37%～40%）	灭菌	使菌体蛋白质变性，酶失去活性	①适用于不耐热、不耐湿的诊疗器械和物品的灭菌。如管腔器械、金属器械等 ②低温甲醛蒸汽灭菌器进行灭菌。灭菌参数：温度55～80℃，相对湿度80%～90%，时间30～60 min	①穿透力弱，消毒物品要摊开 ②温度、湿度对消毒效果有明显影响，要求室温在18℃以上，相对湿度在70%～90% ③对人体有一定的刺激性，使用时要注意防护 ④使用甲醛气体灭菌器时，灭菌箱保持密闭 ⑤甲醛有致癌作用，不可用于室内空气消毒
环氧乙烷	灭菌	与菌体蛋白质结合，使酶代谢受阻而导致死亡	①不宜用一般方法灭菌的物品均可用环氧乙烷消毒和灭菌。例如，电子仪器、光学仪器、医疗器械、书籍、文件等 ②必须在密闭的环氧乙烷灭菌器内进行，目前有100%纯环氧乙烷或环氧乙烷和二氧化碳混合气体，参照生产厂家使用说明进行使用。小型灭菌器灭菌参数：环氧乙烷浓度450～1200 mg/L，灭菌温度37～63℃，相对湿度40%～80%，作用时间1～6 h	①保证环氧乙烷灭菌器及气瓶或气罐远离火源和静电 ②应存放于无火源，无转动的马达处，无日晒，通风好，温度低于40℃，但不能将其放入冰箱内 ③每年对环氧乙烷工作环境进行空气浓度的监测 ④应对环氧乙烷工作人员进行专业知识和紧急事故处理培训 ⑤环氧乙烷遇水后可形成有毒的乙二醇，故不可用于食品的灭菌 ⑥每次灭菌后的物品要进行效果监测与评价
过氧乙酸	灭菌高效	使菌体蛋白质氧化、死亡	①适用于耐腐蚀物品、环境及皮肤等的消毒与灭菌 ②常用消毒方法有浸泡法、擦拭法、喷雾法等 浸泡法：对一般污染物品的消毒，用0.05%（500 mg/L）过氧乙酸浸泡；对细菌芽孢污染物品的消毒用1%过氧乙酸浸泡5 min；灭菌时，浸泡30 min后，诊疗器材用无菌水冲洗干净并擦干后使用 擦拭法：对大件物品或其他不能用浸泡法消毒的物品用擦拭法消毒，消毒所用药物浓度和作用时间参见浸泡法 喷雾法：对一般污染表面的消毒，用0.2%～0.4%过氧乙酸喷洒作用30～60 min	①过氧乙酸不稳定，应储存于通风阴凉处，用前应测定有效含量，原液浓度低于12%时禁止使用 ②现配现用，稀释液临用前配制 ③配制溶液时，忌与碱或有机物相混合 ④对金属有腐蚀性，对织物有漂白作用。金属制品与织物经浸泡消毒后，及时用清水冲洗干净 ⑤使用浓溶液时，谨防溅入眼内或皮肤上，一旦溅上，及时用清水冲洗 ⑥消毒被血液、脓液等污染的物品时，需适当延长作用时间

续表

消毒剂名称	消毒效力	作用原理	适用范围及使用方法	注意事项
含氯消毒剂（常用漂白粉、84消毒液等）	高效	在水溶液中可释放出有效氯，破坏细菌酶的活性而致其死亡	①适用于餐（茶）具、环境、水、疫源地等的消毒 ②常用的消毒方法有浸泡法、擦拭法、喷雾法与干粉消毒法等 浸泡法：对细菌繁殖体污染的物品的消毒，用含有效氯200 mg/L的消毒液浸泡10 min以上；对经血传播病原体、分枝杆菌和细菌芽孢污染物品的消毒，用含有效氯2000～5000 mg/L的消毒液浸泡30 min以上 擦拭法：对大件物品或其他不能用浸泡法消毒的物品用擦拭法消毒。消毒所用药物浓度和作用时间参见浸泡法 喷雾法：对一般污染的物品表面，用含有效氯1000 mg/L的消毒液均匀喷洒（墙面，200 mL/m²；水泥地面，500 mL/m²，土质地面，1000 mL/m²），作用30 min以上；对经血传播病原体、结核杆菌等污染的表面的消毒，用含有效氯2000 mg/L的消毒液均匀喷洒（喷洒量同前），作用60 min以上 干粉消毒法：对排泄物的消毒，将含氯消毒剂干粉加入排泄物中，使含有效氯10000 mg/L，略加搅拌后，作用2～6 h；对医院污水的消毒，将含氯消毒剂干粉按有效氯50 mg/L用量加入污水中，并搅拌均匀，作用2 h后排放	①粉剂应于阴凉处避光、防潮、密封保存；水剂应于阴凉处避光、密封保存，所需溶液应配现用 ②对织物有腐蚀和漂白作用，不应用于有色织物的消毒 ③消毒时，若存在大量有机物时，应提高使用浓度或延长作用时间 ④用于餐具消毒后，应及时用清水冲洗 ⑤使用前应检测有效含量
醇类（乙醇、异丙醇等）	中效	使菌体蛋白质凝固变性，对肝炎病毒及芽孢无效	①适用于皮肤、环境表面及医疗器械等的消毒 ②常用消毒方法有浸泡法和擦拭法等 手消毒：使用符合国家有关规定的含醇类手消毒剂 皮肤消毒：使用70%～80%乙醇溶液擦拭皮肤2遍，作用3 min 诊疗器具的消毒：将待消毒的物品浸没于装有70%～80%乙醇溶液的容器（加盖）中消毒30 min以上；或进行表面擦拭消毒	①乙醇易燃，不应有明火，用后应盖紧，密闭，置于阴凉处保存 ②不用于被血液、脓液、粪便等有机物污染表面的消毒 ③有刺激性，不宜用于黏膜及创面消毒 ④醇类过敏者慎用

Note

续表

消毒剂名称	消毒效力	作用原理	适用范围及使用方法	注意事项
碘酊	中效	使细菌蛋白质氧化变性	①适用于注射及手术部位皮肤的消毒 ②使用碘酊原液(18～22 g/L)直接涂擦手术部位皮肤2遍以上,作用时间1～3 min,待稍干后再用70%～80%乙醇脱碘	①不宜用于破损皮肤、眼及口腔黏膜的消毒 ②碘酊过敏者、乙醇过敏体质者慎用 ③应置于阴凉处避光、防潮、密封保存
碘伏	中效	破坏细菌细胞膜的通透性,使菌体蛋白质漏出失活	①适用于皮肤、黏膜等的消毒 ②常用消毒方法有浸泡法、擦拭法、冲洗法等 浸泡法:将清洗、晾干的待消毒物品浸没于装有碘伏溶液的容器中,加盖。对细菌繁殖体污染物品的消毒,用含有效碘500 mg/L的消毒液浸泡30 min 擦拭法:对皮肤、黏膜用擦拭法消毒。消毒时,用浸有碘伏消毒液的无菌棉球或其他替代物品擦拭被消毒部位。对于外科手消毒,用含有效碘2500～5000 mg/L的消毒液擦拭作用3 min。对于手术部位及注射部位的皮肤消毒,用含有效碘2500～5000 mg/L的消毒液局部擦拭2遍,作用2 min;对于口腔黏膜及创口黏膜创面消毒,用含有效碘500～1000 mg/L的消毒液擦拭,作用3～5 min。注射部位消毒也可用市售碘伏棉签(含有效碘2000 mg/L)擦拭,作用2～3 min 冲洗法:对阴道黏膜及伤口黏膜创面的消毒,用含有效碘250 mg/L的消毒液冲洗3～5 min	①碘伏应于阴凉处避光、防潮、密封保存 ②碘伏对二价金属制品有腐蚀性,不应做相应金属制品的消毒 ③消毒时,若存在有机物,应提高药物浓度或延长消毒时间 ④稀释后稳定性差,宜现用现配
季铵盐类消毒剂(单链季铵盐如苯扎溴铵、双链季铵盐)	低效	属阳离子表面活性剂,能吸附带阴离子的细菌,破坏细胞膜,改变细胞的通透性,使蛋白质变性	①适用于皮肤、黏膜消毒,环境表面消毒 ②常用擦拭法、浸泡法 皮肤消毒:用单链季铵盐含量为500～1000 mg/L的消毒剂擦拭或浸泡消毒,作用时间3～5 min;或用双链季铵盐含量为500 mg/L的消毒剂擦拭或浸泡消毒,作用2～5 min 黏膜消毒:用500 mg/L单链季铵盐作用3～5 min,或用100～500 mg/L双链季铵盐作用1～3 min 环境表面消毒:一般用季铵盐含量为1000～2000 mg/L的消毒剂浸泡、擦拭消毒,作用时间30 min	①阴离子表面活性剂,例如肥皂、洗衣粉等对消毒效果有影响,不宜合用 ②有机物对其消毒效果有影响,严重污染时应加大使用剂量或延长作用时间

续表

消毒剂 名称	消毒 效力	作用 原理	适用范围及使用方法	注 意 事 项
胍类 消毒剂 （复方 氯己定、 氯己定）	低 效	破坏菌 体细胞 膜的酶 活性，使 胞浆 破裂	①适用于外科手消毒，手术部位皮肤、黏膜等的消毒 ②常用擦拭法、冲洗法 　擦拭法：手术部位及注射部位皮肤的消毒。用 5000 mg/L 醋酸氯己定-乙醇（70%）溶液局部擦拭 2 遍，作用 2 min；对伤口创面消毒，用 5000 mg/L 醋酸氯己定水溶液擦拭创面 2～3 遍，作用 2 min。外科手消费可用相同浓度和作用时间 　冲洗法：对阴道、膀胱或伤口黏膜创面的消毒，用 500～1000 mg/L 醋酸氯己定水溶液冲洗，至冲洗液变清为止	①勿与肥皂、洗衣粉等阴离子表面活性剂混合使用或前后使用 ②冲洗消毒时，若创面脓液过多，应延长冲洗时间

四、医院清洁、消毒、灭菌工作

医院是各种病原微生物容易滋生的地方，做好医院的清洁、消毒、灭菌工作是预防医院感染的重要工作之一。

（一）消毒、灭菌方法分类

消毒、灭菌方法的选择应根据抗微生物因子对微生物作用的水平来确定。消毒、灭菌方法可分为以下四类。

1. 灭菌法　可杀灭所有微生物包括细菌芽孢的方法，包括压力蒸汽灭菌、电离辐射灭菌、微波灭菌、等离子体灭菌等物理灭菌方法，以及用甲醛、戊二醛、环氧乙烷、过氧乙酸等化学消毒剂在规定的条件下，以合适的浓度和有效的作用时间进行灭菌的方法。

2. 高水平消毒法　可以杀灭一切细菌繁殖体（包括结核分枝杆菌）、病毒、真菌及其孢子和大多数细菌芽孢的方法。包括紫外线消毒法、臭氧消毒法，及部分含氯消毒剂在规定的条件下，以合适的剂量或浓度和有效的作用时间进行消毒的方法。

3. 中水平消毒法　可以杀灭除细菌芽孢以外的各种病原微生物的方法，包括碘类、醇类、胍类和季铵盐类化学消毒剂，在规定的条件下，以合适的强度、浓度和有效的作用时间进行消毒的方法。

4. 低水平消毒法　只能杀灭细菌繁殖体和亲脂病毒的消毒方法，包括空气净化法、机械除尘法，及用单链季铵盐类消毒剂（苯扎溴铵等）、胍类消毒剂（氯己定等），以合适的浓度和有效的作用时间进行消毒的方法。

（二）选择消毒、灭菌方法的原则

1. 根据物品污染后的危害程度选择消毒、灭菌的方法　医用物品对人体的危险性是指物品污染后所造成危害的程度。根据物品危害程度将其分为三类。

（1）高度危险性物品　指穿过皮肤或黏膜而进入无菌的组织或器官内部的器械，或与破损的组织、皮肤、黏膜密切接触的器材和用品，一旦被微生物污染，对人体有很高的感染风险。如手术器械、穿刺针、输血器、输液器、透析器、血液制品、导尿管、膀胱镜、腹腔镜和活体组织检查钳等。高度危险性物品在使用前必须选用灭菌法处理。

（2）中度危险性物品　这类物品仅和完整皮肤、黏膜相接触，而不进入无菌组织内，也不接触破损的皮肤、黏膜等。例如，呼吸机管道、胃肠道内窥镜、气管镜、麻醉机管道、压舌板、喉镜、体温表等。这类物品在使用前应选择高水平或中水平消毒法。

（3）低度危险性物品　虽有微生物污染，但在一般情况下无害，只有当受到一定量的病原微生物污染时才造成危害的物品。这类物品和器材仅直接或间接地和健康无损的皮肤黏膜相接触。例如，毛巾、面盆、痰盂（杯）、地面、便器、餐具、茶具、墙面、桌面、床面、被褥、一般诊断用品（听诊器、听筒、血压计袖带等）等。这类物品可选用中、低水平消毒法或只做一般的清洁处理即可，仅在特殊情况下，才做特殊的消毒要求。例如，在有病原微生物污染时，必须针对所污染病原微生物的种类选用有效的消毒方法。

2. 根据物品上污染微生物的种类、数量和危害性选择消毒、灭菌的方法

（1）对受到致病性芽孢（如炭疽杆菌芽孢、枯草杆菌芽孢等）、真菌孢子、分枝杆菌（如结核分枝杆菌、龟分枝杆菌等）和经血传播病原体（乙型肝炎病毒、丙型肝炎病毒、人类免疫缺陷病毒等）污染的物品，选用灭菌法或高水平消毒法。

（2）对受到真菌、亲水病毒（非脂质包膜的病毒，如甲型肝炎病毒、脊髓灰质炎病毒等）、螺旋体、支原体、衣原体等病原微生物污染的物品，选用中、高水平消毒法。

（3）对受到一般细菌和亲脂病毒（有脂质包膜的病毒，如乙型肝炎病毒、流感病毒等）等污染的物品，可选用中水平或低水平消毒法。

（4）杀灭被有机物保护的微生物时，应加大消毒剂的使用剂量和（或）延长消毒作用时间。

（5）消毒物品上微生物污染特别严重时，应加大消毒剂的使用剂量和（或）延长消毒作用时间。

3. 根据消毒物品的性质选择消毒或灭菌方法　选择消毒方法时，除保护消毒物品不受损坏外，同时要使消毒方法易于发挥作用。

（1）耐高温、耐湿度的物品和器材，应首选压力蒸汽灭菌法；耐高温的玻璃器材、油剂类和干粉类等可选用干热灭菌法。

（2）不耐热、不耐湿，以及贵重物品，可选择环氧乙烷气体或低温甲醛蒸汽消毒、灭菌。

（3）金属类器械的浸泡灭菌，应选择对金属无腐蚀性或腐蚀性小的消毒剂，同时要注意防锈。

（4）物体表面的消毒，应考虑物体表面性质：光滑表面可选择紫外线消毒器近距离照射，或液体消毒剂擦拭；多孔材料表面可采用喷雾消毒法。

4. 根据是否有明确感染源选择消毒类型

（1）预防性消毒　指在未发现明确感染源的情况下，对可能受到病原微生物污染的环境、物体进行消毒处理，主要是预防感染的发生。如患者在住院期间和出院后进行的消毒。

（2）疫源性消毒　指对存在或曾经存在感染源及病原体污染的环境、使用过的物品施行的消毒处理。主要是杀灭或清除感染源排出的病原体，预防感染的传播和扩散。①随时消毒：有感染源存在于疫源地内，对其随时产生的可能含有病原体的排泄物、分泌物及其排泄物、分泌物污染的环境、物品，及时消毒和处理。②终末消毒：感染源已经离开疫源地，对其曾产生的含有病原体的排泄物、分泌物及其排泄物、分泌物污染的环境、物品，实施最后一次消毒处理。

(三) 医院日常的清洁、消毒、灭菌

1. 医院环境的清洁、消毒　良好的医院环境卫生条件可以减少医院环境污染,降低医院感染的发生率。防止医院生物有害因素对社会的传播是医院环境卫生学的主要内容。医院环境除了要做好日常的清洁卫生之外,还需要做好控制医院感染的工作,环境空气和物体表面的菌落数要符合卫生标准。医院环境的分类及空气、物体表面菌落总数卫生标准见表 4-2-4。

表 4-2-4　医院环境的分类及空气、物体表面菌落总数卫生标准

环境类别	范　围	空气平均菌落数		物体表面平均菌落数
		CFU/皿[a]	CFU/m³	CFU/cm²
Ⅰ类环境	采用空气洁净技术的诊疗场所,如洁净手术室、洁净的其他场所(洁净的骨髓移植病房)	符合 GB 50333—2013 要求,≤4(30 min)[b]	≤150	≤5
Ⅱ类环境	非洁净手术室、产房、导管室、血液病病区、烧伤病区等保护性隔离病区,重症监护病区、新生儿室等	≤4(15 min)	—	≤5
Ⅲ类环境	母婴室、消毒供应中心的检查包装灭菌区和无菌物品存放区、血液透析中心(室)、其他普通住院病区	≤4(5 min)	—	≤10
Ⅳ类环境	普通门(急)诊及检查、治疗室(换药室、输血科),感染性疾病科门诊及病区	≤4(5 min)	—	≤10

① [a] CFU/皿为平板暴露法,CFU/m³ 为空气采样器法。② [b] 平板暴露法检测时的平板暴露时间。③ 不得检出乙型溶血性链球菌、金黄色葡萄球菌及其他致病性微生物,母婴室、早产儿室、新生儿及儿科病房的物体表面不得检出沙门氏菌。④ 卫生标准执行参照《医院洁净手术部建筑技术规范》(GB 50333—2013)和《医院消毒卫生标准》(GB 15982—2012)等相关要求执行。

（1）各类环境空气的消毒

①Ⅰ类环境:可以采用空气净化技术、有空气净化消毒装置的集中空调通风系统等进行消毒。

②Ⅱ类环境:可以采用循环风紫外线空气消毒器、静电吸附式空气消毒器等进行消毒,且所用消毒器的循环风量(m³/h)必须是房间体积的 8 倍以上。

③Ⅲ类环境:除采用Ⅱ类环境消毒的方法外,可以采用臭氧消毒法,使用紫外线灯或采用化学消毒剂喷雾消毒等方法。

④Ⅳ类环境:可采用Ⅱ类环境、Ⅲ类环境的消毒方法。

（2）环境表面的消毒

①地面的消毒:当地面无明显污染情况下,通常采用擦拭、清扫法,每日用清水擦拖地1~2次;当受到病原菌污染时,用规定浓度的含氯消毒剂进行擦洗、喷洒消毒。

②墙面消毒:医院墙面在一般情况下不需要进行常规消毒。当受到病原菌污染时,可采用化学消毒剂喷洒或擦洗,墙面消毒高度一般为 2~2.5 m,如使用规定浓度的含氯消毒剂喷洒或擦洗。

　　③病室各类用品表面的消毒：病室内用品有桌子、椅子、凳子、病历夹、门把手、水龙头、床头柜等。一般情况下室内用品表面只进行日常的清洁卫生工作，用清洁的湿抹布每日擦拭各种用品的表面 2 次，可消灭大部分微生物。当室内各种用品的表面受到病原菌的污染时，可使用规定浓度的消毒剂擦拭或喷洒，或使用紫外线灯照射消毒。

　　2. 医用织物的洗涤及消毒　医院内可重复使用的纺织品包括患者使用的衣物、床单、被罩、枕套；工作人员使用的工作服、工作帽；手术衣、手术铺单；病床隔帘、窗帘以及环境清洁使用的布巾、地巾等。其可分为感染性织物、脏织物和清洁织物三种。感染性织物为医院内被隔离的感染性疾病（包括传染病、多重耐药菌感染/定植）患者使用后，或者被患者血液、体液、分泌物（不包括汗液）和排泄物等污染，具有潜在生物污染风险的医用织物。脏织物为医院内除感染性织物以外的其他所有使用后的医用织物。

　　医用织物的洗涤、消毒主要在洗衣房或有资质的社会化洗涤服务机构，回收时应分类回收，盛装感染性织物的收集袋（箱）宜为橘红色，有"感染性织物"标识。

　　洗涤、消毒的原则：脏织物应遵循先洗涤后消毒原则。根据使用对象和污渍性质、程度不同，应分机或分批洗涤、消毒；新生儿、婴儿的医用织物应专机洗涤、消毒，不应与其他医用织物混洗。感染性织物应遵循先消毒后洗涤原则，消毒应在预洗环节进行，不宜手工洗涤，宜采用专机洗涤、消毒，感染性织物首选热洗涤方法。

　　洗涤、消毒过程：洗涤周期包括预洗、主洗、漂洗、中和四个步骤。在预洗环节中，对需要消毒处理的医用织物根据使用对象和污渍性质、程度不同选择含氯消毒剂的浓度和消毒时间。如对被细菌繁殖体污染的感染性织物，可使用 250～500 mg/L 的含氯消毒剂，洗涤、消毒时间应不少于 10 min；对已明确被气性坏疽、经血传播病原体、突发不明原因传染病的病原体或分枝杆菌、细菌芽孢引起的传染病污染的感染性织物，可使用 2000～5000 mg/L 的含氯消毒剂，洗涤、消毒时间应不少于 30 min；对耐热的感染性织物，应首选热洗涤消毒方法。主洗环节包括热洗涤和冷洗涤，热洗涤方法应采用高温（70～90 ℃）、时间不少于 30 min 或消毒温度 80 ℃，时间不少于 10 min；冷洗涤方法应采用中温（40～60 ℃）、低水位方式等。

　　使用后医用织物的暂存时间不应超过 48 h。

　　3. 饮水、茶具、餐具及卫生洁具等清洁、消毒　饮水应符合国家饮用水标准，细菌总数为每毫升少于 100 个，大肠杆菌为每 1000 mL 少于 3 个；餐具、茶具等要严格执行一洗，二涮，三冲，四消毒，五保洁的工作程序。消毒处理后的餐具要求清洁，干爽，不油腻，无油垢，无污物，不得检出大肠菌群、致病菌和 HBsAg。重复使用的痰杯（盂）、便器、抹布、拖把等物品需清洗、消毒干燥后备用，推荐采用微细纤维材料的抹布和地巾，拖把推荐扁平脱卸式地巾。

　　4. 皮肤、黏膜的消毒　皮肤和黏膜是人体的防御屏障，其表面有一定数量的微生物，其中部分是致病性微生物或条件致病菌。

　　皮肤的消毒常选择碘类、醇类、酚类等消毒剂，采用擦拭法，消毒范围及作用时间遵循产品使用说明。黏膜的消毒常选用碘伏、季铵盐类消毒剂、过氧化物等，通常采用擦拭法或冲洗法，消毒范围及作用时间遵循产品使用说明。

　　5. 诊疗器械的清洁、消毒、灭菌　诊疗器械和物品是导致医院感染的重要途径之一，因此，必须严格执行消毒技术规范和消毒灭菌方法的选择原则。

　　进入人体组织、无菌器官的诊疗器械和物品必须达到灭菌水平；接触皮肤、黏膜的诊疗器械和物品必须达到消毒水平；用于各种注射、采血、穿刺等有创操作的诊疗器械必须

"一用一灭菌"。疑似或确诊朊病毒、气性坏疽或突发不明原因的传染病宜选用一次性诊疗器械和物品,使用后必须双层密闭封装焚烧处理。灭菌后的诊疗器械不得检出任何微生物,消毒后诊疗器械不得检出致病性微生物,对试验微生物的杀灭率≥99.9%,对自然污染的微生物杀灭率≥90%,化学消毒剂应定期检查消毒液的有效成分,使用中的消毒液染菌量≤100 CFU/mL,不得检出致病性微生物。

6. 污物、污水的处理 医院污物指在诊断、治疗、卫生处理过程中产生的废弃物和患者生活过程中产生的排泄物及垃圾,这些废弃物均有病原微生物污染的可能,也可能对公众健康造成其他危害。医院污物包括医疗废物和生活垃圾,医疗废物包括感染性废物、病理性废物、损伤性废物、药物性废物、化学性废物五类。医疗废物应分类收集,生活垃圾盛放在黑色垃圾袋内,医疗废物盛放于黄色垃圾袋内,其中损伤性废物应置于黄色锐器盒内。医院污物必须严格管理,遵循国家相应的法规。

医院污水包括医疗污水、生活污水和地面污水及污泥。污水处理目的是通过采用各种水处理技术和设备去除水中物理、化学和生物学的各种水污染物,使水质得到净化,达到国家和地方的水污染物排放标准,保护水资源环境和人体健康。所以医院应建立集中污水处理系统,使排放质量符合规定,避免造成环境污染和社会危害。

五、消毒供应中心（室）护理工作

消毒供应中心(central sterile supply department,CSSD)是医院内承担各科室所有重复使用诊疗器械、器具和物品清洗、消毒、灭菌以及无菌物品供应的部门。消毒供应中心的工作是控制院内感染的首道关卡,保障着患者的各项医疗护理活动。如果消毒灭菌不彻底会引起全院性的感染,因此做好消毒供应中心工作是十分重要的,也是医院工作不可缺少的组成部分。

消毒供应中心的工作内容如下。

1. 回收 消毒供应中心工作人员到临床科室对重复使用的诊疗器械、器具进行回收,回收到消毒供应中心集中处理,将重复使用的诊疗器械、器具和物品直接置于封闭的容器中,精密器械采用保护措施。被朊病毒、气性坏疽及突发原因不明的传染病病原体污染的诊疗器械、器具和物品,用双层封闭包装并标明感染性疾病名称,由消毒供应中心单独回收处理。不应在诊疗场所对污染的诊疗器械、器具和物品进行清点,应采用封闭方式回收,避免反复装卸;回收工具每次使用后应清洗、消毒,干燥备用。

2. 分类 回收后的物品在去污区进行清点、核查,根据器械物品材质、精密程度等进行分类处理。

3. 清洗 清洗方法包括机械清洗、手工清洗。机械清洗适用于大部分常规器械的清洗,手工清洗适用于精密、复杂器械的清洗和有机物污染较重器械的初步处理。清洗步骤包括冲洗、洗涤、漂洗、终末漂洗。

4. 消毒 清洗后的器械、器具和物品应进行消毒处理。首选机械湿热消毒法,也可采用75%乙醇、酸性氧化电位水或其他消毒剂进行消毒。湿热消毒应采用经纯化的水,消毒后直接使用的诊疗器械、器具和物品,湿热消毒温度应不低于90 ℃,时间不少于5 min;消毒后继续灭菌处理的,其湿热消毒温度应不低于90 ℃,时间不少于1 min。

5. 干燥 消毒后的器械根据材质选择适宜的干燥温度,金属类干燥温度为70～90 ℃;塑胶类干燥温度为65～75 ℃;不耐热器械、器具和物品可使用消毒的低纤维絮擦布、压力气枪或95%乙醇进行干燥处理;管腔器械内的残留水迹,可用压力气枪等进行干燥处理,不应使用自然干燥方法进行干燥。

6. 器械检查与保养 干燥后的每件器械、器具和物品,工作人员采用目测或使用带光源的放大镜检查,要求器械表面及其关节、齿牙处应光洁,无血渍、污渍、水垢等残留物质和锈斑,功能完好,无损毁。如使用润滑剂进行器械保养,应使用医用润滑剂而不应使用液体石蜡等非水溶性的产品作为润滑剂。

7. 包装 包括装配、包装、封包、注明标识等步骤。器械与敷料应分室包装。①包装前应依据器械装配的技术规程或图示,核对器械的种类、规格和数量。②手术所用盘、盆、碗等器皿,宜与手术器械分开包装;剪刀和血管钳等轴节类器械不应完全锁扣;有盖的器皿应开盖,摞放的器皿间应用吸湿布、纱布或医用吸水纸隔开,包内容器开口朝向一致;管腔类物品应盘绕放置,保持管腔通畅;精细器械、锐器等应采取保护措施。③压力蒸汽灭菌包质量要求:器械包质量不宜超过 7 kg,敷料包质量不宜超过 5 kg。④压力蒸汽灭菌包体积要求:下排气式压力蒸汽灭菌器不宜超过 30 cm×30 cm×25 cm,预真空压力蒸汽灭菌器不宜超过 30 cm×30 cm×50 cm。⑤包装方法及要求:灭菌物品包装分为闭合式包装和密封式包装。包装方法和要求如下:手术器械若采用闭合式包装法,应由 2 层包装材料分 2 次包装;密封式包装法应采用纸袋、纸塑袋等材料。手术器械应摆放在篮筐或有孔的托盘中进行配套包装。⑥硬质容器每次使用后应清洗、消毒和干燥,普通棉布包装材料应一用一清洗,无污渍,灯光检查无破损。⑦封包要求如下:包外应设有灭菌化学指示物;高度危险性物品灭菌包内还应放置包内化学指示物;如果透过包装材料可直接观察包内灭菌化学指示物的颜色变化,则不必放置包外灭菌化学指示物。闭合式包装应使用专用胶带,胶带长度应与灭菌包体积、质量相适宜,松紧适度。封包应严密,保持闭合完好性。纸塑袋、纸袋等密封包装的密封宽度应不少于 6 mm,包内器械距包装袋封口处应不少于 2.5 cm。硬质容器应设置安全闭锁装置,无菌屏障完整性破坏后应可识别。

8. 灭菌 物品包装好后进行灭菌,耐湿、耐热的器械、器具和物品首选压力蒸汽灭菌法。根据待灭菌物品选择适宜的压力蒸汽灭菌器和灭菌程序。常规灭菌过程包括预排气、灭菌、后排气和干燥等过程。灭菌物品包装的标识应注明物品名称、包装者等内容。灭菌前注明灭菌器编号、灭菌批次、灭菌日期和失效日期等相关信息。标识应具有可追溯性。

9. 储存 灭菌后物品分类、分架存放在无菌物品存放区。①一次性使用无菌物品去除外包装后,方可进入无菌物品存放区。②物品存放架或柜应距地面高度不低于 20 cm,距离墙不小于 5 cm,距天花板不小于 50 cm。物品放置应固定位置,设置标识。③接触无菌物品前应洗手或进行手消毒。④消毒后直接使用的物品应干燥、包装后专架存放,无菌物品要在有效期内使用。

10. 无菌物品发放 无菌物品发放时,应遵循"先进先出"原则。由消毒供应中心人员到临床科室根据需要发放无菌物品。运送无菌物品的器具使用后,清洁处理,干燥存放。

11. 清洗消毒及灭菌效果监测 消毒供应中心应安排专人负责质量监测工作;定期对医用清洗剂、消毒剂、清洗用水、医用润滑剂、包装材料等进行质量检查;定期对清洗消毒器、封口机、灭菌器等进行预防性维护与保养、日常清洁和检查;根据灭菌器的类型对灭菌效果分别进行检查,确保发放的无菌物品符合要求。

第三节　手　卫　生

案 例 引 导

实习护士小周给 3 床患者静脉输液完毕后，紧接着给 4 床患者输液，带教的张老师在一边提示小周："用手消毒剂把手消毒后再给另一名患者输液。"小周说："还有两名患者没输液呢，等我把剩下两名患者液体全输上了再回治疗室洗手吧。"请问：

小周的想法对吗？为什么？

医院感染病例中，医务人员手卫生与医院感染之间存在重要相关性，因此，加强医务人员手卫生的规范化管理，是关系医患安全、医疗质量的大事，对预防控制医院感染至关重要。同时，手卫生是目前国际公认的最简单、最有效、最方便、最经济的医院感染控制的重要措施之一。我国于 2009 年制定了《医务人员手卫生规范》（WS/T313—2009）。

一、概述

（一）基本概念

1. 手卫生　指医务人员洗手、卫生手消毒和外科手消毒的总称。

2. 洗手　指医务人员用肥皂（皂液）和流动水洗手，去除手部皮肤污垢、碎屑和部分致病菌的过程。

3. 卫生手消毒　指医务人员用速干手消毒剂揉搓双手，以减少手部暂居菌的过程。

4. 外科手消毒　指外科手术前医务人员用肥皂（皂液）和流动水洗手，再用手消毒剂清除或者杀灭手部暂居菌和减少常居菌的过程。使用的手消毒剂可具有持续抗菌活性。

5. 手消毒剂　指用于手部皮肤消毒，以减少手部皮肤细菌的消毒剂，如乙醇、异丙醇、碘伏等。

6. 速干手消毒剂　指含有醇类和护肤成分的手消毒剂，包括水剂、凝胶和泡沫型。

7. 免冲洗手消毒剂　主要用于外科手消毒，消毒后不需要用水冲洗的手消毒剂，包括水剂、凝胶和泡沫型。

8. 手卫生设施　指用于洗手与手消毒的设施，包括洗手池、水龙头、流动水、清洁剂、干手用品、手消毒剂等。

（二）手卫生管理

1. 制定并落实手卫生管理制度　手是医院感染病原体传播最主要的媒介之一，应制定手卫生管理制度，医务人员要严格执行并落实到日常工作和行为当中。

2. 配备有效、便捷的手卫生设施　要想提高医务人员手卫生的依从性，就必须配备有效、便捷的手卫生设施，方便医务人员在不同的工作场所，如治疗室、病室、走廊等地方及时使用，医院要在财力及物力上给予支持。

3. 定期开展培训　医疗机构要定期开展手卫生知识的培训,使医务人员掌握手卫生知识和正确的手卫生方法,保障洗手与手消毒的效果。

4. 加强监督　医疗机构应加强对医务人员工作的指导与监督,包括对手卫生设施的管理,提高医务人员手卫生的依从性。

5. 定期开展手卫生效果监测　定期对重点部门如手术室、产房、骨髓移植病房、重症监护室、新生儿室、血液净化室等科室的医务人员进行手卫生的效果监测。手消毒效果应达到如下要求:卫生手清毒,监测的细菌菌落总数应≤10 CFU/cm²;外科手消毒,监测的细菌菌落总数应≤5 CFU/cm²。

（三）手卫生设施

手卫生设施包括洗手与卫生手消毒设施,手卫生设施的设置应方便医务人员使用。

1. 洗手设施

（1）流动水洗手设施　洗手时要使用流动水,至少在手术室、产房、导管室、层流洁净病房、骨髓移植病房、器官移植病房、重症监护病房、新生儿室、母婴室、血液透析病房、烧伤病房、感染疾病科、口腔科、消毒供应中心等重点部门应配备非手触式水龙头。有条件的医疗机构在诊疗区域均宜配备非手触式水龙头。

（2）清洁剂　包括肥皂、皂液或含杀菌成分的洗手液,肥皂应保持清洁与干燥;盛放皂液的容器宜为一次性使用,重复使用的容器应每周清洁与消毒;皂液有混浊或变色时及时更换,并清洁、消毒容器。

（3）干手物品或者设施　干手物品包括一次性使用的纸巾、纯棉小毛巾(要求一用一消毒)或干手机。但无论用哪种干手物品或设施一定要注意避免二次污染。

2. 卫生手消毒剂　卫生手消毒剂应符合下列要求:①应符合国家有关规定;②宜使用一次性包装;③医务人员对选用的手消毒剂应有良好的接受性;④手消毒剂无异味、无刺激性等,要在有效期内使用。

3. 外科手消毒设施

（1）洗手池　洗手池设置在手术间附近,水池大小、高矮适宜,能防止洗手时水溅出,池面应光滑无死角易于清洁;洗手池应每日清洁与消毒;洗手池及水龙头的数量应根据手术间的数量设置,水龙头数量应不少于手术间的数量,水龙头开关应为非手触式。

（2）清洁剂及清洁指甲用品　清洁剂要符合国家标准要求,可配备手卫生的揉搓用品,如柔软手刷,并定期检查,及时剔除不合格手刷。

（3）手消毒剂　手消毒剂要符合国家标准要求,出液器应采用非手触式;消毒剂宜采用一次性包装,重复使用的消毒剂容器应每周清洁与消毒。

（4）干手物品　干手巾应每人一用,用后清洁、灭菌;盛装消毒巾的容器应每次清洗、灭菌。

（5）其他　计时装置、洗手流程及说明图等。

（四）洗手与卫生手消毒指征

（1）洗手与卫生手消毒遵循的原则:①当手部有血液或其他体液等肉眼可见的污染时,应用肥皂(皂液)和流动水洗手;②手部没有肉眼可见污染时,宜使用速干手消毒剂消毒双手代替洗手。

（2）在以下情况时,医务人员应选择洗手或使用速干手消毒剂:①直接接触每个患者前后,从同一患者身体的污染部位移动到清洁部位时;②接触患者黏膜、破损皮肤或伤口前后,接触患者的血液、体液、分泌物、排泄物、伤口敷料等之后;③穿脱隔离衣前后,摘手套后；④进行无菌操作、接触清洁、无菌物品之前；⑤接触患者周围环境及物品后；⑥处理药物或配餐前。

（3）在以下情况时应先洗手，然后进行手卫生消毒：①接触患者的血液、体液和分泌物以及被传染性致病微生物污染的物品后；②直接为传染病患者进行检查、治疗、护理或处理传染病患者污物之后。同时，可以结合世界卫生组织（WHO）提出的"手卫生的五个重要时刻"（两前三后）：接触患者前、进行无菌操作前、体液暴露后、接触患者后、接触患者周围环境后。医护人员应严格遵循洗手与卫生手消毒指征，提高手卫生的依从性。

（4）外科手消毒遵循的原则：①先洗手，后消毒；②不同患者手术之间、手套破损或手被污染时，应重新进行外科手消毒。

二、洗手

1. 目的　清除手部污垢和大部分暂居菌，切断通过手传播感染的途径。

2. 操作

【评估】

（1）护士　手臂皮肤完好性、清洁度。

（2）用物　根据洗手的要求准备。

（3）环境　洗手设施、设备、环境是否符合要求。

【计划】

（1）护士准备　仪容仪表符合规范，修剪指甲。

（2）用物准备　流动水洗手设施、清洁剂、干手设施，物品摆放合理，必要时备护手霜。

（3）环境准备　整洁宽敞、光线明亮。

【实施】

洗手技术的操作步骤见表4-3-1。

表 4-3-1　洗手技术的操作步骤

操 作 步 骤	要点与说明
1. 准备　取下手表、饰物，卷袖过肘	
2. 调温　打开水龙头，调节合适的水流和水温	• 最好是感应式、脚踏式或肘式开关
3. 湿手　在流动水下，使双手重复润湿	• 水流速度适中，防止外溅
4. 涂剂　取适量清洁剂均匀涂抹至整个手掌、手背、手指和指缝	
5. 揉搓（图4-3-1） 第一步：掌心相对，手指并拢相互揉搓 第二步：掌心对手背，沿指缝相互揉搓，交换进行 第三步：掌心相对，双手交叉指缝相互揉搓 第四步：弯曲手指关节在另一掌心旋转揉搓，交换进行 第五步：一手握另一手大拇指旋转揉搓，交换进行 第六步：将五个手指尖并拢，置另一手掌心中旋转揉搓，交换进行 第七步：握住对侧手腕，揉搓腕部及腕上10 cm，交换进行	• 认真揉搓双手至少15 s • 注意清洗双手所有皮肤，包括指背、指尖、指缝和关节处

续表

操　作　步　骤	要点与说明
6. 冲净　打开水龙头,在流动水下自腕部向指尖,冲洗双手	• 流动水可避免污水沾污双手
7. 干手　关闭水龙头,取一次性纸巾或毛巾擦干双手,必要时取适量护手霜护肤	• 如使用干手巾,干手巾应保持清洁干燥,一用一消毒 • 用后纸巾弃在污物桶

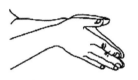

(a) 掌心相对，手指
并拢相互揉搓

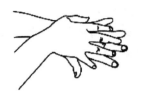

(b) 掌心对手背，沿指缝
相互揉搓，交换进行

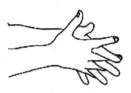

(c) 掌心相对，双手
交叉指缝相互揉搓

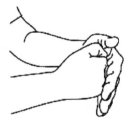

(d) 弯曲手指关节在另一掌
心旋转揉搓，交换进行

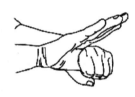

(e) 一手握另一手大拇指
旋转揉搓，交换进行

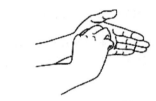

(f) 将五个手指尖并拢，置另一
手掌心中旋转揉搓，交换进行

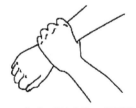

(g) 握住对侧手腕，揉搓腕
部及腕上10cm，交换进行

图 4-3-1　揉搓洗手的步骤

【评价】

(1) 双手的各个部位洗净。

(2) 干手时没有二次污染。

【注意事项】

(1) 洗手全过程要认真揉搓双手 15 s 以上。

(2) 揉搓双手时要注意双手各个部位都要洗到,包括指背、指尖、指缝和关节处及佩戴饰物的部位等。

(3) 清洁剂最好使用一次性包装,禁止将清洁剂直接添加到未使用完的取液器中。如使用固体肥皂,应保持肥皂干燥,盛装肥皂的容器应保持清洁。

三、卫生手消毒

1. 目的 清除致病性微生物，预防感染与交叉感染，避免污染无菌物品和清洁物品。

2. 操作

【评估】

（1）护士 手臂皮肤完好性、清洁度。

（2）用物 根据洗手的要求准备。

（3）环境 洗手设施、设备、环境是否符合要求。

【计划】

（1）护士准备 仪容仪表符合规范，修剪指甲。

（2）用物准备 流动水洗手设施、清洁剂、干手设施、速干手消毒剂，物品摆放合理。

（3）环境准备 整洁宽敞、光线明亮。

【实施】

卫生手消毒技术的操作步骤见表 4-3-2。

卫生手消毒
视频

表 4-3-2 卫生手消毒技术的操作步骤

操 作 步 骤	要点与说明
1. 准备 取下手表、饰物，卷袖过肘	
2. 涂剂 取适量速干手消毒剂于掌心，均匀涂抹至整个手掌、手背、手指、指缝、手腕及腕上 10 cm	· 消毒剂要求：作用速度快、不损伤皮肤、不引起过敏反应
3. 揉搓 按照洗手技术的操作步骤进行揉搓，直到消毒剂干燥完全	· 揉搓时保证手消毒剂完全覆盖手背皮肤 · 揉搓时间至少 15 s · 卫生手消毒，监测的细菌菌落总数应≤10 CFU/cm²
4. 干手 自然干燥	

【评价】

（1）双手的各个部位揉搓到位。

（2）没有二次污染。

【注意事项】

（1）严格掌握卫生手消毒指征。

（2）整个过程要认真揉搓双手 15 s 以上。

（3）揉搓双手时消毒剂要充分涂抹到双手各个部位，包括指背、指尖、指缝和关节处等。

（4）卫生手消毒的效果要达到标准，监测的细菌菌落总数应≤10 CFU/cm²。

四、外科手消毒

外科手消毒方法在《外科护理学》课程中进行系统学习，本书中不再赘述。

手卫生的
历史

Note

第四节　无菌技术

案例引导

　　王医生告知护士小王备好换药用物,准备去给一名胆囊切除术后的患者换药,这名患者伤口发生绿脓杆菌感染,请问:

　　(1) 需要准备哪些用物?

　　(2) 换药过程中都需要做哪些操作?

　　无菌技术是预防和控制医院感染的一项重要的技术,医务人员需要熟练掌握无菌技术的理论和操作,将此项技术运用于临床工作中,保证患者安全,防止医源性感染。

一、概述

(一) 基本概念

1. 无菌技术　指在医疗、护理操作过程中,防止一切微生物侵入人体和保持无菌物品、无菌区域不被污染的技术。

2. 无菌区　指经过灭菌处理未被污染的区域。

3. 非无菌区　指未经灭菌处理,或虽经过灭菌处理但又被污染的区域。

4. 无菌物品　指经过灭菌处理保持无菌状态的物品。

5. 非无菌物品　指未经灭菌处理,或虽经灭菌处理后但又被污染的物品。

(二) 无菌技术操作原则

1. 操作环境清洁、宽敞　①操作环境应清洁、宽敞、定期消毒。②无菌操作前 0.5 h 应停止清扫工作,减少走动,避免尘埃飞扬。③操作台清洁、干燥、平坦,物品布局合理。

2. 工作人员仪表符合要求　无菌操作前,工作人员应着装整洁,修剪指甲,洗手,戴好帽子、口罩,必要时穿无菌衣、戴无菌手套。

3. 无菌物品管理符合要求　①存放环境符合要求,适宜的室内环境温度要求低于 24 ℃,相对湿度小于 70%,每小时机械通气换风 4~10 次;存放于高出地面 20 cm、距离天花板超过 50 cm、离墙远于 5 cm 处的物品存放柜或架上。②无菌物品必须与非无菌物品分开放置,并有明显标志。③无菌物品不可暴露于空气中,应存放于无菌包或无菌容器中,无菌包外需标明物品名称、灭菌日期,并按失效期先后顺序摆放取用。④使用纺织品材料包装的无菌物品如存放环境符合要求,有效期宜为 14 天,否则一般为 7 天;医用一次性纸袋包装的无菌物品,有效期宜为 30 天;使用一次性医用皱纹纸、一次性纸塑袋、医用无纺布或硬质密封容器包装的无菌物品,有效期宜为 180 天;由医疗器械生产厂家提供的一次性无菌物品遵循包装上标识的有效期。

4. 操作时加强无菌观念 ①应明确无菌区、非无菌区、无菌物品、非无菌物品,非无菌物品应远离无菌物品。②操作者应面向无菌区,且身体和无菌区保持一定的距离。③取用无菌物品时应使用无菌持物钳(镊)。④操作者手臂应保持在腰部或操作台面以上,手不可接触无菌物品,也不可跨越无菌区。⑤避免面对无菌区谈笑、咳嗽、打喷嚏。⑥无菌物品一经取出,即使未用,也不可放回无菌容器内。⑦无菌物品疑有污染或已被污染,即不可使用,应予更换并重新灭菌。⑧一套无菌物品仅供一位患者使用。

二、无菌技术基本操作方法

（一）使用无菌持物钳法

1. 目的 取放、传递无菌物品,保持无菌物品的无菌状态。

2. 操作

【评估】

（1）环境 清洁、宽敞、明亮、定期消毒,操作台面清洁、平坦、干燥。

（2）物品 根据需要夹取物品种类,选择合适的无菌持物钳。

【计划】

（1）护士准备 仪容仪表符合规范,修剪指甲,洗手,戴口罩。

（2）环境准备 清洁、宽敞、明亮、定期消毒。

（3）用物准备 无菌持物钳、盛放无菌持物钳的容器。

无菌持物钳的种类(图4-4-1):①卵圆钳:可夹取刀、剪、镊、治疗碗、弯盘等物。②三叉钳:常用于夹取较大或较重的物品,如瓶、罐、盆、骨科器械等。③镊子:常用于夹取棉球、纱布、针头等。

无菌持物钳的存放:①干燥保存法:将无菌持物钳和无菌干罐一起放于无菌包内,使用前开包,每4 h更换一次,是临床最常用的一种方法。②湿式保存法:将无菌持物钳存放于盛有消毒液的有盖的无菌容器内,消毒液液面应浸没无菌持物钳轴节以上2~3 cm或镊子长度的1/2处;每个容器只能放置一把无菌持物钳;无菌持物钳及容器应保持无菌,根据使用频率定期更换,一般每周更换2次。

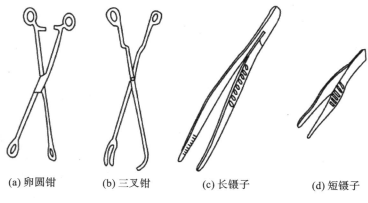

(a) 卵圆钳　　　(b) 三叉钳　　　(c) 长镊子　　　(d) 短镊子

图4-4-1　无菌持物钳的种类

【实施】

使用无菌持物钳法的操作步骤见表4-4-1。

无菌技术
操作视频

表 4-4-1　使用无菌持物钳法的操作步骤

操 作 步 骤	要点与说明
1. 查对　检查并核对物品的名称、灭菌日期、有效期、灭菌标识	• 确保在灭菌有效期内使用 • 第一次开包使用时,应记录打开日期、时间并签名,4 h 内有效
2. 取钳　打开盛放无菌持物钳的容器盖,手持无菌持物钳上 1/3 处,钳端闭合,将持物钳移至容器中央,垂直取出,关闭容器盖(图 4-4-2)	• 手不可触及容器盖内面 • 取、放持物钳时,钳端不可触及容器口边缘
3. 使用　保持钳端向下,在胸部以下、腰部以上视线范围内活动,不可倒转向上	• 保持无菌持物钳的无菌状态
4. 放钳　夹取或传递物品后,闭合钳端,打开容器盖,垂直放回容器,关闭容器盖	• 防止无菌持物钳在空气中暴露过久

【评价】

(1) 无菌持物钳取、放时,未触及容器口边缘。

(2) 使用过程中,无菌持物钳保持钳端向下。

(3) 无菌持物钳使用后及时放回容器内。

【注意事项】

(1) 严格遵守无菌技术操作原则。

(2) 取、放无菌持物钳时,应先闭合钳端,不可触及容器口边缘。

(3) 使用过程中保持钳端向下,不可触及非无菌物品;如需到远距离取物品时,应将持物钳和容器一起移至操作处。

(4) 不可夹取油纱布,防止油黏附钳端影响消毒效果;不可用于换药或消毒皮肤,以防被污染。

(5) 使用后及时放回容器内,不可在空气中暴露过久,以防污染。

(6) 无菌持物钳一经污染或可疑污染,不得再放回容器内,应重新灭菌。

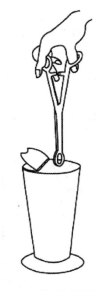

图 4-4-2　取、放无菌持物钳

(7) 无菌持物钳及容器要定期更换、灭菌。湿式保存时,每周更换 2 次,使用频率较高的部门(手术室、换药室等)应每天更换、灭菌。取、放无菌持物钳时不可触及液面以上的容器内壁,用后将轴节松开使钳端与消毒液充分接触。干燥保存时应每 4 h 更换一次。

(二) 使用无菌容器法

1. 目的　用于盛放无菌物品,保持无菌状态。

2. 操作

【评估】

(1) 环境　清洁、宽敞、明亮、定期消毒,操作台面清洁、平坦、干燥。

(2) 物品　使用的无菌物品是否在有效期内。

【计划】

(1) 护士准备　仪容仪表符合规范,修剪指甲,洗手,戴口罩。

（2）用物准备　①无菌持物钳及盛放持物钳的容器。②无菌容器：常用的无菌容器有无菌罐、盘、碗、盒等，分有盖和无盖两种，主要用于盛放无菌的棉球、器械、纱布等。

（3）环境准备　清洁、宽敞、明亮、定期消毒。

【实施】

使用无菌容器法的操作步骤见表4-4-2。

表4-4-2　使用无菌容器法的操作步骤

操作步骤	要点与说明
1. 查对　检查并核对无菌物品的名称、灭菌日期、有效期、灭菌标识	· 确保在灭菌有效期内使用 · 第一次使用时，应记录开启日期、时间并签名，24 h内有效
2. 开盖　取物时，打开并平移无菌容器盖，盖内面向上置于手中或将盖内面向上置于稳妥处（图4-4-3）	· 盖子不可在容器上方翻转，以免灰尘落入容器内 · 开、关盖时，手不可触及盖的内面及容器边缘和内面，以防污染
3. 取物　按正确方法用无菌持物钳从无菌容器内夹取无菌物品	· 无菌持物钳及物品不可触及容器边缘
4. 关盖　夹取物品后，立即盖严容器	· 避免容器内物品在空气中暴露过久
5. 手持容器　手持无菌容器（如治疗碗）时，应托住容器底部（图4-4-4）	· 手不可触及容器边缘及内面

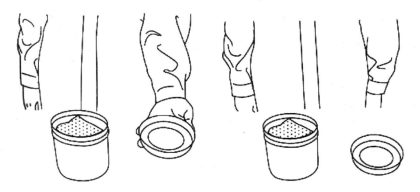

图4-4-3　打开无菌容器盖

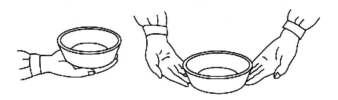

图4-4-4　手持治疗碗

【评价】

（1）开、关容器盖时，手未触及盖的内面及容器边缘和内面。

（2）无菌物品取出后及时盖严容器。

【注意事项】

（1）严格遵守无菌技术操作原则。

（2）开、关容器盖时，手不能触及无菌容器盖的内面及容器边缘和内面。

（3）从无菌容器内取出的物品，即使未使用，也不可再放回无菌容器内。

（4）手持无菌容器时，应托住容器底部。

（5）无菌容器应定期消毒灭菌，一经打开，使用时间不超过 24 h。

（三）使用无菌包法

1. 目的　从无菌包内取出无菌物品，保持无菌状态，防止污染，供无菌操作使用。

2. 操作

【评估】

（1）环境　清洁、宽敞、明亮、定期消毒，操作台面清洁、平坦、干燥。

（2）物品　无菌包及物品是否在有效期内。

【计划】

（1）护士准备　仪容仪表符合规范，修剪指甲，洗手，戴口罩。

（2）用物准备　①无菌持物钳及盛放持物钳的容器。②无菌包：内放无菌治疗巾、器械、敷料等。无菌包在灭菌前应妥善包好：将需灭菌的物品置于包布中央，将近侧包布一角盖住物品，依次将左右两角先后盖上并将角尖向外翻折（图 4-4-5），盖上最后一角后用化学指示胶带封包，贴上标识，注明物品名称及灭菌日期、包装者等内容。③记录纸、笔。

（3）环境准备　清洁、宽敞、明亮、定期消毒。

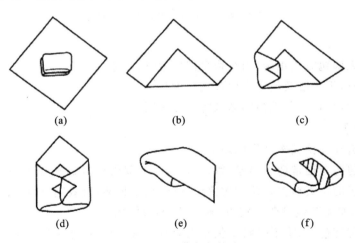

(a)　　　　　　(b)　　　　　　(c)

(d)　　　　　　(e)　　　　　　(f)

图 4-4-5　无菌包包扎法

【实施】

使用无菌包法的操作步骤见表 4-4-3。

表 4-4-3　使用无菌包法的操作步骤

操作步骤	要点与说明
1. 查对　检查并核对无菌包名称、灭菌日期、有效期、灭菌标识，检查包布有无潮湿或破损	·确保在灭菌包的有效期内使用 ·第一次使用时，应记录开启日期、时间并签名，24 h 内有效
2. 开包　撕开指示胶带，依次打开包布的远侧角、左侧角、右侧角、近侧角	·打开无菌包时，手不能触及包布内面及无菌物品

续表

操 作 步 骤	要点与说明
3. 取物　用无菌持物钳夹取无菌物品,放在准备好的无菌区域内	• 手臂及非无菌物品不能跨越无菌区
4. 折妥　如包内物品未一次使用完,按原折痕包好,在标签上注明开包日期、时间	• 包内物品在未被污染的情况下,24 h内有效
5. 一次性取物　如需一次性取尽无菌物品,可将无菌包稳妥托在手上,另一手依次打开包布四角并捏住,固定好四个角后,将包内物品稳妥地放在备好的无菌区域内(图4-4-6),然后将包布折叠放妥	• 投放时,手托着包布使无菌面朝向无菌区域

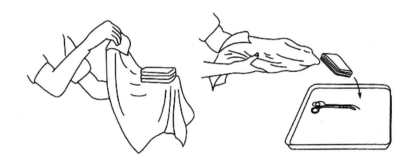

图 4-4-6　一次性取出无菌包内物品

【评价】

(1)包扎无菌包方法正确,内容物全部覆盖,松紧适宜。

(2)开包时,手未触及包布内面及无菌物品。

(3)开包后,手臂及非无菌物品未跨越无菌区。

【注意事项】

(1)严格遵守无菌技术操作原则。

(2)无菌包包布通常选用质厚、致密、未脱脂的双层棉布制成,或使用医用无纺布。

(3)打开包前认真检查并核对无菌包名称、灭菌日期、有效期、灭菌标识,检查包布有无潮湿或破损,如无菌包过期或破损、潮湿,则不得使用。

(4)打开无菌包时,手不能触及包布内面及无菌物品,不能跨越无菌区。

(5)如包内物品未一次使用完,按原折痕包好,在标签上注明开包日期、时间,包内物品在未被污染的情况下,24 h内有效。

（四）铺无菌盘法

1. 目的　形成无菌区域,放置无菌物品,供治疗和护理使用。

2. 操作

【评估】

(1)环境　清洁、宽敞、明亮、定期消毒,操作台面清洁、平坦、干燥。

(2)物品　无菌物品符合要求。

【计划】

(1)护士准备　仪容仪表符合规范,修剪指甲,洗手,戴口罩。

（2）用物准备　①无菌持物钳及盛放持物钳的容器。②盛放治疗巾的无菌包。治疗巾的折叠有两种方法：a. 横折法（图 4-4-7）：将治疗巾横折后纵折，再重复一次。b. 纵折法（图 4-4-8）：将治疗巾纵折两次，再横折两次。③治疗盘、记录纸、笔。

（3）环境准备　清洁、宽敞、明亮、定期消毒。

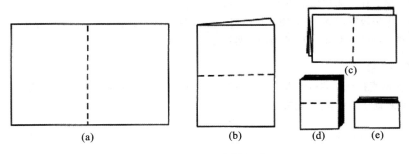

图 4-4-7　治疗巾横折法

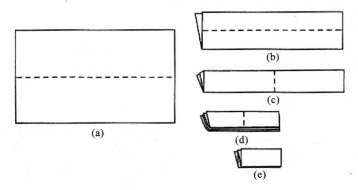

图 4-4-8　治疗巾纵折法

【实施】

铺无菌盘法的操作步骤见表 4-4-4。

表 4-4-4　铺无菌盘法的操作步骤

操作步骤	要点与说明
1. 查对　检查并核对无菌包名称、灭菌日期、有效期、灭菌标识，检查包布有无潮湿或破损	·确保在无菌包的有效期内使用
2. 开包取巾　打开无菌包，用无菌持物钳夹取一块治疗巾置于治疗盘内	·无菌持物钳不得触碰治疗盘 ·如包内物品未一次使用完，按原折痕包好，在标签上注明开包日期、时间，限 24 h 内使用
3. 铺盘	·治疗巾内面形成无菌区域
★单层底铺盘法	
（1）铺巾　双手捏住无菌治疗巾的外侧两角，轻轻抖开，双折平铺于治疗盘上，双手持治疗巾上层两个外角，由近到远，将上层治疗巾扇形折叠于治疗盘上缘，开口边缘向外，形成无菌区域（图 4-4-9）	·手不可触及无菌治疗巾内面

续表

操 作 步 骤	要点与说明
（2）放物　放入无菌物品	·保持物品无菌
（3）覆盖　双手捏住无菌治疗巾上层外角，将无菌治疗巾盖好，上下层边缘对齐，将下侧开口端向上翻折两次，两侧边缘开口端向下折一次，露出治疗盘边缘	·手不可触及无菌治疗巾内面
★双层底铺盘法 （1）铺巾　双手捏住无菌治疗巾一边两角外面，轻轻抖开，从远到近铺于治疗盘上，无菌面朝上	·手不可触及无菌治疗巾另一面
（2）放物　放入无菌物品	
（3）覆盖　取出另一块无菌治疗巾打开，从近到远覆盖于无菌物品上，无菌面朝下。两治疗巾边缘对齐，四边多余部分分别向上反折(图 4-4-10)	
4. 记录　注明铺盘日期、时间并签名	·铺好的无菌盘 4 h 内有效

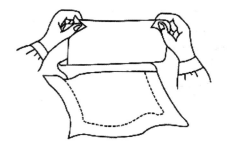

图 4-4-9　单层底铺盘法

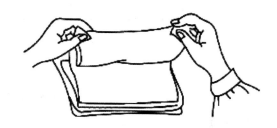

图 4-4-10　双层底铺盘法

【评价】

（1）无菌盘符合要求，盘内无菌物品及无菌区域未被污染。

（2）盘内无菌物品满足治疗或护理需要，摆放合理有序。

【注意事项】

（1）严格遵守无菌技术操作原则。

（2）铺无菌盘的区域须保持清洁干燥，无菌治疗巾避免潮湿、污染。

（3）铺盘时，手不可触及无菌治疗巾内面，不可跨越无菌区，身体与无菌盘保持适当的距离。

（4）铺好的无菌盘尽快使用，4 h 内有效。

（五）倒取无菌溶液法

1. 目的　保持无菌溶液的无菌状态，供治疗和护理使用。

2. 操作

【评估】

（1）环境　清洁、宽敞、明亮、定期消毒，操作台面清洁、平坦、干燥。

（2）物品　无菌溶液符合要求。

86

【计划】

（1）护士准备　仪容仪表符合规范，修剪指甲，洗手，戴口罩。

（2）用物准备　无菌溶液、无菌溶液盛放的容器，消毒液、棉签、弯盘、启瓶器、记录纸、笔，必要时备无菌持物钳及盛放无菌持物钳的容器、无菌敷料罐等，医疗废物收集容器、生活废物收集容器。

（3）环境准备　清洁、宽敞、明亮、定期消毒。

【实施】

倒取无菌溶液法的操作步骤见表4-4-5。

表 4-4-5　倒取无菌溶液法的操作步骤

操 作 步 骤	要点与说明
1. 检查并核对　①无菌溶液的名称、剂量、浓度；②瓶盖有无松动；③瓶身有无裂痕；④溶液有无沉淀、絮状物、混浊或变色；⑤检查其他无菌物品，确保在有效期内	·用湿纱布擦净瓶上灰尘 ·确保溶液正确、质量符合要求
2. 开瓶　①无菌溶液是塑料瓶包装，则拧开瓶盖置于稳妥处，启开内层瓶盖，必要时消毒瓶口；②无菌溶液是玻璃瓶包装，用启瓶器撬开瓶盖，消毒瓶塞，待干后打开瓶塞	·按无菌原则打开瓶塞，手不可触及瓶口及瓶塞内面，防止污染
3. 倒液　手持无菌溶液瓶，瓶签向掌心，旋转溶液瓶倒出少许溶液冲洗瓶口，再由原处倒出需要量溶液至无菌容器中（图4-4-11）	·避免溶液沾湿瓶签 ·瓶口不得触及容器口，倒溶液时高度适宜，不得使溶液溅出
4. 盖塞　倒出所需溶液后立即盖好瓶塞	·必要时消毒后盖好，以防溶液污染
5. 记录　在瓶签上注明开瓶日期及时间并签名	·已开启的溶液应在 24 h 内使用 ·剩余的溶液只能用于清洁操作
6. 整理　按要求整理用物	·产生的医疗废物（棉签等）弃置于医疗废物收集容器内

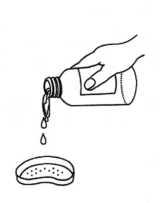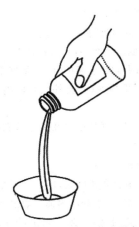

(a) 冲洗瓶口　　　　　(b) 倒无菌溶液至无菌容器中

图 4-4-11　倒取无菌溶液

【评价】

（1）无菌溶液未受污染。

（2）倾倒时未到处飞溅，能满足临床治疗需要。

【注意事项】

（1）严格遵守无菌技术操作原则。

（2）不可将无菌纱布或棉签伸入无菌溶液瓶内蘸取溶液；倾倒溶液时，瓶口不得触及容器口；已倒出的溶液不可再倒回瓶内，以免污染剩余溶液。

（3）已开启的无菌溶液，应在 24 h 内使用，余液用于清洁操作。

（六）戴、脱无菌手套法

1. 目的　避免病原微生物通过医务人员的手引起疾病的传播和污染环境，起到双向保护的作用。

2. 操作

【评估】

（1）环境　清洁、宽敞、明亮、定期消毒，操作台面清洁、平坦、干燥。

（2）物品　无菌手套大小合适、在有效期内。

【计划】

（1）护士准备　仪容仪表符合规范，修剪指甲，洗手，戴口罩。

（2）用物准备　无菌手套、弯盘、医疗废物收集容器、生活废物收集容器。

（3）环境准备　清洁、宽敞、明亮、定期消毒。

【实施】

戴、脱无菌手套法的操作步骤见表 4-4-6。

表 4-4-6　戴、脱无菌手套法的操作步骤

操 作 步 骤	要点与说明
1. 检查并核对　无菌手套袋外的号码、灭菌日期、包装是否完整、干燥	• 手套大小合适，以免影响操作
2. 打开手套袋　将手套袋平放于清洁、干燥的台面上，打开（图 4-4-12）	• 必要时双手涂抹滑石粉 • 不得在操作台上涂抹滑石粉
3. 取、戴手套 ★分次取、戴法（图 4-4-13） （1）一手掀开手套开口处，另一手捏住一只手套的反折部分（手套内面），取出手套，对准五指戴上 （2）用未戴手套的手掀起手套的外口，戴好手套的手伸入另一只手套的反折内面（手套外面），取出手套，对准五指戴上 （3）将后一只戴好的手套翻边套在工作服衣袖外面，同法套好另一只手套	• 手不可触及手套的外面（无菌面） • 手套外面（无菌面）不可触及非无菌物品 • 未戴手套的手不可触及手套的外面（无菌面），戴好手套的手不可触及手套的内面（非无菌面） • 戴好手套的手保持在腰部以上水平、视线范围内
★一次性取、戴法（图 4-4-14） （1）两手同时掀开手套袋开口处，用一手拇指和示指捏住两只手套的反折部分（手套的内面），取出手套 （2）将两只手套五指对准，先戴一只手，再以戴好手套的手指伸入另一手套的反折内面（手套的外面即无菌面），对准五指戴好 （3）将后一只戴好的手套的翻边部分套在工作服衣袖外面，同法套好另一只手套	• 要点同分次取、戴法

续表

操 作 步 骤	要点与说明
4. 检查调整　双手对合交叉调整手套位置,检查手套有无破损、漏气	·手套颈部须套住工作服的袖口 ·发现破损、漏气,立即更换
5. 脱手套　操作完毕,用戴着手套的手捏住另一手套腕部外面,翻转脱下,再用脱下手套的手伸入另一手套的内面,翻转脱下	·脱下手套的手只能触及手套的内面(非无菌面) ·勿使手套外面(污染面)接触到皮肤 ·不可强拉手套
6. 操作后处理　按要求整理用物;洗手、脱口罩	·将手套弃置于医疗废物收集容器内,一次性手套包装袋弃置于生活废物收集容器内

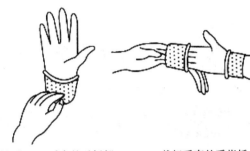

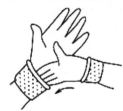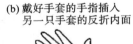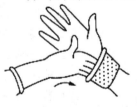

(a) 一手捏住一只手套的反折部分,另一手对准五指戴上手套　　(b) 戴好手套的手指插入另一只手套的反折内面

(c) 将一只手套的翻边套在工作服衣袖外面　　(d) 将另一只手套的翻边套在工作服衣袖外面

图 4-4-12　无菌手套放置　　　图 4-4-13　分次取、戴无菌手套法

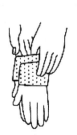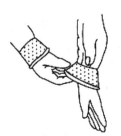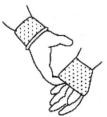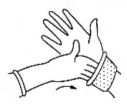

(a) 两手指捏住两只手套的反折部分,对准五指　(b) 戴好手套的手指插入另一只手套的反折内面　(c) 将一只手套的翻边套在工作服衣袖外面　(d) 将另一只手套的翻边套在工作服衣袖外面

图 4-4-14　一次性取、戴无菌手套法

【评价】

(1) 手套无破损、无污染。

(2) 操作者的手未被污染。

【注意事项】

(1) 严格执行无菌技术操作原则。

(2) 操作前检查手套的大小是否合适。

(3) 未戴手套的手只能触及手套的内面(非无菌面),不可触及手套外面(无菌面),已戴手套的手不可触及手套的内面(非无菌面),戴好手套的手不可触及任何非无菌物品。

(4) 手套戴好后,双手应始终保持在腰部或操作台面以上视线范围内的水平。

(5) 如发现手套破损或可疑污染应立即更换。

(6) 脱手套时,避免强拉,应翻转脱下,操作者的皮肤不可接触手套的外面,保护自己,手套脱下后应洗手。

(7) 一次性手套应一次性使用;戴手套不能代替洗手;诊疗护理不同患者之间应更换手套。

第五节　隔离技术

案例引导

王先生,40岁,近3周自觉乏力、食欲下降、间断咳白色黏痰,伴有午后低热,夜间盗汗。门诊拟诊断"肺结核"收入院。查体:面色苍白,呼吸急促,肺部可闻及湿啰音。胸部X片显示:两侧肺野密布粟粒状阴影。诊断为急性粟粒性肺结核。请思考:

(1) 对此患者应采取哪种隔离方式?应采取哪些隔离措施?

(2) 患者出院后如何进行终末消毒?

隔离是采用各种方法、技术,将传染病患者、高度易感人群分别安置在指定的地方,暂时避免和周围人群接触,防止病原体从患者及携带者传播给他人的措施。隔离分为传染性隔离和保护性隔离。通过隔离,可以控制感染源,切断传播途径,保护易感人群。隔离技术的目的是防止病原微生物在人群中扩散,最终控制和清除感染源。

一、概述

(一) 隔离区域划分及要求

1. 清洁区　指进行传染病诊治的病区中不易受到患者血液、体液和病原微生物等物质污染及传染病患者不应进入的区域,包括医务人员的值班室、卫生间、男女更衣室、浴室以及储物间、配餐间等。

隔离要求:工作人员接触患者后,需消毒手、脱去隔离衣及鞋后方可进入清洁区;患者及患者接触过的物品未经消毒处理不得进入清洁区。

2. 潜在污染区　也称半污染区,指进行传染病诊治的病区中位于清洁区与污染区之间,有可能被患者血液、体液和病原微生物等物质污染的区域,包括医务人员的办公室、治疗室、护士站、患者用后的物品、医疗器械等的处理室、内走廊等。

隔离要求:患者或穿隔离衣的工作人员通过走廊时,不得接触墙壁、家具等;各类检验标本放置在指定的存放盘和架上,检验后的标本及容器等应严格按要求分别处理。

3. 污染区　指进行传染病诊治的病区中传染病患者和疑似传染病患者接受诊疗的区域,包括被其血液、体液、分泌物、排泄物污染物品暂存和处理的场所。污染区包括病室、处置室、污物间以及患者入院、出院处理室等。

隔离要求:污染区的物品未经消毒处理,不得带到他处;工作人员进入污染区时,必须穿隔离衣,戴口罩、帽子,必要时换隔离鞋;离开前脱隔离衣、鞋、并消毒双手,室内须定时消毒。

4. 两通道　指进行传染病诊治的病区中的医务人员通道和患者通道。医务人员通道、出入口设在清洁区一端,患者通道、出入口设在污染区一端。

5. 缓冲间　指进行传染病诊治的病区中清洁区与潜在污染区之间、潜在污染区与污染区之间设立的两侧均有门的小室,为医务人员的准备间。

6. 负压病区(房)　指通过特殊通风装置,使病区(房)的空气按照由清洁区向污染区流动,使病区(房)内的压力低于室外压力。负压病区(房)排出的空气须经处理,确保对环境无害。

(二) 建筑布局划分与隔离要求

根据患者获得感染危险性的程度,可将医院建筑区域划分为 4 类:①低危险区域:包括行政管理区、教学区、图书馆、生活服务区等。②中等危险区域:包括普通门诊、普通病房等。③高危险区域:包括感染疾病科(门诊、病房)等。④极高危险区域:包括手术室、重症监护病房、器官移植病房等。

隔离要求:①根据建筑分区的要求,同一等级分区的科室宜相对集中,高危险区域的科室宜相对独立,宜与普通病区和生活区分开。②应明确服务流程,保证洁、污分开,防止因人员流程、物品流程交叉导致污染。③通风系统应区域化,防止区域间空气交叉污染。④应配备合适的手卫生设施。

1. 呼吸道传染病病区的建筑布局与隔离要求　适用于经呼吸道传播疾病患者的隔离。

(1) 建筑布局　呼吸道传染病病区应设在医院相对独立的区域,分为清洁区、潜在污染区和污染区,应设立两通道和三区之间的缓冲间。开启缓冲间门时,两侧的门不应同时打开,以减少区域之间空气流通。经空气传播疾病的隔离病区,应设置负压病房,病房的气压宜为 $-30\ \mathrm{Pa}$,缓冲间的气压宜为 $-15\ \mathrm{Pa}$。

(2) 隔离要求　①应严格服务流程和三区的管理,各区之间界线清楚,标识明显。②病室内应有良好的通风设施。③各区应安装适量的非手触式开关的流动水洗手池。④不同种类传染病患者应分室安置。⑤疑似患者应单独安置。⑥受条件限制的医院,同种疾病患者可安置于一室,两病床之间距离不少于 $1\ \mathrm{m}$。

2. 感染性疾病病区的建筑布局与隔离要求　适用于主要经接触传播疾病患者的隔离。

(1) 建筑布局　应设在医院相对独立的区域,远离儿科病房、重症监护病房和生活区。设单独出入口和出入院处理室。如医院规模小,可在建筑物的一端设立感染性疾病病区。

（2）隔离要求　①应分区明确，标识清楚。②不同种类的感染性疾病患者应分室安置；每间病室不应超过 4 人，病床间距应不少于 1 m。③病室应通风良好，自然通风或安装通风设施，以保证病室内空气清新。④应配备适量非手触式开关的流动水洗手设施。

3. 普通病区的建筑布局与隔离要求

（1）建筑布局　在病区的末端，应设一间或多间隔离病室。

（2）隔离要求　①感染性疾病患者与非感染性疾病患者宜分室安置。②受条件限制的医院，同种感染性疾病、同种病原体感染患者可安置于一室，病床间距宜大于 0.8 m。③病情较重的患者宜安置于单人间。④病室床位数单排不应超过 3 床，双排不应超过 6 床。

4. 门诊的建筑布局与隔离要求

（1）建筑布局　①应单独设立出入口，设置问讯处、预检分诊点、挂号处、候诊室、诊断室、检查室、治疗室、交费窗口、取药窗口等区域，流程清楚，路径便捷。②儿科门诊应自成一区，出入方便，并设预检分诊点、隔离诊查室等。③感染疾病科门诊应符合国家有关规定。

（2）隔离要求　①普通门诊、儿科门诊、感染疾病科门诊宜分开挂号、候诊。②诊室应通风良好，应配备适量的流动水洗手设施和/或配备速干手消毒剂。③应建立预检分诊制度，发现传染病患者或疑似传染病患者，应到专用隔离诊室或引导患者至感染疾病科门诊诊治，可能污染的区域应及时消毒。

5. 急诊科（室）的建筑布局与隔离要求

（1）建筑布局　①应设单独出入口、预检分诊点、诊查室、隔离诊查室、抢救室、治疗室、观察室等。②有条件的医院宜设挂号处、收费窗口、取药窗口、化验窗口、X 线检查窗口、手术室等。③急诊观察室床间距应不小于 1.2 m。

（2）隔离要求　①应严格落实预检分诊制度，及时发现传染病患者及疑似患者，及时采取隔离措施。②各诊室内应配备非手触式开关的流动水洗手设施和/或配备速干手消毒剂。③急诊观察室应按病室要求进行管理。

（三）隔离的管理要求

（1）建筑布局应符合医院卫生学要求，并应具备隔离预防的功能，区域划分应明确、标识清楚。

（2）应根据国家的有关法规，结合本医院的实际情况，制定隔离预防制度并实施。

（3）隔离的实施应遵循标准预防和基于疾病传播途径的预防的原则。

（4）应加强传染病患者的管理，包括隔离患者，严格执行探视制度。

（5）应采取有效措施，管理感染源、切断传播途径和保护易感人群。

（6）应加强医务人员隔离与防护知识的培训，提供合适、必要的防护用品，正确掌握常见传染病的传播途径、隔离方式和防护技术，熟练掌握操作规程。

（7）医务人员的手卫生、隔离区域的消毒应符合国家有关规定。

二、隔离的原则

1. 一般消毒隔离

（1）悬挂隔离标识。根据隔离种类，病室门口和病床应悬挂不同隔离标识。门口备有浸消毒液的脚垫，洗手及手消毒设施，挂隔离衣用的悬挂架（柜或壁橱）等。

（2）工作人员进入隔离区要求：工作人员进入隔离区必须戴工作帽、口罩，穿隔离衣，必要时换隔离鞋;在穿隔离衣前,须计划周密,并备齐所用物品,各项诊疗护理操作有计划并集中进行,以减少穿、脱隔离衣及消毒手的频率;穿隔离衣后,只能在规定范围内活动,一切诊疗护理操作均应严格遵守隔离规程;接触患者或污染物品后必须消毒双手,离开隔离区时须脱下隔离衣、鞋,并消毒双手;不得将隔离衣、鞋等物品带入清洁区。

（3）隔离病室物体表面及空气应每日消毒,应达到Ⅳ类环境消毒要求,根据隔离类型确定消毒次数。

（4）患者接触过的物品或落地的物品应视为污染;污染物品不得放于清洁区内,任何污染物品必须先经过消毒后再处理;患者接触过的用物,须经严格消毒后方可递交,如患者的衣物、信件、票证、书籍等须经消毒处理后才能交家属带回;患者的生活用品如餐具、脸盆、便器等专人专用,每周消毒、床单、衣物等消毒后清洗;被褥、床垫等定期消毒;患者的排泄物、分泌物、呕吐物须按规定经消毒处理后方可排放;需送出病区处理的物品,应放入专用污物袋,密封保存、运送,袋外标有明显标志,不宜消毒的物品放在塑料袋内避污。

（5）严格执行陪探视制度,陪探视人员进出隔离区域应根据隔离种类采取相应的隔离措施。向家属宣传、解释遵守隔离要求和制度的重要性。

（6）评估患者的心理情况,满足患者的心理需要,尽量帮助其减轻因隔离而产生的恐惧、孤独、自卑等心理反应。

（7）患者的传染性分泌物经三次培养,结果均为阴性或确认已度过隔离期,经医生开出医嘱方可解除隔离。

2. 终末消毒处理　指对转科、出院或死亡的患者及其所住的病室、用物、医疗器械等进行的消毒处理。

（1）患者的终末处理　患者转科或出院前应洗澡、更衣,个人用物需经消毒后带出隔离区。死亡患者,衣物原则上一律焚烧,尸体须用消毒剂消毒处理,并用消毒液棉球塞住口、鼻、耳、肛门或瘘管等孔窍;有伤口者要更换敷料;最后用一次性尸单包裹尸体,送传染科太平间。

（2）患者床单位的终末处理　封闭病室门窗,打开床头桌、摊开被褥、竖起床垫,用消毒液熏蒸或紫外线照射消毒;消毒后打开门窗,用消毒液擦洗家具、地面;被服类消毒处理后再清洗。

三、隔离种类与措施

隔离的实施主要是在遵循标准预防的基础上,实施两大类隔离:一是基于疾病传播途径的隔离;二是基于保护易感人群的隔离。

标准预防是指基于患者的血液、体液、分泌物（不包括汗液）、非完整皮肤和黏膜均可能含有感染性因子的情况,针对医院所有患者和医务人员采取的一组预防感染措施。标准预防的措施包括根据预期可能的暴露选用手套、隔离衣、口罩、护目镜或防护面屏等防护用物,手卫生,也包括处理患者环境中污染的物品与医疗器械,其目的在于尽最大可能来降低医务人员与患者之间、患者与患者之间微生物传播的危险性,起到双向防护的作用。

（一）基于不同传播途径疾病的隔离与预防

感染性微生物的传播途径主要有三种:接触传播、空气传播、飞沫传播。当一种疾病可能有多种传播途径时,应在标准预防的基础上,采取相应传播途径的隔离与预防措施。

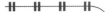

1. 接触传播的隔离与预防　经接触传播的疾病如肠道感染、多重耐药菌感染、皮肤感染等，针对这类患者，应在标准预防的基础上，采取以下隔离与预防措施。

（1）隔离病室用蓝色隔离标识。

（2）患者的隔离：①确诊或可疑患者应安置在单人隔离病室。②应限制患者的活动范围并减少转运，如需要转运时，应采取有效措施，减少对其他患者、医务人员和环境表面的污染。

（3）医务人员的防护：①接触隔离患者的血液、体液、分泌物、排泄物等物质时，应戴手套；离开隔离病室前，接触污染物品后应摘除手套，洗手和/或手消毒。手上有伤口时应戴双层手套。②进入隔离病室，从事可能污染工作服的操作时，应穿隔离衣；离开病室前，脱下隔离衣，按要求悬挂；每天更换清洗与消毒或使用一次性隔离衣，用后按医疗废物管理要求进行处置。接触甲类传染病（鼠疫、霍乱）应按要求穿脱防护服，离开病室前，脱去防护服，防护服按医疗废物管理要求进行处置。

2. 空气传播的隔离与预防　经空气传播疾病是由悬浮于空气中、能在空气中远距离传播（＞1 m），并长时间保持感染性的飞沫传播的一类疾病，包括经空气传播疾病（如开放性肺结核）和优先经空气传播疾病（如麻疹和水痘）。这类疾病应在标准预防的基础上，采取以下隔离与预防措施。

（1）隔离病室用黄色隔离标识。

（2）患者的隔离：①疑似或确诊的患者宜安置在负压病区（房）中。疑似患者应安置在单人间，确诊的同种病原体感染的患者可安置于同一病室，床间距不小于1.2 m。无条件收治呼吸道传染病患者的医疗机构，对暂不能转出的患者，应安置在通风良好的临时留观病室或空气隔离病室。②转运时，工作人员应做好经空气传播疾病的个人防护，转运中避免进行产生气溶胶的操作。转运过程中若使用转运车辆，应通风良好，有条件的医疗机构可采用负压转运车。转运完成后，应及时对转运车辆进行终末消毒。③当患者病情容许时，应戴外科口罩，定期更换，并限制其活动范围。④应制定探视制度，并限制探视人数和时间。⑤患者应使用专用痰杯，口鼻分泌物须经严格消毒后再倾倒，患者专用痰杯要定期消毒，污染后的敷料应装袋做标记后焚烧或做消毒—清洁—消毒处理。⑥应严格空气消毒。

（3）医务人员的防护：①应严格按照区域流程，在不同的区域，穿戴不同的防护用品，离开时按要求摘脱，并正确处理使用后的物品。②进入确诊或可疑传染病患者房间时，应戴帽子、医用防护口罩；进行可能产生喷溅的诊疗操作时，应戴护目镜或防护面罩，穿防护服，当接触患者及其血液、体液、分泌物、排泄物等物质时应戴手套。

3. 飞沫传播的隔离与预防　接触经飞沫传播的疾病，如百日咳、白喉、流行性感冒、病毒性腮腺炎、流行性脑脊髓膜炎等，在标准预防的基础上，还应采取以下隔离与预防措施。

（1）隔离病室用粉色隔离标识。

（2）患者的隔离：①确诊或可疑患者应安置在单人隔离病室。无条件时，感染同种疾病的患者可同住一室，关闭通向走廊的门窗，防止病原体随空气向外传播；尽量使用隔离病室，远离其他病室或使用负压病房；无条件收治时，应尽快转送至有条件收治呼吸道传染病的医疗机构进行收治，并注意转运过程中医务人员的防护。②当患者病情容许时，应戴外科口罩，定期更换，并限制其活动范围。③患者应使用专用痰杯，口鼻分泌物须经严格消毒后再倾倒，患者专用痰杯要定期消毒，污染后的敷料应装袋做标记后焚烧或做消毒—清洁—消毒处理。④患者之间，患者与探视者之间相隔距离在1 m以上，探视者应戴外科口罩。⑤加强通风,或进行空气的消毒。

(3) 医务人员的防护:①医务人员防护用品选用应按照分级防护的原则,进入确诊或疑似空气传播疾病患者房间时,应佩戴医用防护口罩或呼吸器;根据暴露级别选戴帽子、手套、护目镜或防护面罩,穿隔离衣。②工作人员应确保医用防护口罩在安全区域最后脱卸。③使用后的一次性个人防护用品应弃置于医疗废物袋内;可重复使用的个人防护用品应清洗、消毒或灭菌后再用。④医务人员发生经空气传播疾病职业暴露时,应采取相应的免疫接种和(或)预防用药等措施。经空气传播疾病医务人员的分级防护要求见表 4-5-1。

表 4-5-1　经空气传播疾病医务人员的分级防护要求

防护级别	使用情况	防护用品									
		外科口罩	医用防护口罩	防护面罩或护目镜	手卫生	乳胶手套	工作服	隔离衣	防护服	工作帽	鞋套
一般防护	普通门(急)诊、普通病房医务人员	+	−	−	+	±	+	−	−	−	−
一级防护	发热门诊与感染疾病科医务人员	+	−	−	+	+	+	+	−	+	−
二级防护	进入疑似或确诊经空气传播疾病患者安置地或为患者提供一般诊疗操作	−	+	±	+	+	+	±★	±★	+	+
三级防护	为疑似或确诊患者进行产生气溶胶操作时	−	+	+	+	+	+	−	+	+	+

注:"＋"应穿戴的防护用品;"－"不需穿戴的防护用品;"±"根据工作需要穿戴的防护用品;"±★"为二级防护级别中,根据医疗机构的实际条件,选择穿隔离衣或防护服。

4. 其他传播途径疾病的隔离与预防　应根据疾病的特性,采取相应的隔离与防护措施。

（二）基于保护易感人群的隔离与预防

保护性隔离又称反向隔离,适用于抵抗力低或极易感染的患者,如早产儿、严重烧伤患者、白血病患者、器官移植患者、免疫缺陷患者等。应在标准预防的基础上,采取以下隔离措施。

（1）设专用隔离室,患者应住单间病室,室外悬挂明显的隔离标识。

（2）为了保护患者,凡进入病室的人员应穿戴灭菌的隔离衣、口罩、帽子、拖鞋等。隔离衣的外面为清洁面,内面为污染面。

（3）接触患者前后及护理不同患者均应洗手。

（4）病室保持正压通风,定时换气;室内空气、地面、家具均应严格消毒。

（5）患者的排泄物、引流物,被血液、体液污染的物品,应及时分装密闭,标记后送指定地点。

（6）凡患呼吸道疾病或咽部带菌者,包括工作人员均应避免接触患者。原则上不予探视,探视者需进入隔离病室时应采取相应的措施。

四、隔离技术基本操作

各项隔离技术操作的目的是保护医务人员和患者,避免出现感染和交叉感染,医务人员在执行各项操作的过程中,应加强手卫生,根据情况使用帽子、口罩、手套、护目镜、隔离衣、防护服等防护用品。

（一）帽子、口罩的使用

帽子可以防止操作人员的头屑、头发飘落、散落或头发被污染,帽子分为布帽子和一次性帽子。

口罩可以阻止有害物质进入呼吸道,也能防止飞沫污染无菌物品或清洁食物等。口罩包括三类:①纱布口罩:能保护呼吸道免受有害粉尘、气溶胶、微生物及灰尘伤害,用于平时清洁工作时使用。②外科口罩:医务人员在有创操作过程中能阻止血液、体液和飞溅物传播,通常为一次性使用的无纺布口罩,有可弯折鼻夹,多为夹层,外层可防水,中层能过滤超过90%的5 μm颗粒,内层可吸湿。常用于一般诊疗活动、手术室工作,护理免疫功能低下者或有感冒、发烧、咳嗽等症状的患者时使用。③医用防护口罩:能阻止经空气传播直径小于5 μm感染因子和近距离($<$1 m)经飞沫传播的疾病的口罩,常用于与经空气传播或近距离接触飞沫传播的呼吸道传染病患者接触时使用。临床工作中,应根据不同的操作要求选用不同种类的口罩。

1. 目的 保护工作人员和患者,防止发生感染和交叉感染。

2. 操作

【评估】

患者的病情、病种及隔离种类。

【计划】

（1）护士准备 仪容仪表符合规范,修剪指甲,洗手。

（2）用物准备 根据需要准备合适的帽子、口罩。

（3）环境准备 清洁、宽敞、明亮、定期消毒。

【实施】

使用帽子、口罩的操作步骤见表4-5-2。

表4-5-2 使用帽子、口罩的操作步骤

操 作 步 骤	要点与说明
1. 洗手	
2. 戴帽子	·帽子大小合适,能遮住全部头发
3. 戴口罩	·根据不同用途选择口罩,口罩要求干燥、无破损、无污渍
★戴纱布口罩 口罩罩住口、鼻、下巴,将口罩下方系带系于颈后,上方带子系于头顶中部	·必须罩住口鼻,保持清洁、干燥,每2～4 h更换一次

续表

操 作 步 骤	要 点 与 说 明
★戴外科口罩 （1）将口罩罩住鼻、口及下巴，口罩下方系带系于颈后，上方系带系于头顶中部（图 4-5-1） （2）将双手指尖放在鼻夹上，从中间位置开始，用手指向内按压，并逐步向两侧移动，根据鼻梁形状塑造鼻夹 （3）调整系带的松紧度	• 如系带是耳套式，分别将系带系于左右两耳 • 用两只手按压鼻夹，不宜用一只手按压 • 确保不漏气
★戴医用防护口罩（图 4-5-2） （1）一手托住口罩，有鼻夹的一面背向外 （2）将口罩罩住鼻、口及下巴，鼻夹部位向上紧贴面部 （3）用另一只手将下方系带拉过头顶，放在颈后双耳下 （4）将上方系带拉至头顶中部 （5）将双手指尖放在金属鼻夹上，从中间位置开始，用手指向内按鼻夹，并分别向两侧移动和按压，根据鼻梁的形状塑造鼻夹 （6）检查：将双手完全盖住口罩，快速呼气，检查口罩的闭合性，如有漏气应调整鼻夹位置	 • 不宜用一只手按压 • 确保不漏气
4. 摘口罩　洗手后，先解开下面的系带，再解开上面的系带，用手仅捏住口罩的系带丢至医疗废物容器内	• 不要接触口罩外侧面（污染面） • 一次性口罩弃置于黄色医疗废物袋内
5. 脱帽子　洗手后脱下帽子	• 一次性帽子弃置于黄色医疗废物袋内

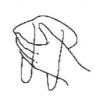
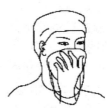

(a) 一手托住口罩，有鼻夹的一面背向外

(b) 口罩罩住鼻、口及下巴，鼻夹部位向上紧贴面部

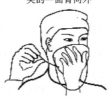

(c) 将下方系带拉过头顶，放在颈后双耳下

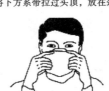

(d) 双手指尖放在金属鼻夹上，根据鼻梁的形状塑造鼻夹

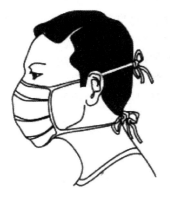

图 4-5-1　外科口罩佩戴方法

图 4-5-2　医用防护口罩佩戴方法

【评价】

（1）戴帽子、口罩方法正确。

（2）脱帽子、口罩方法正确。

（3）帽子、口罩没有受到污染。

【注意事项】

（1）使用帽子的注意事项：①进入污染区和洁净环境前、进行无菌操作时应戴帽子。②帽子应大小合适，能遮住全部头发。③如果帽子被患者血液、体液污染，应及时更换。④一次性帽子应一次性使用，用后弃置于医疗废物袋内集中处理。⑤保持帽子清洁、干燥，如为布制帽子，应每天更换与清洁。

（2）使用口罩的注意事项：①应根据不同的操作选用不同种类的口罩。②保持口罩的清洁、干燥，口罩潮湿或受到患者血液、体液污染后，应及时更换。③医用外科口罩只能一次性使用，纱布口罩应每天更换，清洁与消毒，如污染后应及时更换。④正确佩戴口罩，不应只用一只手捏鼻夹，戴上口罩后，不可将口罩悬挂在胸前，更不应用污染的手触及口罩。⑤每次佩戴医用防护口罩进入工作区域之前，应进行密合性检查，医用防护口罩的效能可持续 6～8 h，遇污染或潮湿，应及时更换。⑥脱口罩前后应洗手，使用后的一次性口罩弃置于医疗废物袋内集中处理。

（二）护目镜、防护面罩的使用

护目镜是防止患者的血液、体液等具有感染性物质溅入人体眼部的用品；防护面罩是防止患者的血液、体液等具有感染性物质溅到人体面部的用品。

当出现下列情况时应使用护目镜或防护面罩：①在进行诊疗、护理操作，可能发生患者血液、体液、分泌物等喷溅时；②当近距离接触经飞沫传播的传染病患者时；③为呼吸道传染病患者进行气管切开、气管插管等近距离操作，可能发生患者血液、体液、分泌物喷溅时，应使用全面型防护面罩。

佩戴护目镜、防护面罩的方法：佩戴护目镜、防护面罩前应检查有无破损，佩戴装置有无松动；戴上护目镜或防护面罩，调节舒适度。

摘护目镜或防护面罩的方法：摘除时，应捏住护目镜或防护面罩靠近耳朵或头部的一边摘掉，放入回收或医疗废物容器内；重复使用的护目镜及防护面罩每次使用后应清洁与消毒。离开隔离区前应对佩戴的护目镜或防护面罩进行消毒。

（三）穿、脱隔离衣

隔离衣是用于保护医务人员避免受到血液、体液和其他感染性物质污染，或用于保护患者避免感染的防护用品。根据与患者接触的方式，包括接触感染性物质的情况和隔离衣阻隔血液和体液的可能性来选择是否穿隔离衣和选择适宜型号的隔离衣。

当出现下列情况时应穿隔离衣：①接触经接触传播的感染性疾病患者，如传染病患者、多重耐药菌感染患者等时；②对患者实行保护性隔离时，如大面积烧伤、骨髓移植等患者的诊疗、护理时；③可能受到患者血液、体液、分泌物、排泄物喷溅时。

1. 目的　保护医务人员避免受到血液、体液和其他感染性物质的污染，或用于保护性隔离时，保护患者免受感染。

2. 操作

【评估】

患者的病情、病种，治疗与护理要求，隔离种类及措施。

【计划】

（1）护士准备　仪容仪表符合规范，修剪指甲，戴口罩。

（2）用物准备 隔离衣、挂衣架、手消毒用物、医疗废物收集容器。

（3）环境准备 清洁、宽敞、明亮、定期消毒。

【实施】

穿、脱隔离衣技术的操作步骤见表4-5-3。

穿、脱隔离衣
技术操作视频

表 4-5-3 穿、脱隔离衣技术的操作步骤

操 作 步 骤	要点与说明
★穿隔离衣（图4-5-3） 1. 穿隔离衣前 洗手，再次检查所戴帽子、口罩是否符合规范要求，取下手表，卷袖过肘	• 帽子遮住全部头发，口罩遮住口鼻
2. 取衣 手持衣领取下隔离衣，将隔离衣清洁面向自己，向外推衣领中部，使衣领成四折，一手持衣领，露出肩袖内口	• 如隔离衣已被穿过，隔离衣衣领和内面视为清洁面，外面视为污染面
3. 穿袖 一手持衣领将衣领向上拉，另一手伸入袖内向上抖动，露出同侧手腕；换手，持衣领，同法穿好另一衣袖	
4. 系领口 双手上举，将双侧衣袖尽量抖动过前臂中段；双手以衣领中央为基点，由领子中央顺着边缘由前向后系好衣领	• 方便系领口 • 系衣领时袖口不可触及衣领、面部和帽子
5. 系袖口 扣好袖口或系上袖带	
6. 系腰带 将隔离衣一边（约在腰下5 cm）处渐向前拉，见到衣边边缘捏住，同法捏住另一侧衣边边缘，双手在背后将衣边边缘对齐，向一侧折叠，一手按住折叠处，另一手将腰带拉至背后折叠处，将腰带在背后交叉，回到前面将带子系好	• 手不能触及隔离衣的清洁面 • 两侧开口边缘对齐，内面对内面，如隔离衣后侧下方有衣扣，则扣上衣扣 • 隔离衣穿好后，双臂保持在腰部以上，视线范围内；不得进入清洁区
★脱隔离衣（图4-5-4） 1. 解腰带 解开腰带，在前面打一活结	
2. 解袖口 解开袖口，将衣袖拉至肘部，将部分衣袖轻塞入工作服内，暴露双手及前臂	• 避免手触及衣袖的内面 • 不可使衣袖外侧塞入工作服袖内
3. 消毒双手	• 不能沾湿隔离衣
4. 解衣领 解开领口带子（或领扣）	• 手只能接触隔离衣的衣领及内面
5. 脱衣袖 一手伸入另一手手腕部袖内，拉下袖子过手，再用遮盖着的手握住另一衣袖的外面，拉下袖子，双手转换逐渐从袖管中退出，脱下隔离衣	• 衣袖不可污染手及手臂 • 双手不可触及隔离衣外面
6. 处理 一手握住领子，另一手将隔离衣两边对齐，挂在衣架上	• 污染面向外悬挂污染区；如果悬挂在半污染区，则清洁面向外 • 不再使用时，将脱下的隔离衣污染面向内，卷成包裹状，如为一次性隔离衣则弃置于医疗废物容器内；重复使用的隔离衣应放入回收袋中，清洗消毒后备用
7. 脱帽子 洗手后脱下帽子	• 一次性帽子弃置于医疗废物容器内

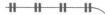

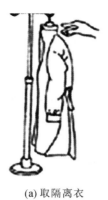
(a) 取隔离衣

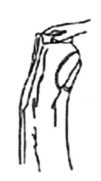
(b) 清洁面朝向制剂, 漏出肩袖内口

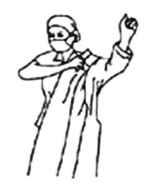
(c) 穿一只衣袖

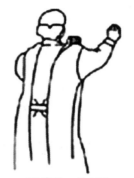
(d) 穿另一只衣袖

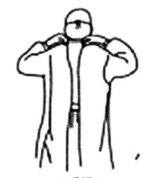
(e) 系领口

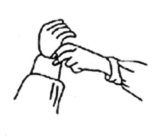
(f) 系袖口

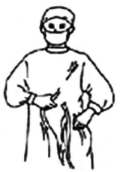
(g) 将一侧衣边拉到前面

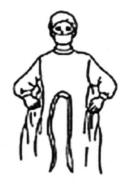
(h) 同法拉另一边

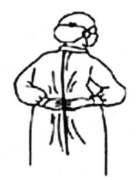
(i) 将两侧衣边对齐

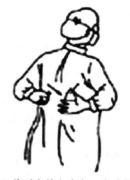
(j) 将对齐的衣边向一边对齐

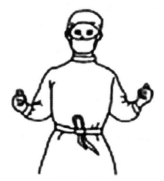
(k) 扎腰带

图 4-5-3 穿隔离衣

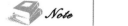

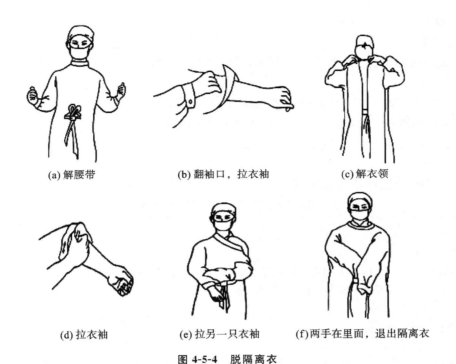

| (a) 解腰带 | (b) 翻袖口，拉衣袖 | (c) 解衣领 |
| (d) 拉衣袖 | (e) 拉另一只衣袖 | (f) 两手在里面，退出隔离衣 |

图 4-5-4　脱隔离衣

【评价】

（1）隔离衣清洁、干燥，大小合适。

（2）隔离衣的清洁面未受到污染。

（3）隔离衣未污染清洁物品及环境。

【注意事项】

（1）穿隔离衣前应准备好操作中所需物品。

（2）隔离衣只限在规定区域内穿脱，穿前应检查隔离衣，隔离衣长短合适，需完全遮盖内面工作服，并完好无损。

（3）穿隔离衣时，勿使衣袖触及面部、衣领及工作帽，脱隔离衣时，应注意避免污染。

（4）隔离衣应每日更换，如发现有潮湿、污染或破损应立即更换。

（5）隔离衣穿好后，双臂保持在腰部以上，视线范围内；不得进入清洁区，避免接触清洁物品。

（6）脱下的隔离衣如还需使用时，如挂在半污染区，清洁面向外；挂在污染区，则污染面向外。

（四）穿、脱防护服

防护服是医务人员在接触甲类传染病（如鼠疫、霍乱）或按甲类传染病管理的传染病患者时所穿的一次性防护用品。其应具有良好的防水性、抗静电性、过滤效率和无皮肤刺激性，穿脱方便，结合部严密，袖口、脚踝口应为弹性收口。

当出现下列情况时应穿防护服：①医务人员在接触甲类传染病或按甲类传染病管理的传染病患者时。②接触经空气传播或飞沫传播的传染病患者，可能受到患者血液、体液、分泌物、排泄物喷溅时。

1. 目的　保护医务人员和患者，避免感染和交叉感染。

2．操作

【评估】

患者的病情、病种,治疗与护理要求,隔离种类及措施。

【计划】

（1）护士准备　仪容仪表符合规范,修剪指甲,戴口罩。

（2）用物准备　防护服、手消毒用物、医疗废物容器。

（3）环境准备　清洁、宽敞、明亮、定期消毒。

【实施】

穿、脱防护服的操作步骤见表 4-5-4。

表 4-5-4　穿、脱防护服的操作步骤

操作步骤	要点与说明
★穿防护服	
1.穿防护服前　洗手、再次检查所戴帽子、口罩是否符合规范要求,取下手表,卷袖过肘	• 帽子遮住全部头发,口罩遮住口鼻
2.取衣　查对防护服	• 检查防护服是否干燥、完好,大小是否合适,有无穿过;确定内面和外面
3.穿防护服　先穿下衣,再穿上衣,戴好帽子,拉上拉链	• 无论穿连体或分体防护服,均应遵循这个原则
4.脱防护服	• 脱防护服前应先洗手 • 衣袖不得触及面部
★脱分体防护服 （1）拉开拉链 （2）脱帽子:向上提拉帽子,使帽子脱离头部 （3）脱上衣:先脱袖子,再脱上衣,将污染面向里放入医疗废物容器内 （4）脱下衣:由上向下边脱边卷,污染面向里,脱下后置于医疗废物容器内	• 脱防护服后应洗手
★脱连体防护服 （1）拉开拉链 （2）脱帽子:向上提拉帽子,使帽子脱离头部 （3）脱衣服:先脱袖子,再由上向下边脱边卷,污染面向里,直至全部脱下后卷成包裹状,弃置于医疗废物容器内	• 脱防护服后应洗手

【评价】

（1）防护服清洁、干燥、大小合适。

（2）防护服的清洁面未受到污染。

（3）防护服未污染清洁物品及环境。

【注意事项】

（1）防护服在使用前应干燥、完好,大小合适,无破损,只限在规定区域内穿脱。

（2）防护服穿时勿使衣袖触及面部及衣领,脱时应注意避免污染。接触多个同类传染病患者时,可连续使用;接触疑似患者时,应每次更换;防护服被患者血液、体液、污物污染后,应及时更换。

（3）发现防护服有渗漏或破损时应及时更换。

（五）避污纸的使用

避污纸为备用的清洁纸片。使用避污纸拿取物品或做简单隔离操作,可保持双手或物品不被污染,以省略消毒步骤。

1. 目的　保护医务人员双手或物品不被污染。

2. 操作

【评估】

患者的病情、病种,治疗与护理要求,隔离种类及措施。

【计划】

（1）护士准备　仪容仪表符合规范,修剪指甲,洗手,戴口罩。

（2）用物准备　避污纸、手消毒用物、医疗废物容器。

（3）环境准备　清洁、宽敞、明亮、定期消毒。

【实施】

避污纸使用技术的操作步骤见表4-5-5。

表 4-5-5　避污纸使用技术的操作步骤

操 作 步 骤	要点与说明
1. 取用避污纸　取避污纸时要从页面上面抓取,不可掀页撕取	· 保持避污纸一面清洁
2. 使用后　用后应将其放进医疗废物容器内,集中处理	· 不可乱扔,避免污染物品和环境

【评价】

（1）避污纸使用前未被污染,取用方法正确。

（2）使用后的避污纸按规定处理,未污染环境和物品。

第六节　护士职业防护

案 例 引 导

护士小王给一名患者在上臂注射完胰岛素,针头拔出来的一刹那,患者的胳膊突然抬起来,使针头刺破小王的手,该患者是一名乙型肝炎患者,请问:

（1）护士小王该怎么处理伤口？下一步该如何追踪观察？

（2）如何预防针刺伤？

职业防护是近年来医务人员越来越关注的话题,护理人员工作在临床第一线,与患者接触最为密切,职业暴露的危险性很大,在临床工作中职业感染的风险较大。护理人

呼吸卫生和
咳嗽礼仪

103

员只有增强职业安全防范意识,采取防范措施,才能减少职业伤害以保护好自己。

一、职业防护的相关概念及意义

（一）职业防护的相关概念

1. 职业暴露 指从业人员因职业关系而暴露在某种危险因素中,有感染或引发某种疾病的潜在危险的一种状态。

2. 护理职业暴露 指护理人员在诊疗、护理过程中,接触有毒、有害物质或病原微生物,以及受到心理、社会等因素的影响而损害健康或危及生命的职业暴露。

3. 职业防护 指针对可能对机体造成各种伤害的各种职业性有害因素,采取有效措施,避免其发生,或将危害降到最低限度。

4. 护理职业防护 指在护理工作中针对各种职业性有害因素采取有效措施,以保护护士免受职业性有害因素的侵袭,或将其危害降到最低限度。

（二）护理职业防护的意义

1. 科学规避护理职业风险,营造轻松和谐的工作氛围 护理人员应自觉严格遵守护理操作规程,规范职业行为,掌握护理职业防护知识和技能,科学、有效地规避职业风险;良好安全的护理职业环境能增加工作安全感和职业满意度,愉悦身心,提高工作效率。

2. 保证护理人员的健康和安全,提高护理职业的生命质量 有效的护理职业防护,可以减轻职业危险因素对护理人员造成的伤害,最大限度地维护护理人员的健康和安全,提高护理职业的生命质量。

3. 为患者提供优质服务,促进和谐社会发展 有效的护理职业防护可以解除护理人员的后顾之忧,为患者、社会提供优质、高效的护理服务,促进和谐社会发展。

二、护理职业损伤的危险因素

（一）生物因素

生物因素主要指医护人员在诊疗、护理工作过程中,意外接触、吸入或食入的病原微生物或含有病原微生物的污染物。护理人员在工作过程中,常常与感染细菌、病毒、支原体等微生物的各种分泌物、排泄物,患者用过的各种器具和衣物等接触,因而容易受到病原微生物的侵袭,因此,生物因素是影响护理职业安全最常见的职业性有害因素。护理工作环境中主要的生物因素是细菌和病毒。

1. 细菌 护理工作环境中常见的致病菌有葡萄球菌、链球菌、肺炎球菌、大肠埃希菌等,其广泛存在于患者的各种分泌物和排泄物中,也可存在于患者的衣物及用过的器具中,可通过呼吸道、消化道、血液等多种途径侵入机体感染护理人员。

2. 病毒 护理工作环境中常见的病毒有乙型肝炎病毒、丙型肝炎病毒、人类免疫缺陷病毒、冠状病毒等,护理人员因职业性危害感染的疾病中,最常见、最危险的是获得性免疫缺陷综合征、乙型肝炎、丙型肝炎等。

（二）物理因素

1. 锐器伤 锐器伤是最常见的职业性有害因素之一。护理人员在工作中最常接触的锐器物有注射器针头、各种穿刺针、缝针、剪刀、手术刀、安瓿等。锐器伤是导致血源性疾病传播的最主要的职业因素,其中最常见、危害性最大的是获得性免疫缺陷综合征、乙型肝炎、丙型肝炎。

2. 放射性损伤　护理人员在为患者进行放射性诊疗过程中,若防护不当或放射性物质发生泄漏,可能导致放射性损伤,引起皮肤、眼部,甚至血液系统的功能障碍。

3. 温度性损伤　常见的温度性损伤有使用热水瓶、热水袋时所致的烫伤;使用易燃易爆物品如氧气、乙醇等所致的烧伤;使用各种电器如高频电刀、红外线烤灯等所致的灼伤等。

(三) 化学因素

化学因素是指医护人员在诊疗、护理工作过程中,通过多种途径接触到的化学物质。在日常工作中,护理人员长期接触化疗药物、化学消毒剂、麻醉废气等,可对身体造成不同程度的伤害。

1. 化疗药物　护理人员在配制和应用化疗药物、丢弃化疗药物废弃物的过程中,化疗药物均可通过皮肤、呼吸道、消化系统等途径侵入护理人员体内而造成一些潜在危害。长期小剂量接触化疗药物的护理人员可因药物蓄积作用而受到伤害,常表现为白细胞计数减少、自然流产率增高,还可有致癌、致畸、脏器损伤等危险。

2. 化学消毒剂　日常护理工作中,护理人员经常接触到化学消毒剂,如甲醛、戊二醛、过氧乙酸、含氯消毒剂等。如防护措施不到位,化学消毒剂可对人体皮肤、黏膜、呼吸道、神经系统造成影响。轻者可表现为皮肤过敏、流泪、恶心、呕吐等,严重者可致眼结膜灼伤、上呼吸道炎症、喉头水肿和痉挛、化学性支气管炎或肺炎等。长期接触这些化学消毒剂还可能造成脏器损害如肝脏损害、肺纤维化,甚至会损害中枢神经系统等。

3. 麻醉废气　短时吸入麻醉废气可致头痛、注意力不集中、烦躁等症状;长时间吸入麻醉废气,在体内蓄积后,可致慢性氟中毒、致突变、致畸、致癌等。

(四) 其他因素

护理工作过程中,护理人员面对患者痛苦、死亡等负性刺激,担心发生差错事故等而产生压力,处理护患矛盾时产生紧张情绪,以及因人力资源不足等原因使护理人员常处于超负荷工作状态等,这些因素常常会影响护理人员的身心健康,对其造成一定的身心损伤。

三、护理职业暴露及防护措施

护理人员在护理工作过程中可能接触各种各样的有害因素,以下重点介绍常见的护理职业暴露与主要防护措施。

(一) 血源性病原体职业暴露

血源性病原体是指存在于血液和某些体液中的、能引起人体疾病的病原微生物,如乙型肝炎病毒(HBV)、丙型肝炎病毒(HCV)、人类免疫缺陷病毒(HIV)等。

1. 血源性疾病职业暴露的原因

(1) 针刺伤　护理人员在诊疗过程中被污染的针头或其他锐器损伤,针刺伤最容易发生在针头使用后的丢弃环节。

(2) 接触血液和体液的诊疗操作　在进行接触血液、体液的操作时未戴手套,或护理人员手部皮肤发生破损,在可能接触患者的血液、体液时,未戴双层手套,或发生意外,如吸痰时,患者的血液、体液等分泌物喷溅入护士的眼睛、鼻腔中等。

2. 预防措施

(1) 做好标准预防　标准预防的核心内容是将所有的患者均视为具有潜在感染性,即认为患者的血液、体液、分泌物、排泄物均具有传染性,不论是否有明显的血液或是否接触非完整的皮肤与黏膜,接触上述物质者,必须采取防护措施。既要防止经血传播性疾病的传播，又要防止非经血传播性疾病的传播。强调双向防护，既要预防疾病从患者传至医务人员，又要防止疾病从医务人员传给患者。

（2）手卫生　护士在执行诊疗过程中严格执行洗手与手卫生消毒。

（3）做好个人防护　适时使用防护用具，如戴口罩、手套、护目镜，穿隔离衣、防护服等。①戴手套：当接触患者的血液、体液，执行侵入性操作，接触或处理被体液污染的物品和锐器时，护士应戴手套操作，如手上有伤口时，应戴双层手套。②戴口罩、护目镜：处理患者的血液、体液等，有可能被血液、体液、分泌物等物质喷溅到时，应当戴一次性外科口罩或者医用防护口罩、护目镜或者面罩。③穿隔离衣或防护服：护士身体有可能被患者的血液、体液、分泌物和排泄物污染或进行特殊操作时应穿隔离衣或防护服。④安全注射：指在注射时不伤及患者和护士，并保障注射产生的废物不对社会造成危害。⑤医疗废物按规定处理：使用后的一次性医疗用品应置于双层防水医疗废物袋内，密封并贴上特殊标记，由专人回收后处理。

3. 血液、体液暴露后紧急处理　皮肤、黏膜暴露，用肥皂和流动水彻底清洗被污染的皮肤，用生理盐水或无菌水反复冲洗被污染的黏膜。发生暴露后，暴露者应立即就近采取最便利的措施进行彻底冲洗，这是一项清除污染源、阻断接触的疾病措施。

紧急局部处理后，按照职业暴露流程上报相关部门，进行暴露评估和暴露后干预。

4. 发生职业暴露后的暴露风险评估　正确评估暴露风险，可为暴露后是否进行预防性用药提供可靠的依据。发生职业暴露后风险评估主要从以下两个方面进行。

（1）评价源患者　①暴露源的液体类型：如血液、可见体液、其他潜在的传染性液体或组织或浓缩的病毒。②职业暴露类型：经皮肤伤害、经黏膜或破损皮肤接触等。③源患者的血源性病原体感染状态：查验已知源患者的 HBV、HCV、HIV 等病原体的血清学标志物包括核酸载量等；对于血源性病原体不明的源患者，要评估其是否存在感染 HBV、HCV、HIV 的高危因素，如吸毒等。

（2）评价接触护士　通过疫苗接种史，查验其血清学标志物来评估接触者感染的免疫情况。

（二）锐器伤

锐器伤是由医疗锐器如注射器针头、各种穿刺针、缝针、剪刀、手术刀、安瓿等造成的意外损伤。锐器伤是导致护理人员发生血源性传播疾病最主要的职业性因素。

1. 发生锐器伤的原因

（1）医院管理因素　医院培训不够，未开展安全防护教育，对新护士没有进行相关知识的培训。医院防护用品不足，未引进具有安全防护功能的一次性医疗用品等，都是导致锐器伤的原因。

（2）护理人员因素　护理人员自我防护意识淡薄，对锐器伤的危害性认识不足，缺乏防护知识的系统教育，是发生锐器伤的重要原因。操作技术不熟练、不规范等与锐器伤的发生也有密切关系。

（3）患者因素　护士在工作中遇到不配合的患者（如酗酒者）导致操作失误发生锐器伤。

2. 锐器伤的预防措施

（1）提高护理管理者在预防锐器伤中的责任意识　管理者定期对护士进行相关知识的培训，提高护士自我防护意识。

（2）弹性排班　针对锐器伤高发时段，护理管理者排班时要在这些时段增加人员，减少单个护士护理工作量，以降低锐器伤的发生率。

（3）规范锐器使用时的防护   ①抽吸药液要严格遵守无菌技术操作原则。②静脉给药时最好使用三通给药。③使用安瓿制剂时，应先用砂轮划痕后再掰安瓿，掰安瓿时应垫纱布。④规范手术室器械护士的基本操作，如制定完善的手术器械(刀、剪、针等)的摆放及传递的规定。

（4）纠正易引起锐器伤的危险行为   ①禁止用手直接回套针帽。②禁止用双手分离污染的针头和注射器。③禁止用手直接接触针头、刀片。④禁止直接用手传递锐器。⑤禁止用手掰弯或弄直针头。⑥禁止直接接触医疗废物，针头或锐器在使用后立即扔进耐刺的锐器盒内。⑦提倡使用带有保护设计的针头、刀片以及安全的真空采血试管和新型无针注射装置。

（5）严格管理医疗废物   ①管理部门要给科室配备足够的锐器回收器。②封存好的锐器回收器要有清晰的标识。③严格执行医疗废物分类标准，锐器不得与其他医疗废物混放。

（6）与患者沟通   在护理过程中，尽可能与不合作的患者沟通，取得患者及家属的信任，达到治疗与护理目的。

（7）做好护士的健康管理   ①定期体检，必要时接种相应的疫苗。②建立锐器物损伤的上报制度。③建立锐器伤处理流程。④加强对受伤护士的追踪。

3. 锐器伤的应急处理流程

（1）保持镇静   护士受伤后要保持镇静，如戴手套者应按规范迅速脱去手套。

（2）处理伤口   ①应立即从近心端向远心端挤压，尽可能挤出损伤处的血液，禁止在伤口局部挤压，以免产生虹吸现象，使污染血液吸入血管，增加污染的机会。②用肥皂水清洗伤口并在流水下反复冲洗受伤部位。③用 0.5% 碘伏或 75% 乙醇消毒伤口，必要时包扎伤口。禁止局部挤压和吸吮，因为吸吮相当于黏膜暴露。

（3）评估源患者和受伤护士   根据患者血液中含有病原微生物的多少和伤者伤口的深度、范围及暴露时间进行评估，并做相应的处理。

（4）进行血清学检测   锐器损伤后的血清学检测结果与处理措施见表 4-6-1。

（5）及时填写锐器伤登记表，尽早报告护士长、护理部、预防保健科及医院感染管理科。

表 4-6-1   锐器损伤后的血清学检测结果与处理措施

检 测 结 果	处 理 原 则
患者 HBsAg 阳性，受伤护士 HBsAg 阳性或抗-HBs 阳性或抗-HBc 阳性者	无须注射疫苗或乙型肝炎免疫球蛋白(HBIG)
受伤护士 HBsAg 阴性或抗-HBs 阴性且未注射疫苗者	24 h 内注射 HBIG 并注射疫苗。于受伤当天、第 3 个月、第 6 个月、第 12 个月随访和监测
患者抗-HCV 阳性，受伤护士抗-HCV 阴性	于受伤当天、第 3 周、第 3 个月、第 6 个月随访和监测
患者 HIV 阳性，受伤护士 HIV 抗体阴性	(1)经专家评估后立即预防性用药，并医学观察 1 年 (2)于受伤后第 4 周、第 8 周、第 12 周、第 6 个月检查抗体 (3)预防用药原则：若被 HIV 污染的针头刺伤，应在 4 h 内最迟不超过 24 h 进行预防用药。即使超过 24 h 也应实施预防用药

（三）化疗药物职业暴露

化学药物治疗（化疗）是治疗肿瘤的有效途径之一，但很多的化疗药物都是细胞毒性药物，具有远期或近期的毒性作用，在杀伤和抑制癌细胞的同时，对正常的组织细胞也有致畸、致突变及生殖系统损伤等毒性作用。

1. 化疗药物暴露的原因

（1）配置化疗药物时可能发生接触，在振荡过程中由于瓶内压力大，导致化疗药物溢出。

（2）注射过程中可能接触，如注射前排气或注射针头衔接不紧时，导致药物溢出，污染手或工作台。

（3）处理化疗药物使用后的过程中发生接触，污染手或工作服，甚至地面。

（4）接触化疗患者的排泄物、分泌物，如患者的粪便、呕吐物等。

2. 化疗药物防护的两个基本原则 ①工作人员尽量减少与化疗药物接触；②尽量减少化疗药物污染环境。除实施两个基本原则外还应采取教育与干预为主的防护措施。

3. 化疗药物职业暴露的预防措施

（1）强化职业安全教育 强化专业培训，提高防护意识。化疗护士必须经过相关专业培训，包括化疗的基本知识、潜在的职业危害和防护措施等。从而提高护士对化疗药物潜在危害的认识，全面掌握并规范化疗防护操作规程。

（2）配置化疗药物环境要求 配置抗肿瘤药物的区域应为相对独立的空间，应有独立的排风系统，宜在Ⅱ级或Ⅲ级垂直层流生物安全柜内配置，定期监测工作场所药物分布含量。

（3）配药时操作者要求 应戴双层手套（内层为 PVC 手套，外层为乳胶手套，因乳胶手套不防渗，聚氯乙烯手套可防渗但不利于操作，故应先戴聚氯乙烯手套，外面再戴乳胶手套，防止化疗药物直接沾染皮肤或黏膜）、一次性口罩；宜穿防水、无絮状物材料制成的前部完全封闭的隔离衣；可佩戴护目镜；配药操作台面应垫以防渗透吸水垫，污染或操作结束时应及时更换。

（4）配药时注重细节 ①割安瓿前应轻弹其颈部，使附着的药粉降至瓶底，掰安瓿时应垫以纱布，避免药液外溢，或玻璃碎片四处飞溅，防划破手套。②溶解药物时，应将溶媒沿瓶壁缓缓注入瓶底，待药粉浸湿后再搅动，以防药粉溢出。③瓶内药物稀释及抽取药液时，可插入双针头，保持瓶内稳定的压力。④使用较大号针头的一次性注射器，所抽药液以不超过注射器容量 3/4 为宜。⑤药液抽出后放入垫有 PVC 薄膜的无菌盘中备用。

（5）给药时操作者要求 操作者宜戴双层手套和一次性口罩；静脉给药时宜采用全密闭式输注系统。

（6）给药后操作者要求 在完成全部药物配备后，需用 75% 乙醇擦拭操作柜内部和操作台表面，配药后一切废弃物应放入密闭袋中集中处理，操作完毕脱去手套后用肥皂及流动水彻底洗手并沐浴，减少药物的毒副作用。

（7）规范给药操作 ①抗肿瘤药物应由经过专门培训的专业护士给药。②核查医嘱保证正确给药。③注射溶液以软包装输液袋为宜，利于液体输入后的污染物品的处理。④静脉给药时如需从莫菲管加入药物，必须先用无菌纱布围在滴管开口处再进行加药，速度不宜过快，以防药液自管口溢出。

（8）化疗废弃物处置 所有抗肿瘤药物污染物品应丢弃在有毒性药物标识的容器

中。①污染安瓿与药瓶应放置污物袋中封闭,以防其蒸发污染室内空气。②注射器、输液器、针头等均为一次性使用,全部污染物品用后放专用袋中密封处理,标注明显的警示标识。③所有污染物包括用过的防护衣、帽等需经高温焚烧处理。④化疗患者呕吐物及排泄物均含有抗癌剂,因此在处理其呕吐物、尿液、粪便或分泌物时必须戴手套以免沾染皮肤。水池、马桶用后反复用水冲洗。⑤医院内必须设有污水处理装置。

(9)使用抗肿瘤药物的环境中配备溢出包　溢出包内含防水隔离衣、一次性口罩、乳胶手套、面罩、护目镜、鞋套、吸水垫及垃圾袋等。

4. 化疗药物外溢时处理　药物外溢指在药物配置及使用过程中,药物意外溢出暴露于环境中,如皮肤表面、台面、地面等。

化疗药物外溢时可采取下列处理流程:①操作者应穿戴个人防护用品。②应立即标明污染范围,避免其他人员接触;粉剂药物外溢应使用湿纱布垫擦拭,水剂药物外溅应使用吸水纱布垫吸附,污染表面应使用清水清洗。③记录外溢药物名称、时间、溢出量、处理过程以及受污染的人员。

5. 化疗药物暴露后处理　在操作过程中,化疗药物不慎溅到皮肤上或眼睛内,可采取下列处理流程:①迅速脱去手套或防护衣。②立即用大量清水或肥皂水清洗污染部位的皮肤。③眼睛被污染时,立即用生理盐水或清水冲洗至少 15 min。④若不慎吸入,应尽快离开暴露区域。⑤记录暴露情况,必要时就医。⑥向医院管理部门上报。

(周彩琴　陈鲁)

直通护考

第五章 生命体征的评估与护理技术

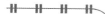

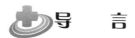学习目标

1. 能说出体温、脉搏、呼吸、血压的正常值和生理性变化。

2. 能说出体温过高、稽留热、弛张热、间歇热、不规则热、绌脉、奇脉、潮式呼吸、间断呼吸、高血压的概念。

3. 能说出体温计的主要种类、构造、注意事项。

4. 能运用所学识别出异常体温、脉搏、呼吸、血压。

5. 能描述体温过低和脉搏、呼吸、血压异常的护理。

6. 能运用所学知识,为体温过高患者制定护理措施。

7. 能正确测量和记录体温、脉搏、呼吸、血压,操作规范、数值准确。

导　言

生命体征是体温、脉搏、呼吸和血压的总称。它是评价生命活动质量的重要指标,也是护理人员评估患者身心状态的基本资料。正常情况下,生命体征在一定范围内相对稳定,变化很小,相互之间保持着内在联系。当机体处于病理状态下,生命体征的变化会变得极其敏感,护理人员可通过对体温、脉搏、呼吸、血压等生命体征的观察,了解机体重要脏器功能活动情况和疾病的发生、发展、转归情况,为预防、诊断、治疗和护理提供依据。因此,在临床护理工作中,生命体征的观察与护理是护理人员须掌握的重点内容之一。

第一节　体温的评估与护理技术

 案 例 引 导

朱女士,37岁,发热、咳嗽、胸痛,以肺炎球菌性肺炎收入院。2天前,患者在干农活时遭雨淋后发热、头疼、咳嗽、胸痛。入院后主诉:全身无力,痰多无法咳出。查体:T 40.6 ℃,P 120 次/分,R 26 次/分,BP 114/74 mmHg;面色潮红,呼吸急促,口腔内有一个 0.5 cm 红色溃疡;白细胞计数 2.0×10^9/L;双肺痰鸣音。X线检查:右下肺片状模糊阴影。请问:

（1）如何正确为患者测量体温？

（2）该患者目前首要的护理问题是什么？

（3）针对该患者的首要护理问题,应如何制定护理措施？

体温（body temperature）是指机体的温度,机体温度分为体表温度和体核温度,体表温度是指机体表层部分（皮肤、皮下组织、肌肉等）的温度,体表温度较低,且容易受到环境温度的影响,各部位的差异也较大。体核温度又称核心温度,是指机体核心部分（心、脑、肺、腹腔脏器等）的温度,体核温度较高且较稳定,各部位的差异较小。临床上所说的体温一般是指机体核心部分的平均温度。体核温度不易被测量,因此临床工作中通常采用口腔、腋窝、直肠等部位的温度来代表体温。

一、正常体温与生理性变化

（一）体温的形成

体温是由糖、脂肪和蛋白质这三大营养物质氧化分解而产生的。糖、脂肪和蛋白质在体内氧化所释放的能量中,50%以上直接转化为热能,其余不足50%的化学能储存于腺苷三磷酸（ATP）内,经过转化和利用,除用于机械收缩外,最终也转变为热能。

（二）产热与散热

1. 产热 机体在安静状态下,主要由内脏器官产热,其中肝脏的产热量最大;机体运动状态下,骨骼肌成为最主要的产热器官。在一般环境温度下,机体主要通过基础代谢、骨骼肌的运动和食物的特殊动力作用产热;在寒冷环境下,机体在上述产热基础上还可通过寒战和非寒战方式增加产热。

2. 散热 人体主要的散热途径是通过皮肤、呼吸道散热,随粪便、尿液的排出带走热量,其中皮肤散热是人体的主要散热途径。经皮肤的散热方式有四种,即辐射、传导、对流和蒸发。

（1）辐射散热 指机体以热辐射的形式向周围温度较低的物质散发热能。此种散热方式是人体在安静状态下处于较低环境温度中的主要散热方式。辐射散热量的多少取决于周围环境与皮肤的温度差和辐射的有效面积。当周围环境温度低于皮肤温度时,温差越大,散热量越多;当环境温度高于皮肤温度时,机体不仅不能散热,还会产生相反的效果。当有效辐射面积增加时,散热增加;反之减少。如当身体蜷曲时,有效辐射面积只占总体表面积的50%,可起到保暖的作用。

（2）传导散热 指机体的热量传给与之直接接触的温度较低的物体。传导散热量与皮肤温度与接触物体之间的温差、接触面积和接触物体的导热率有关。温差越大,散热量越多,反之越少;接触面积越大,散热量越多,反之越少;接触物体的导热率越高,散热量越多,反之越少。如水的导热率比空气的导热率高,因此,临床上常用冰帽、冷湿敷等方法为高热患者降温。

（3）对流散热 指通过气体或液体的流动带走热量的一种散热方式。对流散热是传导散热的一种特殊形式。对流散热量受风速影响,风速越大,散热量越多。因此临床上可使用棉毛织品减少对流,达到保暖效果。

（4）蒸发散热 指液体在身体表面和呼吸道发生汽化现象时散热的一种方式。蒸发散热有不感蒸发和发汗两种形式。蒸发散热量受环境温度和湿度影响。如临床上采用乙醇拭浴为高热患者降温。

（三）体温的调节

人体可通过体内的体温调节机制保持机体核心温度的相对恒定，人体体温调节的基本方式有自主性体温调节和行为性体温调节两种。当环境温度改变时，前者是通过体温调节中枢的活动，对产热和散热的过程进行调节，从而维持体温的相对恒定。如冬天机体通过自主性体温调节，产热活动增加而散热减少，体温不会降至过低。而后者是机体有意识地通过改变行为来调节体温的方式，如空调的使用。人的体温调节是以自主性体温调节为主，行为性体温调节为辅。通常所说的体温调节指自主性体温调节，其方式有如下几种。

1. 温度感受器

（1）外周温度感受器　位于中枢神经系统以外的对温度变化敏感的游离神经末梢，主要分布在皮肤、黏膜、肌肉、内脏中，包括冷感受器和热感受器。它们可将冷或热的信息分别传向中枢。

（2）中枢温度感受器　位于中枢神经系统内对温度变化敏感的神经元，分布于下丘脑、丘脑、脊髓、延髓等部位，包括热敏神经元和冷敏神经元。它们可将热或冷的刺激传入中枢。

2. 体温调节中枢　体温调节的基本中枢位于下丘脑的视前区-下丘脑前部（PO/AH），视前区-下丘脑前部能感受到局部脑温的改变，还能整合来自延髓、中脑、皮肤、内脏等中枢和外周温度感受器的传入信息。此外，致热原、去甲肾上腺素、5-羟色胺等物质还能直接作用于视前区-下丘脑前部的温度敏感神经元，引起体温调节反应，使体温产生变化。

（四）正常体温及其生理性变化

1. 正常体温　正常体温并不是某一个具体的点，而是一个温度范围（表5-1-1）。临床上常用的测量部位为口腔、腋窝和直肠。口腔和腋窝温度测量最为方便，因此也最常用，而直肠温度最接近于人体的核心温度。温度可用摄氏温度（℃）表示，也可以用华氏温度（℉）表示。摄氏温度和华氏温度的换算公式如下：

$$℃ = (℉ - 32) \times 5/9$$
$$℉ = ℃ \times 9/5 + 32$$

表 5-1-1　成人体温正常范围及平均值

部　　位	正常范围/℃	平均值/℃
口腔	36.3～37.2	37.0
腋窝	36.0～37.0	36.5
直肠	36.5～37.7	37.5

2. 生理性变化　年龄、性别、昼夜、活动、用药等因素可使体温出现生理性变化，但其变化范围很小，一般不超过1℃。

（1）年龄　不同年龄的基础代谢率不同，体温也不同。儿童体温略高于成年人，青壮年体温略高于老年人。新生儿尤其是早产儿，体温调节功能发育尚未完善，皮肤汗腺发育又不完全，因而体温易受环境温度的影响而发生波动。

（2）性别　成年女性的体温平均比同龄男性高0.3℃，女性的基础体温随月经周期出现规律性波动,在排卵前体温较低,排卵日最低,排卵后体温上升,这可能与体内孕激素的水平有关。

(3)昼夜　正常人的体温一般清晨 2—6 时最低,14—20 时最高,24 h 内呈周期性波动。体温的这种周期性波动可能与机体昼夜活动的生物节律有关。

(4)活动　剧烈活动时,骨骼肌紧张并强烈收缩,产热增加,使体温升高。因此,临床上为患者测量体温时,应在其安静状态下进行。

(5)药物　麻醉类药物可抑制体温调节中枢或影响传入路径的活动,并能扩张血管导致散热增加,降低机体对低温环境的适应能力,使体温降低。而磺胺类、唑来膦酸等药物可使体温升高。

此外,进食、紧张、情绪激动、环境温度的变化等都会对体温产生影响,在测量体温时应加以考虑。

二、异常体温的评估与护理

(一) 体温过高

1. 定义　体温过高(hyperthermia),指人体体温升高超过正常体温范围的状态。

病理性的体温过高可分为发热和过热两种。发热的原因很多,根据致热原的性质和来源不同,可分为感染性发热和非感染性发热。前者较多见,主要由病原体引起;后者主要由病原体物质以外的各种物质引起,如大面积烧伤、风湿热等。过热是由于散热障碍、体温调节障碍、产热器官功能异常等引起的被动性的体温升高。

2. 程度的判断　以口腔温度为例,体温过高的程度可分为:①低热:37.3~38.0 ℃;②中等热:38.1~39.0 ℃;③高热:39.1~41.0 ℃;④超高热:41.0 ℃以上。

3. 体温过高的过程及表现

(1)体温上升期　此期特点为产热大于散热,主要表现为皮肤苍白、无汗、畏寒,有时伴有寒战。体温上升的方式有骤升和渐升两种。骤升是指体温突然升高,几小时内体温就上升至最高点,常见于大叶性肺炎等;渐升是指体温在数日内逐渐上升至最高点,常见于伤寒等。

(2)高热持续期　此期特点为产热和散热在较高水平趋于平衡,体温维持在较高状态。主要表现为面色潮红、皮肤灼热、口唇干燥、呼吸和脉搏增快,有时伴有头痛、乏力、食欲下降等症状。

(3)退热期　此期特点为散热大于产热,体温逐渐恢复至正常水平。主要表现为大量出汗、皮肤温度下降。退热的方式有骤退和渐退两种。骤退常见于大叶性肺炎等;渐退常见于伤寒等。体温骤退时,由于大量出汗,体液丧失过多,患者易出现血压下降、脉搏细速、四肢厥冷等虚脱或休克现象,应严密观察并及时给予处理。

4. 常见热型　各种体温曲线的形态称为热型(fever type)。它是根据体温波动的特点进行分类的,某些发热性疾病具有独特的热型,观察热型有助于疾病的诊断。但由于目前抗生素类、解热镇痛药等药物的不恰当使用,使得热型可能不具有典型性。常见热型有以下四种(图 5-1-1)。

(1)稽留热　体温升高达 39~40.0 ℃,持续数日或数周,24 h 波动范围不超过 1 ℃。常见于大叶性肺炎、伤寒等。

(2)弛张热　体温常在 39 ℃以上,24 h 内温差达 1 ℃以上,但最低体温时仍超过正常水平。常见于风湿热、败血症、化脓性疾病等。

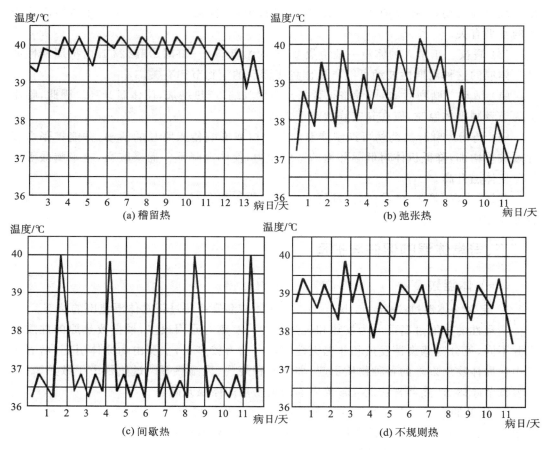

图 5-1-1　常见热型

（3）间歇热　体温骤然上升达 39 ℃以上，持续数小时或更长时间后下降至正常值或正常值以下，经过一段时间的间歇，体温又升高，如此反复，即高热期和无热期交替出现。常见于疟疾等。

（4）不规则热　体温的变化无一定规律，持续时间不定。常见于流行性感冒、癌性发热等。

5. 护理措施

（1）病情观察　观察生命体征，定时测体温，高热患者每 4 h 测量一次，待体温降至38.5 ℃（口腔温度）以下时，改为每日测量 4 次，体温恢复正常 3 日后，改为每日测量 1～2次。同时应注意观察呼吸、脉搏、血压的变化及伴随症状，如有异常应立即通知医生处理。

（2）降低体温　可根据患者的情况首先选择物理降温，物理降温的方法有局部冷疗和全身冷疗。体温达 39.0 ℃以上时，可选用局部冷疗，如冰袋、化学制冷袋、冷毛巾等局部冷敷；体温达 39.5 ℃以上时，可选用全身冷疗，如温水拭浴、乙醇拭浴等；也可根据医嘱给予药物降温，使用时应警惕年老体弱及心血管疾病者因大量出汗而发生虚脱或休克。采取降温措施 30 min 后应复测体温，并做好记录和交班。

（3）促进舒适　①休息，高热患者需卧床休息，以减少能量消耗；低热患者可尽量减少活动，适当休息。②口腔护理，高热患者由于机体抵抗力下降、唾液分泌减少，口腔黏膜干燥，容易发生口腔感染。应协助患者在晨起、餐后、睡前漱口或用棉球擦拭，保持口腔清洁；口唇干裂者可涂油保护。③皮肤护理，高热患者退热时往往会大量出汗，应及时擦干汗液,更换衣服和床单,保持皮肤清洁、干燥,防止受凉。对长期高热持续者,应定时更换体位,防止压疮等并发症的发生。

（4）补充营养和水分　高热时能量消耗增多,消化系统功能减退,应给予高热量、高蛋白、高维生素、易消化的流质或半流质的食物,宜少食多餐。同时鼓励患者多饮水,每日 2500～3000 mL 为宜,以补充高热消耗的大量水分,并促进代谢产物的排出,必要时按医嘱静脉补充液体或鼻饲。

（5）心理护理　高热患者易产生紧张、焦虑的心理,护士应及时了解患者的感受,耐心解释体温的变化及伴随症状,尽量满足患者的合理需求,以缓解其紧张、焦虑的情绪。

（二）体温过低

1. 定义　体温过低（hypothermia）指人体体温低于正常范围,在 35 ℃以下。常见于早产儿、极度衰竭者、大出血者等,体温过低是一种危险的信号,常预示疾病的严重程度和不良预后。导致体温过低的原因有散热过多,如长时间暴露在低温环境中;产热减少,如严重的营养不良;体温调节中枢受损,如颅脑外伤。

2. 程度的判断　以口腔温度为例,体温过低的程度可分为:①轻度:32.1～35.0 ℃;②中度:30.0～32.0 ℃;③重度:低于 30.0 ℃,瞳孔散大,对光反射消失;④致死温度:23.0～25.0 ℃。

3. 临床表现　患者体温不升,面色苍白,四肢厥冷,呼吸减慢,脉搏细弱,血压下降,感觉和反应迟钝,嗜睡甚至昏迷。

4. 护理措施

（1）保暖措施　提高室温,室温宜维持在 24～26 ℃,可使用电热毯、加盖棉被、热水袋热敷等方式以提高机体温度。早产儿可置于保温箱内。

（2）加强监测　密切观察患者的生命体征,持续监测体温的变化,至少每小时测量一次,直至体温恢复至正常并稳定。同时注意观察其面色、意识及其他伴随症状。

（3）病因治疗　积极治疗引起体温过低的原发病,使患者体温逐渐恢复正常。

（4）随时做好抢救准备　体温过低患者常常病情危重,且病情变化快,另外,在复温过程中患者也可能会出现心律不齐、休克等并发症,因此,各种抢救物品应准备齐全,随时做好抢救准备。

三、体温测量技术

（一）体温计的种类及构造

1. 水银体温计　又称玻璃汞柱式体温计,为临床最常用的体温计。它是由外标刻度、内装汞的真空毛细玻璃管制成,玻璃管末端为贮汞槽,当贮汞槽受热后,汞膨胀沿毛细管上升,其上升的高度与受热程度成正比。贮汞槽与毛细管之间有一凹陷,可防止汞遇冷时回缩,以保证测试值的准确性。水银体温计分为三种:口表、腋表、肛表(图 5-1-2)。口表和肛表的玻璃管呈三棱柱状,腋表的玻璃管呈扁平状;口表和腋表的贮汞槽较细长,有利于扩大测温的接触面;肛表的贮汞槽较粗短,防止插入时损伤直肠黏膜或折断。摄氏体温计的刻度为 35～42 ℃,每摄氏度分为 10 小格,每小格为 0.1 ℃,在 0.5 ℃和 1 ℃处用较粗长的线标记。在 37 ℃处以红线标记。

2. 电子体温计　由感温头、量温棒、显示屏、开关等部件组成,用感温头来测量体温,所测温度直接在显示屏上显示出来,具有测温准确、快速、灵敏度高、读数直观等特点。为适应临床上不同需要,电子体温计有笔式、奶嘴式等(图 5-1-3)。

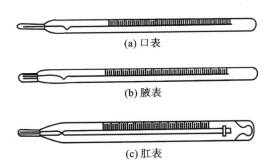

(a) 口表

(b) 腋表

(c) 肛表

图 5-1-2　水银体温计

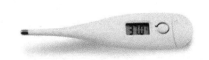 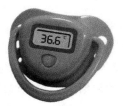

(a) 笔式电子体温计　　　　　　　　(b) 奶嘴式电子体温计

图 5-1-3　电子体温计

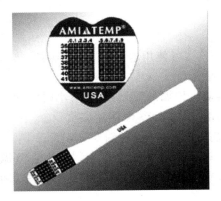

图 5-1-4　可弃式体温计

新型测温工具

3. 可弃式体温计　又称化学点式体温计，为单次使用的体温计，此种体温计含有对热敏感的化学指示点薄片，当体温计受热后，点薄片的颜色由白色变为墨绿色或蓝色，最后的色点即为测得的体温值（图 5-1-4）。可用于口腔和腋下温度的测量。

（二）体温计的消毒与检测

1. 体温计的消毒　用后的体温计为了防止交叉感染，应及时进行消毒处理。常用的消毒液有含氯消毒剂、1％过氧乙酸、70％乙醇等。采用有盖容器进行浸泡消毒，消毒液每日更换，消毒容器和离心机每周消毒一次。

（1）口表、腋表消毒方法　使用后的体温计首先浸泡于消毒液中，5 min 后取出，用清水冲净、擦干，再放入另一消毒液中，浸泡 30 min 后取出，用冷开水冲洗干净，擦干后用手或离心机将汞柱甩至 35 ℃以下，放于清洁容器内备用。

（2）肛表消毒方法　肛表使用后先用消毒纱布擦净，其余同口表、腋表消毒方法。注意口表、腋表、肛表应分别消毒和存放。

（3）电子体温计消毒方法　仅消毒电子感温头部分，消毒方法应根据材质不同选用不同的消毒方法，如擦拭、熏蒸等。

2. 体温计的检测　为保证测量的准确性，在定期消毒体温计后或使用新体温计前，应对体温计进行准确性检测。以水银体温计为例，先将体温计的汞柱甩至 35 ℃以下，于同一时间放入已测好的 40 ℃的水中，3 min 后取出检视；如体温计汞柱自行下降、玻璃管有裂缝、误差在 0.2 ℃以上，则不可再用；合格体温计用纱布擦干后，放入清洁容器中备用。

便携式
体温测量袋

（三）体温测量的方法

1. 目的

（1）判断体温有无异常。

（2）动态监测体温变化,分析热型,观察伴随症状。

（3）为疾病的诊断、治疗、康复、护理等提供依据。

2. 操作

【评估】

（1）患者的年龄、病情、意识状态、治疗情况、心理状态及合作程度等。

（2）测量体温的影响因素。

（3）选择合适的测量方法。

【计划】

（1）护士准备　衣帽整洁,修剪指甲,洗手,戴口罩。

（2）用物准备　治疗盘内:盛放体温计的容器 2 个(一个盛放已消毒的体温计,另一个盛放测温后的体温计)、浸有消毒液的纱布、秒表、笔、记录本。若测肛温,另备液体石蜡、棉签、卫生纸。

（3）患者准备　了解体温测量的目的、方法、注意事项及配合要点。测温前 20～30 min,若有进食、冷热敷、洗澡、坐浴、灌肠等活动,应休息 30 min 后再测量。

（4）环境准备　病室整洁、安静,室温适宜,光线充足,必要时拉上窗帘或隔帘。

【实施】

体温测量技术的操作步骤见表 5-1-2。

表 5-1-2　体温测量技术的操作步骤

操 作 步 骤	要点与说明
1. 核对　备齐用物携至患者床旁,核对患者床号、姓名、腕带信息,解释操作目的,向患者交代有关事项	·确认患者,取得合作 ·清点体温计,检查是否完好,汞柱是否在 35 ℃以下
2. 选择部位	·根据患者情况选择合适的测量部位
★口温测量法 （1）放置口表,将口表贮汞槽端斜放于舌下热窝处(图 5-1-5) （2）正确测量,嘱患者闭唇,含住口表,勿用牙咬体温计,用鼻呼吸,测量 3 min	·此处靠近舌动脉,是口腔中温度最高的部位
★腋下测量法 （1）放置腋表,擦干腋下汗液,将腋表贮汞槽端放于腋窝处,紧贴皮肤(图 5-1-6) （2）正确测量,指导患者屈臂过胸,夹紧体温计,测量 10 min	·腋下有汗液,易散热,影响测量结果准确性 ·夹紧腋窝,形成人工体腔

117

续表

操 作 步 骤	要点与说明
★直肠测量法 (1) 放置肛表,协助患者取侧卧、俯卧或屈膝仰卧位,暴露测温部位,必要时拉起隔帘遮挡 (2) 正确测量,润滑肛表贮汞槽端,分开臀部,轻轻插入肛门 3～4 cm。婴儿只需将贮汞槽插入肛门即可(图 5-1-7)	·婴儿可取仰卧位,一手抓住其两脚踝并提起,暴露肛门 ·为小儿测量肛温时应注意固定肛表,防止滑落或插入太深
3. 检视记录 (1) 取出体温计,用消毒液纱布擦拭 (2) 旋转体温计,检视读数后,将体温值记录于记录本上	·测肛温时为患者擦净肛门
4. 整理消毒　为患者整理衣被,协助其取舒适体位,消毒体温表	·口表、腋表和肛表分别浸泡消毒
5. 绘制录入　洗手,将测得的体温数值绘制在体温单上或录入护理信息系统	·体温曲线的绘制详见本书第十六章

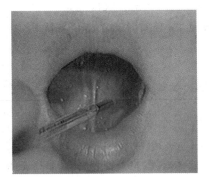

图 5-1-5　口温测量法

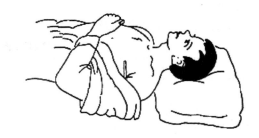

图 5-1-6　腋下测量法

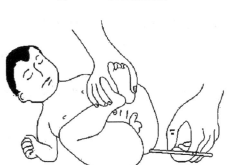

图 5-1-7　直肠测量法

【评价】

(1) 患者理解体温测量的目的、意义,能积极配合。

(2) 患者了解体温的正常范围和测量中的注意事项。

(3) 测量方法正确,测量结果准确。

(4) 护患沟通有效,患者满意。

【注意事项】

(1) 婴幼儿患者,昏迷、精神异常、口腔疾患、口鼻手术、张口呼吸的患者均不宜测口温;腋下出汗较多、腋下有创伤、手术或炎症、极度消瘦或肩关节受伤者均不宜测腋温;腹泻、直肠或肛门手术者禁忌测肛温,心肌梗死患者不宜测肛温。

(2) 若患者有进食、面部冷热敷、腋窝局部冷热敷、洗澡、坐浴、灌肠等情况时,应间隔30 min后再测量相应部位的体温。

(3) 测口温时勿用牙咬体温计,如不慎咬破应立即清除玻璃碎屑,以免损伤唇、舌、口腔、食管和胃肠黏膜,再口服牛奶或蛋清液以延缓汞的吸收。若病情允许,可再食用粗纤维食物,以加速汞的排出。

（4）为婴幼儿患者、危重患者、躁动患者测温时,应专人守护,防止发生意外。

（5）如发现患者的体温与病情不相符时,应床旁重新监测,必要时可测口温和肛温做对照。

（6）做好健康宣教,教会患者和家属测量体温的正确方法和异常体温的护理,增强自我护理的能力。

第二节　脉搏的评估与护理技术

案例引导

患者,杨某,男,69 岁,因发作性心慌不适一年,加重两周入院。既往有高血压,有吸烟饮酒史。查体:T 36.5 ℃,R 18 次/分,BP 126/68 mmHg,P 125 次/分,且心律完全不规则、心律快慢不一、心音强弱不等。双肺呼吸音粗,可闻及少量细湿啰音及痰鸣音。初步诊断:心律失常,房颤。请问:

（1）杨先生此时的症状被称作什么?

（2）应该如何为杨先生测量脉搏?

（3）测量后应如何记录?

脉搏(pulse),又称动脉脉搏,在每个心动周期中,由于心脏的舒缩活动,动脉内的压力和容积发生着周期性的变化,导致动脉管壁产生有节律的搏动。

一、正常脉搏与生理性变化

（一）脉率

脉率指每分钟脉搏搏动的次数。正常成人在安静状态下脉率为 60～100 次/分。正常情况下,脉率与心率是一致的,脉率是心率的指标,当脉率微弱不易测量时,可测心率。脉率易受诸多因素的影响,从而发生一定范围的生理性波动。

1. 年龄　一般随着年龄的增长,脉率会逐渐减慢,老年时又会稍增快(表 5-2-1)。

表 5-2-1　各年龄段脉率的正常范围

年　　龄	正常范围/(次/分)
出生～1 个月	70～170
1～12 个月	80～160
2～3 岁	80～120
4～6 岁	75～115
7～12 岁	70～110

续表

年　　龄	正常范围/（次/分）	
	男	女
13～14 岁	65～105	70～110
15～16 岁	60～100	65～105
17～18 岁	55～95	60～100
19～65 岁	60～100	
65 岁以上	70～100	

2. 性别　同年龄组的女性脉率比男性稍快，平均每分钟相差 5 次左右。

3. 情绪、运动　一般在兴奋、紧张、恐惧等情绪激动和运动时脉率增快，在休息和睡眠时脉率减慢。

4. 饮食、药物　进食，饮浓茶或咖啡，使用兴奋剂时脉率增快；禁食，使用洋地黄类药物、镇静剂时脉率减慢。

（二）脉律

脉律指脉搏的节律性。正常脉律均匀规律，间隔时间相等。它在一定程度上反映了心脏的功能。但在正常小儿、青年和一部分成年人中可出现窦性心律不齐，即吸气时脉律增快，呼气时减慢，脉律稍有不整，一般无临床意义。

（三）脉搏的强弱

脉搏的强弱指血流冲击血管壁的力量强度的大小。它是触诊时血液流经血管的一种感觉。正常情况下每搏强弱相同。脉搏的强弱取决于动脉充盈度和周围血管的阻力，既与心搏量和脉压大小有关，也与动脉管壁的弹性有关。

（四）动脉管壁

正常动脉管壁光滑、柔软，且有弹性，可通过触诊感觉到。

二、异常脉搏的评估与护理

（一）异常脉搏的评估

1. 脉率异常

（1）心动过速　指在安静状态下，成人脉率超过 100 次/分，又称速脉。常见于甲状腺功能亢进、发热、大出血早期、心力衰竭等。它是满足机体新陈代谢需要的一种代偿机制。

（2）心动过缓　指在安静状态下，成人脉率低于 60 次/分，又称缓脉。常见于甲状腺功能减退、颅内压增高、房室传导阻滞等。

2. 节律异常

（1）间歇脉　指在一系列正常均匀的脉搏中，出现一次提前而较弱的脉搏，其后有一较正常延长的间歇（代偿性间歇），称间歇脉，又称期前收缩。如每隔一个或两个正常搏动后出现一次期前收缩，则前者称二联律，后者称三联律。常见于洋地黄中毒、各种器质性心脏病。

（2）脉搏短绌　指在同一单位时间内脉率低于心率，又称绌脉。特点是触诊时脉搏细弱，极不规则；听诊时心律完全不规则，心率快慢不一，心音强弱不等。常见于心房纤维颤动的患者。其发生机制是由于心肌收缩力强弱不等,有些心输出量少的心脏搏动可产生心音,但不能引起周围血管搏动,使得脉率低于心率。

3.强弱异常

(1)洪脉　当心输出量增加,周围动脉阻力较小,动脉充盈度高,脉压较大时,则脉搏强大有力,称洪脉。常见于甲状腺功能亢进、高热、主动脉瓣关闭不全等。

(2)丝脉　当心输出量减少,周围动脉阻力较大,动脉充盈度降低,脉压较小时,则脉搏细弱无力,扪之如细丝,称丝脉,又称细脉。常见于休克、大出血、心功能不全等。

(3)奇脉　指吸气时脉搏明显减弱或消失,称奇脉。常见于心包积液、缩窄性心包炎。奇脉主要与左心室输出量减少有关。

(4)交替脉　指节律正常而强弱交替出现的脉搏。常见于主动脉关闭不全、高血压性心脏病、冠状动脉粥样硬化性心脏病等。主要是由心室收缩强弱交替出现所致,是左心室衰竭的重要体征。

(5)水冲脉　指脉搏骤起骤落,急促有力,如潮水涨落般。常见于甲状腺功能亢进、主动脉关闭不全等。主要是由心输出量大,收缩压偏高而舒张压偏低,使脉压增大所致。

4.动脉管壁弹性异常　动脉硬化时动脉管壁可变硬,弹性减弱甚至丧失,触诊呈条索状或迂曲状,如按在琴弦上。常见于动脉硬化。

(二)异常脉搏的护理

1.加强观察　观察患者的生命体征,尤其注意观察脉搏的脉率、节律、强弱有无异常,发现异常应及时处理;观察用药后的疗效和不良反应。

2.休息与活动　根据病情指导患者增加卧床休息的时间,适当活动,以减少心肌耗氧量。

3.急救准备　根据病情准备急救药品和物品,急救设备处于良好的备用状态。

4.心理护理　提供有针对性的心理护理,稳定患者的情绪,消除焦虑、恐惧的心理。

5.健康教育　通过健康教育让患者及家属学会正确的脉搏监测方法和服药方法;指导患者保持情绪稳定,戒烟限酒,饮食清淡易消化,勿用力排便;注意劳逸结合,生活规律。

三、脉搏测量技术

(一)脉搏测量的部位

凡靠近骨骼、浅表的大动脉均可作为脉搏测量的部位。桡动脉是临床上最常选用的诊脉部位,其次是颞动脉、颈动脉、股动脉、腘动脉、肱动脉、足背动脉等(图5-2-1)。

(二)脉搏测量的方法

1.目的

(1)判断脉搏有无异常。

(2)动态监测脉搏的变化以便及时了解心脏的功能状态。

(3)为疾病的预防、诊断、治疗、康复和护理提供依据。

2.操作

【评估】

(1)患者的年龄、病情、诊断、治疗情况、心理状态及合作程度。

(2)测量部位皮肤的完整性、肢体活动度。

(3)测量脉搏的影响因素。

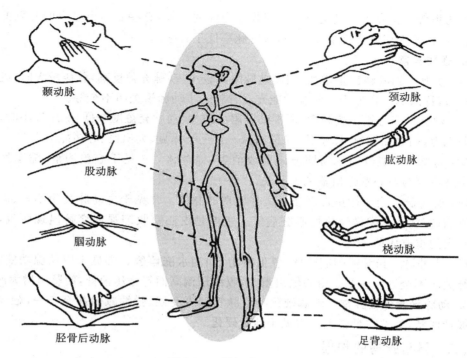

颞动脉

颈动脉

股动脉

肱动脉

腘动脉

桡动脉

胫骨后动脉

足背动脉

图 5-2-1 常用诊脉部位

【计划】

（1）护士准备 衣帽整洁,修剪指甲,洗手,戴口罩。

（2）用物准备 秒表、笔、记录本,必要时备听诊器。

（3）患者准备 了解脉搏测量的目的、方法、注意事项及配合要点;测量前 30 min 内无情绪激动、剧烈活动等影响脉搏测量的因素。

（4）环境准备 病室整洁、安静,光线充足。

【实施】

脉搏测量技术的操作步骤见表 5-2-2。

表 5-2-2 脉搏测量技术的操作步骤

操 作 步 骤	要点与说明
1. 核对 备齐用物携至患者床旁,核对患者床号、姓名、腕带信息,解释操作目的,向患者交代有关事项	· 确认患者,取得合作 · 测量婴幼儿脉搏时为了防止哭闹使脉搏增快,应于测量体温和血压前进行
2. 安置体位 患者取坐位或卧位,若测量桡动脉,手臂放于舒适位置,手腕伸展	· 患者舒适,便于护士测量
3. 正确测量 （1）护士以示指、中指、无名指的指端放在桡动脉搏动最明显处(图 5-2-2),按压力度以能清楚触及脉搏搏动为宜 （2）正常脉搏测量 30 s,将所测结果乘以 2,即为脉率 （3）异常脉搏测量 1 min。若脉搏触摸不清时,可用听诊器听心率 1 min 代替脉率 （4）脉搏短绌时由 2 名护士同时测量,一人听心率,另一人测脉搏,由听心率者发出"始""停"口令,计时 1 min(图 5-2-3)	· 不可用拇指诊脉,因拇指小动脉搏动较强,易与患者的脉搏相混淆 · 2 岁以下婴幼儿、患有心脏病、使用洋地黄类药物的患者常常用测量心率代替脉率

续表

操 作 步 骤	要点与说明
4. 整理记录 （1）解释测量结果，安置患者于舒适体位，整理床单位 （2）记录方式：脉率，如 82 次/分 （3）绌脉记录：心率/脉率，如 118/68（次/分）	·先记录在记录本上，再转录到体温单
5. 绘制录入　洗手，将测得的脉搏数值绘制在体温单上或录入护理信息系统	·脉搏曲线的绘制详见本书第十六章

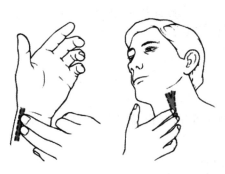

图 5-2-2　脉搏触摸方法

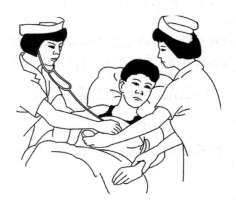

图 5-2-3　绌脉测量法

【评价】

（1）患者理解脉搏测量的目的、意义，能积极配合。

（2）患者了解脉搏的正常范围和测量中的注意事项。

（3）测量方法正确，测量结果准确。

（4）护患沟通有效，患者满意。

【注意事项】

（1）为肢体有损伤或偏瘫的患者测脉搏时应选择健侧肢体测量。

（2）测量脉搏应在患者安静状态下进行，如患者剧烈运动、紧张、恐惧、哭闹等，应休息 20～30 min 后再测量。

（3）测量脉搏时，除了脉率，还应注意脉搏的节律、强弱有无异常，动脉管壁的弹性等情况。

第三节　呼吸评估与护理技术

 案例引导

患者，男，66 岁，咳嗽、咳痰、咳喘 13 年，咳嗽加剧 1 天入院，既往有慢性咳嗽、咳痰史，近 1 周来，患者发热，痰量增多、黏稠不易咳出，自述咳嗽无力、呼吸困难。查体：T 36.6 ℃，P 100 次/分，R 23 次/分，BP 120/70 mmHg。实验室检查：动脉血 PaO_2 43 mmHg，$PaCO_2$ 70 mmHg。初步诊断：慢性阻塞性肺疾病（COPD）、Ⅱ型呼吸衰竭。请问：

  （1）作为责任护士，护士应该如何正确测量患者呼吸？

  （2）对于该患者，采取何种措施进行护理？

  （3）针对该患者的首要护理问题，应如何制定护理措施？

呼吸（respiration），是机体与外环境之间进行气体交换的过程。通过呼吸，机体不断从外环境中摄取氧气，并把自身产生的二氧化碳排出体外，从而保证新陈代谢的正常进行和内环境的相对稳定。呼吸是维持机体生命活动所必需的基本生理过程之一，各种原因引起的器质性病变或机体功能紊乱都不同程度地影响着呼吸的功能。护理人员应准确地测量呼吸，为患者的疾病诊断、治疗、护理提供依据。

一、正常呼吸与生理性变化

（一）呼吸过程

呼吸的全过程由外呼吸、气体运输和内呼吸三个相互衔接并同时进行的环节组成（图 5-3-1）。

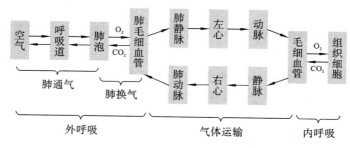

图 5-3-1 呼吸过程

1. 外呼吸 包括肺通气和肺换气两个过程。肺通气是指肺与外界环境之间的气体交换；肺换气是指肺泡与肺毛细血管之间的气体交换。肺换气的气体交换方式是气体从高分压处向低分压处扩散，如静脉血氧分压低于肺泡内氧分压，而静脉血的二氧化碳分压高于二氧化碳分压。交换的结果是静脉血变成动脉血，肺循环毛细血管的血液不断地从肺泡中获得氧气，释放二氧化碳。

2. 气体运输 通过血液循环将氧气由肺运送到组织细胞，同时将二氧化碳从组织细胞运送到肺。

3. 内呼吸（组织换气） 指组织毛细血管血液与组织细胞之间的气体交换。交换方式同肺换气，交换的结果是使动脉血变成静脉血，体循环毛细血管的血液不断地从组织中获得二氧化碳，释放氧气。

（二）呼吸运动的调节

呼吸运动是一种节律性活动，可通过神经途径和化学途径的调节来维持血液中 O_2、CO_2、H^+ 的正常浓度。

1. 呼吸的中枢性调节 在中枢神经系统内，产生和调节呼吸运动的神经细胞群称为呼吸中枢。其广泛分布于从脊髓到大脑皮层的整个中枢神经系统的各个层面。在呼吸节律的产生和呼吸运动的调节过程中,各级呼吸中枢有着不同的作用和地位,彼此之间联系密切、相互协调,共同完成对节律性呼吸的形成和调控。

2. 呼吸的反射性调节

(1)肺牵张反射　由肺扩张或肺萎缩而引起的吸气抑制或兴奋的反射,称肺牵张反射(黑-伯反射),即当肺扩张时可抑制吸气活动,促使吸气活动向呼气活动转换;当肺萎缩时可使吸气运动增强或促使呼气运动向吸气运动转换。肺牵张反射的存在有助于防止肺过度扩张或萎缩。

(2)呼吸肌本体感受性反射　骨骼肌内的本体感受器是肌梭,当骨骼肌被牵拉时,肌梭受到牵张刺激,可反射性引起其所在的骨骼肌收缩,这种反射称为骨骼肌的牵张反射,这是一种本体感受性反射。呼吸肌被牵拉时,也会发生这种反射。呼吸肌本体感受性反射在呼吸肌负荷增加时,发挥较明显的调节作用,如慢性阻塞性肺病患者,气道阻力增加,通过此反射可加强呼吸肌的收缩力,从而增强呼吸运动,维持肺通气。

(3)防御性呼吸反射　主要包括咳嗽反射和喷嚏反射两种。喉、气管、支气管的黏膜分布着咳嗽反射的感受器,当受到机械或化学刺激时,便触发咳嗽反射;鼻黏膜分布着喷嚏反射的感受器,当鼻黏膜的感受器受到刺激时,便触发喷嚏反射。咳嗽反射有助于清除喉以下呼吸道内的刺激物,喷嚏反射有助于清除鼻腔内的刺激物。

3. 呼吸的化学性调节　动脉血、组织液和脑脊液中的 CO_2、O_2、H^+ 的浓度变化对呼吸频率和呼吸深度的调节,称化学性调节。化学性调节也是一种反射性调节。当血液中二氧化碳分压($PaCO_2$)升高,H^+ 的浓度升高,氧分压(PaO_2)降低时,刺激化学感受器,反射性调节呼吸运动,引起呼吸加深加快,从而维持机体内环境中这些因素的相对稳定。其中 $PaCO_2$ 是调节呼吸运动最重要的生理性化学因素。

(三)正常呼吸与生理性变化

1. 正常呼吸　正常成人在安静状态下呼吸频率为 16～20 次/分,节律规则,呼吸运动均匀平稳,无声且不费力。一般情况下,女性以胸式呼吸为主,男性及儿童以腹式呼吸为主。

2. 生理变化

(1)年龄　年龄越小,呼吸频率越快。如新生儿的呼吸频率为 30～60 次/分。

(2)性别　同年龄的女性呼吸频率较男性稍快。

(3)运动　运动可使呼吸加深加快,休息和睡眠时呼吸减慢。

(4)其他　情绪、血压、温度、气压等均可引起呼吸活动的改变。

二、异常呼吸的评估与护理

(一)异常呼吸

1. 频率异常

(1)呼吸过速　成人在安静状态下,呼吸频率超过 24 次/分,也称气促(表 5-3-1)。常见于甲状腺功能亢进、疼痛、发热等。一般体温每升高 1 ℃,呼吸频率增加 3～4 次/分。

(2)呼吸过缓　成人在安静状态下,呼吸频率低于 12 次/分(表 5-3-1)。常见于巴比妥类药物中毒、颅脑疾病等。

胸式呼吸与
腹式呼吸

表 5-3-1　正常呼吸与异常呼吸类型的特点比较

呼吸类型	呼吸形态	呼吸特点
正常呼吸	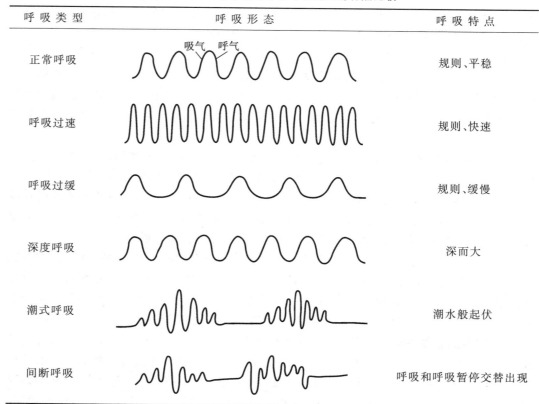	规则、平稳
呼吸过速		规则、快速
呼吸过缓		规则、缓慢
深度呼吸		深而大
潮式呼吸		潮水般起伏
间断呼吸		呼吸和呼吸暂停交替出现

2. 深度异常

（1）深度呼吸（库斯莫呼吸）　表现为深而规则的大呼吸（表 5-3-1）。常见于尿毒症酸中毒、糖尿病酮症酸中毒等，通过深度呼吸，排出体内过多的二氧化碳，维持酸碱平衡。

（2）浅快呼吸　表现为浅表而不规则的呼吸，有时呈叹息样。常见于呼吸肌麻痹、胸腔积液、肋骨骨折、严重腹水等。

3. 节律异常

（1）潮式呼吸（陈-施呼吸）　表现为呼吸由浅慢逐渐变为深快，达到高潮后又由深快逐渐变为浅慢，随之出现一段时间的呼吸暂停（5～30 s），之后又开始重复上述的周期性变化，如此周而复始，呼吸运动像潮水涨退一般（表 5-3-1），故称潮式呼吸。其周期可长达 30 s 至 2 min，常见于中枢神经系统疾病，如颅内压增高、巴比妥类药物中毒、脑炎、脑膜炎等。潮式呼吸是由于呼吸中枢的兴奋性降低，只有当缺氧严重，二氧化碳积聚到一定程度时，才能刺激呼吸中枢，使呼吸变深变快，当积聚的二氧化碳呼出后，呼吸中枢又失去了有效刺激，呼吸又再次变浅变慢甚至停止，从而形成周期性的呼吸变化。

（2）间断呼吸（毕奥呼吸）　表现为有规律的几次呼吸后，呼吸突然停止，间隔短时间后又开始呼吸，如此反复，呈现呼吸与呼吸暂停现象交替出现（表 5-3-1）。间断呼吸产生的原因同潮式呼吸，但比潮式呼吸病情更严重，预后更差，常在临终前发生。

4. 声音异常

（1）蝉鸣样呼吸　表现为吸气时发出一种高音调的似蝉鸣样的音响。多因声带附近的细支气管、小支气管阻塞或受压，使空气吸入困难所致。常见于喉头异物、喉头水肿、喉头痉挛等。

（2）鼾声呼吸　表现为呼气时发出一种粗大的鼾声，多因气管或支气管内有较多的分泌物积蓄所致。常见于昏迷患者，也可见于睡眠呼吸暂停综合征。

5．形态异常

（1）腹式呼吸减弱，胸式呼吸增强　正常男性和儿童以腹式呼吸为主。当腹腔内压力增高时，如大量腹水、腹腔内巨大肿瘤、腹膜炎等，膈肌下降受限，可使腹式呼吸减弱，胸式呼吸增强。

（2）胸式呼吸减弱，腹式呼吸增强　正常女性以胸式呼吸为主。当胸膜、胸壁、肺部发生病变时，如胸膜炎、肋骨骨折、肺炎等，会产生剧烈疼痛，可使胸式呼吸减弱，腹式呼吸增强。

6．呼吸困难　指呼吸的频率、节律和深浅度均发生异常。患者主观上感到空气不足、胸闷，客观上表现为呼吸费力，可出现端坐呼吸、鼻翼煽动、发绀、辅助呼吸肌参与呼吸活动等。临床上将其分为以下 3 种类型。

（1）吸气性呼吸困难　表现为吸气费力，吸气时间显著长于呼气，辅助呼吸肌收缩加强，出现明显的三凹征（胸骨上窝、锁骨上窝、肋间隙凹陷）。吸气性呼吸困难主要是由上呼吸道部分梗阻，气流不能顺利进入肺，导致肺内负压极度增高所致。常见于气管阻塞、气管异物、喉头水肿等。

（2）呼气性呼吸困难　表现为呼气费力，呼气时间显著长于吸气。呼气性呼吸困难主要是由下呼吸道部分梗阻，气流呼出不畅所致。常见于阻塞性肺气肿、支气管哮喘等。

（3）混合性呼吸困难　表现为吸气和呼气均费力，呼吸频率增快而表浅。混合性呼吸困难主要是由广泛性肺部病变使呼吸面积减少，影响换气功能所致。常见于重症肺炎、大片肺不张、广泛性肺纤维化、大量胸腔积液等。

（二）异常呼吸的护理

1．病情观察　监测患者的呼吸频率、节律、深浅度、形态等的变化及伴随症状，如有异常，立即通知医生并采取相应措施。

2．保持呼吸道通畅　安置患者于合适体位，及时清除呼吸道分泌物，必要时可协助患者翻身叩背；指导患者有效咳嗽，若痰液黏稠不易咳出，可给予雾化吸入，必要时进行吸痰，以保持呼吸道通畅；必要时也可给予氧气吸入。

3．改善环境　保持环境整洁、舒适，室内空气流通，温湿度适宜以减少患者呼吸道不适感。

4．充分休息　病情严重者应卧床休息，以减少耗氧量，并向患者解释其重要性；病情允许者可增加活动量，以不疲劳为度。

5．心理护理　根据患者情况提供针对性的心理护理，消除患者紧张、恐惧的心理，使患者情绪稳定，配合治疗。

6．健康教育　向患者及家属宣传戒烟限酒和呼吸监测的重要性，指导患者学会有效咳嗽的方法，并能正确测量呼吸及自我护理。

三、呼吸测量技术

1．目的

（1）判断呼吸有无异常。

（2）动态监测呼吸的变化以便及时了解呼吸状况。

（3）为疾病的预防、诊断、治疗、康复和护理提供依据。

2. 操作

【评估】

（1）患者的年龄、病情、诊断、意识状态、心理状态及合作程度。

（2）患者的呼吸状况。

（3）测量呼吸的影响因素。

【计划】

（1）护士准备　衣帽整洁，洗手，戴口罩。

（2）用物准备　治疗盘内备秒表、笔、记录本，必要时备棉花。

（3）患者准备　了解呼吸测量的目的、方法及注意事项；测量前 30 min 内无情绪激动、剧烈活动等影响呼吸测量的因素。

（4）环境准备　病室整洁、安静，光线充足。

【实施】

呼吸测量技术的操作步骤见表 5-3-2。

表 5-3-2　呼吸测量技术的操作步骤

操 作 步 骤	要点与说明
1. 核对　备齐用物携至患者床旁，核对患者床号、姓名、腕带信息	· 确认患者时应避免引起患者紧张
2. 安置体位　患者取舒适体位，精神放松	· 确保能观察到患者的胸、腹部起伏
3. 正确测量 （1）测量脉搏后，护士仍保持诊脉手势（图 5-3-2），观察患者胸、腹部起伏情况（一起一伏为一次呼吸） （2）正常呼吸测量 30 s，将所测结果乘以 2，即为呼吸频率 （3）婴幼儿、异常呼吸者测量 1 min （4）危重患者呼吸微弱不易观察，可用少许棉花置于其鼻孔前（图 5-3-3），观察棉花被吹动的次数，计时 1 min	· 男性、儿童以腹式呼吸为主，女性以胸式呼吸为主 · 婴幼儿因测量生命体征时会哭闹而影响呼吸形态，应先测呼吸，再测其他
4. 整理记录 （1）解释测量结果，安置患者于舒适体位，整理床单位 （2）记录方式：呼吸频率，如 16 次/分	· 先记录在记录本上，再转录到体温单
5. 绘制录入　洗手，将测得的呼吸数值绘制在体温单上或录入护理信息系统	· 呼吸曲线的绘制详见本书第十六章

【评价】

（1）患者理解呼吸测量的目的、意义，能积极配合。

（2）患者了解呼吸的正常范围和测量中的注意事项。

（3）测量方法正确，测量结果准确。

（4）护患沟通有效，患者满意。

【注意事项】

（1）呼吸受意识的控制，为防止患者紧张而影响测量结果的准确性，在测量前不必解释，测量时不宜让患者察觉，使其处于自然呼吸状态。

体温、脉搏、呼吸的测量操作视频

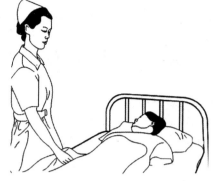

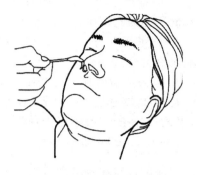

图 5-3-2 呼吸的测量　　　　　　图 5-3-3 危重患者呼吸测量法

（2）测量呼吸应在患者安静状态下进行，如患者剧烈运动、紧张、恐惧等，应休息 30 min 后再测量。

（3）危重患者呼吸微弱不易观察，可用少许棉花置于患者鼻孔前，观察棉花被吹动的次数，计时 1 min。

（4）在测量呼吸频率时，应同时注意观察呼吸的节律、深浅度、声音等有无异常，以便全面评估患者的呼吸情况。

第四节 血压评估与护理技术

案 例 引 导

5 床，王先生，64 岁，自诉间接头晕 2 年，加重伴心慌胸闷 1 周。现病史：于 2017 年初无明显诱因出现间断头昏，偶有头痛，休息可好转，于院外多次就诊，收缩压在 150～180 mmHg 波动，舒张压在 90～110 mmHg 波动，诊断为高血压，未正规治疗。于 2018 年 10 月 5 日反复头晕头痛，症状较之前明显加重，于院外治疗后无好转。于 2018 年 10 月 10 日入院治疗。查体：T 36.8 ℃，P 88 次/分，R 20 次/分，BP 180/95 mmHg，神志清楚，精神差。请问：

（1）如何检测该患者的血压？

（2）应该如何为该患者进行健康教育？

一、血压的概念与计量单位

（一）血压的概念

血压（blood pressure）是指血液在血管内流动时对单位面积血管壁的侧压力。血压分为动脉血压、静脉血压和毛细血管压，通常所说的血压指的是动脉血压，若无特殊说明，均指上肢肱动脉血压。在一个心动周期中，随着心脏的收缩和舒张，动脉血压会发生规律性的波动。

1. 收缩压 当心脏收缩时,血液射入主动脉,主动脉压力急剧上升达到最高值时的动脉血压称为收缩压。

2. 舒张压 当心脏舒张时,动脉管壁弹性回缩,主动脉压力下降达到最低值时的动脉血压称为舒张压。

3. 脉压 收缩压与舒张压的差值称为脉压。

4. 平均动脉压 一个心动周期中动脉血压的平均值称为平均动脉压。计算方法如下:平均动脉压=(收缩压+舒张压×2)/3,或平均动脉压=舒张压+1/3 脉压。

（二）血压的计量单位

血压的计量单位有两种:kPa(千帕斯卡)和 mmHg(毫米汞柱)。两者的换算关系:1 kPa=7.5 mmHg,1 mmHg=0.133 kPa。

二、血压的形成与影响因素

（一）血压的形成

循环系统是一个封闭的管道系统,在循环系统中足够的血液充盈是形成血压的首要因素,其次,心脏射血与外周阻力是形成血压的基本因素,另外,大动脉的弹性作用对血压的变化也起缓冲作用。

在心动周期中,外周阻力存在的前提下,心室收缩释放出的能量可分为两个部分:其中一部分可推动血液在血管内流动,即动能;另一部分则形成对血管壁的侧压,并使主动脉和大动脉的管壁扩张,即势能。若不存在外周阻力,心室收缩时释放的能量将全部表现为动能,迅速向外周流失,则不能形成动脉血压。因此,只有在外周阻力存在时,心室收缩时释放出的能量约1/3以动能的形式流向外周,其余2/3暂以势能形式储存于主动脉和大动脉内,形成较高的收缩压。心室舒张时,主动脉和大动脉管壁发生弹性回缩,将一部分储存的势能转变为推动血液流动的动能,使血液继续向前流动,在心室舒张末期动脉血压降至最低值即舒张压。

（二）影响血压的因素

1. 每搏输出量 当心率和外周阻力不变时,如果每搏输出量增大,心脏收缩期射入主动脉的血量增多。由于主动脉和大动脉被扩张的程度大,心脏舒张期血管壁的弹性回缩力也大,血液向外周的流动速度加快,到舒张末期存留在大动脉内的血量增加并不多,舒张压升高不显著,因而脉压增大。因此,收缩压的高低主要反映每搏输出量的多少。

2. 心率 当每搏输出量和外周阻力不变时,心率增快,心脏舒张期缩短,流向外周的血量减少,则心脏舒张末期大动脉内存留的血量相对增多,舒张压明显升高。由于动脉血压升高可使血流速度加快,因此心脏收缩期内仍有较多的血液从主动脉流向外周,但收缩压升高的程度较舒张压小,因而脉压减小。因此,心率主要影响舒张压。

3. 外周阻力 当外周阻力增大而心输出量不变时,心脏舒张期血液向外周流动的速度减慢,主动脉内存留的血量增多,舒张压明显升高,而收缩压的升高不明显,脉压减小。因此,舒张压的高低主要反映外周阻力的大小。

4. 主动脉和大动脉管壁的弹性 大动脉管壁的弹性对血压起到缓冲作用。随着年龄的增长,动脉管壁出现硬化,管壁的弹性纤维逐渐被胶原纤维取代,以致血管的顺应性降低,对血压的缓冲作用随之减弱,因而收缩压升高,舒张压降低,脉压明显增大。

5. 循环血量与血管容量 只有机体的循环血量和血管容量相适应,才能保持血管内血液足够充盈,血压正常。如果循环血量减少或血管容量扩大,血压便会下降。

三、正常血压与生理变化

(一)正常血压

正常成人在安静状态下的血压范围:①收缩压:90～139 mmHg;②舒张压:60～89 mmHg;③脉压:30～40 mmHg;④平均动脉压:100 mmHg。

(二)生理性变化

一般情况下,正常人的血压在一定范围内保持相对稳定,在较小的范围内波动,但也有很多因素会影响血压的变化,并且以收缩压为主。

1. 年龄　随着年龄的增长,血压有逐渐增高的趋势,但收缩压的升高比舒张压的升高更为显著(表 5-4-1)。一般情况下,儿童的血压低于成年人的血压,成年人(18～60 岁)的血压低于老年人(60 岁以上)的血压。

表 5-4-1　各年龄组的平均血压

年　　龄	收缩压/mmHg	舒张压/mmHg	年　　龄	收缩压/mmHg	舒张压/mmHg
出生～1 个月	84	54	14～17 岁	120	70
1 个月～3 岁	90	60	18～60 岁	120	80
4～6 岁	105	65	60 岁以上	140～160	80～90
7～13 岁	110	65			

2. 性别　青春期前的男女血压差别不明显;女性在更年期前,同龄的成年女性血压比男性略低;更年期后,女性血压升高,差别变得不明显。

3. 昼夜和睡眠　通常情况下,清晨 2—3 时血压最低,然后逐渐升高,在 6—10 时及 16—20 时各有一个高峰,20 时以后血压又逐渐下降。过度劳累和睡眠不佳时血压可稍升高。

4. 环境温度　在寒冷环境中,末梢血管收缩,可使血压略升高;在高温环境中,皮肤血管扩张,可使血压略下降。

5. 测量体位　通常情况下,由于重力代偿机制的作用,立位血压高于坐位血压,坐位血压高于卧位血压。但对于长期卧床或使用某些降压药的患者,若由卧位突然改为立位时,可出现头晕、眩晕、血压下降等体位性低血压的表现。

6. 测量部位　正常情况下,右上肢血压高于左上肢 10～20 mmHg。下肢血压高于上肢 20～40 mmHg,而双下肢的血压没有明显差异。

此外,剧烈运动、情绪激动、疼痛、吸烟、饮酒、摄盐过多、药物等对血压也有影响。

四、异常血压的观察与护理

(一)异常血压的观察

1. 高血压　指在未服用抗高血压药的情况下,成人收缩压≥140 mmHg 和(或)舒张压≥90 mmHg。高血压可分为原发性高血压和继发性高血压两大类,原发性高血压指患者血压升高的病因不明,此类患者约占 95%;继发性高血压指患者的血压升高是某种疾病的一种临床表现,此类患者约占 5%。目前临床上采用的是中国高血压分类标准(2018 修订版)(表 5-4-2)。

表 5-4-2　中国高血压分类标准（2018 修订版）

分　级	收缩压/mmHg		舒张压/mmHg
正常血压	＜120	和	＜80
正常高值	120～139	和（或）	80～89
高血压	≥140	和（或）	≥90
1 级高血压（轻度）	140～159	和（或）	90～99
2 级高血压（中度）	160～179	和（或）	100～109
3 级高血压（重度）	≥180	和（或）	≥110
单纯收缩期高血压	≥140	和	＜90

注：若患者的收缩压和舒张压分属不同等级，则以较高的分级为准。

高血压
诊断标准的
最新进展

2. 低血压　指成人收缩压＜90 mmHg，舒张压＜60 mmHg。常见于大量失血、休克和急性心力衰竭等。

3. 脉压异常

（1）脉压增大：指脉压＞40 mmHg。常见于主动脉瓣关闭不全、主动脉硬化、甲状腺功能亢进等。

（2）脉压减小：指脉压＜30 mmHg。常见于主动脉瓣狭窄、心包积液、缩窄性心包炎等。

（二）异常血压的护理

1. 病情观察　监测患者的血压变化及伴随症状，如有异常，立即通知医生并采取相应措施。

2. 休息与活动　根据患者的血压情况合理安排休息与活动，病情允许的情况下，可适当运动，如步行、慢跑、打太极拳等，但避免剧烈运动。如血压过高，应卧床休息；如血压过低，应迅速安置患者于平卧位，并给予应急处理。

3. 合理饮食　高血压患者宜进食低盐、低脂、低胆固醇、高维生素、高纤维素、易消化的食物，避免辛辣刺激的食物。

4. 心理护理　情绪激动、精神紧张等不良情绪可使血压升高，因此，高血压患者应提高情绪的自控力，缓解或消除紧张、恐惧的心理，保持良好的心理状态。

5. 健康教育　袖口不宜过紧；宣传合理饮食、作息规律、戒烟限酒的重要性；学会血压的自我监测和护理，以及遇到紧急情况的处理方法。

五、血压测量技术

（一）血压测量的方法

1. 直接测量法　将溶有抗凝剂的导管经皮穿刺送至主动脉，导管的末端与监护测压系统相连，自动显示实时的血压数值。该测量方法所得数值精确、可靠，但由于是有创操作，临床仅用于急危重患者，特大手术、严重休克等患者。

2. 间接测量法　应用血压计间接测量血压是目前临床上广泛应用的一种血压测量方法。血压计是根据血液通过狭窄的血管形成漩涡时发出声响而设计的。

（二）血压计的种类与构造

1. 血压计的种类　常用的血压计主要有汞柱式血压计（台式和立式）、弹簧表式血压计、电子血压计三种（图 5-4-1）。

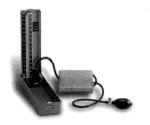 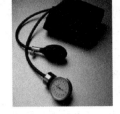 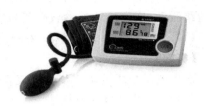

(a) 汞柱式血压计　　　　(b) 弹簧表式血压计　　　　(c) 电子血压计

图 5-4-1　血压计种类

2. 血压计的构造　血压计主要由以下三部分组成。

（1）加压气球（输气球）和压力活门　挤捏加压气球可向袖带内的气囊充气加压；压力活门可调节压力的大小。

（2）袖带　为长方形扁平橡胶袋，外层套有布套。袖带上有两根橡胶管，一根连接加压气球，另一根连接压力表。其规格通常如下。

① 成人上肢袖带：内层橡胶袋长 24 cm，宽 12 cm；外层布套长 48 cm。

②成人下肢袖带：长约 135 cm，宽 14 cm。

③小儿袖带：新生儿袖带长 5～10 cm，宽 2.5～4 cm；婴儿袖带长 12～13.5 cm，宽 6～8 cm；儿童袖带长 17～22.5 cm，宽 9～10 cm。

（3）测压计　①汞柱式血压计：又称水银血压计，由固定在盒盖上的玻璃管、标尺、贮汞槽三部分组成。玻璃管管面上标有双刻度 0～300 mmHg 和 0～40 kPa，最小分度值分别为 2 mmHg 和 0.5 kPa。玻璃管的上端盖金属帽并与大气相通，下端与贮汞槽相通，贮汞槽内装有汞 60 g。汞柱式血压计测得数值准确可靠，但玻璃管易破碎，水银溢出会造成污染，且体积笨重，不方便携带。②弹簧表式血压计：又称表式血压计、无液血压计。外形似表，呈圆盘状，正面盘上标有刻度，盘中央有一指针，用于指示血压的数值。弹簧表式血压计体积小，便于携带，但准确性差，需定期校验。③电子血压计：袖带内有一换能器，具有自动采样、微电脑控制数字运算及自动放气程序，在显示屏上直接显示收缩压、舒张压、脉搏的数值。电子血压计操作方便，不需用听诊器听诊，读数清晰直观，使用方便，但准确性较差。常用的电子血压计有臂式和腕式。

（三）测量血压的技术

1. 目的

（1）判断血压有无异常。

（2）动态监测血压的变化，以便及时了解循环系统的功能状况。

（3）为疾病的预防、诊断、治疗、康复和护理提供依据。

2. 操作

【评估】

（1）患者的年龄、病情、既往血压情况、治疗情况、服药情况、心理状态及合作程度。

（2）患者被测肢体的功能及测量部位的皮肤情况。

（3）测量血压的影响因素。

【计划】

（1）护士准备　衣帽整洁，修剪指甲，洗手，戴口罩。

（2）用物准备　治疗盘内备血压计、听诊器、笔、记录本。

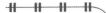

（3）患者准备　了解血压测量的目的、方法、注意事项及配合要点；测量前 30 min 内无情绪激动、剧烈活动等影响血压测量的因素。

（4）环境准备　病室整洁、安静，光线充足。

【实施】

血压测量技术的操作步骤见表 5-4-3 和图 5-4-4。

（1）上肢肱动脉测血压法

表 5-4-3　上肢肱动脉测血压法

操作步骤	要点与说明
1. 核对　备齐用物携至患者床旁，核对患者床号、姓名、腕带信息，解释操作目的，向患者交代有关事项	· 确认患者，取得合作 · 测量前检查血压计和听诊器是否完好
2. 安置体位　患者取坐位或仰卧位，坐位时被测手臂位置平第四肋；仰卧位时被测手臂位置平腋中线	· 使被测肢体的肱动脉与心脏同一水平
3. 缠绕袖带 （1）卷袖露臂，手掌向上，肘部伸直。必要时脱袖 （2）放平血压计，开启贮汞槽开关，排尽袖带内空气 （3）将袖带平整地缠绕于上臂中部，袖带下缘距肘窝 2～3 cm（图 5-4-2）。松紧适宜，以能塞入一指为宜	· 一般选择右上臂。袖口不宜过紧，以免影响测得的血压值 · 血压计"0"点应与肱动脉、心脏位于同一水平
4. 置听诊器　戴好听诊器，将听诊器胸件放于肱动脉搏动最明显处（图 5-4-3）	
5. 充气加压　关闭压力活门，均匀充气至肱动脉搏动音消失再升高 20～30 mmHg	· 充气不可过快、过猛，以免汞溢出或引起患者不适
6. 缓慢放气　打开压力活门，以每秒 4 mmHg 的速度缓慢放气，注意肱动脉搏动音的变化，同时，双眼平视汞柱所指的刻度	· 放气太慢，则静脉充血，舒张压偏高；放气太快，则听不清搏动音的变化 · 眼睛视线保持与汞柱弯月面同一水平
7. 判断数值　听到第一声搏动音，此时汞柱所指刻度为收缩压；搏动音突然减弱或消失，此时汞柱所指刻度为舒张压	· 第一声搏动音出现表示袖带内的压力降至与心脏收缩压相等，血流能通过受阻的肱动脉
8. 整理归位 （1）测量完毕，排尽袖带内余气，拧紧压力活门，解开袖带 （2）将袖带平整卷折放于盒内，将血压计右倾 45°，使汞全部回流贮汞槽内，关闭开关 （3）协助患者穿好衣服，取舒适体位，整理床单位	· 避免玻璃管被压碎，汞溢出
9. 正确记录　将所测血压值按收缩压/舒张压 mmHg(kPa)，记录在记录本上。如 110/70 mmHg	· 如变音与消失音有差异时，两个数值均应记录，记录方式为收缩压/变音/消失音 mmHg(kPa)，如 110/70/50 mmHg
10. 绘制录入　洗手，将测得的血压数值绘制在体温单上或录入护理信息系统	

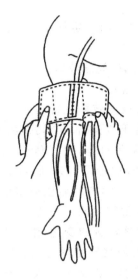

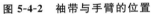

图 5-4-2　袖带与手臂的位置

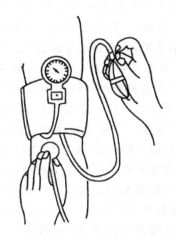

图 5-4-3　听诊器胸件放置位置

（2）下肢腘动脉测血压法　患者取仰卧、俯卧或侧卧位,露出大腿部将袖带缠绕于大腿下部,其下缘距腘窝 3～5 cm,松紧以塞入一指为宜,将听诊器胸件放于腘动脉搏动最明显处(图 5-4-4),其余操作同上肢肱动脉测血压法。

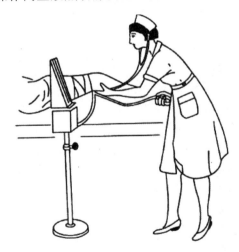

图 5-4-4　下肢腘动脉测血压法

【评价】

（1）患者理解血压测量的目的、意义,能积极配合。

（2）患者了解血压的正常范围和测量中的注意事项。

（3）测量方法正确,测量结果准确。

（4）护患沟通有效,患者满意。

【注意事项】

（1）测量血压前应检查血压计和听诊器是否符合要求。检查血压计:袖带宽窄合适;橡胶管和加压气球无老化、漏气;玻璃管无裂缝,汞充足,玻璃管上端与大气相通。检查听诊器:橡胶管无老化、衔接紧密;听诊器膜片无松动、脱落,传导无异常。

（2）测量血压前应判断有无影响血压测量的因素,如运动、情绪变化、进食、吸烟等,

135

若有影响因素,应休息 20～30 min 后再测量。

（3）需密切观察血压的患者应做到"四定",即定时间、定部位、定体位、定血压计,有保证对照的可比性和测量结果的准确性。

（4）为偏瘫、肢体有外伤或手术的患者测量血压时,应选择健侧肢体。为静脉输液患者测量血压时,应选择无输液侧肢体测量,以免影响液体的输入。

（5）排除影响血压的因素:①被测肢体与心脏的位置:被测肢体位置高于心脏水平,测得的血压值偏低;被测肢体位置低于心脏水平,测得的血压值偏高。②袖带的宽度:袖带过窄,需要更大压力才能阻断血流,测得的血压值偏高;袖带过宽,大段血流受阻,测得的血压值偏低。③袖带缠绕松紧度:袖带缠绕过松,充气时袖带呈气球状,有效面积变窄,测得的血压值偏高;袖带缠绕过紧,未注气前血管已受压,测得的血压值偏低。④视线水平:测量者眼睛视线低于汞柱弯月面,读数偏高;反之,读数偏低。⑤放气速度:放气速度太慢,静脉充血,测得的舒张压偏高;放气太快,听不清搏动音的变化,读数不准。⑥发现血压异常或听不清时应重新测量,重测时,先将袖带内的空气排尽,使汞柱降至"0"点,稍等片刻再重新测量,一般连续测 2～3 次,取其最低值,必要时行双侧肢体测量对照。

（李欢欢）

直通护考

Note

第六章 患者的清洁卫生护理技术

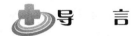学习目标

1.能叙述口腔护理、头发护理的目的与操作注意事项。

2.能叙述口腔护理常用漱口溶液的种类和作用。

3.能学会运用护理程序为患者进行口腔健康状况的评估和卫生知识宣教及特殊口腔护理。

4.能学会运用护理程序为患者实施床上梳发、床上洗发、床上擦浴。

5.能说出压疮的定义。

6.能叙述压疮发生的原因、好发部位、预防措施、治疗与护理措施。

7.能运用所学知识,正确指导患者采取有效措施预防压疮的发生。

8.能叙述晨晚间护理的目的和内容。

9.能学会运用护理程序为卧有患者床更换床单位的技能。

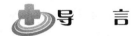导 言

清洁是人类基本生理需要之一,良好的清洁卫生,是保持个体舒适与健康的重要基础。个体卫生状况不良,会对其产生生理和心理方面的负面影响。日常生活中,健康人能满足自身清洁的需求,患病时,由于自理能力下降以及疾病的影响,则无法满足自身清洁的需要。因此,为了使患者身心处于最佳状态,护士应协助患者进行清洁卫生,保持口腔、头发、皮肤的清洁,预防感染和并发症,帮助患者维持良好的外观形象,维护患者自尊,促进患者恢复健康。

第一节 口腔护理技术

案例引导

患者,牛女士,50岁,因突发寒战,高热,上腹剧烈疼痛伴恶心、呕吐,黄疸1天,急诊以急性胆管炎收入院,入院后给予一级护理、禁食、补液、大量抗生素治疗等,目前患者体质虚弱,消瘦,精神差,一直卧床休息。今日责任护士护理该患者时发现其口腔黏膜破溃,创面上附着白色膜状物,用棉签拭去附着物可见

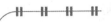

轻微出血的创面,请完成以下任务:

(1) 评估该患者口腔健康状况。

(2) 针对该患者存在的口腔问题,为其实施口腔护理。

口腔由牙齿、牙龈、舌、颊、软腭及硬腭等组成,具有摄取、咀嚼和吞咽食物,以及发音、感觉、消化等重要功能。口腔是饮食的通道,也是病原微生物侵入的主要途径之一。正常情况下,人的口腔内存有大量的微生物,而且口腔内的温度、湿度及食物残渣非常适宜微生物的生长繁殖。当身体健康时,由于机体抵抗力强,进水、进食、漱口及刷牙等活动,可对微生物起到清除和抑制作用,一般不会引起口腔疾病。当身体患病时,由于机体抵抗力下降,饮水、进食减少,唾液分泌减少,口腔自洁能力下降,若漱口及刷牙活动也减少,残食易滞留在口腔中发酵产酸,为细菌大量繁殖创造条件,易引起口腔局部炎症、溃疡,影响食欲及消化功能,导致口腔疾病或其他并发症,影响与他人的正常交往。所以对个人而言,保持口腔清洁十分重要。护士应认真评估患者的口腔卫生状况,指导患者重视并掌握正确的口腔清洁技术,从而完成日常口腔清洁活动,对于机体衰弱和存在功能障碍的患者,护士需根据其病情及自理能力,协助完成口腔护理。

一、口腔卫生指导

护士向患者解释保持口腔卫生的重要性,定期评估、检查患者口腔情况,介绍口腔卫生保健的相关知识。

(一)评估

1. 身心状况评估　评估患者年龄、病情、意识状态、治疗情况、自理能力、文化程度等,判断是否需要完全协助或部分协助。

2. 口腔卫生习惯评估　评估患者每日刷牙的次数、方法;口腔清洁用具的选用情况。

3. 口腔状况评估　评估口唇的色泽、湿润度,有无干裂、出血;口腔黏膜的颜色,有无溃疡、肿胀;口腔有无异味;有无义齿等。

(二)健康指导

1. 正确选用口腔清洁用具

(1)牙刷　应尽量选择头端较小、刷毛柔软、表面光滑的牙刷,要便于在口腔内转动,且能达到牙齿的各面。牙刷柄应有足够的长度和角度以便于持握。锯齿形刷毛及其他便于进入牙间隙的刷毛设计,其刷牙的效果更好。已磨损或硬毛牙刷易损伤牙龈,且清洁效果不佳,因此,刷毛弯曲、散开或软化的牙刷应不再使用,一般每2～3个月更换一次。牙刷用后要彻底清洗,刷头朝上,存放于通风干燥处,防止微生物滋生。

(2)牙膏　应根据具体情况选择不同的牙膏,且不宜常用一种,应轮换使用。常可选用的牙膏包括以下几种。①普通牙膏:可起到清洁牙齿、爽口舒适、清除口臭的作用。②药物牙膏:有抑制细菌作用,起到预防龋齿和治疗牙本质过敏等作用,可根据具体情况选用(如防龋牙膏一般含氟,具有增强牙齿抗龋功能的作用,适合大部分的消费者,尤其是处于龋齿易发期的青少年。但对于年龄过小的儿童,为了防止在刷牙时吞咽牙膏,造成氟的过量摄入,最好不要使用含氟牙膏和其他药物牙膏)。③脱敏牙膏:针对冷、热、酸等对牙齿引起的刺激,能起到一定的预防和减轻过敏的作用。④抗菌牙膏:对牙龈和牙周病者常常出现的牙龈出血、口腔异味等问题有效。⑤中草药牙膏:具有消炎止血的作用,副作用小,对缓解牙龈的炎症有一定的辅助作用,适合年纪偏大一点的人群。

（3）牙线　牙线有助于对牙刷不能触及的邻面间隙或牙龈乳头处进行清洁,特别适用于平的或凸的牙面,能起到清洁牙面、剔出嵌塞食物的作用。可选用的牙线有专用牙线、尼龙线、涤纶线或丝线。

2. 正确刷牙法

（1）刷牙　刷牙可清除食物残渣,有效减少牙齿表面与牙龈边缘的牙菌斑,且具有按摩牙龈的作用,有助于减少口腔中的病原微生物。每天应做到早起和晚上临睡前各刷牙一次,并坚持饭后漱口。每次刷牙需 3～5 min,并刷洗到牙齿各面。正确的刷牙方法应沿牙齿的纵向刷,咬合面来回刷,刷毛与牙齿成 45°角,以快速环形来回震颤,每次刷 2～3 颗牙,牙的内面可将牙刷的顶端以环形震颤来刷洗,此法不仅可除去牙龈缘下和牙齿表面的牙菌斑,对牙龈按摩效果也最为理想。刷完牙齿后,牙刷与舌面成直角来回刷净舌面。

（2）牙线剔牙　指导患者正确使用牙线（图 6-1-1）。每日剔牙两次,餐后立即进行为佳。拉出一段 20～30 cm 长的牙线;将线头两端分别以线压线的方式,在两手的示指第一节上绕二至三圈,两示指间的距离约 5 cm;将牙线贴紧牙齿的邻接牙面并使其略呈"C"形,以增加接触面积,然后上下左右缓和地刮动,清洁牙齿的表面、侧面以及牙龈深处的牙缝;刮完牙齿的一边邻面后,再刮同一牙缝的另一边,直至牙缝中的食物嵌渣、牙菌斑及软牙垢随牙线的移动而被带出为止。

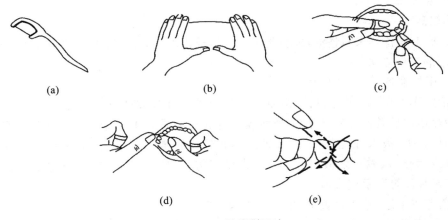

(a)　　　　　　　　(b)　　　　　　　　(c)

(d)　　　　　　　　(e)

图 6-1-1　牙线剔牙法

3. 义齿的清洁与护理　义齿又称假牙。牙齿缺损时,应合理地佩戴义齿,可促进食物咀嚼,便于交谈,维持面部外观形象和正常的口腔功能。对佩戴义齿的患者应做好义齿的清洁和护理,并进行健康指导。

（1）装有义齿的患者,白天应佩戴义齿,以增进咀嚼功能,并保证有良好的面部外观。晚上将义齿取下,使牙床得到保养。不能自理者,由护士协助进行义齿护理,操作者洗手,戴一次性手套,帮助患者先取上腭义齿,后取下腭义齿,将义齿洗净后存放于冷开水杯中浸泡,并在杯盖上注明患者的姓名和床号,放于床旁桌抽屉内,防止丢失和损坏。每天换水一次。义齿不能浸入热水中,也不能用乙醇等消毒液浸泡和擦拭消毒,以免变色、变形和老化。

（2）义齿容易积有食物残渣和碎屑,餐后应取下义齿进行清洗,其清洗方法与刷牙方法相同,每次取下义齿后,可用温水漱口,使用质软的尼龙小牙刷或纱布,刷洗口腔各处,包括舌面,清洗后协助患者戴上义齿。

（3）鼓励患者使用义齿以维持正常功能，防止牙龈萎缩变形。戴义齿前保持义齿湿润，以减少摩擦。

二、口腔护理技术

口腔护理技术是根据患者的病情和口腔情况，采用适合病情的口腔护理溶液，运用特殊的护理手段，为患者进行口腔清洁的一种方法，适用于高热、昏迷、危重、禁食、鼻饲、口腔疾患、术后和生活不能自理的患者。一般每日 2～3 次，如病情需要，可酌情增加次数。

1. 目的

（1）保持口腔清洁、湿润，预防口腔感染及并发症。

（2）祛除口臭、清除牙垢，使患者舒适，增进食欲。

（3）观察口腔黏膜、舌苔及口腔气味，观察病情，协助诊断。

2. 操作

【评估】

（1）患者的口腔情况，如口唇的色泽、湿润度，有无干裂、出血；口腔黏膜的颜色，有无溃疡、肿胀；口腔有无异味；有无义齿等。

（2）患者的年龄、病情、意识状态、肢体活动能力、自理能力。

（3）患者的口腔卫生习惯、心理反应及合作程度；患者及家属对口腔清洁卫生知识的了解程度和要求。

【计划】

（1）护士准备　衣帽整洁，修剪指甲，洗手，戴口罩；熟悉口腔卫生的相关知识和特殊口腔护理的操作方法。

（2）用物准备

①治疗车上层：a. 治疗盘内，准备一次性口腔护理包或铺口腔护理盘。若铺口腔护理盘，治疗巾内放置治疗碗 2 个（1 个盛漱口溶液浸湿的棉球，1 个盛漱口溶液）、平镊、弯止血钳、压舌板、吸水管；治疗巾外放置液体石蜡或唇膏。b. 治疗盘外，配备手电筒、弯盘、毛巾或治疗巾、漱口溶液（表 6-1-1）、常用药物（西瓜霜、锡类散、新霉素、制霉菌素甘油、金霉素甘油等）、手消毒液。

②治疗车下层：医用垃圾桶、生活垃圾桶。

（3）患者准备　了解口腔护理技术的意义，能积极配合。卧床患者根据病情可取半坐卧位或仰卧位头偏向一侧。

（4）环境准备　环境清洁，空气清新，无不良气味和不良视觉刺激，光线充足。

表 6-1-1　口腔护理常用漱口溶液

溶 液 名 称	浓　　度	作用和适用范围
氯化钠溶液	0.9%	清洁口腔，预防感染
碳酸氢钠溶液	1%～4%	属碱性溶液，适用于真菌感染
过氧化氢溶液	1%～3%	防腐、防臭，适用于口腔感染有溃烂、坏死组织者
醋酸溶液	0.1%	适用于铜绿假单胞菌感染
洗必泰溶液	0.02%	清洁口腔，广谱抗菌
呋喃西林溶液	0.02%	清洁口腔，广谱抗菌

续表

溶 液 名 称	浓 度	作用和适用范围
复方硼砂溶液(朵贝氏液)	1%～3%	轻度抑菌,除臭
硼酸溶液	2%～3%	酸性防腐溶液,有抑制细菌作用
甲硝唑溶液	0.08%	适用于厌氧菌感染

【实施】

口腔护理技术的操作步骤见表 6-1-2。

表 6-1-2　口腔护理技术的操作步骤

操 作 步 骤	要点与说明
1. 核对并解释　备齐用物,携至床旁,核对患者床号和姓名,再次解释操作目的及配合方法	• 确认患者,取得合作 • 交代呼叫铃的使用方法,贵重物品如手表、钱包等妥善存放
2. 安置体位　协助患者侧卧或仰卧头偏向一侧,面向护士	• 便于分泌物及多余水分从口腔内流出,防止反流造成误吸
3. 铺巾置盘　铺治疗巾于患者颈下,置弯盘于患者口角旁	• 防止床单、枕头及患者衣服被浸湿
4. 湿润口唇　弯盘置于口角旁,湿润口唇	• 防止口唇干裂者直接张口时破裂出血
5. 协助漱口　协助患者用吸水管吸水漱口	• 昏迷患者禁忌漱口 • 有活动义齿者,取下义齿,浸泡在冷开水内
6. 评估口腔　嘱患者张口,护士一手持手电筒,一手用压舌板轻轻撑开颊部(昏迷或牙关紧闭者用张口器撑开口腔协助张口),观察口腔有无出血、溃疡和特殊气味	• 长期应用抗生素、激素者,注意观察有无真菌感染
7. 擦洗口腔 (1)嘱患者咬合上下齿,用压舌板轻轻撑开左侧颊部,用弯止血钳夹取棉球并稍拧干,纵向擦洗牙齿外侧面,从磨牙至门齿处 (2)同法擦洗对侧 (3)嘱患者张口,依次擦洗牙齿的上内侧面、上咬合面、下内侧面、下咬合面,再弧形擦洗颊部 (4)同法擦洗对侧 (5)擦洗硬腭部,由内向外擦洗舌面、舌下周围	• 棉球不可过湿,以防溶液吸入呼吸道 • 擦洗时,夹紧棉球,每次一个,防止棉球遗留在口腔内 • 擦洗顺序一般为先上后下,由内向外 • 擦洗动作宜轻稳,避免损伤黏膜及牙龈 • 勿触及软腭、咽部,以免引起恶心
8. 再次漱口　擦洗完毕协助患者漱口,擦净面部及口唇	• 有义齿者,协助其戴义齿
9. 再次评估　再次观察口腔、口唇,酌情使用外用药	
10. 整理记录　撤去治疗巾,帮助患者取舒适卧位,整理床单位,洗手,记录	• 记录执行时间及护理效果

【评价】

(1)患者感到清洁、舒适、无刺激,口腔卫生得到改善。

(2)口腔黏膜无感染、溃疡等情况,无牙龈出血。

口腔护理技术
操作视频

（3）患者及家属获得了口腔卫生方面的知识和技能。

【注意事项】

（1）擦洗时动作要轻,尤其对凝血功能差的患者,防止碰伤黏膜和牙龈。

（2）昏迷患者禁忌漱口,棉球蘸漱口溶液不可过湿,以防患者将溶液吸入呼吸道。擦洗时须用止血钳夹紧棉球,每次只能夹取一个棉球,防止棉球滑落引发窒息。如需用张口器,应从臼齿处放入(牙关紧闭者不可用暴力助其张口)。

（3）对长期使用抗生素者,应观察口腔黏膜有无真菌感染。

（4）传染病患者的用物按隔离消毒原则处理。

（5）一个棉球擦拭一个部位,每次更换。

【健康教育】

（1）指导患者正确评估口腔卫生情况,养成良好的口腔卫生习惯。

（2）指导患者选择合适的口腔清洁用具及采用正确的刷牙方法。

第二节　头发护理技术

案例引导

患者,谭女士,50岁,3周前因脑血管意外导致昏迷不醒,大小便失禁。查体:T 38 ℃,P 82 次/分,R 18 次/分,BP 150/94 mmHg。因意识丧失、长期卧床,现谭女士蓬头垢面,作为责任护士,请完成以下任务:

（1）请对谭女士实施床上梳头。

（2）请为谭女士实施床上洗发。

头发属于皮肤附属器,其分布、生长与营养和健康有密切关系。头发护理是人们日常生活中清洁卫生的一项重要内容。健康的头发有光泽、浓密适度、分布均匀、清洁无头屑。经常梳理和清洁头发,可及时清除头皮屑和灰尘,保持头发清洁、易梳理,而且能达到按摩头皮,促进头部血液循环,增进上皮细胞营养,促进头发生长,预防感染发生的目的。良好的头发外观对维护个人形象,保持良好心态、自尊及增强自信十分重要。因此当患者病重、生活自理能力下降时,护士应给予适当协助,维持头发清洁和健康,并做好头发健康与保养相关知识的指导。

一、床上梳发

1. 目的

（1）去除头皮屑和污秽,保持头发清洁,减少感染机会。

（2）按摩头皮,促进头部血液循环,促进头发生长和代谢。

（3）维护患者的自尊和自信,建立良好护患关系。

2. 操作

【评估】

（1）头发与头皮状况。观察头发分布、浓密程度、长度、颜色、韧性、脆性及清洁状况,注意观察头发有无光泽、发质是否粗糙及尾端有无分叉；观察头皮有无头皮屑、抓痕、擦伤及皮疹等情况，并询问患者头皮有无瘙痒。

（2）患者病情、意识状况、肢体活动能力、自理能力。

（3）患者的清洁习惯，患者及家属对头发卫生知识的了解程度和要求。

【计划】

（1）护士准备　衣帽整洁，修剪指甲，洗手，戴口罩。

（2）用物准备

①治疗车上层：a. 治疗盘内：梳子、治疗巾、纸袋；必要时备发夹、橡皮圈、30％乙醇。b. 治疗盘外：手消毒液。

②治疗车下层：医用垃圾桶、生活垃圾桶。

（3）患者准备　了解梳头的目的、方法、注意事项，取得患者理解与支持。

（4）环境准备　宽敞、明亮、无异味。

【实施】

床上梳发技术的操作步骤见表6-2-1。

表 6-2-1　床上梳发技术的操作步骤

操　作　步　骤	要点与说明
1. 核对并解释　备齐用物，携至患者床旁，核对患者床号和姓名，解释操作目的	·确认患者 ·取得患者的合作与理解
2. 安置体位　根据病情协助患者取坐位或半坐卧位	·若患者病情较重，可协助其取侧卧位或平卧位，头偏向一侧
3. 铺治疗巾　坐位或半坐卧位患者，铺治疗巾于患者肩上；卧床患者铺治疗巾于枕头上	·避免脱发和头皮屑掉落在床单上
4. 正确梳发　将头发从中间分成两股，护士一手握一股头发，一手持梳子，由发根梳向发梢，同法梳理另一侧（图6-2-1）	·梳头时尽量使用圆钝齿的梳子，以防损伤头皮。如遇长发或头发打结不易梳理时，应沿发梢到发根的方向进行梳理。可将头发绕在手指上，拇指辅助，慢慢梳理，也可用30％乙醇润湿后，再慢慢梳理开
5. 编辫扎束　按摩后根据患者喜好，酌情将长发编辫或扎成束	·发型尽可能符合患者的喜好；发辫不宜扎得太紧，以免引起疼痛
6. 整理记录　将脱落的头发置于纸袋中，弃于生活垃圾桶内。撤去治疗巾，协助患者取舒适卧位。整理床单位，整理用物，洗手，记录	·促进患者舒适，保持病室整洁，减少致病菌传播

【评价】

（1）梳发时动作轻柔，患者感觉舒适。

（2）患者头发清洁，外观整齐，心情愉悦。

（3）操作过程中能有效进行护患沟通，满足患者身心需要。

【注意事项】

（1）为患者进行头发护理过程中，应注意患者的个人喜好，尊重患者习惯。

（2）梳发过程中，动作轻柔，梳子选择合适，避免损伤头皮，引起患者不适。

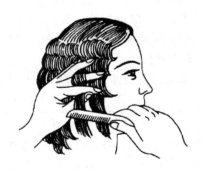

图 6-2-1　床上梳发方法

（3）头发梳理过程中,可用指腹按摩头皮,促进头部血液循环。

（4）观察头皮及头发情况,发现头皮感染、头皮屑过多、有寄生虫时,应报告医生并给予处理。

【健康教育】

（1）向患者及家属解释头发清洁的意义、方法及床上梳发的注意事项。

（2）指导患者养成良好的头发护理习惯。

二、床上洗发

在梳发过程中,若发现患者头皮屑过多,头皮油脂分泌过于旺盛,头发沾有各种污渍,应及时为患者清理并洗发,按摩头皮。

根据患者健康状况、年龄和体力,可采用多种方式为患者洗发。身体状况好的患者,可在浴室内采用淋浴方法洗发;不能淋浴的患者,可协助患者坐于轮椅上行床边洗发;对于长期卧床患者,应根据病情,每周给予床上洗发,如采用马蹄形垫法、扣杯法或洗头车法等。

1. 目的

（1）清除头皮屑和污垢,减少感染机会。

（2）保持头发清洁,使患者舒适,促进身心健康。

（3）按摩头皮,促进血液微循环及头发生长代谢。

（4）维护患者自尊,增强患者自信,建立良好的护患关系。

2. 操作

【评估】

（1）患者的头发情况,如头发清洁度,头皮状态,有无头皮瘙痒、损伤及虱、虮传染等。

（2）患者病情、意识情况、肢体活动能力、自理能力。

（3）患者的清洁习惯,患者及家属对头发清洁卫生知识的了解程度和要求。

【计划】

（1）护士准备　衣帽整洁,修剪指甲,洗手,戴口罩。

（2）用物准备

①治疗盘内:小橡胶单（自制马蹄形垫,加备大橡胶单）、大、中毛巾各1条、眼罩或纱布、别针、棉球2个（以不吸水棉球为宜）、弯盘、洗发液,必要时备电吹风。

②治疗车上层:橡胶马蹄形垫或马蹄形卷或洗头车、水壶（内盛40～45 ℃热水）、污水桶（承接污水用）、梳子、护肤霜（患者自备）等。

③治疗车下层:便盆、便盆巾、生活垃圾桶、医用垃圾桶。

（3）患者准备　了解床上洗发的目的,愿意合作。病情允许,可取坐位、半坐卧位;病情较重,可取侧卧位或平卧位,头偏向一侧。

（4）环境准备　调节室温为22～26 ℃,也可按患者习惯调节。

【实施】

床上洗发技术的操作步骤见表6-2-2。

表6-2-2　床上洗发技术的操作步骤

操 作 步 骤	要点与说明
1. 核对并解释　备齐用物,携至患者床旁,核对患者床号和姓名,向患者和家属解释洗发目的、方法、注意事项及配合要点	· 确认患者 · 取得患者的合作与理解

续表

操 作 步 骤	要点与说明
2. 围好毛巾　将患者衣领松开向内折,毛巾围于颈下,用别针固定	
3. 铺橡胶单　铺橡胶单和浴巾于枕上	·避免床单、枕头、盖被被沾湿
4. 安置体位	
★马蹄形垫法	
协助患者斜角仰卧,移枕于肩下,马蹄形垫放置患者后颈下,使患者颈部枕于马蹄形垫的突起处,马蹄形垫开口处下方接污水桶或脸盆(图 6-2-2)	·如无马蹄形垫,可自制马蹄形卷代替 ·防止水倒流
★扣杯法	
协助患者取仰卧位,移枕于肩下,铺橡胶单和治疗巾于患者头部位置。取一脸盆,盆底放一条四折的毛巾,其上倒扣搪瓷杯,再垫一块四折的毛巾并外裹防水薄膜的毛巾(图 6-2-3)。将患者头部枕于毛巾上,脸盆内置一根橡胶管,下接污水桶	·用物需增加脸盆、搪瓷杯、毛巾 ·橡胶管内充满水,用止血钳夹紧,利用虹吸原理,将污水引入污水桶内
★洗头车法	
将洗头车推至床旁,患者斜角仰卧,头部枕于洗头车的头托上,将接水盘置于患者头下(图 6-2-4)	
5. 保护眼耳　用棉球或耳塞塞好两耳,用眼罩或纱布遮盖双眼	·操作中防止水流入耳及眼内
6. 洗净头发	
(1)试水温,患者确定水温合适后,充分湿润头发	
(2)将洗发液均匀涂抹在患者的头发上,用两手指腹揉搓头发和按摩头皮,方向由发际线向头顶部。梳去脱落的头发,缠绕成团置于纸袋中,再用热水冲洗头发,直到洗净为止	·按摩可促进头部血液循环
(3)洗发毕,解下颈下毛巾包住头发,一手托住头部,一手撤去马蹄形垫、脸盆、橡胶管或移去洗头车	
(4)摘除耳内棉球及眼罩,用毛巾擦干患者眼部,酌情使用护肤霜	
7. 擦干头发　协助患者卧于床中央,将枕头、橡胶单、大毛巾一并从肩下移至头部,用包头的毛巾揉搓发,再用大毛巾擦干或用电吹风吹干,梳理成患者喜好的发型	·及时擦干头发,避免患者受凉
8. 整理记录　撤去用物,协助患者取舒适卧位,整理床单位,清理用物,洗手,记录	·记录执行时间及护理效果

【评价】

(1)患者头发清洁,感觉舒适,个人形象良好。

(2)操作时,动作轻稳,保证患者安全,正确运用节力原则。

(3)护患沟通有效,维护患者的自尊,满足患者身心需要。

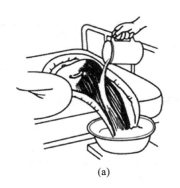 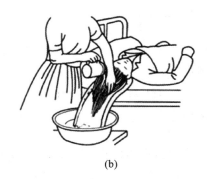

(a)   (b)

图 6-2-2　马蹄形垫床上洗发法

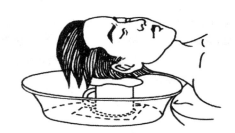

图 6-2-3　扣杯床上洗发法

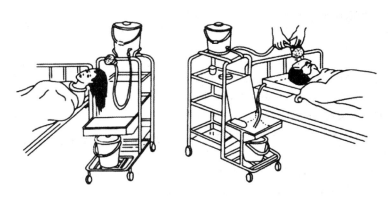

图 6-2-4　洗头车床上洗发法

【注意事项】

（1）注意保暖，同时避免水溅入眼、耳内。

（2）洗发时间不宜过久，以防头部充血和疲劳，引起不适。

（3）洗发过程中，随时观察病情变化，如面色、脉搏、呼吸等，有异常情况应立即停止操作，给予处理。

（4）病情危重和极度衰弱患者，不宜洗发。

【健康教育】

（1）向患者及家属解释头发清洁的意义、方法及床上洗发的注意事项。

（2）指导患者养成良好的头发护理习惯。

（左凤林）

第三节 皮肤护理技术

案例引导

患者,郭先生,67岁,3周前因脑血管意外导致左侧肢体瘫痪。患者神志清楚,说话口齿不清,体质瘦弱,大小便失禁。查体:T 37.3 ℃,P 82次/分,R 18次/分,BP 146/90 mmHg。作为责任护士,请完成以下任务:

(1) 请对郭先生实施床上擦浴。

(2) 请为郭先生更换床单、被套。

皮肤是人体最大的器官,分为表皮、真皮和皮下组织三层。皮肤还包括由表皮衍生而来的附属器,如毛发、皮脂腺、汗腺和指(趾)甲等。皮肤具有保护机体、调节体温、感觉、吸收、分泌及排泄功能。

皮肤的新陈代谢迅速,其代谢产物如皮脂、汗液及表皮碎屑等,能与外界细菌及尘埃结合形成污垢,黏附于皮肤表面,如不及时清除,可刺激皮肤,降低皮肤的抵抗力,以致破坏皮肤的屏障作用,成为细菌入侵的门户,造成各种感染。皮肤的清洁与护理有助于维持身体的完整性,给人体带来舒适,预防感染,防止压疮及其他并发症的发生。同时还可维护患者的自身形象,促进其早日康复。

一、皮肤清洁卫生指导

(一) 采用合理的清洁方法

清洁皮肤不但可以去除皮肤污垢,刺激皮肤血液循环,而且可以使个体感觉清新、放松,有利于维持外观和维护自尊。护士需指导患者采用合理的皮肤清洁方法。

1. 洗浴频率 应根据体力活动强度、是否出汗、个人习惯以及季节和环境变化特点适当调整。青壮年因体力活动强度大和皮脂分泌旺盛,可适当增加洗浴频率;老年人因代谢活动低下、皮肤干燥,洗浴频率不宜过于频繁。出汗较多者,经常洗浴并保持皮肤干燥可防止因皮肤潮湿而致的皮肤破损;皮肤干燥者,应酌情减少洗浴次数。

2. 洗浴方式 取决于患者的年龄、活动能力、健康状况及个人习惯。1岁以下婴幼儿宜采用盆浴,独自站立行走后可采用淋浴。以清洁皮肤为目的,采用流动的水淋浴为佳;以放松或治疗为目的,推荐盆浴。盆浴时一般先行淋浴,去掉污垢后再进入浴缸浸泡全身。妊娠7个月以上的孕妇禁用盆浴,淋浴时避免污水倒流而致感染。当患者活动受限时,则由护士为其进行床上擦浴。

3. 洗浴时间 洗浴时间宜控制在10 min左右。空腹、饱食、饮酒后以及长时间体力或脑力活动后不宜马上洗浴,因上述情况可造成脑供血不足,严重时可引发低血糖,导致晕厥等意外发生。

4. 遵循原则 ①提供私密空间。关闭门窗或拉上隔帘。若为患者擦浴时,只暴露正在擦洗的部位,注意适时遮盖身体其他部位,保护患者隐私。②保证安全。洗浴区域配备必要的安全措施,如防滑地面、扶手等;在离开患者床单位时,需妥善安放床档(特别是不能自理或意识丧失患者);在临时离开病室时,应将呼叫器放于患者易取位置。③注意保暖。关闭门窗,控制室温,避免空气对流。皮肤潮湿时,空气对流易导致热量大量散失。洗浴过程中尽量减少暴露患者的身体,防止患者着凉。④提高患者自理能力。鼓励患者尽可能参与洗浴过程,根据需要给予协助。⑤做好准备工作。事先将换洗的清洁衣服和卫生用品置于患者床边或浴室内。

（二）正确选择洗浴用品

护士可根据患者的皮肤状况、个人喜好及洗浴用品的性质选择洗浴用品,如浴液、浴皂、浴盐和啫喱等。浴液、啫喱性质较温和,适合中、干性皮肤;浴皂、浴盐较适合偏油性皮肤。

二、淋浴和盆浴

病情较轻,能够自行完成洗浴的患者可采用淋浴或盆浴。根据患者的年龄、需要和病情选择洗浴方式,确定洗浴频率和洗浴时间,并根据患者的自理能力适当予以协助。

1. 目的

（1）去除皮肤污垢,保持皮肤清洁,使患者舒适。

（2）促进患者皮肤的血液循环,增强皮肤的排泄功能,预防皮肤感染和压疮等并发症的发生。

（3）促进患者身体放松,增加患者活动机会。

（4）促进护患交流,增进护患关系。

2. 操作

【评估】

（1）患者皮肤情况,如皮肤清洁度、皮肤颜色、温湿度、柔软度、厚度、弹性、感觉功能;有无水肿、破损,有无斑点、丘疹、水疱和硬结等改变。

（2）患者病情、意识状况、肢体活动能力、自理能力。

（3）患者的清洁习惯,患者及家属对皮肤清洁卫生知识的了解程度和要求。

【计划】

（1）护士准备　衣帽整洁,修剪指甲,洗手,戴口罩,熟悉淋浴和盆浴的操作注意事项;根据需要协助患者排便。

（2）用物准备

①治疗车上层:脸盆、毛巾2条、浴巾、浴皂、清洁衣裤、拖鞋、手消毒液。

②治疗车下层:生活垃圾桶、医用垃圾桶。

（3）患者准备　了解沐浴的目的、方法、注意事项及配合要点。

（4）环境准备　调节室温为22～26 ℃,水温为40～45 ℃,也可按患者习惯调节。

【实施】

淋浴与盆浴护理技术的操作步骤见表6-3-1。

表 6-3-1　淋浴与盆浴护理技术的操作步骤

操 作 步 骤	要 点 与 说 明
1. 核对并解释　备齐用物携至患者床旁,核对患者床号、姓名、腕带信息,解释操作目的,确定沐浴方式,向患者交代有关事项	• 确认患者,取得合作 • 交代呼叫器的使用方法,贵重物品如手表、钱包等妥善存放
2. 指导　协助患者入浴室,指导患者调节冷、热水开关及使用浴室呼叫器;嘱患者进出浴室时扶安全把手。浴室不闩门,在门外挂"正在使用"的标识	• 如患者需帮助,护士应进入浴室,协助患者沐浴 • 患者若发生晕厥、滑跌意外,护士应迅速救治、护理
3. 洗浴　患者洗浴时,护士应在可呼唤到的地方,并每隔 5 min 检查患者情况,观察患者在沐浴过程中的反应	• 注意患者入浴时间,时间过久应予询问
4. 操作后处理　患者沐浴后,应再次观察患者的一般情况,协助患者上床休息,询问患者感受,整理用物。洗手,记录	• 记录执行时间及护理效果

【评价】

（1）患者了解沐浴有关事项。

（2）患者安全,感觉舒适。

【注意事项】

（1）妊娠 7 个月以上的孕妇禁用盆浴。

（2）传染病患者应根据病情、病种按隔离原则进行淋浴。

（3）饭后 1 h 方可进行沐浴,以免影响消化。

（4）盆浴浸泡时间不应超过 10 min,防止浸泡时间过久导致疲倦。

（5）若遇患者发生晕厥,应立即将患者抬出、平卧、保暖,通知医生并配合处理。

【健康教育】

（1）指导患者经常检查皮肤卫生情况,确定洗浴频率和方法,选择合适的洗浴用品。

（2）指导患者洗浴时预防意外跌倒和晕厥的方法。

三、床上擦浴

床上擦浴适用于病情较重、长期卧床、活动受限及身体衰弱而无法自行沐浴的患者。

1. 目的

（1）去除皮肤污垢,保持皮肤清洁,使患者舒适。

（2）促进血液循环,增强皮肤排泄功能,预防皮肤感染和压疮发生。

（3）观察和了解患者的一般情况,满足其身心需要。

2. 操作

【评估】

（1）患者皮肤情况,如皮肤清洁度、健康状况。

（2）患者病情、意识状况、肢体活动能力、自理能力。

（3）患者的清洁习惯,患者及家属对皮肤清洁卫生知识的了解程度和要求。

【计划】

(1) 护士准备　衣帽整洁,修剪指甲,洗手,戴口罩;根据需要协助患者排便。

(2) 用物准备

① 治疗盘内:毛巾 2 条、浴巾、浴毯、浴皂、小剪刀、按摩油/膏/乳、护肤品(润肤剂、爽身粉)。

② 治疗车上层:脸盆 2 只、水桶 2 只(一桶盛 50～52 ℃热水,并按年龄、季节和个人习惯增减水温;另一桶承接污水)、清洁衣裤和被服。

③ 治疗车下层:便盆、便盆巾、生活垃圾桶、医用垃圾桶。

(3) 患者准备　了解床上擦浴的目的、方法、注意事项及配合要点。

(4) 环境准备　调节室温为 22～26 ℃,水温为 50～52 ℃,也可按患者习惯调节。

【实施】

床上擦浴护理技术的操作步骤见表 6-3-2。

表 6-3-2　床上擦浴护理技术的操作步骤

操作步骤	要点与说明
1. 核对并解释　洗手,备齐用物携至患者床旁,核对患者床号、姓名、腕带信息,解释操作目的	· 确认患者 · 取得患者的合作与理解
2. 准备擦浴 (1) 擦浴前关好门窗,围好屏风,调节室温,按需要给予便盆 (2) 根据病情放平床头及床尾支架,将浴毯盖于患者身上 (3) 将脸盆放于床旁桌上,倒入热水至 2/3 满,测试水温	· 防止患者受凉,并注意保护患者隐私 · 水温以患者感觉舒适为宜,过冷或过热均会引起患者不适
3. 擦洗面部和颈部 (1) 将微湿小毛巾包在手上成手套状(图 6-3-1),一手扶托患者头顶部,擦洗脸及颈部 (2) 擦洗眼部,由内眦向外眦擦拭 (3) 擦洗面部,先擦一侧额部、颊部、鼻翼、耳后、下颌,直至颈部。同法擦洗另一侧 (4) 用较干毛巾依次再擦洗一遍	· 避免指甲戳伤患者 · 避免使用浴皂,防止引起眼部刺激 · 注意洗净耳郭、耳后及颈部皮肤皱褶处
4. 擦洗上肢和手 (1) 协助患者脱去上衣,在擦洗部位下铺浴巾 (2) 将毛巾涂好浴皂,擦洗患者上肢,直至腋窝,而后用清水擦净,浴巾擦干 (3) 将浴巾对折,放于患者床边。将脸盆放于浴巾上,协助患者将手浸于脸盆中,洗净并擦干。根据情况修剪指甲 (4) 操作后移至对侧,同法擦洗对侧上肢	· 为患者脱衣服时,先脱近侧,后脱对侧;如有伤口,先脱健侧,后脱患侧 · 从远心端向近心端擦洗 · 每擦洗一处,应在其下面垫浴巾,避免弄湿床铺

续表

操 作 步 骤	要点与说明
5. 擦洗胸、腹部 （1）将浴巾盖于患者胸部，将浴毯向下折叠至患者脐部 （2）按顺序擦洗，先用涂浴皂的湿毛巾以离心方向擦洗，再用湿毛巾擦去皂液，清洗毛巾后再擦洗，最后用浴巾边按摩边擦干 （3）将浴巾纵向盖于患者胸、腹部。将浴毯向下折叠至会阴部 （4）护士一手掀起浴巾一边，用微湿毛巾包裹另一只手，擦洗患者腹部一侧，同法擦洗腹部另一侧。彻底擦干腹部皮肤	· 注意保护患者隐私，注意保暖 · 注意洗净腋窝、乳房下皱褶处和脐部 · 擦洗动作要敏捷，为取得按摩效果，可适当用力，但不宜过重 · 擦洗过程中注意观察病情，若患者出现寒战、面色苍白等情况，应立即停止擦洗，给予适当处理；擦洗时还应观察皮肤有无异常
6. 擦洗背部 （1）协助患者侧卧，背向护士，将浴巾纵向铺于患者身下，将浴毯盖于患者肩部和腿部 （2）依次擦洗后颈部、背部、臀部 （3）擦洗后用按摩油/膏/乳按摩受压部位，根据季节扑爽身粉	 · 尽量减少翻身和暴露，以免患者受凉
7. 穿清洁上衣	· 为患者穿衣服时，先穿对侧，后穿近侧；如有伤口，先穿患侧，后穿健侧
8. 擦洗下肢、足部及会阴部 （1）协助患者平卧，协助脱裤 （2）将浴毯盖于远侧腿部，确保遮盖会阴部位。将浴巾铺在近侧腿下面 （3）依次擦洗踝部、膝关节、大腿，并拭干，用同样的方法擦洗另一侧下肢 （4）将盆移于足下，盆下垫大毛巾 （5）患者屈膝，将双脚同时或先后浸泡片刻，洗净双足，擦干。根据情况修剪趾甲 （6）护士移至床对侧。将浴毯盖于洗净腿，同法擦洗近侧下肢。擦洗后，用浴毯盖好患者。换水 （7）用浴巾盖好上肢和胸部，用浴毯盖好下肢，只暴露会阴部。洗净并擦干会阴部	 · 擦洗过程中应根据情况更换热水、脸盆和毛巾 · 由远心端向近心端擦洗，促进静脉回流 · 注意洗净腹股沟、趾间，并擦干趾间
9. 梳头　协助患者穿清洁裤子，取舒适体位，为患者梳头	· 维护患者个人形象
10. 操作后处理 （1）整理床单位，按需更换床单 （2）整理用物 （3）洗手 （4）记录	 · 为患者提供清洁环境 · 记录执行时间及护理效果

【评价】

（1）擦洗干净，注意患者保暖，少翻动和暴露患者。

Note

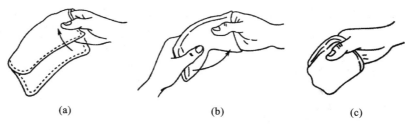

(a) (b) (c)

图 6-3-1　包毛巾法

（2）注意观察患者病情变化及皮肤情况，患者感觉舒适。

（3）未沾湿床铺。

（4）运用节力原则。

【注意事项】

（1）遵循节力原则，操作时两腿稍分开。

（2）操作动作敏捷、轻柔，注意皮肤皱褶处要擦洗干净。减少翻动次数，通常于 15～30 min 完成擦浴。

（3）注意保暖，擦洗时随时为患者盖好浴毯，避免不必要的暴露，防止患者着凉。

（4）注意观察病情，寒战、速脉时立即停止并处理。

（5）擦浴过程中，注意保护伤口和引流管，避免伤口受压、引流管打折或扭曲。

【健康教育】

（1）向患者及家属解释皮肤清洁的意义、方法及床上擦浴的注意事项。

（2）指导患者经常观察皮肤，预防感染和压疮等并发症发生。

四、压疮的预防与护理

压疮（pressure ulcer），又称压力性损伤、压力性溃疡、褥疮，是临床常见的慢性难愈性创面，多见于长期卧床患者或躯体障碍患者。压疮具有发病率高、病程发展快、难以治愈及治愈后复发的特点。它本身并不是原发病，大多是因其他原发病未能很好地护理而造成皮肤损伤。一旦发生压疮，不仅给患者带来痛苦、加重病情、影响疾病康复，严重时还会因继发感染引起败血症而危及生命。因此，护理人员需加强对患者皮肤的护理，以帮助患者预防压疮发生。目前监测压疮预防干预效果的标准主要根据压疮的患病率和发生率。

压疮是指身体局部组织长期受压，血液循环障碍，局部组织持续缺血、缺氧，营养缺乏，而引起的组织破损和坏死。

（一）压疮发生的原因

1. 力学因素　造成压疮的 3 种主要物理力是垂直压力、摩擦力和剪切力，通常是2～3 种力联合作用所致。

（1）垂直压力（pressure）　对局部组织的持续性垂直压力是引起压疮的最主要原因。实验证明，当持续性的垂直压力超过毛细血管压（正常为16～32 mmHg），即可阻断毛细血管对组织的灌注，致使氧和营养物质供应不足，代谢废物排泄受阻，导致组织发生缺血、溃烂坏死。压力超过 30～35 mmHg，持续 2～4 h，即可引起压疮。压疮的形成与压力的大小和持续的时间有密切关系。单位面积承受的压力越大，压力持续时间越长，产生组织坏死所需的时间就越短，发生压疮的概率就越高。卧床患者或坐轮椅者，长时间不改变体位，局部组织承受超过正常毛细血管压的压迫过久，组织缺血坏死，就会形成压疮。

（2）摩擦力（friction force） 由两层相互接触的表面发生相对移动而产生。摩擦力作用于皮肤可损害皮肤的保护性角质层而使皮肤屏障作用受损，增加皮肤对压疮的敏感性。摩擦力主要来源于皮肤与衣服或床单表面逆行的阻力摩擦，尤其当床面不平整（如床单或衣裤有皱褶或床单有渣屑）时，皮肤受到的摩擦力会增加。患者在床上活动或坐轮椅时，皮肤随时都可受到床单和轮椅表面的逆行阻力的摩擦，摩擦力作用于皮肤时，易损害皮肤的角质层，增加对压疮的易感性。

（3）剪切力（shearing force） 由两层组织相邻表面间的滑行而产生进行性的相对移动所引起，由压力和摩擦力协同作用而成，与体位有密切关系。两层组织间发生剪切力时，血管被拉长、扭曲、撕裂而发生深层组织坏死。如患者半坐卧位时，骨骼及深层组织由于重力作用会向下滑行，而皮肤及表层组织由于与床铺之间的摩擦力的缘故仍停留在原位，使两层组织产生相对性移位，加上身体垂直方向的重力，从而导致剪切力的发生，引起局部皮肤血液循环障碍而发生压疮。由于剪切力作用于深层，引起组织的相对移位，能切断较大区域的血液供应，因此它比垂直方向的压力更具有危害性。

2．局部皮肤经常受潮湿或排泄物刺激 出汗、大小便失禁等使皮肤潮湿，加上尿液和粪便中化学物质的刺激作用，使皮肤酸碱度改变，致使皮肤表皮保护能力下降，细菌繁殖，皮肤组织极易发生破损和感染。

3．营养状况 营养状况是影响压疮形成的一个重要因素，也是直接影响压疮愈合的因素。长期营养不良，肌肉萎缩，皮下脂肪变薄，皮肤与骨骼间的充填组织减少，压疮发生的危险性增加。一旦受压，骨隆突处皮肤要承受外界的压力和骨隆突处对皮肤的挤压力，受压处缺乏肌肉和脂肪组织的保护，容易引起血液循环障碍，出现压疮。过度肥胖者卧床时体重对皮肤的压力较大，也容易发生压疮。机体脱水时皮肤弹性变差，在压力或摩擦力的作用下容易变形，而水肿的皮肤由于弹性、顺应性下降，更容易受损伤，同时组织水肿使毛细血管与细胞间距离增加，氧和代谢产物在组织细胞的溶解和运送速度减慢，皮肤出现营养不良，容易导致压疮发生。

4．矫形器械使用不当 石膏固定和牵引限制了患者身体或肢体的活动。特别是夹板内衬垫放置不当、石膏内不平整或有渣屑、矫形器械固定过紧或肢体有水肿时，容易使肢体血液循环受阻，而导致压疮发生。

5．机体活动和（或）感觉障碍 神经损伤、手术麻醉或制动造成活动障碍，当自主活动能力减退或丧失，使局部组织长期受压，血液循环障碍而发生压疮。

6．年龄 老年人因皮肤松弛、干燥，缺乏弹性，皮下脂肪萎缩、变薄，皮肤抵抗力下降，对外部环境反应迟钝，皮肤血流速度下降且血管脆性增加等原因，皮肤易损性增加。

7．体温升高 体温升高时，机体新陈代谢率增高，组织细胞对氧的需求量增加。当局部组织受压时，已有的组织缺氧更加严重。因此，当高热患者存在组织受压的情况时，压疮的发生率增高。

（二）压疮的评估

1．好发部位 压疮多发生于受压和缺乏脂肪组织保护、无肌肉包裹或肌层较薄的骨隆突处，并与卧位有密切的关系（图 6-3-2）。

（1）仰卧位 好发于枕骨粗隆、肩胛骨、肘部、骶尾部及足跟处，尤其好发于骶尾部。

（2）侧卧位 好发于耳郭、肩峰、肋骨、肘部、髋骨、膝关节的内外侧及内外踝处。

（3）俯卧位 好发于面颊、耳郭、肩峰、女性乳房、肋缘突出部、男性生殖器、髂前上

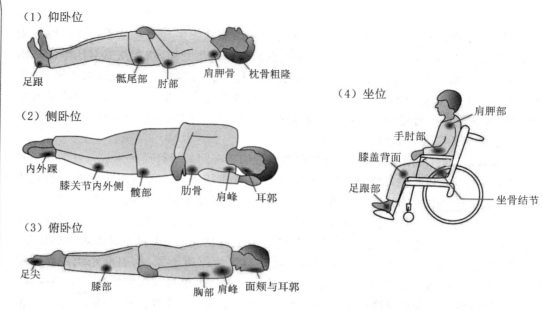

图 6-3-2　压疮的好发部位

棘、膝部和足尖等处。

（4）坐位　好发于坐骨结节等处。

2. 高危人群　昏迷者、瘫痪者、老年人、肥胖者、身体瘦弱者、营养不良者、水肿患者、疼痛患者、石膏固定患者、大小便失禁患者、发热患者、使用镇静剂患者都属于压疮发生的高危人群。

3. 危险因素　护士可借助风险评估工具，通过评分方式对患者发生压疮的危险性进行定性和定量的综合分析，降低压疮预防护理工作的盲目性和被动性，提高护理质量。目前常用的风险评估工具有 Braden 危险因素评估表、Norton 压疮风险评估量表、Waterlow 压疮风险评估量表和 Andersen 危险指标计分法等。美国的压疮预防指南推荐应用前两种量表，其中 Braden 危险因素评估表应用范围最广，被认为效度最理想。Norton 和 Waterlow 量表的原始设想均针对老年压疮，而 Braden 危险因素评估表适用于所有人群的压疮危险评估。现介绍前两种量表。

（1）Braden 危险因素评估表　对压疮高危人群具有较好的预测效果，其评估简便、易行。评估内容包括感觉、潮湿、活动力、移动力、营养及摩擦力和剪切力 6 个方面（表 6-3-3）。总分值范围 6～23 分，分值越少，发生压疮的危险性越高。评分≤18 分，提示患者有发生压疮的危险，建议采取预防措施；评分≤12 分，属于高危患者，应积极采取相应的护理措施，实施重点预防。

表 6-3-3　Braden 危险因素评估表

项目/分值	1	2	3	4
感觉：对压迫有关不适的感受能力	完全受限	非常受限	轻度受限	无损害
潮湿：皮肤暴露于潮湿环境的程度	持续潮湿	潮湿	有时潮湿	很少潮湿
活动力：身体活动程度	卧床不起	坐位	偶尔行走	活动自如
移动力：改变和控制体位的能力	完全受限	严重受限	轻度受限	未受限
营养：日常摄食情况	非常差	可能缺乏	充足	丰富
摩擦力和剪切力	存在问题	有潜在问题	不存在问题	—

（2）Norton 压疮风险评估量表　公认的预测压疮发生的有效的评分方法,特别适用于评估老年患者,其分值越少,发生压疮的危险性越高。该量表评估 5 个方面的压疮危险因素:身体状况、精神状态、活动能力、灵活程度及失禁情况(表 6-3-4)。总分值范围为5～20 分,分值越少,表明发生压疮的危险性越高。评分＜16 分,提示有发生压疮的危险;评分≤14 分,提示易发生压疮。

表 6-3-4　Norton 压疮风险评估量表

分　值	身体状况	精神状态	活动能力	灵活程度	失禁情况
4	良好	思维敏捷	可以走动	行动自如	无失禁
3	一般	无动于衷	需协助	轻微受限	偶有失禁
2	不好	不合逻辑	坐轮椅	非常受限	经常失禁
1	极差	昏迷	卧床	不能活动	二便失禁

（三）压疮的分期

依其严重程度和侵害深度,压疮可分为四期。

1. Ⅰ期　淤血红润期,为压疮初期。身体局部组织受压,血液循环障碍,皮肤出现红、肿、热、痛或麻木,解除压力 30 min 后,皮肤颜色不能恢复正常。此期皮肤的完整性未被破坏,为可逆性改变,如及时去除致病原因,则可阻止压疮的进一步发展。

2. Ⅱ期　炎性浸润期,皮肤的表皮层、真皮层或二者发生损伤或坏死。表现为受压部位呈紫红色,压之不褪色,皮下产生硬结;表皮常有水疱形成,极易破溃。患者有疼痛感。

3. Ⅲ期　浅度溃疡期,全层皮肤破坏,可深及皮下组织和深层组织。表皮水疱逐渐扩大、破溃,真皮层疮面有黄色渗出液,感染后表面有脓液覆盖,致使浅层组织坏死,形成溃疡。疼痛加剧。

4. Ⅳ期　坏死溃疡期,坏死组织侵入真皮下层和肌肉层,感染可向周边及深部扩展,可深达骨面。脓液较多,坏死组织发黑,脓性分泌物增多,有臭味,严重者细菌入血易引起脓毒败血症,造成全身感染,危及生命。

然而,当压疮创面覆盖较多的坏死组织或局部皮肤出现紫色、焦痂等改变时,难以准确划分。因此,美国国家压疮咨询委员会(National Pressure Ulcer Advisory Panel,NPUAP)于 2007 年首次提出在Ⅰ～Ⅳ期分期的基础上,增加可疑深部组织损伤期和不可分期压疮。新的压疮分期进一步描述了局部组织损伤累及的深度和结构,有助于提高判断分期的准确性。

（四）压疮的预防

控制压疮发生的关键是做好预防,预防压疮的关键是去除病因,对危重和长期卧床等容易发生压疮的患者,精心、科学的护理可将压疮的发生率降到最低限度。因而,护理人员在工作中要做到"七勤",即勤观察、勤翻身、勤按摩、勤擦洗、勤整理、勤更换及勤交班。交接班时,护理人员应严格、细致地交接患者的局部皮肤情况和护理措施的执行情况。

1. 避免局部组织长期受压

（1）鼓励和协助长期卧床的患者经常更换体位。一般每 2 h 翻身一次,翻身间隔时

2016 NPUAP
压疮分类系统

间可根据病情和局部皮肤情况及时调整，必要时每小时翻身一次，建立床头翻身记录卡（表 6-3-5）。翻身时应尽量将患者身体抬起，避免拖、拉、推等动作，以防擦伤皮肤。

表 6-3-5　翻身记录卡

姓名：　　　　　　床号：			
日期/时间	卧　　位	皮肤情况及备注	执　行　者

压疮预防的
新兴疗法

（2）保护骨隆突处和支持身体空隙处。患者体位安置妥当后，可在身体空隙处垫软枕或海绵垫，有条件时，可使用喷气式气垫、交替充气式床垫、水褥、羊皮垫、翻身床等。对易受压部位如足部，必要时可用支被架抬高被毯，以避免局部受压。

（3）正确使用石膏、夹板、绷带。使用石膏、夹板、绷带固定的患者，衬垫应平整、松紧适度、位置合适，尤其要注意骨骼突起部位的衬垫，应仔细观察局部皮肤和肢端皮肤颜色的变化情况，认真听取患者的主诉，一旦发现石膏绷带凹凸不平或过紧，应立即通知医生，及时给予调整。

2. 避免局部理化因素的刺激

（1）保持皮肤干燥，有大小便失禁、出汗、呕吐及分泌物多者，应及时擦洗干净，以保护皮肤免受刺激；被服污染应及时更换；不可让患者直接卧于橡胶单上。小儿要勤更换尿布。

（2）床单、被褥要保持清洁、平整、干燥、无碎屑。

（3）便器应无破损，使用时抬起患者腰骶部，避免强塞硬拉。必要时可在便器边缘垫上纸或柔软的布垫，以免擦伤皮肤。

3. 促进局部血液循环　对易发生压疮的患者，应经常检查受压部位，进行温水拭浴，定时用 50% 乙醇进行局部或全背按摩，达到促进血液循环，改善局部营养，增强皮肤抵抗力的目的。

（1）手法按摩

①全背按摩：协助患者俯卧或侧卧，暴露背部；先用温水进行擦洗，再将少许 50% 乙醇倒入手掌内做按摩。由骶尾部开始，沿脊柱旁向上按摩，至肩部后环形向下至尾骨止，如此反复有节奏地按摩数次。再用拇指指腹由骶尾部开始沿脊柱按摩至第 7 颈椎处。

②局部按摩：蘸少许 50% 乙醇，以手掌大小鱼际肌紧贴患者皮肤，做压力均匀的环形按摩，压力由轻到重，再由重到轻，每次 3～5 min。

（2）电动按摩器按摩　操作者手持按摩器，根据部位不同，选择合适的按摩头，紧贴皮肤，进行按摩。

4. 改善营养状况　根据病情给予高蛋白、高维生素膳食，以增强机体抵抗力及组织修复能力。适当补充矿物质，如口服硫酸锌，促进慢性溃疡的愈合。

（五）压疮的治疗与护理

压疮的治疗采取局部治疗和全身治疗相结合的综合性治疗措施，护理中应强化"预防为主，立足整体，重视局部"的观念，使压疮护理科学化、制度化、程序化和人性化。

1. 全身治疗　积极治疗原发病,补充营养和进行全身抗感染治疗等。良好的营养是创面愈合的重要条件,因此应给予患者平衡饮食,增加蛋白质、维生素及微量元素的摄入。对长期不愈的压疮,可静脉滴注复方氨基酸溶液。低蛋白血症患者可静脉输入血浆或人血清蛋白,提高血浆胶体渗透压,改善皮肤血液循环。胃肠道摄入、消化和吸入营养障碍者可采用全胃肠外营养治疗,保证营养物质供给以满足机体代谢需要。此外,应遵医嘱给予抗感染治疗,预防败血症发生。

2. 局部治疗　除可采取上述压疮预防措施用于压疮的局部治疗和护理外,还需根据压疮各期创面的特点和伤口情况,采取针对性的治疗和护理措施。

（1）淤血红润期护理要点　此期应及时去除病因,积极采取各种措施,防止局部继续受压,增加翻身次数,避免摩擦、潮湿等刺激,保持局部清洁、干燥,促进局部血液循环,改善全身营养状况。

（2）炎性浸润期护理要点　保护皮肤,避免感染。除继续加强上述措施外,对未破的小水疱可用无菌纱布包扎,并减少摩擦,预防感染,促进其自行吸收;大水疱应先消毒局部皮肤,再用无菌注射器抽出水疱内液体(不可剪去表皮),表面涂以消毒液,并用无菌敷料包扎。如水疱已破溃,应消毒创面及其周围皮肤,再用无菌敷料包扎。

（3）溃疡期护理要点　此时应解除压迫,清洁创面,祛腐生新,促其愈合。根据伤口情况,按外科换药法给予相应处理。常用生理盐水、3%过氧化氢等溶液冲洗创面,去除坏死组织,再外敷抗生素(根据创面细菌培养和药物敏感试验结果选用),并用无菌敷料包扎。同时也可辅以物理疗法,如红外线灯照射配合鸡蛋内膜覆盖、白糖覆盖、局部氧疗等,以促进创面愈合。对大面积、深达骨质的压疮如上述治疗不理想时,可采用外科治疗,如手术修刮引流、清除坏死组织、植皮修补缺损组织等,加速压疮愈合,缩短病程,减轻痛苦,提高治愈率。

压疮伤口的
处理

第四节　晨晚间护理

案例引导

患者,张女士,66岁,近半年来右上腹疼痛、厌食、恶心、呕吐日益加重,皮肤黄染明显,贫血。1周前,门诊拟十二指肠癌收入院。患者神志清楚,精神萎靡。入院后经CT检查发现十二指肠降部、水平部、升部不均匀增厚,病灶突破浆膜。肝总动脉旁、腹腔干周围、腹主动脉旁多发淋巴结,考虑转移。十二指肠周脂肪间隙、肠系膜、双侧结肠旁沟、盆腔片絮状强化灶,考虑种植转移并渗出改变。肝总管、肝内外胆管、胆囊扩张及胰管轻度扩张,考虑十二指肠病灶累及Vater壶腹造成梗阻所致。双侧锁骨上、食管旁、腹主动脉旁、右侧髂血管旁多发淋巴结。在患者住院期间,作为责任护士,请完成以下任务:

（1）清晨诊疗开始前为患者进行晨间护理。

（2）患者晚上睡觉前为其进行晚间护理。

当患者需要协助完成个人清洁护理时,每日常规的清洁护理是十分必要的。晨晚间护理是基础护理的重要内容,晨间护理应于清晨治疗工作开始前完成,晚间护理应于患者每晚睡觉前完成。

一、晨间护理

晨间护理(morning care)是基础护理的重要工作内容,一般于患者晨间醒来后、诊疗工作开始前完成,目的是促进患者身心舒适,预防并发症。对于能离床活动、病情较轻的患者,应鼓励其自行完成以增强疾病康复的信心;对于病情较重、不能离床活动的患者,护士应协助其完成。

(一)晨间护理目的

(1)促进患者清洁、舒适,预防压疮、肺炎等并发症的发生。
(2)观察和评估病情,为诊断、治疗及调整护理计划提供依据。
(3)进行心理和卫生指导,满足患者心理需求,促进护患沟通。
(4)保持病室和床单位的整洁、美观。

(二)晨间护理内容

(1)采用湿式扫床法清洁并整理床单位,必要时更换被服。
(2)根据患者病情和自理能力,协助患者排便、洗漱及进食等。
(3)根据患者病情合理摆放体位,如腹部手术患者采取半卧位。检查全身皮肤有无受压变红,进行背部及受压骨隆突处皮肤的按摩。
(4)根据需要给予叩背、协助排痰,必要时给予吸痰,指导有效咳嗽。
(5)检查各种管道的引流、固定及治疗完成情况,维护管道安全和通畅。
(6)进行晨间交流,询问夜间睡眠、疼痛、呼吸情况,肠功能恢复情况,以及活动能力。
(7)酌情开窗通风,保持病室内空气新鲜。

二、晚间护理

晚间护理(evening care)指晚间入睡前为患者提供的护理,可创造良好的睡眠条件,促进患者舒适入睡。同时,还能了解患者的病情变化,鼓励患者,增强其战胜疾病的信心。

(一)晚间护理目的

(1)确保病室安静、清洁,为患者创造良好的夜间睡眠条件,促进患者入睡。
(2)观察和了解病情变化,满足患者身心需要,促进护患沟通。
(3)预防压疮的发生。

(二)晚间护理内容

(1)整理床单位,必要时予以更换。
(2)根据患者病情和自理能力,协助患者排便、洗漱等,女性患者给予会阴冲洗。
(3)协助患者取舒适卧位,并检查患者全身皮肤受压情况,观察有无早期压疮迹象,按摩背部及骨隆突部位。
(4)进行管道护理,检查导管有无打结、扭曲或受压,妥善固定并保持导管通畅。
(5)疼痛患者遵医嘱给予镇痛措施。
(6)保持病室安静,病室内电视机应按时关闭,督促家属离院。夜间巡视时,护士要注意做到"四轻"(走路轻、说话轻、操作轻、关门轻)。
(7)保持病室光线适宜,危重病室保留廊灯,便于观察患者夜间病情变化。

（8）保持病室空气流通,调节室温,根据情况增减盖被。

（9）经常巡视病室,了解患者睡眠情况,对于睡眠不佳的患者应按失眠给予相应的护理;同时观察病情变化,并酌情处理。

三、卧有患者床单位更换技术

1. 目的

（1）为卧床患者更换清洁床单,使病床整洁,患者睡卧舒适。

（2）防止压疮及其他并发症的发生。

（3）保持病室整洁、美观。

2. 操作

【评估】

（1）患者病情与躯体活动能力,是否需要便器及更换衣裤。

（2）患者病损部位与合作程度。

（3）病室环境,是否会影响周围患者的治疗或进餐。

【计划】

（1）护士准备　衣帽整洁,修剪指甲,洗手,戴口罩。

（2）用物准备　清洁大单、中单、被套、枕套、床刷或微湿的扫床巾、污衣袋,需要时备清洁衣裤、手消毒液。

（3）患者准备　了解更换床单位的目的、方法、注意事项和配合要点。

（4）环境准备　同病室内无患者进行治疗或进餐等。酌情关闭门窗,按季节调节室内温度。必要时用屏风遮挡患者。

【实施】

为卧有患者床更换床单的操作步骤见表 6-3-6。

表 6-3-6　为卧有患者床更换床单的操作步骤

操 作 步 骤	要点与说明
1.核对并解释　备齐用物至患者床旁,核对患者床号、姓名、腕带信息,解释操作目的	• 取得患者合作
2.移开床旁桌椅　距床约 20 cm,将床旁椅放于床尾,清洁床单按更换顺序放于床尾椅上	• 留有空间,便于操作
3.移患者至对侧　松开被尾,将患者枕头移向对侧,患者侧卧,背向护士	• 意识不清者,设床档,防坠床 • 骨折、牵引或有引流管的患者,应加以保护,以防损伤或扭曲引流管、脱管
4.清扫近侧床铺 （1）从床头至床尾将各层床单从床垫下拉出 （2）将污中单卷入患者身下 （3）扫净橡胶单、中单上的碎屑 （4）将橡胶单搭在患者身上,将污大单也向上卷入患者身下 （5）从床头至床尾扫净褥上的碎屑	• 清扫原则:自床头至床尾;自床中线至床外缘 • 扫净渣屑,避免影响患者舒适 • 中单、大单向内翻卷,方便从对侧取出

为卧有患者床
更换床单
操作视频

续表

操 作 步 骤	要点与说明
5.铺近侧床铺 （1）将大单横、纵线对齐床面横、纵中线放于床褥上 （2）将近侧大单向近侧下拉散开,将对侧大单内折至床中线处,塞于患者身下 （3）铺近侧床头角、床尾角,大单中部边缘塞于床垫下 （4）铺平橡胶单,铺清洁中单于橡胶单上,近侧部分下拉至床沿,对侧部分内折后卷至床中线处,塞于患者身下,将近侧橡胶单和中单边缘塞于床垫下	• 包紧床角,使之整齐、美观
6.移患者至近侧 协助患者平卧,将患者枕头移向近侧,并协助患者移向近侧,患者侧卧,面向护士,躺卧于已经铺好床单的一侧	• 观察患者面色、呼吸,询问患者有无不适
7.清扫对侧床铺 （1）护士转至床对侧,上卷中单至床中线处,取出污中单,放于床尾污大单上 （2）清扫橡胶单,将橡胶单搭于患者身上 （3）将大单自床头内卷至床尾处,取出污大单、中单,放于护理车污衣袋内	• 清扫原则:自床头至床尾;自床中线至床外缘 • 大单污染面向内折叠,污单不可丢弃在地上
8.铺对侧床铺 （1）展开对侧清洁大单,铺此侧床头角、床尾角,大单中部边缘塞于床垫下 （2）放平橡胶单,铺清洁中单于橡胶单上,将对侧橡胶单和中单边缘塞于床垫下	• 各单铺平拉紧
9.协助患者平卧,将患者枕头移向床中间	
10.更换被套 （1）将污被套被棉胎三折盖于患者身上,将被套平铺于盖被上 （2）自污被套内"S"形取出棉胎,装入清洁被套内 （3）撤出污被套 （4）将棉胎展平,系好被套尾端开口处系带 （5）折被筒,床尾余下部分内折放于床垫上	• 棉胎不可接触污被套外面,并注意为患者保暖 • 盖被头端充实,盖被头端距床头 15 cm 左右
11.更换枕套 （1）取出枕头,拍松枕头 （2）更换枕套,置于患者头下	
12.移回床旁桌椅,安置患者	• 病室整齐、美观
13.操作后处理 （1）开门窗通风换气 （2）整理用物 （3）洗手	• 保持病室空气流通,空气新鲜

160

【评价】

（1）注意患者保暖、安全、舒适,操作过程中观察患者病情变化。

（2）患者理解操作目的,配合操作。

（3）大单铺平拉紧,棉胎与被套贴合好,盖被头端充实,盖被平整,两边内折对称,枕头平整充实。

（4）注意节力原则。

【注意事项】

（1）协助患者翻身时,不得有拖、拉、推等动作,应注意力学原理的运用。

（2）操作中注意节力原则,动作轻柔、幅度小,避免灰尘飞扬。

（3）中单要遮盖橡胶单,避免橡胶单与患者皮肤直接接触。

（4）操作中保证患者安全、舒适,必要时使用床档,防止患者在变换体位时坠床。操作中注意观察患者病情,注意保暖,以及保护患者隐私。

【健康教育】

（1）告知患者在更换床单过程中,如感觉不适应立即告知护士,防止意外发生。

（2）告知患者被服一旦被呕吐物、排泄物、伤口渗出液等污染,应及时通知护士更换。

（陈鲁）

直通护考

第七章　冷、热疗护理技术

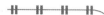

学习目标

1. 能叙述冷、热疗法的作用与禁忌证及冷、热疗护理技术的概念。
2. 能叙述冷、热疗法的效应和影响因素。
3. 能学会使用化学制冷袋和化学加热袋。
4. 能学会运用护理程序为患者实施冷湿敷、乙醇拭浴、热湿敷和热水坐浴。
5. 能学会运用护理程序为患者使用热水袋、烤灯、冰袋、冰帽和冰槽。

导　言

　　冷、热疗法是通过用冷或热作用于人体的局部或全身，以达到止血、止痛、消炎、退热和增进舒适的作用，是临床上常用的物理治疗方法。作为冷、热疗法的实施者，护士应了解冷、热疗法的效应，掌握正确的使用方法，观察患者的反应，并对治疗效果进行及时的评价，以达到促进疗效、减少损伤发生的目的。

第一节　概　　述

　　冷、热疗法是通过低于或高于人体温度的物质作用于人体体表皮肤，达到局部和全身效果的一种治疗方法。在实施冷、热疗法前应了解冷、热疗法的相关知识，确保患者安全。

一、冷、热疗法的概念

　　冷疗法(cold therapy)和热疗法(heat therapy)是利用低于或高于人体温度的物质作用于体表皮肤，通过神经传导引起皮肤和内脏器官血管的收缩或舒张，从而改变机体各系统体液循环和新陈代谢，达到治疗目的的方法。

　　人体皮肤分布着多种感受器，能产生各种感觉，如冷觉感受器(cold receptor)、温觉感受器(warm receptor)、痛觉感受器(pain receptor)等。冷觉感受器位于真皮上层，温觉感受器位于真皮下层，痛觉感受器广泛分布于皮肤的表层。冷觉感受器比较集中分布于躯干上部和四肢，数量较温觉感受器多4～10倍。因此机体对冷刺激的反应比热刺激敏感。当温觉感受器及冷觉感受器受到强烈刺激时，痛觉感受器也会兴奋，使机体产生疼痛。

当皮肤感受器感受温度或疼痛刺激后，神经末梢发出冲动，经过传入神经纤维传到大脑皮层感觉中枢，感觉中枢对冲动进行识别，再通过传出神经纤维发出指令，机体产生行动。当刺激强时，神经冲动可不经过大脑，只通过脊髓反射使整个反射过程更迅速，以免机体受损。

二、冷、热疗法的效应

冷、热疗法虽然作用于皮肤表面，但会使机体产生局部或全身的反应，包括生理效应和继发效应。

1. 生理效应　冷、热疗法的应用使机体产生不同的生理效应（表 7-1-1）。

2. 继发效应　继发效应（secondary effect）指用冷或用热超过一定时间，产生与生理效应相反作用的现象。如热疗可使血管扩张，但持续用热 30～45 min 后，则血管收缩；同样持续用冷 30～60 min 后，则血管扩张，这是机体避免长时间用冷或用热对组织造成损伤而引起的防御反应。因此，冷、热治疗应有适当的时间，以 20～30 min 为宜，如需反复使用，中间必须给予 1 h 的休息时间，让组织有一个复原过程，防止产生继发效应而抵消生理效应。

表 7-1-1　冷、热疗法的生理效应

生 理 指 标	生 理 效 应	
	用　　热	用　　冷
血管扩张/收缩	扩张	收缩
细胞代谢率	增加	减少
需氧量	增加	减少
毛细血管通透性	增加	减少
血液黏稠度	降低	增加
血液流动速度	增快	减慢
淋巴流动速度	增快	减慢
结缔组织伸展性	增强	减弱
神经传导速度	增快	减慢
体温	上升	下降

第二节　冷疗护理技术

案 例 引 导

患者，吴某，女性，66 岁。因两天前淋雨受凉致感冒，体温持续在 39.0～40.0 ℃，以发热待查入院。患者情绪紧张、不安；面色潮红，皮肤灼热。查体：

T 39.8 ℃,P 106 次/分,R 24 次/分,BP 120/80 mmHg。请问:

(1) 应给予该患者什么护理措施?

(2) 操作中应注意什么?

　　冷疗法是一种利用低于人体体温的物质,作用于机体的局部和全身,以达到止血、止痛、消炎、退热的治疗作用的方法,分为局部和全身两大类。局部冷疗法有冰袋、冰囊、冰槽、冰帽、冷湿敷等;全身冷疗法有乙醇拭浴、温水拭浴等。

一、冷疗法的作用

　　1. 控制炎症扩散　冷疗法可使局部血管收缩,血流速度减慢,细胞的新陈代谢和细菌的活力降低,从而限制炎症的扩散,适用于炎症早期。

　　2. 减轻局部充血或出血　冷疗法可使局部血管收缩,毛细血管通透性降低,减轻局部充血和水肿;同时冷疗法还可使血液流动速度减慢,血液的黏稠度增加,促进血液凝固而控制出血。适用于鼻出血、扁桃体摘除术后、局部软组织损伤的初期等。

　　3. 减轻疼痛　冷疗法可抑制组织细胞的活动,减慢神经冲动的传导速度,减弱神经末梢的敏感性而减轻疼痛;同时冷疗法使血管收缩,血管壁的通透性降低,渗出减少,可减轻由于组织肿胀压迫神经末梢引起的疼痛。适用于急性损伤初期牙痛、烫伤等。

　　4. 降低体温　冷疗法与皮肤接触,通过传导与蒸发的物理作用,使体温降低,患者舒适,适用于高热、中暑患者;头部用冷可降低脑细胞的代谢,提高脑组织对缺氧的耐受性,有利于脑细胞功能的恢复,常用于脑外伤、脑缺血的患者。

二、影响冷疗法效果的因素

　　1. 方式　冷疗法分湿冷法和干冷法,应用方式不同效果也不同。水是一种良好的导体,其传导能力及渗透力比空气强,所以湿冷法的效果优于干冷法。在临床应用中应根据病变部位和治疗要求选择适当的方法,同时注意防止冻伤。

　　2. 面积　冷效应与用冷面积成正比。用冷面积较大,则冷疗法的效果就较强;反之,则较弱。但须注意用冷面积越大,患者的耐受性越差,且会引起全身反应,如大面积应用冷疗法,可导致血管收缩,并且周围皮肤的血液分流至内脏血管,使患者血压升高。

　　3. 时间　冷疗法应用的时间对治疗效果有直接影响,在一定时间内,其效应随着时间的延长而增强。一般用冷时间为 15～30 min,如果时间过长,则会产生继发效应而抵消治疗效应,甚至还可引起不良反应,如皮肤苍白、疼痛、冻伤等。

　　4. 温度　用冷的温度与体表的温度相差越大,机体对冷刺激的反应越强;反之,则越弱。环境温度也可影响冷效应,如在冷环境中用冷,散热会增加,冷效应会增强。

　　5. 部位　冷疗作用部位不同,产生的效应也不同。皮肤较厚的区域,如手心、脚底,对冷的耐受性大,冷疗效果较差;而皮肤较薄的区域,如颈部、前臂内侧,对冷的敏感性强,冷疗效果较好。皮下冷觉感受器较温觉感受器多 8～10 倍,故浅层皮肤对冷刺激较敏感。同样,血液循环也会影响冷疗的效果。因此,临床上为高热患者物理降温时,将冰袋、冰囊置于颈部、腋下、腹股沟等体表大血管流经处,以增加散热。

　　6. 个体差异　年龄、性别、身体状况、居住习惯等影响冷疗法的效应。老年人由于其功能减退,对冷刺激的反应较迟钝;婴幼儿由于神经系统发育尚未成熟,对冷的适应能力有限;女性对冷刺激较男性敏感;对于血液循环障碍、昏迷、感觉迟钝等患者,因其对冷的敏感性降低,应注意防止冻伤;长期居住寒冷地区者对冷的耐受性较高。

三、冷疗法的禁忌证

1. 局部血液循环障碍　用冷可使血管进一步收缩,加重血液循环障碍,导致局部组织缺血缺氧而变性坏死。常见于大面积组织受损、全身微循环障碍、休克、糖尿病、神经病变、水肿等患者。

2. 慢性炎症或深部有化脓病灶　用冷可使微血管收缩,局部血流减少,妨碍炎症的吸收。

3. 组织损伤、破裂　用冷可降低血液循环,增加组织损伤,且影响伤口愈合。大范围组织损伤,应禁止用冷。

4. 对冷过敏　对冷过敏者用冷后可出现红斑、荨麻疹、关节疼痛、肌肉痉挛等症状。

5. 冷疗的禁忌部位

(1) 枕后、耳郭、阴囊处　用冷易引起冻伤。

(2) 心前区　用冷可导致反射性心率减慢、心房纤颤或心室纤颤及房室传导阻滞。

(3) 腹部　用冷易引起腹痛、腹泻。

(4) 足底　用冷可导致反射性末梢血管收缩而影响散热或引起过性冠状动脉收缩,影响心肌细胞的供血。

四、冷疗护理技术

冷疗护理技术包括局部冷疗技术和全身冷疗技术。

(一) 局部冷疗技术——冰袋、冰囊的使用

1. 目的　降温、镇痛、止血、消炎。

2. 操作

【评估】

(1) 患者年龄、病情、体温、意识状态及治疗情况。

(2) 患者自理能力,活动能力,对冷疗知识的了解,心理状态及合作程度。

(3) 患者局部皮肤状况,如有无硬结、淤斑、感觉障碍及冷过敏等。

【计划】

(1) 护士准备　着装整洁,举止大方,剪指甲,洗手,戴口罩。

(2) 用物准备　冰袋或冰囊(图 7-2-1)、布套、毛巾、冰块、帆布袋、木勺、脸盆及冷水。

(3) 患者准备　了解使用冰袋或冰囊的目的、方法、注意事项及配合要点,体位舒适,愿意合作。

(4) 环境准备　整洁、安静、室温适宜,酌情关闭门窗,避免对流风直吹患者。

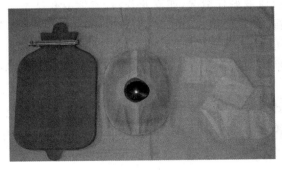

图 7-2-1　冰袋、冰帽、冰囊

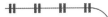

冰袋降温
操作视频

【实施】

冰袋降温技术的操作步骤见表 7-2-1。

表 7-2-1 冰袋降温技术的操作步骤

操 作 步 骤	要点与说明
1. 准备冰袋 (1) 将冰块放入盆内,用冷水冲去棱角 (2) 用勺将冰块装入冰袋至 1/2～2/3 满 (3) 排出冰袋内空气后夹紧袋口,用毛巾擦干冰袋,倒提,检查无漏水后装入布套内	·避免冰块棱角引起患者的不适和损坏冰袋,便于冰袋与冷疗部位皮肤的接触 ·检查冰袋无漏气、漏水,布套可避免冰袋与皮肤直接接触,引起冻伤,也可吸收冷凝水
2. 核对并解释　携用物至患者床旁,核对床号、姓名,向患者解释操作目的、过程,并取得配合	·确认患者
3. 根据目的放置冰袋　高热患者降温,冰袋置于患者前额、头顶部和体表大血管分布处(腋窝、腹股沟、腘窝等)(图 7-2-2);扁桃体摘除术冰袋置于颈前颌下(图 7-2-3);局部冷敷将冰袋吊起,底部接触鼻根	·冰袋置于前额时,为减轻冰袋对局部的压力,应将冰袋悬吊在支架上,并且与皮肤密切接触
4. 观察皮肤　每 10 min 查看一次局部皮肤颜色,询问患者的感觉及检查冰袋情况,连续使用不超过 30 min	·局部皮肤出现发绀、麻木,立即停止使用,防止发生继发效应
5. 操作后处理 (1) 撤去治疗用物,协助患者取舒适体位,整理床单位 (2) 将冰袋倒空,倒挂、晾干,吹入少量空气,夹紧袋口备用;冰袋布套清洁后晾干备用 (3) 整理其他用物	
6. 洗手并记录　记录用冷部位、时间、效果及患者的反应	

【评价】

(1) 患者了解冰袋或冰囊的使用目的及相关知识,主动配合。

(2) 护士操作规范,患者无局部、全身不适和不良反应。

【注意事项】

(1) 随时观察冰袋或冰囊有无漏水,是否夹紧。冰块融化后应及时更换或添加。

(2) 观察用冷部位血液循环情况,如皮肤苍白、青紫或有麻木感,立即停止用冷。

(3) 如为物理降温,冰袋使用 30 min 后测体温,当体温降至 39 ℃以下,应取下冰袋,并在体温单上做好记录。

(4) 用冷时间要准确,最长不超过 30 min,长时间使用者,需间隔 1 h 后再用。

【健康教育】

(1) 向患者和家属讲解使用冰袋或冰囊的方法和注意事项。

(2) 向患者和家属说明禁用冷疗法的部位和应达到的治疗效果。

(二) 局部冷疗技术——冰帽、冰槽的使用

1. 目的　头部降温,预防脑水肿,并可降低脑细胞代谢,减少其需氧量,提高脑组织对缺氧的耐受性,减轻脑细胞的损害。

Note

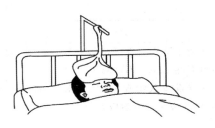

图 7-2-2　前额冰袋的位置

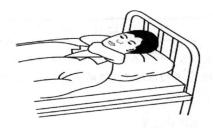

图 7-2-3　颈前颌下冰袋的位置

2. 操作

【评估】

（1）患者年龄、病情、体温、治疗情况及头部状况。

（2）患者意识状况、活动能力及合作程度。

【计划】

（1）护士准备　着装整洁，举止大方，剪指甲，洗手，戴口罩。

（2）用物准备　冰帽或冰槽（图 7-2-4）、冰块、木槌、帆布袋、盆及冷水、勺、小垫枕、排水管、水桶、海绵、肛表、橡胶单及中单等。若使用冰槽降温，备不脱脂棉球及凡士林纱布。

（3）患者准备　了解使用冰帽或冰槽的目的、方法、注意事项及配合要点，体位舒适，愿意合作。

（4）环境准备　整洁、安静、室温适宜，酌情关闭门窗，避免对流风直吹患者。

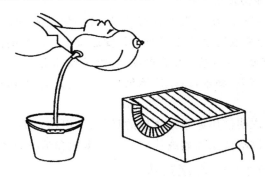

图 7-2-4　冰帽、冰槽

【实施】

冰帽、冰槽降温技术的操作步骤见表 7-2-2。

表 7-2-2　冰帽、冰槽降温技术的操作步骤

操 作 步 骤	要点与说明
1.准备冰帽或冰槽 （1）将冰块放入盆内，用冷水冲去棱角 （2）将冰块装入冰帽或冰槽，擦干水迹	·避免冰块棱角引起患者的不适
2.核对并解释　携用物至患者床旁，核对床号、姓名，向患者解释操作目的、过程，并取得配合	·确认患者
3.放置冰帽或冰槽　在患者后颈部和双耳外面垫海绵垫后戴上冰帽；使用冰槽者，将患者头部置于冰槽中，患者外耳道塞不脱脂棉球，双眼覆盖凡士林纱布	·防止枕后和耳郭冻伤 ·防止冰水流入耳内，保护角膜

续表

操作步骤	要点与说明
4.观察　注意头部皮肤颜色、生命体征,询问患者的感觉,检查冰帽或冰槽的情况,连续使用时间不超过 30 min	• 为了防止心室纤颤等并发症出现,须维持肛温在 33 ℃,不可低于 30 ℃ • 局部皮肤出现发绀、麻木,立即停止使用,防止发生继发效应
5.操作后处理 (1)撤去治疗用物,协助患者取舒适体位,整理床单位 (2)冰帽:处理方法同冰袋 (3)冰槽:将冰水倒空后备用 (4)整理其他用物,清洁后放于原处备用 6.记录　洗手并记录用冷部位、时间、效果及患者的反应	

【评价】

(1)患者和家属了解冰帽或冰槽的使用目的及相关知识,主动配合。

(2)护士操作规范,患者未发生不良反应,感觉舒适、安全。

【注意事项】

(1)观察患者头部皮肤变化,每 10 min 查看一次局部皮肤颜色,特别注意患者耳郭部位应无青紫、麻木及冻伤发生。

(2)观察患者体温,每 30 min 为患者测肛温一次,使之维持在 33 ℃左右,不可低于 30 ℃,防止心房、心室纤颤或房室传导阻滞等并发症发生。用冷时间不超过 30 min,以防产生继发效应。若要重复,需休息 1 h 后再使用,给予局部组织复原时间。

(3)观察冰帽有无破损、漏水,冰帽或冰槽内的冰块融化后,应及时更换或添加。

【健康教育】

(1)向患者和家属说明使用冰帽或冰槽的目的、作用和方法。

(2)向患者和家属讲解使用冰帽或冰槽的注意事项和治疗效果。

(三) 局部冷疗技术——冷湿敷法

1. 目的　降温、止痛、止血,早期扭伤、挫伤的消肿。

2. 操作

【评估】

(1)患者的基本状态,如意识状况、年龄、病情、活动能力、体温及治疗情况。

(2)患者局部皮肤状况,如皮肤颜色、温度,有无硬结、淤血、感觉障碍及对冷过敏,特别注意观察冷敷部位有无开放性伤口。

(3)患者的心理反应及合作程度。

【计划】

(1)护士准备　着装整洁,举止大方,剪指甲,洗手,戴口罩。

(2)用物准备　小盆(内盛冰水)、敷布 2 块、卵圆钳 2 把、毛巾、棉签、橡胶单及治疗巾、凡士林、纱布等。

(3)患者准备　了解冷湿敷的目的、方法、注意事项及配合要点,体位舒适,愿意合作。

（4）环境准备　整洁、安静、室温适宜,酌情关闭门窗,避免对流风直吹患者。

【实施】

冷湿敷法的操作步骤见表 7-2-3。

表 7-2-3　冷湿敷法的操作步骤

操作步骤	要点与说明
1.核对并解释　携用物至患者床旁,核对床号、姓名,解释操作目的并取得配合	·确认患者
2.安置体位　患者取舒适卧位,暴露患处,在冷敷部位下垫小橡胶单或一次性治疗巾,冷敷部位涂凡士林(范围略大于患处)后盖一层纱布	·保护皮肤及床单位
3.冷湿敷 （1）用卵圆钳将浸在冰水中的敷布拧至半干,抖开,敷在患处(图 7-2-5),高热患者降温敷于前额 （2）每 3～5 min 更换一次敷布,持续 15～20 min	·敷布必须浸透,拧至不滴水 ·若冷湿敷部位为开放性伤口,必须按照无菌技术操作原则处理伤口 ·防止产生继发效应
4.观察不良反应　注意患者头部皮肤颜色、生命体征,询问患者的感觉	
5.操作后处理 （1）擦干冷敷部位,擦掉凡士林,协助患者取舒适体位,整理床单位 （2）整理其他用物,清洁、消毒后放于原处备用	
6.洗手并记录　记录用冷部位、时间、效果及患者的反应	

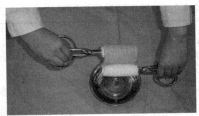
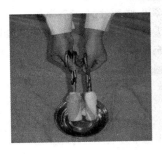
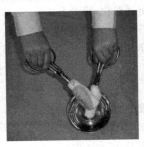
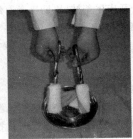

图 7-2-5　冷湿敷法

扭伤后冰敷
不要超过 6 h

【评价】

冷湿敷时间正确,达到用冷目的,患者无不适感。

【注意事项】

（1）注意观察局部皮肤情况及患者全身反应。

（2）敷布湿度得当,以不滴水为宜,并及时更换敷布。

（3）若为降温,则冷湿敷 30 min 后应测量体温,并将体温绘制在体温单上。

【健康教育】

（1）向患者和家属说明使用冷湿敷法的目的、作用和方法。

（2）向患者和家属讲解使用冷湿敷法的注意事项和治疗效果。

（四）全身冷疗技术——温水拭浴或乙醇拭浴

1. 目的 为高热患者降温。

2. 操作

【评估】

（1）患者年龄、病情、体温、意识状况、治疗情况、活动能力及合作程度。

（2）患者有无乙醇过敏史。

【计划】

（1）护士准备 着装整洁,举止大方,剪指甲,洗手,戴口罩;需要时协助患者排尿。

（2）用物准备

①治疗盘内:大毛巾、小毛巾、热水袋及套、冰袋及套等。

②治疗盘外:容器内盛放 25%～35% 乙醇 200～300 mL(温度为 32～34 ℃),衣裤等。必要时备大单、被套、屏风、便器。

（3）患者准备 了解乙醇拭浴的目的、方法、注意事项及配合要点;体位舒适,愿意合作。

（4）环境准备 整洁、安静、室温适宜,酌情关闭门窗或遮挡患者,避免对流风直吹患者。

【实施】

温水拭浴或乙醇拭浴的操作步骤见表 7-2-4。

表 7-2-4 温水拭浴或乙醇拭浴的操作步骤

操 作 步 骤	要点与说明
1.核对并解释 携用物至患者床旁,核对床号、姓名,解释操作目的并取得配合	·确认患者
2.安置患者 （1）松开床尾盖被,协助患者取舒适卧位,脱去上衣,松解裤带 （2）置冰袋于患者头部,热水袋于足底	·便于擦拭 ·先脱近侧,后脱远侧,如肢体有外伤或活动障碍,先脱健侧,后脱患侧 ·头部放置冰袋可帮助患者降温并防止头部充血而致头痛;足底放置热水袋可使患者感觉舒服,并减轻头部充血
3.垫巾拭浴 （1）将大浴巾垫于拭浴部位,以浸湿的小毛巾包裹成手套状,拧至半干,以离心方向拍拭,每侧拍拭 3 min,再用大毛巾擦干,拭浴全过程宜控制在 20 min 内 （2）双上肢:颈外侧→肩→肩上臂外侧→前臂外侧→手背;侧胸→腋窝→上臂内侧→前臂内侧→手心 （3）腰背部:颈下肩部→臀部 （4）双下肢:髂骨→下肢外侧→足背;腹股沟→下肢内侧→内踝;臀下→大腿后侧→腘窝→足跟	·小毛巾必须浸透,拧至不滴水 ·若拭浴部位为开放性伤口,必须按照无菌技术操作原则处理伤口 ·防止产生继发效应

续表

操 作 步 骤	要点与说明
4.操作后处理	
（1）拭浴完毕，撤掉热水袋，更换衣裤	
（2）协助患者躺卧舒适，整理床单位，清理用物	
（3）拭浴30 min后测体温，体温降至39 ℃以下时取下冰袋	
5.记录　洗手并记录用冷部位、时间、效果及患者的反应	

【评价】

（1）患者或者家属了解拭浴的目的及相关知识，主动配合。

（2）护士操作规范，用冷时间正确，达到冷疗效果；患者未发生不良反应，感觉舒适。

【注意事项】

（1）拭浴过程中，注意观察患者反应，如出现寒战、面色苍白、脉搏及呼吸异常时立即停止拭浴，并及时通知医生。

（2）胸前区腹部、后颈、足底等部位禁忌拭浴，以免引起不良反应。

（3）乙醇过敏者、新生儿及血液病高热患者禁用乙醇拭浴。

（4）拭浴时，以拍拭（轻拍）方式进行，避免用摩擦方式，因摩擦易生热。

【健康教育】

向患者及家属介绍全身冷疗技术的目的及方法，并解释全身降温达到的治疗效果。

第三节　热疗护理技术

案 例 引 导

患者，李某，女，28岁。因分娩需要行会阴部侧切，现切口局部出现红、肿、热、痛。进一步查体：T 39.2 ℃，P 106次/分，R 23次/分。请问：

（1）作为护士，应如何正确实施红外线灯局部照射？

（2）在照射过程中，如发现局部皮肤出现紫红色，如何处理？

（3）为该患者降温，最适合采取何种物理降温措施？

一、热疗法的作用

1. 促进炎症的消散和局限　热疗法可使局部血管扩张，血液循环速度加快，促进组织中毒素、废物的排出；同时使血流量增多，白细胞数量增加，吞噬能力增强和新陈代谢加快。炎症早期用热疗法，可促进炎性渗出物吸收与消散；炎症后期用热疗法，可促进白细胞释放蛋白溶解酶，溶解坏死组织，使炎症局限。

171

2. 减轻深部组织充血　热疗法使皮肤血管扩张，使平时大量呈闭锁状态的动静脉吻合支开放，皮肤血流量增多。由于全身循环血量的重新分布，减轻深部组织的充血。

3. 减轻疼痛　热疗法可降低痛觉神经的兴奋性，改善血液循环，加速炎性渗出物吸收和致痛物质排出，解除对神经末梢的刺激和压迫，因而可减轻疼痛。同时热疗法可使肌肉松弛，增强结缔组织伸展性，增加关节的活动范围，减少肌肉痉挛、僵硬和关节强直所致的疼痛。

4. 保暖与舒适　热疗法可使局部血管扩张，促进血液循环，将热带至全身，可使体温升高，使患者感到温暖舒适。适用于年老体弱者、早产儿、末梢循环不良者以及危重患者。

二、影响热疗法效果的因素

1. 方式　热疗法分湿热疗法和干热疗法，用热方式不同，效果也不同。水是良导体，传导快，且渗透力强，因此湿热疗法效果优于干热疗法。在临床应用中应根据病变部位和治疗要求选择用热方式，使用湿热疗法时，温度应比干热疗法低，同时注意防止烫伤。

2. 面积热效应　与用热面积成正比。用热面积较大，则热疗法的效果就较强；反之，则较弱。但须注意用热面积越大，患者的耐受性越差，且会引起全身反应。

3. 时间　热疗法应用的时间对治疗效果有直接影响，在一定时间内，其效应随着时间的延长而增强。一般用热时间为 $10 \sim 30$ min，如果时间过长，则会产生继发效应而抵消治疗效应，同时使机体对热的耐受性增强，敏感性降低，甚至引起不良反应。

4. 温度　用热的温度与体表的温度相差越大，机体对热刺激的反应越强；反之，则越弱。环境温度也可影响热效应，如室温过低，则散热过快，热效应降低。

5. 部位　热疗法作用部位不同，产生的效应也不同。身体皮肤有厚有薄，如手和脚的皮肤较厚，对热的耐受性强，热疗法效果就差；而躯干的皮肤较薄，对热的敏感性强，热疗法效果较好。同样，血液循环也会影响热疗法的效果。

6. 个体差异　不同的个体对热疗法的敏感性不同，所以，用同一强度的温度刺激，会产生不同的效应，老年人对热刺激的反应较迟钝；婴幼儿对热的适应能力有限；女性对热刺激较男性敏感；对于昏迷、感觉迟钝、血液循环障碍等患者，因其对热的敏感性降低，应注意防止烫伤。

三、热疗法的禁忌证

1. 未明确诊断的急性腹痛　热疗法虽然能缓解疼痛，但易掩盖病情真相，延误诊断和治疗。

2. 面部危险三角区感染　该处血管丰富，面部静脉无静脉瓣，且与颅内海绵窦相通，用热可使血管扩张，血流增多，导致细菌和毒素进入血液循环，促进炎症扩散，造成颅内感染和败血症。

3. 各种脏器内出血　热疗法可使局部血管扩张，增加脏器血流量和血管通透性而加重出血。

4. 软组织损伤或扭伤初期　软组织损伤或扭伤 48 h 内禁用热疗法，因用热可促进局部血管扩张，增加血管通透性，加重皮下出血、肿胀和疼痛。

5. 其他
（1）心、肝、肾功能不全者　大面积使用热疗法使皮肤血管扩张，减少对内脏器官的血液供应，加重病情。

（2）皮肤湿疹　热疗法可加重皮肤受损程度，使患者痒感增加而感觉不适。

（3）急性炎症　热疗法可使局部温度升高，有利于细菌繁殖及分泌物增多，加重病情，如会使结膜炎、中耳炎病情加重。

（4）孕妇　热疗法可影响胎儿的生长。

（5）金属移植物部位　金属是热的良好导体，用热容易造成烫伤。

（6）麻痹、感觉异常者慎用。

四、热疗护理技术

热疗护理技术包括干热疗法和湿热疗法。

（一）干热疗法——热水袋的使用

1. 目的　保暖、舒适、解痉、镇痛。

2. 操作

【评估】

（1）患者年龄、病情、治疗情况、意识状况、活动能力及合作程度。

（2）患者局部皮肤状况，如颜色、温度，有无硬结、淤血及开放性伤口等。

【计划】

（1）护士准备　着装整洁，举止大方，剪指甲，洗手，戴口罩。

（2）用物准备　热水袋及布套、水壶或量杯，水温计、热水（60～70 ℃）、毛巾等（图7-3-1）。

（3）患者准备　了解使用热水袋的目的、部位、方法及注意事项；体位舒适，愿意合作。

（4）环境准备　整洁、安静、室温适宜，酌情关闭门窗，避免对流风直吹患者。

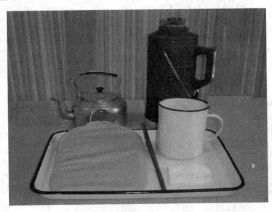

图 7-3-1　使用热水袋的用物准备

【实施】

使用热水袋的操作步骤见表 7-3-1。

表 7-3-1　使用热水袋的操作步骤

操 作 步 骤	要点与说明
1. 准备热水袋 （1）调节水温，成人 60～70 ℃ （2）加水至热水袋 1/2～2/3 满（图7-3-2），放平排气，擦干倒提，检查无漏水后装入布套内备用	• 老年人、婴幼儿以及昏迷、感觉迟钝、循环不良等患者，水温应低于 50 ℃ • 便于热水袋与热疗部位皮肤的接触。灌水过多，可使热水袋膨胀变硬，柔软舒适度下降 • 检查热水袋有无漏气、漏水，避免热水袋与皮肤直接接触，引起烫伤

续表

操 作 步 骤	要点与说明
2.核对并解释 携用物至患者床旁,核对床号、姓名,解释操作目的并取得配合	· 确认患者
3.放置热水袋 将热水袋放至所需部位,袋口朝向身体外侧	· 避免烫伤 · 用热时间不超过 30 min,以防产生继发效应
4.观察 局部皮肤颜色、患者的感觉及热水袋的情况,必要时行床旁交班	· 皮肤出现潮红、疼痛,应立即停止使用,并在局部涂凡士林以保护皮肤
5.操作后处理 (1)用热 30 min 后,撤去热水袋,协助患者取舒适卧位,整理床单位 (2)将热水袋倒空、倒挂、晾干,布套清洁后晾干备用 (3)整理其他用物,清洁后放回原处备用	
6.记录 洗手并记录用热部位、时间、效果、患者反应	

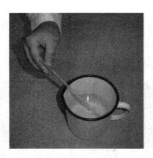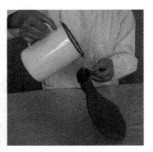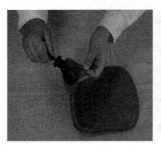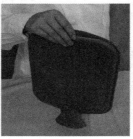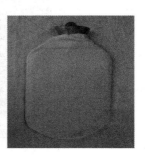

图 7-3-2 加水至热水袋

【评价】

(1)患者或家属了解热水袋使用的目的、作用和方法、能主动配合。

(2)护士操作规范,患者未发生不良反应,感觉舒适、安全。

【注意事项】

(1)对婴幼儿、老年人以及昏迷、末梢循环不良、麻醉未清醒、感觉障碍等患者,热水袋的水温应调至 50℃ 以内。

(2)热水袋使用过程中,应经常观察局部皮肤的颜色。如果发现皮肤潮红应立即停止使用,并在局部涂凡士林以保护皮肤。

（3）连续使用热水袋保暖者，每 30 min 检查水温，及时更换热水。

（4）炎症部位热敷，热水袋灌水 1/3 满，以免压力过大，引起疼痛。

（5）严格执行交接班制度。

【健康教育】

（1）向患者和家属讲解使用热水袋的目的、方法及注意事项。

（2）教会患者及家属正确使用热水袋及异常问题的处理。

（二）干热疗法——烤灯的使用

1. 目的　消炎、解痉、镇痛，促进创面干燥结痂，促进肉芽组织生长。

2. 操作

【评估】

（1）患者的基本状况，如意识状况、年龄、病情、活动能力及治疗情况。

（2）患者局部皮肤、伤口状况。

（3）患者的心理反应及合作程度。

【计划】

（1）护士准备　衣帽整洁，修剪指甲，洗手，戴口罩。

（2）用物准备　鹅颈灯或红外线烤灯（图-7-3-3），必要时备有色眼镜。

（3）患者准备　了解烤灯使用的目的、方法、注意事项、配合要点；体位舒适，愿意配合。

（4）环境准备　室温适宜，关闭门窗，酌情备屏风。

【实施】

使用烤灯的操作步骤见表 7-3-2。

表 7-3-2　使用烤灯的操作步骤

操 作 步 骤	要点与说明
1.核对并解释　携用物至患者床旁，核对床号、姓名，解释操作目的并取得配合	• 确认患者
2.安置体位　协助患者取舒适卧位，暴露治疗部位	• 必要时备屏风，以保护患者隐私
3.照射局部　调节灯距，一般为 30~50 cm，温度以患者感觉温热为宜，照射时间为 20~30 min	• 以皮肤出现红斑为宜
4.观察　每 5 min 观察局部皮肤颜色一次，询问患者的感受	• 患者若出现皮肤过热、心慌、头昏，或局部皮肤发红、疼痛，应立即停止照射，并报告医生
5.操作后处理　关闭烤灯开关，协助患者躺卧舒适，整理用物	
6.洗手并记录　记录照射部位、时间、效果，以及患者局部和全身反应	

【评价】

（1）患者或家属了解烤灯使用的目的、作用和方法，能主动配合。

（2）护士操作规范，患者未发生不良反应，感觉舒适、安全。

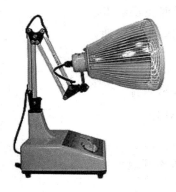

图 7-3-3　红外线烤灯

【注意事项】

（1）根据治疗部位选择不同功率的灯泡：手、足部 250 W（鹅颈灯 40～60 W），胸、腹、腰、背 500～1000 W。

（2）照射前胸、面颈时应戴有色眼镜或用纱布遮盖双眼，以保护眼睛。

（3）照射过程中使患者保持舒适体位，嘱咐如有过热、心慌、头晕等情况时，及时告知。

（4）照射过程中观察局部反应，以皮肤出现桃红色的均匀红斑为度，如皮肤出现紫红色，应立即停止照射，涂凡士林以保护皮肤。

（5）意识不清、血液循环障碍、局部感觉障碍、瘢痕者，治疗时应加大灯距，防止烫伤。

【健康教育】

向患者及家属介绍使用烤灯的目的、方法及注意事项，说明使用烤灯的治疗效果。

（三）湿热疗法——热湿敷技术的使用

1. 目的　保暖、消肿、消炎、解痉、止痛。

2. 操作

【评估】

（1）患者的基本状况，如意识状况、病情、治疗情况、活动能力等。

（2）患者局部皮肤状况，特别是有无开放性伤口。

（3）患者的心理反应及合作程度。

【计划】

（1）护士准备　衣帽整洁，修剪指甲，洗手，戴口罩。

（2）用物准备　卵圆钳 2 把、纱布、敷布 2 块（大于热湿敷的面积）、水温计、凡士林、毛巾、橡胶单或一次性治疗巾、热水瓶、脸盆（内盛放热水），必要时备胶布、无菌换药盘。

（3）患者准备　了解热湿敷法的目的、方法、注意事项、配合要点，体位舒适。

（4）环境准备　室温适宜，关闭门窗，酌情备屏风。

【实施】

热湿敷技术的操作步骤见表 7-3-3。

表 7-3-3　热湿敷技术的操作步骤

操作步骤	要点与说明
1.核对并解释　携用物至患者床旁，核对床号、姓名，解释操作目的并取得配合	・确认患者
2.暴露患处　暴露患者热湿敷部位，在热湿敷部位下垫橡胶单或一次性治疗巾，在热湿敷部位上涂凡士林后盖一层纱布	・保护床单位和患者皮肤
3.热湿敷(图 7-3-4) （1）将敷布浸入热水中，双手各持 1 把卵圆钳，将敷布拧至不滴水	・水温为 50～60 ℃，拧至不滴水为宜，在手内侧试温度，以不烫手为宜
（2）抖开，折叠后敷于患处，敷布上可加盖毛巾以维持温度	・若患者感觉过热，可掀起敷布一角散热
（3）每 3～5 min 更换一次敷布，持续 15～20 min	・若热湿敷部位有开放性伤口，须按无菌技术操作原则处理伤口

续表

操 作 步 骤	要点与说明
4.观察局部皮肤颜色及全身状况	·防止发生继发效应
5.用物处理 热湿敷毕,揭开热湿敷部位纱布,轻轻擦去凡士林,协助患者躺卧舒适,整理床单位	
6.记录 洗手并记录热湿敷部位、时间、效果、局部及全身反应	

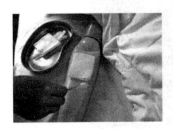
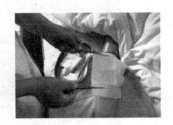
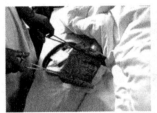
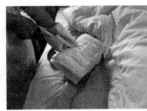
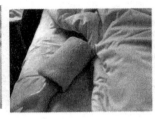

图 7-3-4 热湿敷技术

【评价】

(1)患者或者家属了解热湿敷目的、作用和方法,能主动配合。

(2)护士操作规范,患者无不适感觉,无烫伤发生。

【注意事项】

(1)热湿敷过程中注意观察患者局部皮肤状况,每3~5 min更换一次敷布,以保持适当温度。

(2)如在有伤口部位做热湿敷,热敷后按外科换药法处理伤口。

(3)面部热敷者,应间隔15 min后方可外出,以防感冒。

【健康教育】

(1)向患者及家属解释热湿敷的目的和方法。

(2)向患者及家属讲解热湿敷的注意事项及治疗效果。

(四)湿热疗法——热水坐浴

1.目的 清洁、消炎、消肿、止血,用于会阴部、肛门疾病及手术后。

2.操作

【评估】

(1)患者年龄、病情、治疗情况、意识状况、活动能力及合作程度。

(2)患者局部皮肤及伤口状况。

【计划】

(1)护士准备 着装整洁,举止大方,剪指甲,洗手,戴口罩。

177

（2）用物准备　坐浴椅（图 7-3-5）、消毒坐浴盆、热水瓶、水温计、药液（遵医嘱）、大毛巾、纸巾、无菌纱布。必要时备屏风、换药用物。

（3）患者准备　患者清楚热水坐浴的目的、方法、注意事项及配合要点；坐浴前排尿、排便，并清洗局部皮肤。

（4）环境准备　整洁、安静，调节室温，酌情关闭门窗，必要时用屏风遮挡患者。

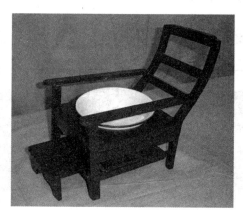

图 7-3-5　坐浴椅

【实施】

热水坐浴的操作步骤见表 7-3-4。

表 7-3-4　热水坐浴的操作步骤

操 作 步 骤	要点与说明
1.准备药液　遵医嘱配制药液，置于坐浴盆内至 1/2 满，调节水温	·水温 40～45 ℃
2.核对并解释　携用物至患者床旁，核对床号、姓名，解释操作目的并取得配合	·确认患者
3.协助坐浴 （1）协助患者脱裤至膝部，暴露治疗部位，取坐姿 （2）嘱患者先试水温，然后将臀部完全泡入水中，腿部用大毛巾遮盖，持续 15～20 min	·方便操作 ·随时调节水温，尤其是冬季要注意室温与保暖，防止患者受凉，加水时要先抬高患者臀部
4.观察　坐浴效果、局部及全身反应	·若患者出现面色苍白、脉搏加快、眩晕、软弱无力，立即停止坐浴
5.终末处理　坐浴完毕，用纱布拭干臀部，协助患者躺卧舒适，整理床单位及其他用物	·用物消毒后备用
6.记录　洗手并记录坐浴的时间、效果、局部及全身反应	

【评价】

（1）患者或家属了解热水坐浴的目的和方法，能主动配合。

（2）护士操作规范，患者无不适感觉，无烫伤发生。

【注意事项】

（1）热水坐浴前先排尿、排便，因热水会刺激会阴部、肛门，易引起排尿、排便反射。

（2）坐浴部位若有伤口,则坐浴盆、药液及用物必须无菌,坐浴后按外科换药法处理伤口。

（3）女性月经期、妊娠后期、产后 2 周内,阴道出血和盆腔急性炎症患者均不宜坐浴,以免引起和加重感染。

（4）坐浴过程中密切观察患者面色、脉搏、呼吸,如有头晕、心慌、乏力等不适,应立即停止坐浴,扶患者上床休息。

【健康教育】

（1）向患者及家属解释热水坐浴的目的、方法和作用。

（2）向患者及家属讲解热水坐浴的注意事项和治疗效果。

（五）湿热疗法——温水浸泡

1. 目的　消炎、镇痛,清洁、消毒创口,适用于手、足、前臂及小腿部位的感染。

2. 操作

【评估】

（1）患者年龄、病情、治疗情况、意识状况、活动能力及合作程度。

（2）患者局部皮肤及伤口状况,有无损伤、创面及溃疡。

【计划】

（1）护士准备　着装整洁,举止大方,剪指甲,洗手,戴口罩。

（2）用物准备　热水瓶、药液（遵医嘱）、浸泡盆（根据浸泡部位选用）、长镊子、纱布等。必要时备换药用物。

（3）患者准备　清楚温水浸泡的目的、方法、注意事项及配合要点,排空膀胱。

（4）环境准备　整洁、安静,调节室温,酌情关闭门窗,必要时用屏风遮挡患者。

【实施】

温水浸泡的操作步骤见表 7-3-5。

表 7-3-5　温水浸泡的操作步骤

操作步骤	要点与说明
1.核对并解释　携用物至患者床旁,核对床号、姓名,解释操作目的并取得配合	• 确认患者
2.准备药液　遵医嘱配制药液,置于浸泡盆内至 1/2 满,调节水温	• 水温 43～46 ℃
3.温水浸泡 （1）协助患者取舒适卧位,暴露治疗部位 （2）嘱患者先试水温,然后将肢体慢慢放入浸泡盆内,必要时用长镊子夹纱布轻擦创面 （3）治疗时间为 15～20 min	• 方便操作 • 镊子尖端切勿接触创面 • 浸泡部位有伤口的患者应使用无菌浸泡盆、药液及用物 • 防止产生继发效应
4.观察　温水浸泡的效果、局部及全身反应	• 局部皮肤发红、疼痛,应立即停止浸泡 • 监测水温,若水温不足,要先移开浸泡肢体后添加热水,防止烫伤
5.终末处理　浸泡完毕,用毛巾拭干浸泡部位,协助患者躺卧舒适,整理床单位及其他用物	• 浸泡后按照无菌技术操作原则处理伤口
6.记录　洗手并记录浸泡的时间、效果、局部及全身反应	

【评价】

（1）患者或者家属了解温水浸泡的目的和方法，能主动配合。

（2）护士操作规范，护患沟通有效。患者感觉舒适，无烫伤发生。

【注意事项】

（1）浸泡部位若有伤口，浸泡盆、药液及用物必须无菌，浸泡后按外科换药法处理伤口。长镊子尖端不可接触创面。

（2）浸泡过程中，注意观察局部皮肤情况，倾听患者主诉，如果有发红、疼痛反应时及时处理；随时调节水温，添加热水或药液时应先移开浸泡肢体，以免烫伤。

【健康教育】

（1）向患者及家属解释温水浸泡的目的和方法。

（2）向患者及家属说明温水浸泡的注意事项、治疗效果。

（吕胜南）

石蜡疗法

直通护考

Note

第八章　胃肠道护理技术

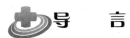
学习目标

1. 能说出医院饮食的种类、饮食原则及适用范围；一般饮食的护理。
2. 能叙述各种营养素的生理功能及主要食物来源；要素饮食的目的、适应证及注意事项。
3. 能叙述各种灌肠法的目的及异同点。
4. 能学会运用护理程序为患者正确进行营养评估；能正确规范地对患者进行鼻饲；能正确规范地对患者实施灌肠术。
5. 具有高度责任心及爱伤观念，与患者沟通有效，提高护士职业素养。

导　言

消化系统主要包括食管、胃、肠、肝、胆和胰腺等，通过摄入食物并消化吸收，为机体提供必需的能量和营养。经过胃和小肠的消化吸收，剩余的食物残渣储存于大肠内，其中的一部分水分会被大肠吸收，其余在腐败细菌作用下转化为粪便。合理的饮食能促进机体正常生长发育、维持生理功能，同时提高机体免疫力；饮食还可以协助临床诊断和治疗，而粪便的性质和量是评估消化功能的重要指征。因此，掌握饮食相关知识并能对排便次数、排便性质和排便量进行正确观察，协助鉴别和诊断消化道疾病，是护士必备的技能。

第一节　医院饮食

案例引导

李某，女性，72岁。自述5个月前出现疲劳感并伴有口渴、多饮、多尿，在当地社区医院检测空腹血糖为16.5 mmol/L，诊断为糖尿病，医生给予二甲双胍降糖药后，空腹血糖仍然在10.5 mmol/L上下波动，因此来医院进一步就诊。患者两年前诊断出患有高血压和高血脂。请问：

（1）根据患者情况，护士应该指导患者什么样的饮食？
（2）在为患者制订饮食计划时，有哪些注意事项？

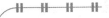

一、人体对营养的需求

（一）热能

热能，又称热量、能量等，是维持机体一切生命活动的能源。人体的热能来源于每天所吃的食物，但不是食物中所有营养素都能产生热能，只有碳水化合物、脂肪、蛋白质这三大营养素会产生热能，因此，碳水化合物、脂肪和蛋白质又被称为人体"三大热能营养素"。热能的需要量指维持机体正常生理功能和日常活动所需的能量，如果能量摄入不足，将对机体产生不良影响。人体需要的能量主要包括基础代谢、劳动活动、消化食物三个方面需要的能量。人体不同阶段对热能的需要量是不同的，生长发育阶段的儿童，由于新陈代谢旺盛，对热能的需要量较高。人体如果长期热量摄入不足，就会使体内储存的糖逐渐减少，到一定程度时，就开始分解脂肪，并消耗部分蛋白质，引起肌肉萎缩、消瘦、乏力，各种生理功能受到严重影响，甚至危及生命。根据中国营养学会饮食标准，我国 18～49 岁成年男性每日的热能供给量为 9.41～12.55 MJ/d，18～49 岁成年女性每日热能供给量为 7.53～10.04 MJ/d，80 岁以上老年男性每日的热能供给量相对下降，为 7.95～9.20 MJ/d，而 80 岁以上老年女性每日的热能供给量为 6.28～7.32 MJ/d。

（二）营养素

营养素是指饮食中可给人体提供能量、机体构成成分和维持组织修复以及生理调节功能的物质。人体所需营养素有六大类：碳水化合物、脂类、蛋白质、矿物质、维生素和水。这六大类营养素共同维持机体生长发育和组织修复，促进机体健康。其中，碳水化合物中的膳食纤维被称为"第七营养素"，在预防疾病和促进健康方面有着重要作用。

1. 碳水化合物 碳水化合物主要生理功能在于氧化分解供应热能，另外，其与蛋白质、脂类等形成活性成分，共同成为组织细胞的重要组成成分。其主要食物来源有糖类、谷类（如水稻、小麦、玉米、大麦、燕麦、高粱等）、水果类（如西瓜、香蕉、葡萄等）、干果类、豆类、根茎蔬菜类（如胡萝卜、番薯等）等。根据中国营养学会饮食标准，人体每天摄入热量的 50%～65% 应来自碳水化合物（2 岁以下的婴幼儿除外）。

2. 脂类 脂类包含脂肪和类脂两种。脂肪是脂肪酸及甘油的化合物，主要食物来源有动物油和植物油；类脂主要指磷脂、糖脂、胆固醇及胆固醇酯等。脂类的生理功能主要是氧化分解提供能量；促进脂溶性营养素的吸收；提供细胞膜结构的基本原料；用于激素的合成等。人体每天摄入热量的 20%～30% 应来自脂类。

3. 蛋白质 蛋白质的主要生理功能是构成组织和细胞的重要成分；更新和修补组织细胞并参与物质代谢及生理功能的调控；维持胶体渗透压；供给能量。人体每天摄入热量的 10%～14% 应来自蛋白质。

4. 矿物质 又称无机盐，包含常量元素和微量元素两大类。其主要生理功能是构成机体组织的重要成分；调节体液平衡；维持机体酸碱平衡；酶系统的活化剂。我国居民饮食中比较容易缺乏的矿物质有钙、铁、锌、硒等。

5. 维生素 维生素分为脂溶性维生素和水溶性维生素两大类，是生物体生长和代谢所必需的微量营养成分，一般无法由生物体自身产生，需要通过饮食等手段获得。其中脂溶性维生素有维生素 A、维生素 D、维生素 E、维生素 K，水溶性维生素有维生素 B、维生素 C，不同种类维生素食物来源、生理功能、每日供给量也各不相同（表 8-1-1）。维生素缺乏会导致严重的健康问题；适量摄取维生素可以保持身体健康强壮；过量摄取维生素则会导致中毒。

表 8-1-1　不同种类维生素食物来源、生理功能、每日供给量

维生素种类	分类	生理功能	主要来源	每日供给量
维生素 A	脂溶性	维持夜视功能;保持皮肤和黏膜健康;增强机体免疫力;促进生长发育	动物肝脏、鱼肝油、奶制品、蛋类、有色蔬菜等	男性:800 μg RAE 女性:700 μg RAE
维生素 B (B_1、B_2、 B_6、B_{12}、叶酸等)	水溶性	构成体内多种辅酶;参与体内多种生物氧化过程;调节神经系统功能;维持皮肤和黏膜完整性	动物肝脏、肉类、豆类、蔬菜等	(1)维生素 B_1 男性:1.4 mg 女性:1.2 mg (2)维生素 B_2 男性:1.4 mg 女性:1.2 mg (3)维生素 B_6 1.4～1.6 mg (4)维生素 B_{12} 2.4 μg (5)叶酸 400 μg DFE
维生素 C	水溶性	保护细胞膜,防治坏血病;促进铁吸收和利用;促进胶原、神经递质、抗体合成;参与胆固醇代谢	新鲜蔬菜和水果	100 mg
维生素 D	脂溶性	调节和促进钙磷吸收	鱼类、动物肝脏、蛋黄、奶油;体内转化等	8 μg
维生素 E	脂溶性	抗氧化,保持红细胞完整性,改善微循环;参与遗传物质和辅酶 Q 的合成	植物油、谷类、坚果类、绿叶蔬菜等	14 mg α-TE
维生素 K	脂溶性	合成凝血因子,促进血液凝固	动物肝脏、绿叶蔬菜;体内合成等	80 μg

注:表中维生素每日供给量采用中国营养学会 2018 版中国居民膳食营养素参考摄入量 18～49 岁成年居民推荐摄入量。

①RAE(视黄醇活性当量,μg)＝膳食或补充剂来源的全反式视黄醇(μg)＋1/2 补充剂纯品全反式 β-胡萝卜素(μg)＋1/12 膳食全反式 β-胡萝卜素(μg)＋1/24 其他膳食维生素 A 原类胡萝卜素(μg)。

②DFE(膳食叶酸当量,μg)＝天然叶酸(μg)＋1.7×合成叶酸(μg)。

③α-TE(α-生育酚当量,mg)＝1×α-TE(mg)＋0.5×β-TE(mg)＋0.1×γ-TE(mg)＋0.02×δ-TE(mg)＋0.3×α-三烯生育酚(mg)。

6. 水　一切生命所必需的物质,饮食中的基本成分,主要生理功能是维持机体消化和吸收功能;营养物质的溶剂和运输载体;调节体温;润滑组织。水是人体构造的主要成分,占成人体重的 50%～70%。机体内的水分主要来源于饮水、食物中的水和体内代谢产生的水三个方面。

二、基本饮食

基本饮食是其他饮食的基础,适用范围较广,根据食物性状的不同一般又可分为普

通饮食、软质饮食、半流质饮食及流质饮食（表 8-1-2）。

表 8-1-2　基本饮食

饮食种类	适用范围	饮食原则	用　　法
普通饮食	无饮食限制者，消化功能和体温基本正常者，病情较轻或疾病恢复期患者	无特殊禁忌，营养均衡，易于消化即可	每日 3 餐，总热量 2200～2600 kcal，蛋白质 70～90 g
软质饮食	消化功能不良、口腔疾患、低热患者，老人、幼儿及术后恢复期患者	营养均衡，少油，低纤维，易咀嚼，易消化的食物	每日 3～4 餐，总热量 2000～2200 kcal，蛋白质 60～80 g
半流质饮食	咀嚼、吞咽困难者，消化道和口腔疾患、中热及术后恢复期患者	少食多餐，易于咀嚼消化，低纤维、低糖的食物饮食，如粥、蒸鸡蛋、面条、馄饨等	每日 5～6 餐，总热量 1500～2000 kcal，蛋白质 50～70 g
流质饮食	口腔疾患、急性消化道疾病、高热、各种大手术后患者	易吞咽、易消化、无刺激的液体食物。如米汤、牛奶、豆浆、肉汁等，因热量和营养素不足，只能短期使用	每日 6～7 餐，每次 200～300 mL，总热量 836～1195 kcal，蛋白质 40～50 g

三、治疗饮食

治疗饮食是根据病情需要，在基本饮食的基础上适当调整部分热能和营养素的内容，以协助诊断和治疗疾病，恢复健康的一类饮食（表 8-1-3）。

表 8-1-3　治疗饮食

饮食种类	适用范围	饮食原则及用法
高热量饮食	适用于高消耗性患者，如甲状腺功能亢进、结核病、大面积烧伤、产妇、高热及消瘦、营养不良患者	在正常饮食的基础上加餐 2～3 次，可进食鸡蛋、牛奶、蛋糕、巧克力等。总热量约 3000 kcal/d
低热量饮食	需要减轻体重、减轻机体代谢负荷者，如肥胖症、高血压、冠心病患者等	限制能量摄入，但不能低 1000 kcal/d，蛋白质供给不少于 1 g/(kg·d)
高蛋白饮食	适用于高消耗性疾病，如结核病、严重贫血、营养不良、烧伤、大手术后及癌症晚期、低蛋白血症、肾病综合征等患者	增加蛋白质的摄入至 1.5～2 g/(kg·d)，但每日总量不超过 120 g。总热量在 2500～3000 kcal/d
低蛋白饮食	需要限制蛋白质摄入量的患者，如急性肾炎、尿毒症、肝性昏迷等患者	成人饮食中蛋白质摄入量≤40 g/d，根据病情也可减至 20～30 g/d。肾病患者应以动物性蛋白为主，忌用豆制品，而肝性昏迷者应以植物性蛋白为主

续表

饮食种类	适用范围	饮食原则及用法
低脂肪饮食	适用于有消化系统疾病的患者,如肝胆胰疾病及高脂血症、高血压、动脉硬化、冠心病、肥胖症等	食物应少油少脂,禁用肥肉、动物内脏等,一般成人脂肪摄入量<50 g/d。肝胆胰疾病者<40 g/d,尤其要限制动物脂肪的摄入
低胆固醇饮食	用于高胆固醇血症、动脉粥样硬化、高血压、冠心病及肥胖症等患者	成人胆固醇摄入量<300 mg/d;限制胆固醇含量高的食物,如动物内脏、脑、肥肉、蛋黄、鱼子等
低盐饮食	适用于心脏病、急慢性肾炎、肝硬化腹水、先兆子痫、重度高血压、各种原因所致水肿较轻者	成人进食盐量<2 g/d(含钠 0.8 g),不包括食物内自然含钠量,禁用腌制食品,如咸菜、香肠、皮蛋等
无盐低钠饮食	适用范围同低盐饮食,但一般用于病情严重或水肿较重者	除食物内自然含钠量外,不放食盐烹调,食物中含钠量<0.7 g/d。除无盐外还应限制食物中自然含钠量(<0.5 g/d)。禁用腌制食品,禁用含钠高的食物和药物,如油条、挂面、汽水、碳酸氢钠药物等
高膳食纤维饮食	用于便秘、肥胖、高脂血症、糖尿病等患者	选用含膳食纤维丰富的食物,如韭菜、卷心菜、芹菜、豆类、粗粮等
少渣饮食	用于伤寒、腹泻、食管静脉曲张等患者	膳食纤维含量低、少油、低刺激食物,如蛋类、嫩豆腐等。禁食坚果、带碎骨的食物
低嘌呤饮食	用于痛风及高尿酸血症的患者	少用嘌呤含量高的食物,如瘦肉、动物内脏等,禁饮酒,适当限制饮水
糖尿病饮食	用于糖尿病患者	(1)控制总热量:特别是淀粉类、肉类、脂肪类等含热量、糖分较高的食品的综合控制 (2)少量多餐:主食定量,粗细搭配,全谷物、杂豆类占 1/3 (3)高膳食纤维饮食:多吃蔬菜,水果适量

四、试验饮食

试验饮食是指在特定时间内,对饮食内容进行调整协助诊断疾病和保证实验室检查结果正确的一类饮食(表 8-1-4)。

表 8-1-4　试验饮食

饮食类别	适用范围	饮食原则及用法
隐血试验饮食	用于协助诊断有无消化道出血	试验前 3 天禁食肉类、动物内脏、血制品、绿色蔬菜等含铁丰富的药物和食物以免产生假阳性。第 4 天留取粪标本开始做隐血试验

续表

饮食类别	适用范围	饮食原则及用法
甲状腺[131]I试验饮食	用于协助检查甲状腺功能	试验期为2周，期间禁食含碘食物，如海带、海蜇、紫菜、卷心菜、鱼、虾、加碘食物等，禁用含碘消毒剂做局部消毒。2周后做[131]I功能测定
肌酐试验饮食	用于测定肌酐系数，评估肾小球滤过功能	试验期为3天，低蛋白饮食。主食<300 g/d，蛋白质<40 g/d，以排除外源性肌酐影响，蔬菜、水果、植物油不限制，热量不足可进食藕粉或含糖量高的食物。第3天留取尿液开始试验
尿浓缩功能试验饮食	用于评估肾小管浓缩功能	试验期为1天，限制全天饮食中的水为500～600 mL；蛋白质摄入量在1 g/(kg·d)
葡萄糖耐量试验饮食	用于协助诊断糖尿病	试验前禁食10～12 h，采集空腹血后嘱患者食用1个100 g的馒头，或葡萄糖100 g溶于300～400 mL水中口服，分别于0.5 h、1 h、2 h、3 h测定血糖
胆囊造影检查饮食	用于检查胆囊功能	前1天中午进食高脂肪餐，刺激胆囊排空；晚餐进食无脂低蛋白饮食；20点口服造影剂，禁食禁水至次日第一次拍片，如拍片显影效果良好，可进食高脂肪餐，30 min后再拍片检查

第二节　饮食护理技术

饮食护理是整体护理的重要组成部分，护士对患者的营养状况进行正确评估后，结合疾病的特点，发现现存或潜在的营养问题及需求，为患者制订和实施合理的饮食计划及饮食指导，改善机体营养状况，促进患者健康。

一、营养评估

（一）影响饮食、营养的因素

1. 生理因素

（1）年龄　不同年龄段对营养素的量和种类需求不同。儿童、青少年处于生长发育快速期，对营养素的需要量大，需要摄入足够的蛋白质、各种维生素和微量元素；而老年人新陈代谢减慢，热能需求量减少，钙的需求量增加。此外，老年人因为咀嚼、胃肠功能减弱，味觉退化等因素均可影响营养素的摄入。

（2）活动量　一般情况下，活动量大的个体每日所需的热能高于活动量小的个体。如训练中的运动员对热能的需要量高于常人。如果进食量过大而活动量不足，多余的能量就会在体内以脂肪的形式积存，之后人就会发胖；相反，若进食量不足，劳动或运动量过大，会由于能量不足引起消瘦，造成劳动能力下降。所以人们需要保持进食量与能量消耗之间的平衡。

（3）**身高和体重** 一般身材高大、健壮的个体对热能、营养素的需求量高于体格瘦小的个体。

（4）**特殊生理状况** 围产期、哺乳期的妇女对热能和营养素需求量明显增加，并伴有饮食喜好改变，如喜食酸、辣等刺激性较强的食物。

2. 心理因素 紧张、焦虑、恐惧等不良情绪降低食欲，而轻松、愉悦的心理状态会促进食欲。另外，进食的环境、食物的色香味等均可影响人的心理状态，改变食欲。

3. 病理因素 疾病和所服药物可影响患者的食欲、消化和吸收。如胃炎患者由于胃疼而不想进食，某些药物会刺激胃黏膜而影响患者食欲。另外，有些人对某些食物（如海产品）过敏，进而影响食物的摄入和吸收。

4. 社会文化因素 经济水平、文化背景、宗教信仰、地理位置和生活方式等也会对个人的饮食产生影响，因此护士在指导患者饮食、制订和实施饮食护理计划时应尊重患者饮食习惯和文化差异。

二、营养与饮食的评估

（一）饮食状况评估

护士应对患者的食欲、用餐次数、用餐量、用餐时间、食物种类进行评估，同时需要注意患者有无进食困难，有无特殊嗜好，有无咀嚼不良，是否存在口腔疾患等因素。

（二）体格状况评估

1. 身高和体重 身高和体重是反映机体生长发育及营养状况的重要指标。一般可通过计算实测体重与标准体重的差值除以标准体重值所得百分数进行评估，公式如下：（实测体重－标准体重）/标准体重×100%，百分数在±10%之内为正常体重；增加10%～20%为过重，增加超过20%则为肥胖；减少10%～20%为消瘦；减少超过20%为明显消瘦。

我国常用的标准体重的计算公式为Broca公式改良式：

男性：标准体重（kg）＝身高（cm）－105

女性：标准体重（kg）＝身高（cm）－105－2.5

体重指数（body mass index，BMI）：$BMI＝体重（kg）/[身高（m）]^2$。根据国际标准：18.5～24.9为正常，≥25为超重，≥30为肥胖，＜18.5为消瘦。中国标准：18.5～23.9为正常，≥24为超重，≥28为肥胖。因为BMI是按体重与身高的关系计算，因此骨骼粗大、肌肉发达者不宜参考这一标准进行诊断。

2. 皮褶厚度 也称皮下脂肪厚度，反映人体脂肪的含量，对判断消瘦或肥胖有重要意义。世界卫生组织（WHO）推荐的常用测量部位：肱三头肌、肩胛下部、腹部。其中肱三头肌是最常用的测量部位。其参考值为男性12.5 mm，女性16.5 mm。测得数据与正常参考值比较，低于参考值35%～40%为重度消瘦，25%～34%为中度消瘦，24%以下为轻度消瘦。

三、患者一般饮食护理

（一）病区的饮食管理

患者入院后，医生根据患者病情及自理能力开具饮食医嘱。护士根据医嘱填写饮食通知单送达营养室，同时填写病区饮食单，明确标记于床头或床尾卡上，方便分发食物。当患者饮食种类改变，护士需根据医嘱及时更改，并通知患者和家属。

（二）患者的饮食护理

1. 进食前 护士应该在医嘱的基础上参考中国居民平衡膳食宝塔（图 8-2-1）对患者的饮食种类、性质和量做出评估并制订相应护理计划，向患者说明可以食用和不适宜食用的食物，向患者解释说明目的并取得患者配合，在保证饮食利于恢复健康的基础上尽量符合患者的喜好和饮食习惯。患者进食前应去除或减轻各种不舒适因素，如疼痛患者应给予镇痛措施；高热患者给予降温；因特定体位疲劳时应帮助患者更换卧位；对于不良心理状态的患者给予心理指导等。进餐环境应该清洁、空气清新并暂停非紧急的治疗和护理工作。同时鼓励同病室患者同时进餐，以调节氛围，增加患者食欲。

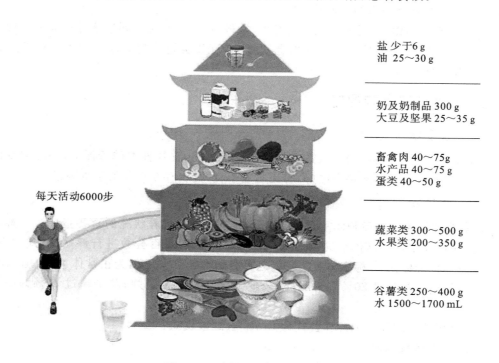

盐 少于6 g
油 25～30 g

奶及奶制品 300 g
大豆及坚果 25～35 g

畜禽肉 40～75g
水产品 40～75g
蛋类 40～50 g

蔬菜类 300～500 g
水果类 200～350 g

谷薯类 250～400 g
水 1500～1700 mL

每天活动6000步

图 8-2-1　中国居民平衡膳食宝塔

2. 进食时

（1）一般饮食的患者　护士应协助配餐员及时给患者分发食物，进餐期间应加强巡视，观察患者进食情况，及时解答患者饮食方面的问题，并帮助患者纠正不良饮食习惯。鼓励并协助患者自己进食，将食物和餐具放在便于患者取用的位置，必要时护士应该给予帮助。对于不能自行进食或自身进食不便的患者，护士应根据患者情况进行喂食，喂食的量、速度、温度、频率应根据患者的具体情况制订，切不可强迫进食，以免造成患者不适。

（2）治疗饮食、试验饮食的患者　护士应及时检查督促患者治疗饮食、试验饮食的实施情况，并征求患者对饮食的意见以便向营养室反馈。家属带来的食物须经护士检查，符合治疗护理原则后方可协助患者食用。

（3）双目失明或双眼被覆盖的患者　护士应告知食物的内容，增加其进食兴趣。如果患者要求自行进食，可按食物时钟平面图摆放（图 8-2-2），一般 6 点钟放饭，12 点钟放汤，3 点钟和 9 点钟放菜，并告知患者对应方向食物名称，以便患者顺利进食。

（4）禁食或限量饮食的患者　护士应告知患者原因以便取得配合，并在床头（尾）卡上做好标记，做好交接班。限制饮水的患者若感到口渴，可用湿棉球湿润口唇或滴水湿

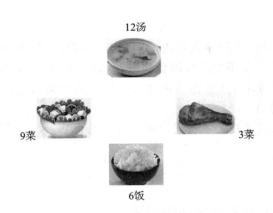

图 8-2-2　食物时钟平面图

润口腔黏膜。

3. 进食后　及时撤去餐具,清理餐桌,并对床单位及地面进行处理,指导患者及时漱口,必要时刷牙或使用牙线,促进口腔健康。对暂需禁食的患者或推迟进食的患者做好交接班工作。

四、特殊饮食护理

　　　　　　　　　　案 例 引 导

　　张某,女性,52 岁。1 h 前家属发现她意识不清,左侧肢体活动受限,伴有恶心呕吐,来医院就诊。CT 结果显示:颅内出血。医嘱给予对症治疗,并吸氧、心电监护、留置胃管等。请问:

　　(1)为患者留置胃管时怎样做才能顺利置入?

　　(2)怎样确认胃管在胃内?

　　(3)给患者鼻饲时有哪些注意事项?

　　对于不能正常进食的患者,如昏迷、不能经口进食或病情危重患者,为维持机体营养需要,可采用特殊饮食护理,以促进健康,临床上分为胃肠内营养支持和胃肠外营养支持两类。

(一) 胃肠内营养支持

胃肠内营养支持是指通过口服或管饲等方式,通过胃肠道摄入热量和营养素的方法,其中特殊口服进食主要指要素饮食。管饲是指通过管道与胃肠道连接,将食物、营养液或水直接注入胃肠道的方法。根据导管插入部位不同可分为以下几种方法。

(1)鼻胃管法　导管经鼻腔抽入胃内。

(2)口胃管法　导管经口腔插入胃内。

(3)鼻肠管法　导管由鼻腔插入小肠。

(4)胃造瘘管法　导管经胃造瘘口插入胃内。

(5)空肠造瘘管法　导管经空肠造瘘口插入空肠内。

（二）鼻饲法

鼻饲法是指将胃管经鼻腔插入胃内，并将流质食物、水分及药物通过胃管灌注到胃内的方法。适应证如下：①不能经口进食的患者，如昏迷、口腔疾病、口腔术后、消化道肿瘤的患者；不能张口的患者，如破伤风患者。②早产儿及病情危重的患者。③拒绝进食的患者，如精神异常患者。

1. 目的 不能经口进食的患者通过鼻胃管供给食物、水分和药物，维持机体营养和治疗疾病。

2. 操作

【评估】

（1）患者年龄、意识状态、病情、治疗情况。

（2）患者活动、情绪状态、合作程度。

（3）鼻腔黏膜有无炎症、出血，鼻中隔有无弯曲，鼻腔是否通畅。

（4）活动义齿、咀嚼吞咽、食道疾病情况。

【计划】

（1）护士准备 护士衣帽鞋整洁，修剪指甲，洗手，戴口罩。

（2）用物准备

①治疗车上层：无菌鼻饲包、50 mL 注射器、纱布、胶布、橡皮套、别针、听诊器、手电筒、弯盘、流质饮食、温开水、手消毒液等。

②治疗车下层：生活垃圾桶及医疗垃圾桶。

（3）患者准备 了解鼻饲目的、配合方法及注意事项，有活动义齿应取下。

（4）环境准备 病室整洁、安静、无异味，光线适宜。

【实施】

鼻饲技术的操作步骤见表 8-2-1。

表 8-2-1 鼻饲技术的操作步骤

操 作 步 骤	要点与说明
1.核对并解释 携用物至患者床旁，核对患者信息，解释操作目的及配合要点	·确认患者，取得合作 ·消除患者疑虑和不安全感，缓解紧张情绪
2.安置卧位 确认活动义齿已取下，根据病情协助患者采取半卧位或坐位，病情较重者采取右侧卧位	·防止义齿脱落、误咽 ·半卧位或坐位可减轻插管时的不适 ·右侧卧位可借助解剖位置使胃管易于插入
3.铺巾放盘 将治疗巾铺在患者颌下，弯盘放在治疗巾上	·防止床单、枕头及患者衣服被浸湿
4.清洁鼻腔 观察鼻腔情况，选择通畅一侧，用湿棉签清洁鼻腔，准备好胶布	·动作轻柔
5.测量长度 测量插管长度，并做标记（图8-2-3)	·测量方法：成人为前额发际至剑突的距离或鼻尖经耳垂至剑突的距离，一般为 45～55 cm。为防止返流、误吸，插管长度可在 55 cm 以上；若需经胃管注入刺激性药物，胃管可向深部再插入 10 cm，达 55～65 cm。小儿为眉间到剑突与脐中点的距离，为 14～18 cm

鼻饲技术
操作视频

续表

操　作　步　骤	要点与说明
6.润滑胃管　将液体石蜡倒少许在纱布上,润滑胃管前段	·减少插管时的摩擦力
7.规范插管 (1)一手用纱布托住胃管,一手持镊子夹住胃管前端,轻轻插入一侧鼻孔 (2)插至咽喉部(10～15 cm)时,清醒患者嘱其做吞咽动作,顺势将胃管向前推进,插至预定长度 (3)昏迷患者插管前,去枕头使其后仰,当胃管插入 15 cm 时,一手将患者头部托起,使下颌靠近胸骨柄(图 8-2-4),缓缓插至预定的长度 (4)插管过程中若出现恶心、呕吐可暂停插入,嘱患者深呼吸;出现呛咳、发绀、呼吸困难,表示误入气管,应立即拔出,休息片刻后重新插入	·插入动作应轻稳 ·吞咽动作便于胃管迅速插入食管,护士可让患者随"吞咽"的口令边咽边插 ·头向后仰可避免胃管误入气管 ·下颌靠近胸骨柄,可增加咽后壁的弧度,提高插管成功率 ·深呼吸可缓解紧张 ·插管不畅时查看口腔,了解胃管是否盘在口腔内,可回抽一段,再小心插入
8.确认位置　确认胃管是否在胃内,有以下三种方法: (1)注射器连接胃管回抽,有胃液抽出 (2)将听诊器至于胃部,用注射器经胃管向胃内注入 10 mL 空气,能听到气过水声 (3)将胃管末端放在水中,无气泡逸出	·临床上通常选择其中的任意两种方法同时进行验证,确保准确
9.固定胃管　确认胃管在胃内后,用胶布固定胃管于鼻翼及同侧颊部	·防止胃管滑出
10.灌注鼻饲液 (1)连接注射器于胃管末端,缓慢注入少量温开水 (2)缓慢灌注鼻饲液或药物,药片应研碎溶解后灌入 (3)鼻饲完毕,再注入少量温开水	·温开水可润滑胃管,防止鼻饲液附着于管壁 ·注入过程中应询问患者感受,避免注入空气导致腹胀 ·冲净胃管,避免鼻饲液存积管腔中变质,引起胃肠炎
11.封管固定　将胃管塞封住末端开口处并反折末端,用纱布包好,再用橡皮圈系紧,用安全别针固定于上衣一侧肩部或枕旁	·防止胃管脱落
12.整理 (1)清洁患者面部,撤去治疗巾,整理床单位,嘱患者维持原卧位 20～30 min (2)冲洗注射器,放于治疗盘内备用	·维持原卧位可防止呕吐 ·鼻饲用物应每日更换、消毒
13.准确记录　洗手、记录	·记录插管时间、鼻饲液的种类和量

续表

操 作 步 骤	要点与说明
14.拔管 （1）核对并解释：携用物至患者床旁,核对患者信息,解释操作目的及配合要点。置弯盘于患者颌下,揭去胶布,反折胃管末端	·用于停止鼻饲或长期鼻饲需更换胃管时 ·取得患者合作,使患者精神放松 ·以免管内残留的液体滴入气管
（2）拔出胃管：用纱布包裹近鼻孔处胃管,嘱患者深呼吸,在患者呼气时拔管,边拔边擦胃管,至咽喉处快速拔出,擦净口鼻。置胃管于弯盘内,撤去弯盘	
（3）清洁整理：清洁患者口腔、面部,擦去胶布痕迹,协助患者漱口,安置舒适体位,整理床单位,清理用物	·可用松节油擦净胶布痕迹,再用乙醇擦除松节油 ·使患者感觉舒适
15.操作后处理 （1）用物处置：将用过的物品送到处置室 （2）洗手 （3）记录	·放到规定的地方 ·记录拔管时间和患者反应

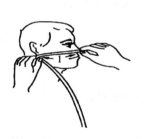
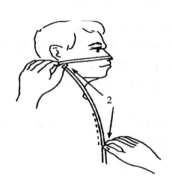

图 8-2-3 量胃管长度示意图

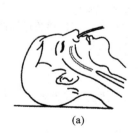
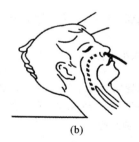

(a)　　　　　　　　　(b)

图 8-2-4 为昏迷患者插胃管示意图

【评价】

（1）患者理解插胃管目的、操作要点及注意事项,主动配合。

（2）护士操作方法正确,动作轻稳,无黏膜损伤出血及其他并发症。

【注意事项】

（1）插管时应动作轻柔,避免损伤鼻腔和食管黏膜。

（2）灌食前应确定胃管在胃内。灌食前后应注入少量温开水,防止鼻饲液附着在管壁干结变质,引起胃肠炎或堵塞管腔。

（3）每次鼻饲液量不超过 200 mL,两次鼻饲间隔时间不少于 2 h,温度为 38～40 ℃。药物应研碎、溶解后再注入,新鲜果汁和乳液分别注入,防止产生凝块。

（4）普通胃管每周更换一次,硅胶胃管每月更换一次,于当晚最后一次喂食后拔管,次日清晨从另一侧鼻腔插入。

（5）禁忌证:胃底静脉曲张、食管癌、食管梗阻患者禁忌插胃管。

【健康教育】

（1）嘱患者置管后若有不适及时告知护理人员,不得擅自拔出胃管。

（2）指导清醒患者选择合适的漱口液每天漱口 2 次。

（3）患者及家属不得随意添加鼻饲液内容。

（三）要素饮食

要素饮食是一种人工合成的化学组成明确的精制饮食,含有人体所必需的易于消化吸收全部营养素,如游离氨基酸、单糖、维生素、微量元素等,这些营养素与水混合后形成较为稳定的悬浮液,营养价值高,主要特点是不需消化可直接被小肠吸收利用。适应证如下:①外科手术前后的营养支持。②超高代谢患者,如严重烧伤、创伤、感染等患者。③消化吸收不良患者,如严重腹泻、消化道瘘等患者。④肿瘤等营养不良的患者等。

【用法】

要素饮食供给方法主要有口服法、鼻饲、经胃或空肠造瘘口滴注法等。

（1）口服法　口服剂量为开始每次 50 mL,渐增至每次 100 mL,一般根据病情 6～8次/日。要素饮食通常口感不佳,患者较难耐受,故临床很少使用口服的方式。

（2）鼻饲、经胃或空肠造瘘口滴注法

①分次注入:将要素饮食用 50 mL 注射器通过鼻胃管或造瘘口注入胃肠内,4～6次/日,每次 250～400 mL。此方法操作方便,价格低廉,但是易引起恶心、呕吐、腹胀、腹泻等消化不良症状。

②间歇滴注:将要素饮食放置吊瓶内经输注管缓慢滴入胃肠道内,4～6 次/日,每次400～500 mL,持续时间为 30～60 分/次。此方法不良反应较少,大多数患者都能耐受,所以临床上比较常用。

③连续滴注:装置与间歇滴注法相同,在 12～24 h 内持续滴入或使用微量输液泵恒定滴速进行滴入。开始速度为 40～60 mL/h,后逐渐加速稳定至 120～150 mL/h。多用于经空肠造瘘管进食的危重患者。

【注意事项】

（1）要素饮食要根据患者病情配制,严格遵守无菌原则。

（2）要素饮食的供给原则上应由少、低、慢开始,逐渐增加。

（3）尽量现配现用,如需存放置于 4 ℃冰箱冷藏,并在 24 h 内用完,防止食物变质。

（4）要素饮食停用时应逐渐减量,防止引发低血糖。糖尿病患者及胃切除术后患者应慎用。

（四）胃肠外营养支持

胃肠外营养支持指通过胃肠外途径供给机体能量和营养素,以满足机体代谢的需要。目前临床上主要是经静脉输入。常用方法有周围静脉营养和中心静脉营养两大类。在使用胃肠外营养支持时应注意营养液配置和静脉穿刺必需遵守无菌原则,营养液现用现配。心血管疾病及严重水电解质紊乱患者、进入临终期患者、不可逆昏迷患者应禁止使用。

第三节　肠活动的评估与护理

案例引导

李护士在巡视病房时,发现2床的王奶奶诉说已经3天未排大便,感觉腹痛、腹胀、乏力。王奶奶是因摔倒致股骨颈骨折入院进行了手术,现手术后第4天。经评估王奶奶入院前排便较规律,术后担心不能恢复到伤前,情绪较低落,食欲不佳,进食饮水较少。腹部触诊触及包块,腹部较硬实且紧张。请回答以下问题:

(1)该患者发生了什么问题?

(2)可能是由哪些原因引起的?

(3)应采取哪些护理措施?

食物进入消化道后经过胃和小肠的消化吸收,剩余残渣除部分水分被大肠吸收外,其余在腐败菌的作用下形成粪便排出体外。人体通过大脑皮层控制排便活动,意识可以促进或抑制排便。正常人的直肠对粪便的压力刺激有一定的阈值,达到此阈值时即可产生便意。如果个体经常有意识遏制便意或受其他原因的影响,便会出现排便异常的症状。护士可以通过评估患者排便次数、性质和量,及早发现消化道疾患,为诊断和治疗提供依据,并制定有效的护理措施,协助患者维持正常的排便功能。

一、排便活动评估

(一)影响排便的因素

1. 生理因素

(1)年龄　年龄可影响个体对排便的控制。一般2~3岁的婴幼儿,由于神经肌肉系统发育不全,不能控制排便;老年人由于腹肌张力降低、肠胃蠕动减弱、肛门括约肌松弛等因素导致肠道控制能力下降而出现排便功能异常。

(2)活动与饮食　活动可刺激肠道蠕动,有助于维持正常排便功能,而均衡饮食与足量的液体是维持正常排便的重要条件。适量的活动有助于维持肌肉张力,促进肠蠕动,长期卧床或缺乏活动的患者腹部和盆腔肌肉张力降低、肠蠕动减慢,容易出现排便困难。饮食是影响排便的主要因素,摄入纤维丰富的饮食可以增加粪便容积,加速食糜通过肠道,使大便柔软容易排出。如果食物中缺少纤维素或摄入的液体不足,无法产生足够的粪便容积和液化食糜,食糜通过肠道速度减慢、时间延长,使水分的再吸收增加,导致粪便变硬、排便减少,引起排便困难或便秘。

2．病理因素

（1）疾病　肠道本身的疾病或身体其他系统的病变。如结肠炎可引起腹泻，大肠肿瘤可引起阻塞，脊髓损伤、脑卒中可引起排便失禁。

（2）药物　有些药物能治疗或预防便秘和腹泻。如缓泻剂可促进肠蠕动，减少水分吸收，促进排便；麻醉剂或镇痛药，可减慢胃肠运动发生便秘。

3．心理因素　心理因素是影响排便的重要因素。精神低落时身体活动减少，胃肠蠕动减慢而发生便秘；情绪紧张焦虑时可导致迷走神经兴奋，胃肠蠕动加快而发生腹泻。

4．社会文化因素　社会文化教育影响个人的排便观念和习惯。排便属于隐私行为，若排便环境缺乏隐蔽性可能引起排便困难。

5．个人排便习惯　许多人都有自己固定的排便时间，习惯的排便姿势和排便环境等。当这些生活习惯由于环境改变无法维持时，都会影响正常排便。

（二）粪便的评估

粪便的次数、形状和量可以有效反映消化系统的功能状况。通过对患者排便次数、粪便性状及排便量的观察，可以了解患者消化系统情况，协助诊断和治疗并为护士实施护理措施提供依据。

1．排便次数与量　正常成人排便 1～3 次/日，平均量为 150～300 克/次；婴幼儿排便次数相对较多。成人每天排便超过 3 次或每周少于 3 次称为排便异常。排便的多少及形状与饮食密切相关，大量进食肉类、细粮及蛋白质者排便量较少而细腻，大量进食蔬菜、粗粮等素食者排便量较多。

2．形状与软硬度　正常人的粪便为成形软便。粪便形状可分为成形和不成形；软硬度可分为硬便、软便、稀便、水样便。消化不良或急性肠炎患者粪便呈稀水样便；便秘患者粪便干结，呈栗子样；肠道部分梗阻或肠道狭窄患者粪便常呈扁条形或带状。

3．颜色　正常成人粪便呈黄褐色或棕褐色，婴幼儿粪便呈棕黄色或金黄色。粪便颜色改变可提示消化系统存在病理变化，如柏油样便提示上消化道出血；白色陶土样便提示胆道梗阻；暗红色便提示下消化道出血；果酱样便见于肠套叠或阿米巴痢疾；粪便表面有鲜血常提示肛裂或痔疮；白色米泔水样便提示霍乱或副霍乱。因摄入食物或药物，粪便颜色也会发生变化，如食用大量绿色蔬菜，可呈暗绿色；摄入动物血或含铁制剂，可呈无光样黑色。

4．气味和内容物　粪便气味是结肠中细菌发酵食物残渣而产生，与食物种类及肠道疾病有关。肉食者臭味重，素食者臭味轻。消化不良者粪便呈酸臭味；严重腹泻患者因未消化的蛋白质与腐败菌的作用，粪便呈恶臭味；上消化道出血患者粪便呈腥臭味；恶性肿瘤患者粪便常呈腐臭味。

5．内容物　粪便内容物主要为食物残渣、脱落的肠上皮细胞、细菌以及机体代谢后的废物。粪便中混有大量黏液常见于肠炎；粪便中伴有脓血常见于直肠癌、痢疾；肠道寄生虫感染则粪便中可见蛔虫、蛲虫等。

（三）排便活动异常的评估

1．便秘　便秘是指正常排便形态改变，排便次数减少，排出过于干硬的粪便，且排便困难。

（1）原因　排便习惯不良；排便时间、活动受限制；某些器质性病变；中枢神经系统功能障碍；各类直肠肛门手术；某些药物的不合理使用；饮食结构不合理；饮水量不足；滥用缓泻剂、栓剂；灌肠；长期卧床等均可抑制肠道功能而导致便秘。

（2）症状和体征　粪便干硬,触诊腹部较硬实且紧张,有时可触及包块,肛诊可触及粪块,有时伴有腹痛、腹胀、食欲减退等症状。

2. 粪便嵌塞　粪便嵌塞是指粪便持久滞留堆积在直肠内,坚硬不能排出。常发生于慢性便秘患者。

（1）原因　便秘未及时解除使粪便滞留直肠内,水分持续吸收。同时乙状结肠排下的粪便又不断增加,最终使粪块累积得又大又硬不能排出,发生粪便嵌塞。

（2）症状和体征　有排便冲动,腹部胀痛,直肠肛门胀痛,肛门处有少量液化的粪便渗出,但不能排出粪便。

3. 腹泻　腹泻是指正常排便形态改变,肠蠕动加快,频繁排出松软稀薄的粪便甚至水样便。短时腹泻可以帮助机体排出刺激物质和有害物质,是机体一种保护性反应。持续严重腹泻,可使机体的大量水分和胃肠液丢失,导致水电解质紊乱和酸碱平衡紊乱。长期腹泻会使机体无法吸收营养物质而导致营养不良。

（1）原因　饮食不当或使用泻剂不当;情绪紧张焦虑;消化系统发育不成熟;胃肠道疾患;某些内分泌疾病,如甲亢。

（2）症状和体征　肠痉挛、腹痛、恶心、呕吐、肠鸣、乏力、有急于排便的需要和难以控制的感觉。粪便松散或呈液体样。

4. 排便失禁　排便失禁是指肛门括约肌失去意识控制而不自主地排便。

（1）原因　神经肌肉系统的病变或损伤,如瘫痪;胃肠道疾患;精神障碍、情绪失调等。

（2）症状和体征　不自主地排出粪便。

5. 肠胀气　肠胀气是指胃肠道内积存过量的气体无法排出。一般情况下成人胃肠道内可储存 150 mL 左右气体。

（1）原因　食入产气食物过多;吞入大量气体;肠蠕动减少;肠道梗阻及肠道手术后。

（2）症状和体征　腹部膨隆,叩诊呈鼓音,腹胀、痉挛性疼痛、呃逆、肛门排气过多。当肠胀气压迫膈肌和胸腔时,可出现气急和呼吸困难。

二、异常排便的护理

（一）便秘患者的护理

1. 心理护理　护士应尊重理解患者,对患者应给予心理指导,以消除紧张情绪,减轻顾虑,保持心情舒畅,利于排便。

2. 提供适当的排便环境　护士应为患者创造一个安全隐蔽舒适的排便环境及充分的排便时间,避开查房、治疗、护理、进餐时间。

3. 采取适当的排便姿势　病情允许时鼓励患者下床排便,最好采用蹲式体位,利用重力作用增加腹内压,促进排便。床上使用便盆,病情允许时,最好采取坐姿或抬高床头,利用重力作用增加腹内压促进排便。

4. 腹部按摩　用单手或双手的示指、中指和无名指从患者右下腹开始,由升结肠、横结肠、降结肠、乙状结肠进行推压,如此反复按摩。或在乙状结肠部,由近心端向远心端做环状按摩,促进排便。

5. 按医嘱给药　遵医嘱给予缓泻剂,如番泻叶、硫酸镁等。使用缓泻剂可暂时解除便秘,但长期使用或滥用又可使患者养成对缓泻剂的依赖,导致慢性便秘。

6. 简易通便法　指导或协助患者使用开塞露或甘油栓等,其作用机制是软化粪便,润滑肠壁,刺激肠蠕动,促进排便。

以上方法均无效时,应遵医嘱给予灌肠。

7. 健康教育

(1)指导患者生活作息规律,养成定时排便的习惯。

(2)指导患者调整饮食结构,多摄入蔬菜、水果、粗粮等高纤维素食物,多饮水。

(3)适当运动,如散步、跳广场舞等,卧床患者可适当在床上进行活动。

(4)重建正常的排便习惯,养成每天固定时间排便,理想的时间是饭后,可以减少毒素在体内的停留时间,避免发生便秘。

(二)粪便嵌塞患者的护理

1. 心理护理　患者有排便冲动,腹部胀痛,直肠肛门疼痛,但不能排出粪便,患者会产生恐惧心理。护理人员应给予心理安慰与支持。

2. 早期护理　使用栓剂、口服缓泻剂来润肠。必要时给予灌肠,2～3 h后清洁灌肠。

3. 晚期护理　人工取便。通常在清洁灌肠无效后按医嘱执行。术者戴手套,将涂润滑油的示指慢慢插入患者直肠内,触到硬物时注意大小、硬度,然后机械地破碎粪块,慢慢取出。心脏病、脊柱受损者进行人工取便时易刺激其迷走神经,需特别留意。操作中患者出现心悸、头晕等症状时,立即停止操作。

4. 健康教育　帮助患者及家属正确认识维持排便习惯的意义,讲解有关排便知识,建立合理的膳食结构,维持正常的排便习惯,防止便秘。

(三)腹泻患者的护理

1. 心理护理　主动关心患者,给予支持和安慰。多与患者沟通,帮助消除悲观情绪,保持床褥、衣物清洁干燥,预防压疮。

2. 卧床休息　卧床休息可减少肠蠕动,减少体力活动,减少体力消耗,为患者提供安静、舒适的休息环境,注意保暖。

3. 消除病因　立即停止进食可能被污染的食物、饮料。如为肠道感染,应遵医嘱给予抗生素治疗。

4. 饮食护理　适当饮水,给予清淡流质或半流质饮食,腹泻严重时暂禁食。

5. 遵医嘱用药　遵医嘱给予止泻剂、抗感染药物、口服补液盐或静脉输液等。

6. 保护肛周皮肤　便后用软纸擦拭,温水清洗,并在肛周涂油膏,以保护局部皮肤。

7. 密切观察病情　观察排便的性质、次数等并记录,必要时留取标本送检。如疑为传染病按肠道隔离原则护理。

8. 健康教育　向患者说明可能引起腹泻的原因和防治措施,同时给予饮食指导,强调注意事项。

(四)排便失禁患者的护理

1. 心理护理　排便失禁患者心情紧张而窘迫,常感到自卑,期望得到理解和帮助。护理人员应主动给予心理安慰与支持,帮助其树立信心。

2. 皮肤护理　每次便后用温水洗净肛周及臀部皮肤,保持皮肤清洁干燥。必要时肛周涂擦软膏保护皮肤,避免破损感染。

3. 重建正常排便控制能力　了解患者排便时间,掌握规律,定时给予便器,促使患者按时排便。教会患者进行肛门括约肌及盆底肌收缩锻炼。指导患者取坐或卧位,试做排便动作,先慢慢收缩肌肉,然后再慢慢放松,每次10 s左右,连续10次,每次锻炼20～30 min,每日数次,以患者感觉不疲乏为宜。

4. 保持环境清洁　使用尿布垫或一次性尿布，一经污染立即更换，保持床褥、衣服清洁，室内空气清新，定时开窗通风，去除不良气味。

5. 饮食和运动护理　如无禁忌，保证患者每天摄入足量的液体，适当增加食物纤维的含量，适当运动。

（五）肠胀气患者的护理

1. 指导患者养成良好的饮食习惯　指导患者进食时细嚼慢咽，防止进入过多气体，同时不要摄入产气多的食物和饮料。

2. 鼓励患者适量活动　协助患者下床活动；卧床患者可在床上进行活动或变换体位，促进肠蠕动减轻肠胀气。

3. 护理措施　肠胀气较轻时，可进行腹部热敷、按摩和针刺疗法；肠胀气严重时，可遵医嘱给予药物治疗或肛管排气。

4. 健康教育　指导家属为患者制定营养合理、易消化的饮食，少食或勿食豆类、糖类等产气食品；进食时应细嚼慢咽，不宜过快。

第四节　灌肠护理技术

案例引导

　　李某，女，32岁。拟于明晨进行乙状结肠检查。医嘱：肠道准备。作为责任护士，请回答以下问题：

　　（1）可选择哪些方法为患者清洁肠道？

　　（2）如何指导患者完成肠道清洁？

　　（3）在上述操作中应注意哪些问题？

　　灌肠法是将一定量的液体由肛门经直肠灌入结肠，帮助患者清洁肠道、排出粪便和积气或由肠道供给药物，达到诊断和治疗的方法。灌肠根据目的不同分为不保留灌肠和保留灌肠。不保留灌肠根据灌肠液量的多少分为大量不保留灌肠和小量不保留灌肠。若为了达到清洁肠道的目的而反复进行的大量不保留灌肠称为清洁灌肠。

一、大量不保留灌肠

1. 目的

（1）排便排气　软化和清除粪便，驱除肠内积气。

（2）清洁肠道　为肠道手术、检查或分娩做准备。

（3）减轻中毒　稀释并清除肠道内的有害物质，减轻中毒。

（4）高热降温　灌入低温溶液，为高热患者降温。

2. 操作

【评估】

（1）评估患者年龄、病情、临床诊断、灌肠目的。

（2）评估患者意识状况、心理状况、排便情况。

（3）评估患者肛周及肛门情况、治疗用药情况、大便性状及颜色。

（4）评估患者心理状态、合作程度及疾病知识。

【计划】

（1）护士准备　着装整洁，洗手，戴口罩。

（2）用物准备

①治疗车上层：一次性灌肠包（弯盘、灌肠筒及肛管、肥皂液、润滑剂棉球、纸巾、一次性手套）、血管钳、一次性治疗巾、水温计、灌肠液、手消毒液等。

②治疗车下层：便盆、便盆巾、医疗垃圾桶和生活垃圾桶。

③灌肠液：常用 0.1%～0.2% 的肥皂液、0.9% 氯化钠溶液。成人每次用量为 500～1000 mL，小儿 200～500 mL。溶液温度一般为 39～41 ℃，降温时温度为 28～32 ℃，中暑者可用 4 ℃ 的 0.9% 氯化钠溶液。

（3）患者准备　了解灌肠的目的、过程及配合要点和注意事项，并配合操作，灌肠前进行排尿。

（4）环境准备　安静、清洁、宽敞，关闭门窗，屏风遮挡，调节适宜的室温，请无关人员回避。

【实施】

大量不保留灌肠技术的操作步骤见表 8-4-1。

表 8-4-1　大量不保留灌肠技术的操作步骤

操作步骤	要点与说明
1.核对并解释　携用物至床旁，认真核对患者并做好解释。关闭门窗，用屏风遮挡患者	·确认患者，取得合作 ·耐心解释，保护隐私
2.安置体位　协助患者取左侧卧位，双腿屈膝，脱裤至膝部，臀部移至近侧床沿	·该体位使乙状结肠和降结肠处于下方，利用重力作用，使灌肠液顺利流入 ·排便失禁者，取仰卧位，便盆垫于臀下
3.垫巾挂筒　垫橡胶单和治疗巾于臀下，弯盘置于臀边，盖好被子，暴露臀边。将灌肠筒或袋挂于输液架上，筒内液面距肛门 40～60 cm，戴手套	·保暖，维护患者隐私，使患者放松 ·如压力过大，液体流入过快不易保留，且易造成肠道损伤
4.润管排气　连接肛管，润滑肛管前端，排尽管内气体，血管钳夹紧橡皮管	·防止气体进入直肠
5.插管灌液　一手分开臀部显露肛门，嘱患者深呼吸，另一手将肛管轻轻插入 7～10 cm，小儿插入深度为 4～7 cm（图 8-4-1）。固定肛管，松开血管钳使溶液缓缓流入直肠	·动作轻稳，以免损伤肠黏膜，如插入受阻，可退出少许，旋转后缓缓插入

续表

操 作 步 骤	要点与说明
6.观察处理　密切观察筒内液面下降情况和患者反应	· 如液面下降过慢或停止,可移动肛管或挤捏肛管,使堵塞管洞的粪块脱落 · 及时处理患者反应,以使灌肠液顺利灌入 · 如患者出现异常应立即停止灌肠,与医生联系,配合处理
7.拔出肛管　溶液将流完时夹紧橡胶管,用纸巾包裹肛管轻轻拔出,放入弯盘内,擦净肛门,脱手套,弯盘移至治疗车下	· 避免空气进入肠道,灌肠液、粪便随管拔出,不污染患者衣被
8.安置患者　协助患者取舒适卧位,嘱其尽量保留5～10 min再排便。对不能下床的患者,给予便盆,协助患者排便。排便后,取出便盆和橡胶单、治疗巾	· 耐心解释保留时间的意义,即使粪便充分软化易于排出
9.整理观察　协助患者穿裤,整理床单位,开窗通风。观察大便性状、颜色、量	· 保持病室整洁,开窗通风,去除异味 · 询问患者有无其他要求 · 必要时留取样本送检
10.操作后处理 （1）清理用物 （2）洗手 （3）记录	· 灌肠后排便一次记为1/E;灌肠后未排便记为0/E;自行排便一次,灌肠后又排便一次记为11/E

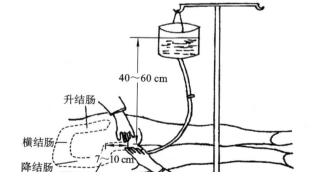

图 8-4-1　大量不保留灌肠

【评价】

（1）患者排出肠道积气、大便,发热患者体温较之前有所下降。

（2）护士操作方法正确、熟练,关心、体贴患者。

（3）护患沟通良好,患者无不适,达到灌肠目的。

【注意事项】

（1）正确选用灌肠液,掌握其温度、浓度、量和灌入压力。

（2）肝昏迷患者禁用肥皂液灌肠，以减少氨的产生和吸收；充血性心力衰竭和水钠潴留患者禁用 0.9％氯化钠溶液灌肠。

（3）伤寒患者灌肠时用 0.9％氯化钠溶液，灌肠筒内液面不得高于肛门 60 cm，液体量不得超过 500 mL。

（4）急腹症、消化道出血、妊娠、严重心血管疾病等患者禁忌灌肠。

（5）灌肠过程中随时观察患者的病情变化，如发现速脉、面色苍白、出冷汗、剧烈腹痛、心悸气急时，应立即停止灌肠，报告医生给予及时处理。

【健康教育】

（1）向患者及家属讲解维持正常排便习惯的重要性。

（2）指导患者及家属保持健康的生活习惯，以维持正常排便。

二、小量不保留灌肠

小量不保留灌肠适用于腹部或盆腔手术后患者、危重患者、年老体弱者和小儿、孕妇等解除便秘和肠胀气。

1. 目的

（1）软化粪便　为保胎孕妇、病重、年老体弱、小儿等患者解除便秘。

（2）排出积气　为腹部及盆腔手术后肠胀气患者排出肠道积存气体，减轻腹胀。

2. 操作

【评估】

（1）患者年龄、意识状况、病情、治疗用药情况。

（2）患者排便情况，肛门及肛周局部皮肤、黏膜情况。

（3）患者心理状态、合作程度及疾病知识。

【计划】

（1）护士准备　着装整洁，修剪指甲，洗手，戴口罩。熟悉小量不保留灌肠的操作程序，向患者解释小量不保留灌肠的目的及注意事项。

（2）用物准备

①治疗车上层：小容量灌肠筒或注洗器，量杯，肛管，温开水 5～10 mL，水温计，血管钳，棉签，手套，一次性垫巾，卫生纸，手消毒液等。

②治疗车下层：便盆，便盆巾，生活垃圾桶，医用垃圾桶。

（3）常用灌肠液　"1∶2∶3"溶液（50％硫酸镁 30 mL、甘油 60 mL、温开水 90 mL）；甘油 50 mL 加等量温开水；各种植物油 120～180 mL；溶液温度为 38 ℃。

（4）患者准备　了解小量不保留灌肠的目的、操作过程及注意事项，积极配合操作。

（5）环境准备　同大量不保留灌肠。

【实施】

小量不保留灌肠技术的操作步骤见表 8-4-2。

表 8-4-2　小量不保留灌肠技术的操作步骤

操 作 步 骤	要点与说明
1.核对并解释　备齐用物，携用物至床旁，核对患者床号、姓名及灌肠液，并做好解释。请无关人员回避，关闭门窗，用屏风遮挡患者。嘱患者排尿	·确认患者，取得合作 ·保护患者自尊 ·避免引起过早便意

续表

操 作 步 骤	要点与说明
2.安置体位　协助患者取左侧卧位,双腿屈膝,脱裤至膝部,臀部移至床沿	·利用重力作用,使灌肠液顺利灌入乙状结肠
3.垫巾保暖　垫一次性垫巾于臀下,弯盘置于臀边,盖好被子,只暴露臀边	·避免弄污床单 ·保暖,维护患者隐私,使其放松
4.连接、润滑肛管　戴手套,用注洗器抽吸灌肠液,接肛管末端,润滑肛管前端,排尽管内气体,夹紧(图 8-4-2)	·防止气体进入直肠
5.插入肛管　左手垫卫生纸分开臀部显露肛门,嘱患者深呼吸,右手将肛管轻轻插入 7～10 cm(图 8-4-2)	·使患者放松,便于插入直肠 ·如插入受阻,可退出少许,旋转后缓缓插入
6.注入灌肠液　固定肛管,松开血管钳,缓缓注入溶液,注毕夹管,取下注洗器再吸取溶液,松夹后再行灌注,如此反复直至溶液注完	·注入速度不宜过快过猛,防止刺激肠黏膜,引起排便反射 ·如用小容量灌肠筒,液面与肛门距离小于30 cm
7.注温开水　注入温开水 5～10 mL,抬高肛管末端,使管内溶液全部流入	·充分软化粪便,有助于排便
8.拔出肛管　管夹或反折肛管末端,用卫生纸包裹肛管轻轻拔出,置弯盘内,擦净肛门,弯盘移至治疗车下,脱手套	·避免空气进入肠道,灌肠液、粪便随管拔出,不污染患者衣被
9.安置患者　协助患者穿裤,取舒适卧位,嘱其尽量保留 10～20 min 再排便。对不能下床的患者,给予便盆,协助患者排便。排便后,取出便盆和橡胶单、治疗巾	·询问患者有无其他要求 ·将卫生纸、呼叫器放于易取处 ·扶助能下床的患者入厕排便
10.操作后处理 (1) 整理床单位,开窗通风 (2) 清理用物 (3) 洗手 (4) 记录	·保持病室整洁,去除异味 ·记录灌肠时间,灌肠液的种类、量以及患者的反应

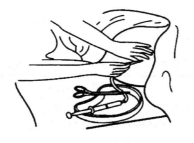
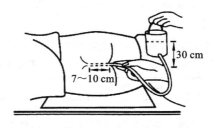

图 8-4-2　小量不保留灌肠

Note

【评价】

(1) 患者排出肠道积气、粪便,未引起患者其他不适症状。

(2) 护患沟通有效,患者配合良好,达到灌肠目的。

(3) 护士操作方法正确、熟练,关心、体贴患者。

【注意事项】

(1) 每次抽吸灌肠液时应排尽空气,防止注入空气引起腹胀。

(2) 灌肠时插管深度为 7～10 cm,压力宜低,灌肠液注入速度不宜过快。

【健康教育】

(1) 向患者及家属解释灌肠的意义。

(2) 指导患者及家属保持健康的生活习惯以维持正常排便。

(3) 向患者及家属讲解维持正常排便习惯的重要性。

三、清洁灌肠

清洁灌肠是反复多次进行大量不保留灌肠的方法。

1. 目的

(1) 彻底清除滞留在肠道内的粪便,为直肠、结肠镜检和手术前做肠道准备。

(2) 协助排除肠道内有毒物质。

2. 操作

【实施】

反复多次进行大量不保留灌肠,首次用肥皂液,再使用 0.9% 氯化钠溶液,直到排出物澄清无粪质为止。每次灌肠液的量在 500 mL 左右,液面距肛门高度不超过 30 cm。

其余均同大量不保留灌肠。

【注意事项】

(1) 禁忌清水反复灌洗,防止水电解质紊乱。

(2) 每次灌肠后让患者休息片刻。

(3) 灌肠应在检查或手术前 1 h 完成。

(4) 注意观察患者情况,如有虚脱征兆,立即停止灌肠,并遵医嘱及时补液。

四、保留灌肠

保留灌肠是将药液灌入直肠或结肠内,通过肠黏膜吸收达到治疗疾病的目的。

1. 目的

(1) 镇静、催眠。

(2) 治疗肠道感染。

2. 操作

【评估】

(1) 评估患者年龄、意识状况、病情、治疗用药情况。

(2) 评估患者腹部及肛门、肛周局部情况。

(3) 评估患者心理状态、对保留灌肠的认知与合作程度以及疾病知识。

【计划】

(1) 护士准备　着装整洁,洗手,戴口罩。

(2) 用物准备　同小量不保留灌肠。选择比较细的肛管(20 号以下),另备抬高臀部的小垫枕。

常用药物及剂量遵医嘱准备：镇静催眠常用 10％水合氯醛；治疗肠道感染，常用 2％小蘖碱、0.5％～1％新霉素或其他抗生素溶液。灌肠液量不超过 200 mL，溶液温度为 38 ℃。

（3）患者准备　使患者了解保留灌肠的目的、过程和注意事项，排空大小便，取得患者配合。

（4）环境准备　安静、清洁、宽敞、光线充足，关闭门窗，屏风或床帘遮挡。

【实施】

保留灌肠技术的操作步骤见表 8-4-3。

表 8-4-3　保留灌肠技术的操作步骤

操作步骤	要点与说明
1.核对并解释　携用物至床旁，认真核对患者并做好解释。请无关人员回避，关闭门窗，用屏风遮挡患者。嘱患者排便、排尿	• 确认患者，取得合作 • 保护患者自尊 • 清洁肠道、减轻腹压、利于药物保留及吸收 • 治疗肠道感染以晚临睡前灌肠为宜，此时活动少，药液易于保留吸收，达到治疗目的
2.安置体位 （1）根据病情选择不同卧位 （2）协助患者脱裤至膝部，双腿屈膝，臀部移至床边，用小垫枕将臀部抬高 10 cm，将橡胶单和治疗巾或一次性尿布垫于臀下，弯盘置于臀边 （3）用注洗器抽吸药液，戴一次性手套	• 慢性细菌痢疾病变部位多在直肠或乙状结肠，取左侧卧位 • 阿米巴痢疾病变部位多在回盲部，取右侧卧位 • 药液直达患处，有助提高疗效 • 提高臀部，防止药液溢出
3.润管排气　连接肛管，润滑肛管前端，排尽管内气体，夹紧血管钳	• 选择 20 号以下的细肛管，易于药液的保留
4.插管注药　轻轻插入肛管 15～20 cm，固定肛管，松开血管钳，缓缓注入药液，反复吸药、注药，直至药液全部注入	• 肛管插入宜深，注药速度宜慢。液面距肛门不超过 30 cm
5.注温开水　注温开水 5～10 mL，抬高肛管末端	• 使管内溶液全部流入，保证疗效
6.拔管、嘱咐　拔管后用卫生纸在患者肛门处轻轻按揉，协助取舒适卧位。嘱患者尽可能保留药液 1 h 以上	• 使药液与肠黏膜充分接触而被吸收，达到治疗目的
7.操作后处理 （1）脱手套、整理床单位 （2）清理用物 （3）观察患者反应 （4）洗手 （5）记录	• 记录灌肠时间，灌肠液的名称、量以及患者的反应

【评价】

（1）护士操作熟练，灌肠筒的高度、肛管插入的深度、注入药物的速度合适。

（2）护患沟通良好，患者及家属均满意，并了解疾病相关知识。

（3）患者及家属认识保留灌肠的意义，能配合操作，达到灌肠的目的。

【注意事项】

（1）肛门、直肠、结肠等手术后患者及排便失禁者，不宜保留灌肠。

（2）慢性细菌性痢疾，病变部位多在直肠或乙状结肠，应取左侧卧位；阿米巴痢疾病变多在回盲部，取右侧卧位。

（3）为提高疗效，宜选晚上睡前灌肠，且肛管要细、插入要深、药量要少、注入药液速度要慢、液面距肛门不超过 30 cm，以便有效保留药液，使肠黏膜充分吸收。

五、简易排便技术

（一）口服溶液清洁肠道法

1. 甘露醇法

（1）作用原理　利用甘露醇（高渗溶液）在肠道内不被吸收，形成高渗环境的特点，使水分渗出，肠腔内水分增加，从而软化粪便，增加肠内容物的容积，刺激肠蠕动，促进排便，达到清洁灌肠的目的。

（2）适应证　直肠、结肠检查和手术前肠道准备。

（3）用法　患者术前 3 天给予半流质或流质饮食，术前 1 天 14 时口服甘露醇溶液 1500 mL（20％甘露醇 500 mL＋5％葡萄糖溶液 1000 mL，混匀），于 2 h 内服完。通常经 15～30 min 后可反复自行排便。

（4）注意事项　严密观察患者排便情况、生命体征及病情等。

2. 硫酸镁法

（1）作用原理　同甘露醇法。

（2）适应证　直肠、结肠检查和手术前肠道准备。

（3）用法　患者术前 3 天给予半流质饮食，每晚口服 50％硫酸镁 10～30 mL，术前 1 天给予流质饮食，术前 1 天 14 时先口服 25％硫酸镁 200 mL（50％硫酸镁 100 mL＋5％葡萄糖盐水 100 mL，混匀），然后再服 1000 mL 的温开水。通常在服用 15～30 min 后可反复自行排便。

（4）注意事项　严密观察患者排便情况、生命体征及病情等。

3. 番泻叶法

（1）作用原理　泡饮番泻叶可增加肠蠕动，具有泻下通便和抗菌作用。

（2）适应证　用于外科手术、特殊检查前的准备；治疗便秘。

（3）用法　用 100～200 mL 的开水冲泡 9 g 的番泻叶，术前 2～3 天每晚口服，通常在服后 4～19 h 后开始排便。

（4）注意事项　严密观察患者生命体征、病情及服用后的反应等。

（二）简易通便法

采用简便易行、经济有效的措施，协助患者排便，解除便秘。常用于老年、体弱及久病的便秘患者。常用的简易通便法有如下几种。

1. 开塞露通便法　开塞露由甘油或山梨醇制成，装于密闭的塑料胶壳内。用量：成人 20 mL，小儿 10 mL。用时将顶端盖子拧下，先挤出少许药液润滑开口处，然后轻轻插入肛门,将药液全部挤入,嘱患者保留 5～10 min,以刺激肠蠕动,软化粪便,达到通便目的。

2. 甘油栓通便法 甘油栓是由甘油和明胶制成,为无色或半通明栓剂,呈圆锥形,具有润滑作用。使用时将甘油栓取出,操作者戴手套,捏住栓剂较粗的一端,将尖端插入肛门内 6～7 cm,用纱布抵住肛门口轻揉数分钟,利用机械刺激和润滑作用而达到通便目的,保留 5～10 min 后排便。

3. 肥皂栓排便法 将普通肥皂削成底部直径 1 cm,长 3～4 cm 的圆锥形,蘸热水后插入肛门(方法同甘油栓通便法),利用肥皂的化学性和机械性刺激作用引起自动排便。肛门黏膜溃疡、肛裂及肛门有剧痛者,均不宜使用。

第五节 肛管排气技术

肛管排气是指将肛管从肛门插入直肠,以排除肠腔内积气的方法。

1. 目的 排出肠腔积气,减轻腹胀。

2. 操作

【评估】

(1)评估患者年龄、意识状况、病情、治疗用药情况、腹胀情况。

(2)有无肛裂、痔疮出血及肛门水肿情况。

(3)患者心理状态、合作程度及疾病知识。

【计划】

(1)护士准备 着装整洁,洗手,戴口罩。

(2)用物准备

①治疗车上层:治疗盘内备无菌用物(一次性肛管 26 号、玻璃接头、橡胶管、棉签)、润滑剂、玻璃瓶内盛水 3/4 满(瓶口系带,图 8-5-1)、胶布(1 cm×15 cm)、别针、纸巾、弯盘、一次性治疗巾、一次性手套。治疗盘外备手消毒液。

②治疗车下层:便盆、便盆巾、医疗垃圾桶和生活垃圾桶。

(3)患者准备 了解肛管排气的目的、过程和注意事项,配合操作。

(4)环境准备 安静、清洁、宽敞、光线充足,关闭门窗,屏风遮挡。

【实施】

肛管排气技术的操作步骤见表 8-5-1。

表 8-5-1 肛管排气技术的操作步骤

操作步骤	要点与说明
1. 核对并解释 携用物至床旁,认真核对患者并做好解释。请无关人员回避,关闭门窗,用屏风遮挡患者	· 确认患者,取得合作 · 保护患者自尊
2. 安置体位 协助患者取左侧卧位,注意遮盖,将臀部移至床边,暴露肛门	· 保暖,保护患者隐私
3. 系瓶连管 玻璃瓶系于床边,将橡胶管一端插入玻璃瓶液面下,另一端与肛门相连	· 防止空气进入直肠,加重腹胀,观察排气情况

续表

操 作 步 骤	要点与说明
4.润管插管　戴手套,润滑肛管前端,嘱患者深呼气,将肛管轻轻插入直肠 15～18 cm,用胶布交叉固定肛管于臀部,将橡胶管留出足够长度,用别针固定在床单上(图 8-5-2)	· 减少肛管对直肠的刺激 · 便于患者翻身、活动
5.观察处理　观察排气情况,如排气不畅,帮助患者更换体位或按摩腹部	· 瓶内有水泡,说明肠腔气体被排出 · 瓶内无水泡或很少,说明肠腔气体排出不畅
6.拔出肛管　保留肛管不超过 20 min,拔出肛管,清洁肛门,脱手套	· 留管时间长会减弱肛门括约肌反应,甚至导致肛门括约肌永久松弛
7.操作后处理 (1)协助患者取舒适体位 (2)整理床单位 (3)清理用物 (4)洗手 (5)记录	· 腹胀未减轻,可间隔 2～3 h 后重新插管排气 · 记录排气时间和效果以及患者的反应

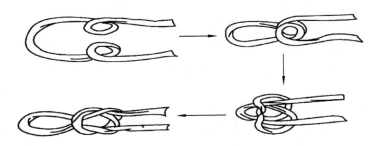

图 8-5-1　瓶口系带

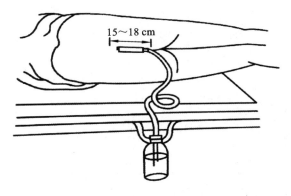

图 8-5-2　肛管排气

【评价】

(1) 患者了解操作目的并配合操作,腹胀减轻。

(2) 护患沟通有效,患者及家属满意,患者掌握了预防肠胀气的保健知识。

（3）护士操作正确，肛管按时拔出。

【注意事项】

（1）插管时连接肛管的橡胶管末端应置于玻璃瓶内液面下，防止外界空气进入直肠。

（2）排气肛管保留时间一般不超过 20 min。长时间留置肛管会降低肛门括约肌的反应，导致肛门括约肌永久性松弛，必要时间隔 2～3 h 重新置管。

（张淑静　陈永芳）

直通护考

第九章 给药护理技术

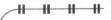

扫码看课件

学习目标

1. 能叙述药物的种类和领取方法。
2. 能叙述药物的保管原则和给药原则。
3. 能叙述口服给药的注意事项，并能按照药物性能指导患者服药。
4. 能叙述注射原则。
5. 能叙述超声雾化吸入和氧气雾化吸入的目的和注意事项，以及吸入疗法常用药物及作用。
6. 能运用护理程序正确实施吸入疗法，操作规范、正确，体现爱伤观念。
7. 能运用护理程序正确选择并实施常用的注射技术，操作规范、正确，体现爱伤观念。

导　言

　　药物疗法是临床最常用的一种治疗手段，其目的是治疗疾病、减轻症状、预防疾病、协助诊断以及维持正常的生理功能。护士是给药的直接执行者，为了保证合理、安全、有效地给药，必须了解常用药物的药理知识，掌握正确的给药方法和技术，正确评估患者用药后的疗效和反应，指导患者合理用药，防止和减少不良反应，以使患者达到最佳的药物治疗效果。

第一节　给药的基本知识

 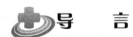

案例引导

　　患者，男，48岁。因劳累后出现心前区疼痛，程度剧烈，有濒死感，并向左肩放射，伴大汗。查体：T 36.9 ℃，P 108 次/分，R 20 次/分，BP 95/70 mmHg，表情痛苦，呻吟不止。心脏听诊：心率 108 次/分，心律不齐，心尖部心音低钝，各瓣膜听诊区未闻及杂音。肺脏与腹部无异常体征。心电图报告：广泛前壁心肌梗死。

　　医嘱：硝酸甘油 0.5 mg，舌下含服，st；杜冷丁 50 mg，im，st。

　　(1) 请立即为患者准确实施给药。

　　(2) 杜冷丁如何领取和保管？

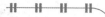

胰岛素泵
的使用

一、药物的种类、领取和保管

（一）药物的种类

1. 内服药　分为固体剂型和液体剂型,固体剂型包括片剂、丸剂、散剂、胶囊等;液体剂型包括溶液、合剂、酊剂等。

2. 注射药　包括溶液、混悬液、油剂、粉剂和结晶等。

3. 外用药　包括软膏、溶液、粉剂、洗剂、搽剂、滴剂、栓剂、涂膜剂等。

4. 其他剂型　包括中成药、中草药等,新型剂型有粘贴敷片、植入慢溶药片、胰岛素泵等。

（二）药物的领取

医院药房的配置和药物的领取方法各医院规定不一,大致包括以下几种方式。

1. 门诊药房　主要负责门诊与急诊患者用药。

2. 中心药房　主要负责住院患者的日间用药。

3. 病区药柜　病区内设有药柜,备一定数量的常用药物,由专人负责,定期根据消耗量到医院中心药房领取和补充,以确保药疗的正常进行。患者使用的贵重药、特殊药物须凭医生处方领取;剧毒药、麻醉药,病区内有固定数量,用后凭医生处方领取。

（三）药物的保管

1. 药柜保管　药柜应放在通风、干燥、光线明亮处,但要避免阳光直接照射。药柜应保持整洁,由专人负责,定期检查药品质量,确保用药安全。

2. 分类放置　药物按内服、外用、注射、剧毒药等分类放置,在有效期内先领先用。剧毒药、麻醉药及贵重药应有明显标记,并加锁保管,实行严格的交班制度。

3. 药瓶上应贴有明显标签　药瓶上应贴有明显标签,内服药贴蓝色边标签,外用药贴红色边标签,剧毒药、麻醉药贴黑色边标签。标签上应标明药名、剂量、浓度,字迹清楚。如标签脱落、被污染或辨认不清,药物均不可使用并应及时更换标签。

4. 定期检查药物的质量　药物应按规定进行定期检查,药物过期或有变质、变色、混浊、沉淀、异味、潮解等现象,应立即停止使用。

5. 根据药物性质,采用相应的保管方法

（1）容易被热破坏的生物制品、抗生素等,如疫苗、抗毒血清、免疫球蛋白、青霉素皮试液等,根据其性质和对储藏条件的要求,置于干燥、阴凉（约 20 ℃）处或冷藏于 2～10 ℃处保存。

（2）容易氧化和遇光变质的药物,如氨茶碱、维生素 C、盐酸肾上腺素等,应装在有色密闭瓶中,针剂放在黑纸遮光的纸盒内,置于阴凉处。

（3）容易挥发、潮解、风化的药物,如乙醇、过氧乙酸、碘酊、糖衣片、酵母片等,须装瓶内盖紧。

（4）易燃、易爆的药物,如乙醚、乙醇、环氧乙烷等,应单独存放于阴凉处,并注意密闭瓶盖,远离明火,防止发生意外。

（5）有使用期限的药物,如各种抗生素、胰岛素等,应按有效日期的先后,有计划地使用,避免因药物过期而造成浪费。

6. 个体专用药　患者个人专用的贵重药或特殊用药,应单独存放,并注明床号、姓名。

7. 各类中药　各类中药应放在阴凉干燥处,芳香性药物应密封保存。

二、给药原则

给药原则是一切用药的总则,在执行药物治疗过程中必须严格遵守。

(一)根据医嘱准确给药

给药并非一项独立的护理操作,必须有医嘱作为法律依据。因此,在给药中,护士必须严格遵照医嘱执行,不可擅自更改;对医嘱有疑问时,应及时向医生反馈,不可盲目给药。紧急情况下,护士可执行医生的口头医嘱,但要在指定时间内补写医嘱。护士要了解患者的健康状况与药物的关系,应熟悉常用药物的用量、药效、副作用、配伍禁忌、中毒表现及处理方法。

(二)严格执行查对制度

护士在执行药物治疗时,要切实做到"五个准确",即将准确的药物,按准确的剂量,用准确的方法,在准确的时间,给予准确的患者。因此,在给药过程中,必须做好"三查七对"。

1."三查" 操作前、操作中、操作后查。

2."七对" 对床号、姓名、药名、剂量、浓度、用法、时间。

此外,还应检查药物的有效期和质量,对已过有效期、变质或疑有变质的药物,应禁止使用。

(三)正确实施给药

(1)使用易发生过敏反应的药物,用药前应了解患者的用药史、过敏史,并按要求做过敏试验,结果为阴性方可使用,并在使用过程中加强观察。

(2)合理掌握用药的时间和次数,备好的药物应及时分发或使用,避免放置过久引起药物污染或导致药效降低。

(3)准确掌握给药方法和技术,不同给药方法有其相应的操作规程,熟练掌握给药技术是护士执行药疗工作的必备条件。

(4)与患者进行有效的沟通,以取得合作,并给予相应的用药指导,提高患者合理用药的能力。

(四)观察用药反应

护士在给药过程中应监测患者的病情变化,动态评价药物疗效,及时发现不良反应。对易引起过敏反应或不良反应较大的药物,应加强用药前的询问以及用药过程中和用药后的观察,防止发生意外,必要时做好记录。

在给药过程中护士还应观察患者对药物治疗的信赖程度、情绪反应,有无药物依赖、滥用或不遵医嘱等,根据患者具体的心理、行为反应采取相应的心理护理和行为指导。

(五)发现给药错误应及时采取补救措施

护士发现给药错误后,应立即报告护士长或医生,协助医生紧急处理,密切观察患者病情变化,以减少或消除由于差错造成的不良后果,并向患者及家属做好解释工作。认真填写差错事故报告,作为该事件的法律证明,检讨错误及分析原因。

三、给药途径

给药的途径应根据药物的性质、剂型、病变部位、组织对药物的吸收情况及用药目的的不同而选择最适宜的给药途径与方法,以获得最佳疗效。

给药途径有口服、舌下、吸入、外敷、直肠以及注射（皮内、皮下、肌内、静脉、动脉注射）给药等。除动、静脉注射药物直接进入血液循环外，其他药物均有一个吸收过程，吸收速度由快至慢的顺序：吸入＞舌下含化＞直肠黏膜＞肌内注射＞皮下注射＞口服＞皮肤。

四、给药次数和时间

给药次数和时间取决于药物的半衰期，以维持药物在血液中的有效浓度和发挥最大药效为最佳选择，同时考虑药物的特性及人体的生理节奏。在临床工作中，对给药时间要求不太严格的药物可按常规给药时间表的安排给药，以便于管理。但要综合考虑用药目的、药物性质、吸收速度以及血药浓度等因素，合理安排，不宜刻板地遵照常规给药时间表给药。医院常用给药的外文缩写及中文译意见表9-1-1。

表 9-1-1　医院常用给药的外文缩写及中文译意

外文缩写	中文译意	外文缩写	中文译意
qd	每日一次	ac	饭前
bid	每日二次	pc	饭后
tid	每日三次	hs	睡前
qid	每日四次	am	上午
qh	每小时一次	pm	下午
q2h	每2小时一次	st	立即
q4h	每4小时一次	DC	停止
q6h	每6小时一次	prn	需要时（长期）
qm	每晨一次	sos	需要时（限用一次，12小时内有效）
qn	每晚一次		
qod	隔日一次	po	口服
12 n	中午12时	Tab	片剂
12 mn	午夜12时	Co	复方
OD	右眼	Pil	丸剂
OS	左眼	Lot	洗剂
OU	双眼	Mist	合剂
AS	左耳	Tr	酊剂
AD	右耳	Pulv	粉剂或散剂
AU	双耳	Ext	浸膏
ID	皮内注射	Cap	胶囊
H	皮下注射	Sup	栓剂
IM/im	肌内注射	Syr	糖浆剂
IV/iv	静脉注射	Ung	软膏剂
Ivgtt/ivdrip	静脉滴注	Inj	注射剂

五、影响药物作用的因素

药物的治疗效果不仅与药物本身的性质与质量有关,而且也与机体内、外因素的影响有关,对不同的个体来说,表现必然会有差异。如有的患者对某些药物特别敏感(高敏性),有的患者则能耐受较大剂量(耐受性),有的患者甚至会对某些药物产生特殊反应(特异质)。因此,护士在临床用药时必须掌握这些影响因素的作用规律,采取相应的护理措施,以防止或减少不良反应的发生,使药物更好地发挥作用,才能达到最佳的治疗效果。

（一）药物因素

1. 药物在体内的过程　药物进入机体后,必须经过吸收、分布、代谢、排泄的过程,当药物在血浆中达到一定浓度时,才能到达作用部位产生药效。药效产生的快慢与药物吸收情况有关,而药物的分布、代谢与排泄情况可决定药物在体内作用时间的长短。

2. 药物剂量　药物剂量大小与效应强弱之间有着密切的关系,药物必须达到一定的剂量才能产生效应。在一定范围内,药物剂量增加其药效也相应增强;药物剂量减小,药效也相应减弱。当药物的作用达到最大效应之后,即使再增加剂量,其治疗效果亦不会增强,反而会产生中毒反应。因此,护士应掌握药物的有效剂量和个体差异,这是执行药物治疗最基本的要求和条件。

3. 药物剂型　不同剂型的药物,其吸收的量与速度也会不同,从而影响药物发生作用的快慢和强弱。以注射剂为例,水溶液比油剂、混悬液、固体吸收快,因而产生作用也较快。

4. 给药途径　不同的给药途径可直接影响药效的快慢与强弱。在某些情况下,相同的药物以不同的给药途径给药还会产生不同的药物效应,如硫酸镁,口服时有导泻和利胆的作用,而注射给药却会产生镇静和降压作用。

5. 给药时间　为了提高疗效和降低毒副作用,不同药物有不同的给药时间,合理安排给药时间对药疗有着重要的影响。如口服药物若于饭前空腹服用,吸收较容易,发挥药效较迅速;如果是对胃黏膜有刺激性的药物,则必须于饭后服用;抗生素药物给药的次数和时间取决于药物的半衰期,应以维持药物在血中的有效浓度为最佳选择;对肝、肾功能不良者应适当调整给药间隔时间。医院常用给药时间与安排的外文缩写见表 9-1-2。

表 9-1-2　医院常用给药时间与安排(外文缩写)

给 药 时 间	安　排	给 药 时 间	安　排
qm	6 am	q2h	6 am,8 am,10 am,12 n……
qd	8 am	q3h	6 am,9 am,12 n,3 pm……
bid	8 am,8 pm	q4h	8 am,12 n,4 pm,8 pm……
tid	8 am,12 n,4 pm	q6h	8 am,2 pm,8 pm,2 am……
qid	8 am,12 n,4 pm,8 pm	qn	8 pm

6. 联合用药　联合用药指两种或两种以上的药物同时或先后应用,其目的是增强疗效,减少不良反应。合理的联合用药不仅可使药效提高,减少不良反应,还可避免耐药性的产生,如异烟肼和乙胺丁醇合用能增强抗结核作用,乙胺丁醇还可以延缓异烟肼耐药性的产生;而不合理的联合用药则会使药效下降,毒性增加,如静脉滴注青霉素时,若和维生素 C 合用,则维生素 C 可使青霉素的药效降低;有配伍禁忌的药物相互作用不仅使

药物失效、变质，甚至还会产生有毒物质，如阿米卡星和链霉素配伍可导致肾功能损害。因此，护士应根据患者用药情况，判断联合用药是否合理，并指导患者安全用药。

（二）机体因素

1. 生理因素

（1）年龄与体重 不同年龄的患者对药物的反应有较大的差异。因为在机体生长发育以及衰老等过程的不同阶段，各项生理功能和对药物的处置能力都有所不同，从而影响药物的作用。老年人及儿童尤其要注意，一般来说，药物用量与体重成正比，但儿童和老年人对药物的反应不能只考虑体重因素，给药的剂量还与生长发育和机体的功能状态有关。14 岁以下的儿童肝、肾功能发育不健全，加上新陈代谢特别旺盛，因而对药物的敏感性较高。而 60 岁以上的老年人机体功能减退，尤其是肝、肾功能的减退影响药物的代谢和排泄，因而对药物的耐受性降低。因此，儿童和老年人用药剂量应根据不同药物具体分析，慎重选择药物和决定其剂量。

（2）性别 男、女性对药物的反应一般无明显的差异。但女性患者在月经、妊娠、哺乳等特殊生理期时，机体对药物的反应明显不同，故用药要特别谨慎。如脑垂体后叶制剂、催产素等可收缩子宫，孕妇使用该类药物可能导致流产、早产；泻药和其他对肠道有刺激性的药物可引起骨盆充血和增强子宫收缩，容易造成月经增多、痛经；苯妥英钠、卡那霉素等药物可通过胎盘进入胎儿体内，对胎儿生长发育和活动造成影响，严重的可导致畸胎；哺乳期须注意药物可经乳腺排泌进入婴儿体内而引起中毒。

（3）营养状况 患者的营养状况也能影响药物的作用，营养不良者体重轻，脂肪组织少，血浆蛋白含量低，会影响药物的分布和与血浆蛋白的结合量，使药物血浓度及血中游离药物浓度较高。严重营养不良者药酶含量较少，肝代谢药物的功能欠佳，药物灭活慢，因而药物可能显示更强的作用。另外，严重营养不良者全身状况不佳，应激功能、免疫功能、代偿调节功能均可降低，会影响药物疗效的发挥，不良反应增多。因此，对营养不良的患者用药时，除应考虑剂量适当外，还应注意补充营养，改善全身状况，以提高疗效。

2. 病理因素 疾病可改变机体对药物的敏感性和药物的体内过程，从而影响药物的效应。在病理因素中，应特别注意肝、肾功能的受损程度。肝脏是机体进行解毒及药物代谢的重要器官，当肝功能不良时，药物的吸收、分布、代谢和排泄均受到不同程度的影响，主要表现为经肝脏代谢的药物消除变慢，可使药物的药理效应和不良反应增强，易引起药物中毒。当肾功能减退时，主要表现为经肾脏排泄的药物消除变慢，血浆半衰期延长，药物蓄积体内，致使药物作用增强，甚至产生毒性反应。因此，肝、肾功能不足时可适当延长给药间隔时间或减少剂量。

3. 心理因素 心理因素在一定程度上可影响药物效应，其中以患者的情绪、对药物的信赖程度以及对治疗是否配合等最为重要，患者对医护人员的信任和乐观情绪可对药物的疗效产生良好的正面影响；如医患关系和患者情绪与此相反，则可能降低疗效，甚至带来不良后果。因此，护士在给药过程中，应充分调动患者的主观能动性和抗病因素，以更好地发挥药效。

4. 个体差异 在年龄、体重、性别等条件基本相同的情况下，个体对同一药物的反应仍存在一定的差异。如体质特异的患者对某些药物敏感度高，虽服用极少量，仍足以造成中毒的危险，必须避免使用。

（三）饮食因素

1. 某些饮食能促进药物吸收，使疗效增强 如酸性食物可增加铁剂的溶解度，促进铁的吸收;粗纤维食物可促进肠蠕动,增进驱虫剂的疗效;高脂饮食可促进脂溶性维生素A、维生素 D、维生素 E 的吸收,因此,维生素 A、维生素 D、维生素 E 应在餐后服用,以增强疗效。

2. 某些饮食能干扰药物吸收,使疗效降低 如补钙时不宜同食菠菜,因菠菜中含有大量草酸,草酸与钙结合成草酸钙而影响钙的吸收;服铁剂时不能与茶水、高脂饮食同时服用,因为茶叶中的鞣酸与铁形成铁盐妨碍了铁的吸收,而脂肪抑制胃酸分泌,也影响铁的吸收,从而使药效降低。

3. 某些饮食能改变尿液 pH 值,影响疗效 如鱼、肉、蛋等酸性食物在体内代谢产生酸性物质;牛奶、豆制品、蔬菜等碱性食物在体内代谢产生碳酸氢盐,它们排出时会影响尿液的 pH 值,从而影响疗效;如氨苄西林、呋喃妥因在酸性尿液中杀菌力强,为增强疗效,在治疗尿路感染时宜多食荤食,使尿液呈酸性;而氨基糖苷类、头孢菌素类和磺胺类药物在碱性尿液中疗效增强,在应用时则应多食素食,以碱化尿液。

第二节　口服给药技术

案例引导

患者,秦先生,65 岁。因"肺心病急性发作"入院治疗。查体:T 38.8 ℃,P 96 次/分,R 24 次/分,BP 160/90 mmHg,听诊心脏未闻及杂音,肺部听诊有哮鸣音和湿啰音。遵医嘱给予氨茶碱 0.1 g,po,tid;促福达 20 mg,po,bid;地高辛 0.125 mg,po,qd;止咳糖浆 10 mL,po,tid。

作为责任护士,请回答以下问题:

(1) 给该患者发药时应注意哪些事项?

(2) 如何准确实施给药?

口服给药(oral administration)是指药物口服后经胃肠道黏膜吸收进入血液循环,从而发挥局部或全身的治疗作用。口服给药是临床最常用的给药方法,具有方便、经济、安全的特点,但因口服给药吸收较慢,药物产生疗效的时间较长,因而不适用于急救、意识不清、呕吐频繁、禁食等患者的药疗。

一、安全给药指导

安全给药是指根据病情和年龄需要,在选择药物的品种、剂量和服用时间、方法等方面都要恰到好处,充分发挥药物的最佳效果,尽量避免药物对人体产生的不良反应或危害。护士在执行给药时应根据药物的性能对患者进行正确的用药指导,以提高疗效和减少不良反应的发生。

(1) 对牙齿有腐蚀作用或使牙齿染色的药物,如酸剂、铁剂,服用时应避免与牙齿接触,可用吸管吸入,服药后及时漱口。

(2) 健胃药和增进食欲的药物,如健胃消食片,宜在饭前服,以刺激舌的味觉感受器,使胃液分泌增多,增进食欲;助消化药和对胃黏膜有刺激的药物,如阿司匹林,宜在饭后服用,使药物与食物充分混合,以减少对胃黏膜的刺激,减少胃肠道的不良反应。

(3)止咳糖浆对呼吸道黏膜起安抚作用,服后不宜立即饮水;同时服用多种药物,应最后服用止咳糖浆,以免冲淡药液,使药效降低。

(4)服用磺胺类药物和退烧药物应多饮水。因磺胺类药物经肾脏排出,尿少时易析出结晶,堵塞肾小管,损伤肾功能;服用解热镇痛药时多饮水是为了增强药物疗效,以利于降温,同时避免大量出汗导致虚脱。

(5)强心苷类药物服用前应先测脉率、心率,并注意节律变化,如脉率低于 60 次/分或节律不齐,则应停止服用,并及时与主管医生联系,酌情处理。

(6)缓释片、肠溶片,服时不可嚼碎;舌下含片应放在舌下或两颊黏膜与牙齿之间待其融化。

(7)有配伍禁忌的药物,不宜在短时间内一起服用,如呋喃妥因与碳酸氢钠溶液,因呋喃妥因在碱性环境中的杀菌力减弱,与碱性药同服,会影响其在肠道中的脂溶性,降低其通过肠上皮细胞的能力,减少其吸收,从而降低血药浓度。

(8)对危重及不能自行服药的患者应喂服;对鼻饲者应将药片研碎溶解后,从鼻胃管注入,再用温开水冲净鼻胃管。

(9)需吞服的药物用温开水服下,不可用茶水、牛奶、果汁服药;饮酒会影响药物疗效的发挥,甚至增加药物的毒性反应,服药前后应严禁饮酒。

(10)对特殊药物如麻醉药、催眠药、抗肿瘤药,待患者服下后方可离开。

二、口服给药

1. 目的

(1)协助患者按医嘱安全、正确地服用药物,以减轻症状。

(2)协助诊断、治疗和预防疾病。

2. 操作

【评估】

(1)用药史　　了解患者既往使用过的药物,是否有效和有无不良反应,有无对药物和食物的过敏情况。

(2)基本生理情况　　了解患者的年龄、体重、生命体征、意识状态、吞咽和自理能力,是否处于妊娠、哺乳期以及有无遗传性疾病等。

(3)目前病理情况　　了解患者的病情、治疗情况、肝肾功能,有无口腔、食管疾患,是否有恶心、呕吐症状以及程度如何等。

(4)目前用药情况　　了解所用药物的特性、副作用,给药的时间和次数。

(5)心理社会因素　　了解患者的文化程度、职业、情绪状态以及对用药的认知程度、有无药物依赖等。

【计划】

(1)护士准备　　着装整洁,修剪指甲,洗手,戴口罩。

(2)用物准备　　服药本、小药卡、药杯、药匙、量杯、滴管、研钵、纱布、包药纸、饮水管、治疗巾、小水壶(内盛温开水)、发药盘或发药车。

(3)患者准备　　向患者解释给药的目的,使清醒患者理解并愿意配合;对自行服药有困难者应协助采取舒适卧位,便于喂服。

(4)环境准备　　保持治疗室及病室的环境安静、整洁,有足够的照明。

【实施】

口服给药技术的操作步骤见表 9-2-1。

口服给药
操作视频

表 9-2-1　口服给药技术的操作步骤

操作步骤	要点与说明
1. 备药 （1）查对　核对药卡与服药本,按患者床号顺序将小药卡插入发药盘内	• 严格执行查对制度
（2）配药　依据服药本上床号、姓名、药名、浓度、剂量、方法、时间进行配药	• 一个患者的药摆好后,再摆另一患者的药
（3）取药　根据不同药物剂型采取不同的取药方法	• 先备固体药,再备液体药（水剂与油剂） • 口含片、粉剂用纸包好,放入药杯
①固体药:一手取药瓶或药袋,标签朝向自己,另一手用药匙取出所需药量,放入药杯	• 不同固体药倒入同一药杯内 • 避免药液内溶质沉淀影响给药浓度
②液体药:检查药液有无变质,摇匀药液,打开瓶盖,一手持量杯,拇指指尖置于所需刻度,该刻度与视线平,另一手持药瓶,瓶签向手心,倒药液至所需刻度处（图 9-2-1）再将药液倒入药杯,用湿纱布擦净药瓶瓶口,放药瓶回原处,更换药液品种时应洗净量杯	• 保证药量准确 • 瓶签朝手心,防止倒药液时污染瓶签 • 不同的药液应倒入不同的药杯内 • 防止药液更换后发生化学变化
③油剂:按滴计算的药液或药液不足 1 mL 时用滴管吸取所需药液量,滴管尖与药液水平面成 45°角,滴于事先装有少量冷开水的药杯内	• 1 mL 以 15 滴计算,如药液不宜稀释时,可将药液滴于面包或饼干上,指导患者及时服下 • 防止药液黏附杯内,影响剂量
（4）再查对　全部药物配完后应重新核对一次;用治疗巾覆盖发药盘,整理药柜及用物	• 发药前应双人再次核对,以确保无误
2. 发药 （1）备物　洗手,携带服药本、发药盘、温开水至患者床旁	• 按规定时间发药,确保药物有效浓度 • 同一患者的药物应一次取出药盘,以免发生错漏
（2）查对　核对床号、姓名、药名、浓度、剂量、方法、时间	• 患者如有疑问,应重新核对后再发药
（3）发药　解释用药目的、注意事项,按床号顺序将药发送给患者	• 如患者不在或因故暂时不能服药,应将药物带回保管,适时再发或做好交接班
3. 服药　协助患者取舒适体位,向患者或家属解释服药的目的和注意事项;危重患者喂服;确认患者服下后方可离开	• 对自行服药有困难者应提供协助;鼻饲者应将药物研碎,用水溶解后从胃管注入,再用少量温开水冲净胃管
4. 整理　服药后,协助患者取舒适体位,整理床单位	• 使患者舒适,便于休息
5. 清洁药盘或药车　发药完毕,推车至治疗室,整理药盘,清洗并消毒药杯	• 防止交叉感染 • 一次性药杯集中消毒处理后销毁
6. 操作后处理 （1）观察药物疗效及患者反应	• 如有异常,及时与医生联系
（2）洗手,取下口罩	
（3）对刺激性强的药物,应选择做好记录	• 记录执行时间及服药效果

【评价】

（1）患者能积极配合,正确、安全地服下药物。

（2）操作规范,用药安全,无不良反应发生。

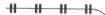

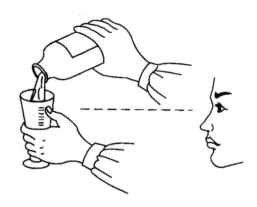

图 9-2-1　倒药液法

（3）态度和蔼，沟通良好，操作熟练，有爱伤观念。

【注意事项】

（1）发药前应先评估患者，如遇患者特殊检查或手术须禁食，或患者不在病室，不能当时服药，应将药物带回保管，适时再发或进行交班；若患者发生呕吐，应查明情况后再行处理；小儿、鼻饲、上消化道出血者或口服固体药困难者应将药物研碎后再服用。

（2）发药时如患者提出疑问，应重新核对，确认无误后给予解释，再协助患者服药；如更换药物或停药，应及时告知患者。

（3）严格执行查对制度，同一患者的药应一次取离药车；不同患者的药不可同时取离药车，以防发生差错。

（4）根据药物特性指导患者合理用药，以提高疗效，减少不良反应。

（5）发药后应注意随时观察药效和不良反应，若发现异常，则应及时与主管医生联系，酌情处理。

【健康教育】

（1）用药前应向患者或家属解释用药的目的及注意事项。

（2）按照药物性能，合理安排药物的服药次序和时间。

第三节　注射给药技术

 案例引导

患者，方先生，56岁，因慢性阑尾炎急性发作，于入院当日早晨九点在蛛网膜下腔麻醉下行阑尾切除术。医嘱：阿托品 0.5 mg，苯巴比妥钠 0.1 g，im，术前半小时使用。

作为责任护士，请完成以下任务：

（1）请按医嘱正确实施给药。

（2）臀大肌注射时应如何定位？

注射法(injection method)是将无菌药液或生物制剂注入体内,达到协助诊断、预防和治疗疾病的目的。常用注射法包括皮内注射、皮下注射、肌内注射和静脉注射。注射给药的优点是药物吸收快,血药浓度能迅速升高,适用于需要药物迅速发生作用或因各种原因不宜口服给药的患者。但需要注意的是,注射给药会造成一定程度的组织损伤,可引起疼痛及潜在并发症的产生;此外,因药物吸收快,某些药物的不良反应出现迅速,处理也相对困难。故护士在操作中应严格遵守注射原则与操作规程。

一、注射原则

(一) 严格遵守无菌技术操作原则

(1) 注射前护士必须衣帽整洁,洗手,戴口罩;注射后护士应洗手。

(2) 注射器的活塞、空筒内壁、乳头、针头的针梗、针尖、针栓内壁均应保持无菌。

(3) 注射部位皮肤按要求进行消毒,并保持无菌。皮肤常规消毒方法:先用2%碘酊棉签以注射点为中心,由内向外螺旋式涂擦,直径在5 cm以上;待干后,用75%乙醇棉签以同法脱碘,范围略大于碘酊消毒范围,待乙醇挥发后即可注射。或用安尔碘(或0.5%碘伏)以同法进行涂擦消毒两遍,但无需脱碘。

(二) 严格执行查对制度

(1) 严格执行"三查七对"制度,做到注射前、中、后三看标签,确保用药安全。

(2) 严格检查药物质量,如药液有变质、变色、沉淀、混浊、过期,安瓿或密封瓶有裂痕等现象,则不能使用。

(3) 需要同时注射几种药物时,应注意药物的配伍禁忌。

(三) 严格执行消毒隔离制度,防止交叉感染

注射时必须做到一人一套物品,包括注射器、针头、止血带、小垫枕。所用物品应按消毒隔离原则处理;一次性物品须按规定处理,不可随意丢弃。使用后的注射器针头和一次性头皮针应按损伤性废弃物处理,拧下后置于耐刺、防渗漏的锐器盒中盖严,盛满后集中焚烧。注意防止被污染的针头等锐器刺伤或划伤,如不慎被污染的针头刺伤,应立即采取相应措施处理。

(四) 选择合适的注射器和针头

(1) 根据药物剂量、黏稠度、刺激性的强弱以及给药途径选择合适的注射器和针头。

(2) 注射器应完整无裂痕,空筒与活塞号码相一致,以防漏气,注射器乳头与针栓必须衔接紧密。针头大小合适,针尖锐利无弯曲(尤其注意针梗与针栓衔接处有无弯曲)。

(3) 一次性注射器包装应密封、不漏气,在有效期内使用。

(五) 选择合适的注射部位

注射部位应避开神经和血管处(动、静脉注射除外),不能在感染、发炎、化脓、硬结、疤痕及皮肤受损处进针。对需长期注射的患者,应有计划地更换注射部位。静脉注射时选择血管应从远心端到近心端。

(六) 注射药物现配现用

注射的药物应现配现用,按规定注射时间临时抽取,即时注射,以防药物效价降低或污染。同时注射数种药物时,要注意配伍禁忌,必要时分别抽取。

（七）注射前排尽空气

注射前必须排尽注射器内的空气，尤其是动、静脉注射，防止空气进入血管形成栓塞。排气时应防止浪费药液。

（八）注药前检查回血

进针后、推注药液前试抽回血。皮下、肌内注射时如有回血，应立即拔出针头重新注射，不可将药液注入血管内。但动、静脉注射必须见有回血才可注入药液。

（九）掌握合适的进针角度和深度

（1）各种注射法有不同的进针角度和深度要求（图 9-3-1）。

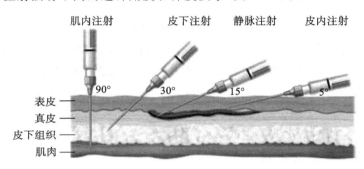

图 9-3-1　各种注射法的进针角度和深度

（2）进针时不可将针梗全部刺入注射部位，防止针梗从根部折断，难以取出。

（十）应用无痛注射技术

（1）解除患者的思想顾虑，分散其注意力，指导并协助患者取合适的体位，便于进针。

（2）注射时做到"二快一慢加匀速"，即进针、拔针快，推药速度慢而均匀。

（3）合理安排注射顺序，如同时注射多种药物，应先注射无刺激或刺激性弱的药物，再注射刺激性强的药物。

（4）对刺激性强的药物，应选择细长的针头，进针要深，推药速度宜慢，以减轻疼痛，并防止产生硬结。

二、药液抽吸技术

（一）注射用物

1. 注射盘（亦称基础治疗盘）　置于治疗车上层，用于放置注射用物，常规放置下列物品。

（1）皮肤消毒液　2％碘酊、75％乙醇各 1 瓶或安尔碘（或 0.5％碘伏）1 瓶。

（2）无菌持物镊　浸泡于消毒溶液内或盛放于灭菌后的干燥容器内。

（3）其他物品　无菌纱布（放于敷料缸内）、消毒棉签、砂轮、启瓶器、弯盘、手消毒剂等。静脉注射应准备止血带、垫枕、治疗巾、无菌敷贴等。

2. 注射器和针头　根据注射部位和注射药量选择合适的注射器及针头。

（1）注射器的构造　注射器由空筒和活塞两部分构成（图 9-3-2）。空筒前端为乳头，空筒表面有刻度，活塞后部为活塞轴和活塞柄。目前有玻璃和塑料两种制品，塑料制品为一次性使用。

（2）针头的构造　针头由针尖、针梗和针栓三部分构成（图 9-3-2）。目前针头的针栓有金属和塑料两种制品，塑料制品为一次性使用。

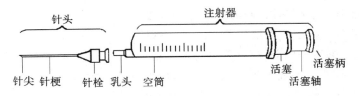

图 9-3-2　注射器与针头的构造

（3）常用注射器和针头　常用注射器规格、针头型号及主要用途见表9-3-1。

表 9-3-1　常用注射器规格和针头型号及主要用途

注射器规格	针头型号	主要用途
1 mL	4.5 号	皮内注射
1 mL、2 mL、2.5 mL	5～6 号	皮下注射
2 mL、2.5 mL、5 mL	6～7 号	肌内注射
5 mL、10 mL、20 mL、30 mL、50 mL、100 mL	4.5～9 号	静脉注射
2 mL、5 mL、10 mL	6～9 号	静脉采血

一次性注射器的使用方法：使用一次性注射器时，应先检查包装的密封性、有效期及型号；打开包装，取出注射器时应加固注射器和针头的衔接处，调整针尖斜面，使其与注射器刻度在同一平面上，抽动活塞，确定能够使用。注射器的针尖、针梗、针栓内壁、活塞和乳头不可用手触摸，要保持无菌状态。

目前，医院广泛使用一次性注射器，可以进一步减少血液传播疾病的风险，防止交叉感染。

3. 注射药物　根据医嘱准备药物，常用的药物有水溶液、油剂、混悬液、结晶和粉剂等。

4. 注射本　根据医嘱准备注射本或注射卡，作为注射给药的依据，以便于进行"三查七对"，避免差错事故的发生。

5. 治疗车下层用物　锐器盒1个，用于盛放损伤性废弃物（如用过的注射器针头）；污物桶2个，一个放置感染性废弃物（用过的注射器、棉签等），另一个放置生活废弃物（一次性注射器外包装袋等）。

（二）药液抽吸技术

药液抽吸应严格按照无菌技术操作原则及查对制度进行。临床常用的药液抽吸技术包括自安瓿内抽吸药液术和自密技术封瓶内抽吸药液术。

1. 目的　严格按照无菌技术操作原则和查对制度准确抽吸药液，为各种注射做准备。

2. 操作

【评估】

（1）操作环境是否符合无菌操作要求。

（2）药物的规格，安瓿和密封瓶的大小。

（3）注射器型号是否符合要求。

（4）了解所配药物的配伍禁忌。

【计划】

（1）护士准备　衣帽整洁,修剪指甲,洗手,戴口罩。

（2）用物准备　治疗车上层放置注射盘、注射器、针头（选择大小合适的注射器和针头）、注射单、按医嘱准备的药物（需要时备药物溶媒,如生理盐水或专用溶媒）、无菌治疗巾、手消毒液;治疗车下层放置生活垃圾桶、医用垃圾桶、锐器盒。

（3）环境准备　清洁、安静、光线适宜或有足够的照明。

【实施】

药液抽吸技术的操作步骤见表9-3-2。

表 9-3-2　药液抽吸技术的操作步骤

操 作 步 骤	要点与说明
1. 查对　检查药物质量和注射器	· 严格执行查对制度及无菌技术操作原则
2. 抽吸药液 ★自安瓿内抽吸药液术（图9-3-3） （1）消毒安瓿　再次查对药名后将安瓿顶端药液弹至体部,用75%乙醇消毒颈部,用砂轮在安瓿颈部划一锯痕,再重新消毒安瓿	· 安瓿颈部有蓝色标记的无须划痕,75%乙醇消毒后用纱布包裹可直接折断
（2）折断安瓿　从敷料缸内取一纱布裹住安瓿并折断,检查药液内有无玻璃碎屑	· 针尖不能触及安瓿外口,针栓不可置于安瓿内
（3）抽吸药液　备注射器及针头,持注射器刻度朝上,针尖斜面向下,放入安瓿内的液面下,抽动活塞,吸取药液	· 注射器刻度一面朝上,抽药时手不可触及活塞,只能持活塞柄,以免污染药液
★自密封瓶内抽吸药液术（图9-3-4） （1）消毒瓶塞　用启瓶器除去铝盖中心部分,常规消毒瓶盖顶部及其周围	· 使密封瓶内压力增加,利于吸药
（2）抽吸药液　备注射器及针头,注射器内吸入与所需药液等量的空气后将针头插入瓶塞内并注入空气,倒转药瓶,使针头在液面以下,吸取药液至所需量后,以示指固定针栓,拔出针头	· 吸取结晶和粉剂药物时,先抽吸无菌生理盐水或专用溶媒注入瓶中,并抽出空气,待药物充分溶解后吸取 · 混悬液摇匀后立即抽取 · 油剂用粗针头吸取
3. 排空气　将针头垂直向上,先回抽活塞使针头内的药液流入注射器内,并使气泡聚集在乳头处,再轻推活塞,排出空气	· 若注射器乳头偏向一侧,排气时可让注射器倾斜,使乳头朝上,利于气泡集中于乳头根部,再排出气体
4. 保持无菌　将空安瓿或密封瓶套在针头上,核对无误后放于无菌盘内备用	· 也可将针帽套在针头上,但空安瓿或密封瓶不可丢弃,以便查对
5. 操作后处理　整理用物,洗手,取下口罩	· 垃圾分类处理

【评价】

（1）严格遵守无菌技术操作原则和查对制度,抽吸药液无误,剂量准确。

（2）评估准确,沟通良好,操作熟练。

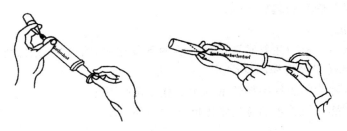

图 9-3-3　自小安瓿和大安瓿内吸取药液

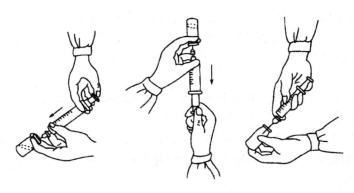

图 9-3-4　自密封瓶内吸取药液

【注意事项】

（1）严格执行查对制度和无菌技术操作原则。抽尽药液的空安瓿或密封瓶不可丢弃，以便注射时查对。

（2）折断安瓿时应避免用力过度而捏碎安瓿上端。从大安瓿内吸药时，安瓿的倾斜度不可过大，以免药液流出。

（3）抽吸药液时，针头不可触及安瓿外口，手不可触及活塞体部，以免污染药液；排气时不可浪费药液以免影响药量的准确性。

（4）自密封瓶内吸药时，注射器刻度向操作者，针尖斜面须在液面下，以免吸入空气；药物应现用现抽吸，避免药液污染或效价降低。

（5）根据药物的性质抽吸药液：结晶或粉剂药物需先用无菌生理盐水或专用溶媒将其充分溶解后再吸取；混悬剂要摇匀后立即吸取；油剂可稍加温（易被热破坏者除外）或双手对搓药液后再抽吸；吸取混悬剂及油剂时应选用粗针头。

（6）使用一次性注射器与针头时，应认真检查包装及有效期，凡包装漏气或超过有效期者，均不可使用。

【健康教育】

向患者及家属介绍用药的目的和注意事项，使患者身心放松。

三、常见注射技术

（一）皮内注射技术（intradermal injection，ID）

皮内注射是指将小量药液或生物制品注射于表皮与真皮之间的方法。

1. 目的

（1）用于药物过敏试验，以观察有无过敏反应。

（2）用于预防接种。

（3）用于局部麻醉的起始步骤。

2．常用部位

（1）皮内试验　皮内注射常选用前臂掌侧下段注射,因该处毛发、色素较少,皮肤较薄,易于注射,且易于观察局部反应。

（2）预防接种　预防接种部位常选用上臂三角肌下缘。

（3）局部麻醉　依手术部位选定需麻醉的局部皮肤。

3．操作

【评估】

（1）患者的病情、治疗情况、家族史、用药史及药物过敏史。

（2）患者的意识状态、心理状态、对用药的认知及合作程度。

（3）患者注射部位的皮肤状况。

【计划】

（1）护士准备　衣帽整洁,修剪指甲,洗手,戴口罩,掌握沟通技巧。

（2）用物准备

①治疗车上层:基础注射盘、一次性 1 mL 注射器、4.5 号针头、注射单、按医嘱准备的药物(如做药物过敏试验,应另备 0.1% 盐酸肾上腺素 1 支和 2 mL 注射器 1 支)、无菌治疗巾、手消毒液。

② 治疗车下层:医用垃圾桶、生活垃圾桶和锐器盒。

（3）患者准备　体位舒适,情绪稳定,理解目的,愿意配合。

（4）环境准备　病室环境要清洁、安静,光线适宜或有足够的照明。

【实施】

皮内注射技术的操作步骤见表 9-3-3。

皮内注射操作
视频

表 9-3-3　皮内注射技术的操作步骤

操 作 步 骤	要点与说明
1．备药　洗手,戴口罩,检查药物质量和注射器,按医嘱抽吸药液,将注射器放入无菌治疗巾内(针尖斜面与注射器刻度一致)	· 严格执行查对制度及无菌技术操作原则 · 双人核对医嘱
2．查对　携用物至患者旁,核对床号、姓名、腕带信息,向患者或家属解释操作目的,协助患者取坐位或卧位	· 确认患者,取得患者配合 · 如做药物过敏试验,应详细询问用药史和过敏史,如患者对所用药物有过敏史,则不可做皮试,应与医生联系,更换其他药物
3．消毒　选择注射部位,用 75% 乙醇消毒皮肤,待干	· 忌用碘类消毒剂,以免影响对局部反应的观察 · 若患者乙醇过敏,可选择生理盐水进行皮肤清洁
4．排气　再次核对患者及药物,排尽空气	· 保证用药的正确和安全
5．进针　一手绷紧局部皮肤,另一手平持注射器,以示指固定针栓,针尖斜面向上,与皮肤成 5°角刺入皮内(图 9-3-5)	· 关爱患者,加强与患者沟通 · 进针角度过大会将药物注入皮下,影响局部反应的观察和判断

续表

操 作 步 骤	要点与说明
6. 推药　针头斜面完全进入皮内后,放平注射器,用绷紧皮肤的手的拇指固定针栓,另一手推注药液0.1 mL 使局部隆起形成一皮丘,局部皮肤变白并显露毛孔	·注入的药量要准确 ·如需进行对照试验,则用另一注射器及针头,在另一侧前臂相应部位同法注入 0.1 mL 生理盐水
7. 拔针　注射完毕,快速拔针	·拔针后切勿按揉穿刺点
8. 指导　再次核对后告知患者注意事项	·嘱患者不可用手按揉局部,以防影响结果的观察,且暂时不要离开病室,如有不适立即告知
9. 操作后处理 (1) 协助患者取舒适卧位,整理床单位,清理用物 (2) 观察用药后反应 (3) 做好记录	·用物分类处理,针头弃入锐器盒,注射器按要求损毁或消毒后集中处理 ·密切观察用药后反应,药物过敏试验须在注射 15～20 min 后观察结果 ·将过敏试验结果记录在病历上,阳性用红笔标记"＋",阴性用蓝笔或黑笔标记"－"

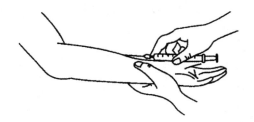

图 9-3-5　皮内注射技术

【评价】

(1) 患者理解注射目的,能接受并配合操作。

(2) 正确执行无菌技术操作原则及查对制度,操作规范。

(3) 态度和蔼,有爱伤观念,沟通良好,应变能力强。

【注意事项】

(1) 严格执行查对制度和无菌技术操作原则。

(2) 做药物过敏试验前详细询问用药史、过敏史和家族史,如患者对注射的药物有过敏史,则应与医生联系,更换其他药物。

(3) 做药物过敏试验消毒皮肤时禁用碘类消毒剂,以免影响对结果的观察和判断;若患者乙醇过敏,可选择生理盐水进行皮肤清洁。

(4) 进针勿深,进针角度以针尖斜面全部进入皮内为宜;拔针后切勿按揉。注射后须在 15～20 min 后观察结果。

(5) 若为患者做药物过敏试验,应备好急救药品和物品,以防发生意外。

(6) 药物过敏试验结果若为阳性,应告知患者或家属,不可使用该种药物,并记录在病历上;如皮试结果不能确定或怀疑假阳性时,应采取对照试验。

【健康教育】

（1）向患者或家属讲解皮内注射的目的和方法。

①药物过敏试验：以了解患者是否对该药物过敏，如青霉素过敏试验。

②先驱局麻：常作为局部麻醉的先驱步骤。

③协助诊断：如结核菌素试验，以了解患者体内是否已受结核菌的感染。

（2）做药物过敏试验时应告诉患者药物过敏反应的表现，嘱患者切勿离开病室（或注射室），注射后如有任何不适都应及时告诉医生和护士，以便及时处理。

（3）向患者解释皮内注射是少量药物注入表皮与真皮之间，皮内神经末梢丰富，注射时较痛，但很快会缓解。

（4）告诉患者注射部位皮丘不能按压，如果有红肿、痒痛不可用手搔抓，避免局部刺激，以免影响结果判断。

（二）皮下注射技术（hypodermic injection，H）

皮下注射是指将小量药液或生物制品注入皮下组织的方法。

1. 目的

（1）注入小剂量药物，用于不能或不宜经口服给药时。如胰岛素口服在胃肠道内易被消化酶破坏，失去作用，而采用皮下注射则迅速被吸收。

（2）用于预防接种。

（3）作为局部麻醉用药或术前供药。

2. 常用部位　注射部位常选用上臂三角肌下缘、上臂外侧、腹部、后背及大腿前侧和外侧等（图9-3-6）。

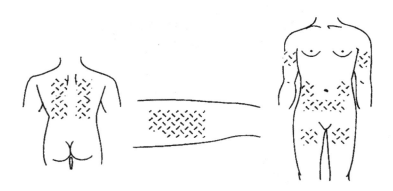

图9-3-6　皮下注射部位

3. 操作

【评估】

（1）患者的病情、治疗情况、用药史与药物过敏史。

（2）患者的肢体活动情况和注射部位皮肤及皮下组织情况。

（3）患者的意识状态、心理状态、对用药的认知及合作程度。

【计划】

（1）护士准备　衣帽整洁，修剪指甲，洗手，戴口罩，掌握沟通技巧。

（2）用物准备

①治疗车上层：基础注射盘、一次性1～2 mL注射器、5～6号针头、注射单、按医嘱准备的药物、无菌治疗巾、手消毒液等。

②治疗车下层：医用垃圾桶、生活垃圾桶和锐器盒。

（3）患者准备：取舒适体位并暴露注射部位，情绪稳定，理解目的，愿意配合。

（4）环境准备　病室环境要清洁，光线适宜或有足够的照明，必要时用屏风或拉帘遮挡患者。

【实施】

皮下注射技术的操作步骤　见表9-3-4。

表9-3-4　皮下注射技术的操作步骤

操 作 步 骤	要点与说明
1. 备药　洗手，戴口罩，检查药物质量和注射器，按医嘱抽吸药液，将注射器放入无菌治疗巾内（针尖斜面与注射器刻度一致）	· 严格执行查对制度及无菌技术操作原则 · 双人核对医嘱 · 对局部组织有刺激性的药物或剂量较大的药物不宜做皮下注射
2. 查对　携用物至患者旁，核对床号、姓名、腕带信息，向患者或家属解释操作目的，协助患者取坐位或卧位	· 确认患者，取得患者配合 · 嘱患者放松，勿紧张
3. 消毒　根据注射目的，选择合适的注射部位，常规消毒注射部位皮肤2遍，待干	· 对于需长期皮下注射的患者，应有计划地更换注射部位，以利于药物的充分吸收
4. 排气　再次核对患者及药物，排尽空气	· 保证用药的正确和安全
5. 进针　一手绷紧局部皮肤，夹一干棉签于无名指与小拇指之间，另一手手持注射器，示指固定针栓，针尖斜面向上，与皮肤成30°～40°角，快速将针梗1/2～2/3（1.5～2 cm）刺入皮下（图9-3-7）	· 关爱患者，加强与患者沟通 · 进针角度不宜超过45°，以免刺入肌层；一般刺入针梗1/2～2/3，勿将针梗全部刺入，以免造成断针
6. 抽回血　一手以示指固定针栓，绷紧皮肤的手松开，抽动活塞	· 如有回血，应立即拔出针头重新注射，切不可将药液注入血管内
7. 推药　确认无回血，方可缓慢、均匀推入药液	· 推药速度应缓慢、均匀，以减轻患者疼痛
8. 拔针　注射完毕，用干棉签轻压穿刺点，快速拔针后按压片刻	· 防止药液外溢，压迫至不出血为止
9. 操作后处理 （1）再次核对，协助患者取舒适卧位，整理床单位，清理用物 （2）观察用药后反应 （3）洗手，取下口罩，记录	· 用物分类处理，针头弃入锐器盒，注射器按要求损毁或消毒后集中处理 · 密切观察用药后反应 · 记录注射时间、药物名称和患者的反应

皮下注射
操作视频

【评价】

（1）患者理解注射目的，能接受并配合操作。

（2）正确执行无菌技术操作原则及查对制度，操作规范。

（3）对需长期进行皮下注射的患者，能有计划地更换注射部位，并掌握一定的注射知识，以保证用药安全无误。

（4）态度和蔼，有爱伤观念，沟通良好，应变能力强。

【注意事项】

（1）严格执行查对制度和无菌技术操作原则。

胰岛素注射
笔注射方法

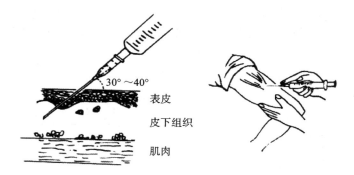

图 9-3-7　皮下注射进针角度和注射方法

（2）针头刺入角度不宜大于 45°，以免刺入肌层；对于过度消瘦者，可捏起注射部位皮肤，适当减小进针角度；在三角肌下缘注射时，进针方向稍向外侧，以免药液注入肌层。

（3）对皮肤刺激性强的药物不宜皮下注射。

（4）对于需长期皮下注射的患者，应有计划地更换注射部位，轮流注射，以促进药物的充分吸收。

（5）注射少于 1 mL 的药液，必须用 1 mL 注射器，以保证注入药液剂量准确。

【健康教育】

（1）向患者及家属讲解皮下注射的目的、方法及注意事项。

（2）对需要长期自行皮下注射的患者，指导患者或家属掌握注射知识与技术，并有计划地更换注射部位，以促进药物的充分吸收。

（三）肌内注射技术(intramuscular injection,IM)

肌内注射是指将一定量的药液注入肌肉组织内的方法。

人体肌肉组织有丰富的毛细血管网，药液注入肌肉组织后，可通过毛细血管壁进入血液循环，作用于全身而起到治疗作用，由于毛细血管壁是多孔的类脂质膜，药物透过的速度较其他的生物膜快，因此吸收较迅速。

1. 目的

（1）需在一定时间内产生药效，但由于药物或病情因素不宜采用口服给药法。

（2）需要药物在较短时间内发生疗效但不宜采用静脉注射法。

（3）药物刺激性强或药量较大，不宜采用皮下注射法。

2. 常用部位　注射部位一般选择肌肉丰富，离大神经、大血管较远的部位，以臀大肌最为常用，其次为臀中肌、臀小肌、股外侧肌和上臂三角肌。

（1）臀大肌注射定位法　臀大肌起自髂后上棘与尾骨尖之间，肌纤维平行向外下方止于股骨上部。坐骨神经起自骶丛神经，自梨状肌下孔出骨盆至臀部，在臀大肌深部，约在坐骨结节与大转子之间中点处下降至股部，其体表投影为自大转子尖至坐骨结节之间的中点向下至腘窝。注射时应避免损伤坐骨神经。具体定位方法有以下两种。

①十字法：从臀裂顶点向左侧或右侧划一水平线，从同侧髂嵴最高点作一垂直线，将一侧臀部划分为四个象限，其外上象限并避开内角（从髂后上棘至大转子连线），即为注射部位（图 9-3-8（a））。

②连线法：从髂前上棘至尾骨作一连线，其外上 1/3 处为注射部位（图 9-3-8（b））。

（2）臀中肌、臀小肌注射定位法　此处血管、神经较少，脂肪组织也较薄，可用于小

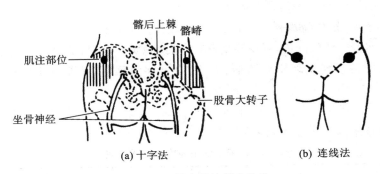

(a) 十字法　　　　　　　　　(b) 连线法

图 9-3-8　臀大肌注射定位法

儿、危重或不能翻身的患者,目前使用日趋广泛,其定位方法有以下两种。

①三指法:髂前上棘外侧三横指处(以患者自己手指宽度为标准,图 9-3-9(a))。

②构角法:以示指尖和中指尖分别置于髂前上棘和髂嵴下缘处,在髂嵴、食指、中指之间构成一个三角形区域,其示指和中指构成的内角即为注射部位(图 9-3-9(b))。

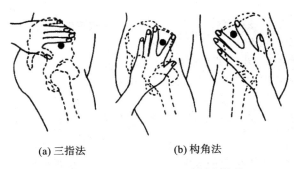

(a) 三指法　　　　　　　(b) 构角法

图 9-3-9　臀中肌、臀小肌注射定位法

(3) 股外侧肌注射定位法　大腿中段外侧,一般成人取髋关节下 10 cm,膝关节上 10 cm,7.5 cm 宽。此处注射范围较广,大血管、神经干很少通过,可供多次注射,尤其适用于 2 岁以下幼儿。

(4) 上臂三角肌注射定位法　取上臂外侧,肩峰下 2～3 横指处,此处肌肉较薄,注射剂量不宜过大。

3. 操作

【评估】

(1) 患者的病情、意识状态、心理状态及合作程度。

(2) 患者的用药史、过敏史与治疗情况。

(3) 患者的肢体活动情况和注射部位的皮肤及肌肉组织情况,一般选择肌肉丰厚且距大血管及神经较远处。

(4) 患者对肌内注射和用药的认知程度。

【计划】

(1) 护士准备　衣帽整洁,洗手,戴口罩,掌握沟通技巧。

(2) 用物准备

①治疗车上层:基础注射盘、一次性 2～5 mL 注射器、6～7 号针头、注射单、按医嘱

准备的药物、无菌治疗巾、手消毒液等。

②治疗车下层：医用垃圾桶、生活垃圾桶和锐器盒。

（3）患者准备　体位舒适，暴露注射部位，情绪稳定，理解目的，愿意配合。

（4）环境准备　病室环境要清洁、安静，有足够的照明，必要时用屏风或拉帘遮挡患者。

【实施】

肌内注射技术的操作步骤见表 9-3-5。

表 9-3-5　肌内注射技术的操作步骤

操 作 步 骤	要 点 与 说 明
1. 备药　洗手，戴口罩，检查药物质量和注射器，按医嘱抽吸药液，将注射器放入无菌治疗巾内	• 严格执行查对制度及无菌技术操作原则 • 双人核对医嘱
2. 查对　携用物至患者旁，核对床号、姓名、腕带信息，向患者或家属解释操作目的和注意事项	• 确认患者，取得患者配合 • 嘱患者放松，勿紧张
3. 安置体位　协助患者取合适体位，使局部肌肉放松	
（1）侧卧位　上腿伸直，下腿稍弯曲	• 根据患者病情选择合适体位
（2）俯卧位　足尖相对，足跟分开	
（3）仰卧位　两腿伸直略分开，常用于危重和不能翻身的患者以及股外侧肌内注射	
（4）坐位　坐位高度适宜，便于操作	
4. 消毒　选择并暴露注射部位，常规消毒注射部位皮肤，待干	• 对于需长期肌内注射的患者，应经常更换注射部位，有利于药物的充分吸收
5. 排气　再次核对患者及药物，排尽空气	• 保证用药的正确和安全
6. 进针　一手拇指和示指绷紧皮肤，夹一干棉签于无名指和小拇指之间，另一手持注射器（握毛笔姿势），以中指固定针栓，针头与注射部位成 90°角，用手臂带动腕部力量，将针头快速刺入肌肉内。一般进针 2.5～3 cm（针梗的 2/3～3/4）（图 9-3-10）	• 切勿将针梗全部刺入，以防针梗从根部衔接处折断，难以取出 • 消瘦者及幼儿的进针角度应酌减 • 如针头折断，应嘱患者保持不动，固定局部组织，防止断针移位，立即用无菌血管钳夹住断端取出断针
7. 抽回血　固定针栓的手保持不动，绷紧皮肤的手松开，并抽动活塞	• 如有回血，可拔出少许再回抽，无回血才可推注药液；如仍有回血则应拔出针头重新消毒后注射
8. 推药　确定无回血后，方可缓慢、均匀推入药液，同时注意观察患者的反应	• 如长期注射引起局部硬结时，可采用热敷、理疗等处理
9. 拔针　注射完毕，用干棉签轻压穿刺点，快速拔针后按压片刻	• 防止药液外溢，减轻疼痛
10. 操作后处理	• 密切观察用药后反应
（1）再次核对，观察用药后反应，协助患者取舒适卧位，整理床单位，清理用物	• 用物分类处理，针头弃入锐器盒，注射器按要求损毁或消毒后集中处理
（2）洗手，取下口罩，记录	• 记录注射时间，药物名称和患者的反应

【评价】

（1）患者理解注射目的，能接受并配合操作。

（2）严格执行无菌技术操作原则及查对制度，操作准确规范。

（3）患者安全，无不良反应。

（4）态度和蔼，有爱伤观念，沟通良好，应变能力强，有评判性思维能力。

【注意事项】

（1）进针时切勿将针梗全部刺入，防止针梗从根部衔接处折断，难以取出。如针头折断，应嘱患者保持不动，固定局部组织，防止断针移位，尽快用无菌血管钳夹住断端取出。如断端全部没入肌层内，应立即请外科医生诊治。

（2）对需长期注射的患者，应经常交替变换注射部位，并选用细长针头，以避免或减少硬结的发生。

（3）同时注射两种或两种以上药物时，应注意配伍禁忌。

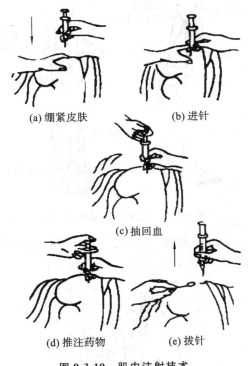

(a) 绷紧皮肤　　(b) 进针

(c) 抽回血

(d) 推注药物　　(e) 拔针

图 9-3-10　肌内注射技术

特殊肌内注射法

肌内注射操作常见并发症的预防与处理

（4）2 岁以下婴幼儿进行肌内注射时，应选择臀中肌、臀小肌或股外侧肌注射，避免在臀大肌注射，因其臀大肌发育不全，可影响其肌肉发育，有损伤坐骨神经的危险。

【健康教育】

（1）向患者或家属介绍药物相关知识和注射目的，指导患者采取正确的体位及放松肌肉的方法。

（2）指导患者放松身心的方法，以减轻疼痛，使患者积极配合。

（四）静脉注射技术（intravenous injection，IV）

静脉注射是自静脉注入药液的方法，药液可直接进入血液循环而达全身，是作用最快的给药方法。

1. 目的

（1）药物不宜口服、皮下或肌内注射，适宜经静脉给药或需迅速发挥药效的药物，尤其是治疗急危重症时。

（2）药物因浓度高、刺激性大、量多而不宜采取其他注射方法时，可采用静脉注射法。

（3）诊断性检查，由静脉注入药物，如肝、肾、胆囊等 X 线摄片。

（4）用于静脉营养治疗或静脉输液、输血。

2. 常用部位

（1）四肢浅静脉　　上肢常用肘部浅静脉（头静脉、贵要静脉、肘正中静脉），腕部、手背静脉；下肢常用大隐静脉、小隐静脉和足背静脉（图 9-3-11）。

（2）头皮静脉　　因小儿头皮静脉极为丰富，分支甚多，互相沟通交错成网且静脉浅表易见，不易滑动，便于固定，方便患儿肢体活动，故小儿静脉注射多选用头皮静脉穿刺，常用的有颞浅静脉、额静脉、耳后静脉及枕静脉（图 9-3-12）。

Note

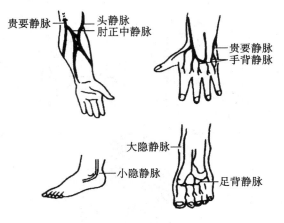

图 9-3-11　四肢浅静脉注射部位　　　　图 9-3-12　小儿头皮静脉分布

（3）股静脉　位于股三角区内,股动脉走向和髂前上棘与耻骨结节连线的中点相交,股静脉在股动脉内侧 0.5 cm 处(图 9-3-13)。急救或加压输液、输血时选择股静脉注射。

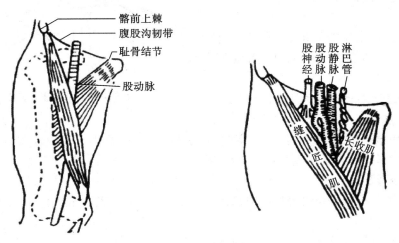

图 9-3-13　股静脉的解剖位置

3. 操作

【评估】

（1）患者的病情、用药史、过敏史与治疗情况,所用药物是否有不良反应。

（2）患者的肢体活动能力、注射部位的皮肤情况、静脉充盈度和管壁弹性。

（3）患者的意识状态、心理状态、对静脉注射给药的认知及合作程度。

【计划】

（1）护士准备　衣帽整洁,修剪指甲,洗手,戴口罩,掌握沟通技巧。

（2）用物准备

①治疗车上层:注射盘、注射器(规格依据药量而定)、6～9号针头或头皮针、止血带、小垫枕、输液敷贴、注射单、按医嘱准备的药物、无菌治疗巾、一次性治疗巾、手消毒液等。头皮静脉注射时需准备备皮物品,股静脉注射时需准备无菌纱布和沙袋。

②治疗车下层:医用垃圾桶、生活垃圾桶和锐器盒。

（3）患者准备　合适的体位,情绪稳定,理解目的,愿意配合。

（4）环境准备　病室环境要清洁、安静,光线充足或有足够的照明,必要时准备屏风或拉帘遮挡患者。

【实施】

四肢浅静脉注射技术、头皮静脉注射技术、股静脉注射技术的操作步骤见表 9-3-6、表 9-3-7 和表 9-3-8。

静脉注射
操作视频

表 9-3-6　四肢浅静脉注射技术的操作步骤

操 作 步 骤	要点与说明
1. 备药　洗手,戴口罩,检查药物质量和注射器,按医嘱抽吸药液,将注射器放入无菌治疗巾内	· 严格执行查对制度及无菌技术操作原则 · 双人核对医嘱
2. 查对　携用物至患者旁,核对床号、姓名、腕带信息,向患者或家属解释操作目的和注意事项	· 确认患者,取得患者配合 · 嘱患者放松,勿紧张
3. 选静脉　协助患者取平卧位或坐位,选择合适的静脉,并用手指探明静脉走向及深浅,在穿刺部位肢体下方垫小垫枕和一次性治疗巾,备好输液敷贴	· 选择粗直、弹性好、易于固定的静脉,避开关节和静脉瓣;需长期静脉注射的患者,为保护血管,应有计划地从远心端到近心端选择静脉进行注射
4. 消毒　在穿刺点上方约 6 cm 处扎止血带,使静脉充盈、显露,常规消毒注射部位皮肤 2 遍,待干	· 止血带末端向上,以防污染无菌区域
5. 排气　再次核对患者及药物,排尽空气	· 保证用药的正确和安全
6. 穿刺　如为上肢注射,嘱患者握拳,左手绷紧注射部位下方皮肤,使静脉固定,一手持注射器,以示指固定针栓(图 9-3-14)(如使用头皮针,则用拇指、示指固定针柄,图 9-3-15),针尖斜面向上与皮肤成 15°～30°角自静脉上方或侧方刺入皮下,再沿静脉走向潜行刺入静脉	· 如未见回血,可将针头轻稳地退至穿刺入口处(但切勿退出皮肤外),用手指探明血管走向后再尝试穿刺;一旦出现局部青紫或血肿,应立即拔出针头,按压片刻后重新选择静脉穿刺
7. 推药　见回血后,可再顺静脉进针少许,松开止血带,嘱患者松拳,固定针头(如为头皮针,用输液敷贴固定),缓慢推入药液(图 9-3-16)	· 如患者诉局部疼痛、肿胀,回抽未见回血时,提示针头已脱出静脉外,应拔出针头,更换部位重新注射 · 根据患者年龄、病情及药物性质、作用、治疗目的把握推注速度
8. 观察　密切观察用药后反应和局部情况,随时听取患者主诉	· 某些药物如硫酸镁、洋地黄类强心药,注射速度应缓慢而均匀
9. 拔针　注射完毕,用干棉签轻压穿刺点,快速拔针后按压片刻	· 按压皮肤与静脉两个穿刺点至不出血为止,防止引起出血或皮下血肿
10. 操作后处理 (1) 再次核对患者及药物,协助患者取舒适卧位,整理床单位,清理用物 (2) 洗手,取下口罩,记录	· 用物分类处理,针头弃入锐器盒,注射器按要求损毁或消毒后集中处理 · 记录注射时间、药物名称和患者的反应

表 9-3-7　头皮静脉注射技术的操作步骤

操 作 步 骤	要点与说明
1. 备药　洗手,戴口罩,检查药物质量和注射器,按医嘱抽吸药液,将注射器放入无菌治疗巾内	·严格执行查对制度及无菌技术操作原则 ·双人核对医嘱
2. 查对　携用物至患者旁,核对床号、姓名、腕带信息,向家属解释操作目的和注意事项	·确认患儿,取得患儿和家属配合
3. 安置体位　协助患儿取仰卧位或侧卧位,必要时剃去注射部位毛发	·使静脉显露,并固定患儿头部
4. 消毒　常规消毒皮肤,待干	·如血管走向不清可只用75%乙醇消毒
5. 排气　再次核对患儿及药物,排尽空气	·保证用药的正确和安全
6. 穿刺　一手拇指和示指分别固定静脉两端,另一手手持头皮针针柄(或用止血钳夹住头皮针针柄),针尖斜面向上与皮肤成10°～20°角,沿静脉向心方向,自静脉上方或侧方刺入皮下,再沿静脉走向潜行刺入静脉	·由助手固定患儿头部,防止患儿抓拽注射部位
7. 推药　见回血后,可再顺静脉进针少许,如无异常,用输液敷贴固定针头,缓慢推入药液	·推药过程中,要试抽回血,检查针头是否在静脉内
8. 观察　密切观察患儿反应和局部情况	·如局部疼痛或肿胀隆起,提示针头滑出静脉,应立即拔出针头,更换部位,重新穿刺
9. 拔针　注射完毕,用干棉签轻压穿刺点,快速拔针后按压片刻	·按压皮肤与静脉两个穿刺点至不出血为止,防止引起出血或皮下血肿
10. 操作后处理 (1)再次核对患儿及药物,协助患儿取舒适卧位,整理床单位,清理用物 (2)洗手,取下口罩,记录	·用物分类处理,针头弃入锐器盒,注射器按要求损毁或消毒后集中处理 ·记录注射时间、药物名称和患儿的反应

表 9-3-8　股静脉注射技术的操作步骤

操 作 步 骤	要点与说明
1. 备药　洗手,戴口罩,检查药物质量和注射器,按医嘱抽吸药液,将注射器放入无菌治疗巾内	·严格执行查对制度及无菌技术操作原则 ·双人核对医嘱
2. 查对　携用物至患者旁,核对床号、姓名、腕带信息,向患者或家属解释操作目的和注意事项	·确认患者,取得患者配合 ·嘱患者放松,勿紧张
3. 安置体位　协助患者取仰卧位,下肢伸直略外展,必要时臀下垫一软枕	·充分暴露局部,若为小儿注射,需用尿布覆盖会阴,以防其排尿弄湿穿刺部位

续表

操作步骤	要点与说明
4. 消毒　常规消毒注射部位皮肤及操作者左手示指和中指,待干	
5. 排气　再次核对患者及药物,排尽空气	·保证用药的正确和安全
6. 穿刺　左手示指和中指在股三角区扪及股动脉搏动最明显部位并予以固定,右手持注射器,针头与皮肤成90°或45°角,在股动脉内侧0.5 cm处刺入,抽动活塞见有暗红色回血,提示针头进入血管内	·如抽出血液为鲜红色,提示误入股动脉,应立即拔出针头,用无菌纱布紧压穿刺点5～10 min,直至无出血为止
7. 推药　右手固定针栓,左手推注药液	·根据患者年龄、病情及药物性质、作用、治疗目的把握推注速度
8. 观察　密切观察用药后反应和局部情况,随时听取患者主诉	·注意观察注射部位情况,必要时交班
9. 拔针　注射完毕,拔出针头,用无菌纱布按压穿刺点3～5 min,然后用胶布固定	·防止引起出血或形成血肿
10. 操作后处理 (1)再次核对患者及药物,协助患者取舒适卧位,整理床单位,清理用物 (2)洗手,取下口罩,记录	·用物分类处理,针头弃入锐器盒,注射器按要求损毁或消毒后集中处理 ·记录注射时间、药物名称和患者的反应

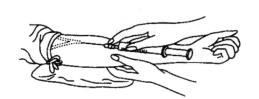

图 9-3-14　注射器进针法

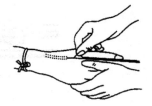

图 9-3-15　头皮针进针法

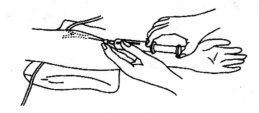

图 9-3-16　静脉推注药液法

【评价】

(1)患者理解注射目的,能接受并配合操作。

(2)严格执行无菌技术操作原则及查对制度,操作准确规范。

(3)患者安全,无不良反应。

（4）态度和蔼，有爱伤观念，沟通良好，应变能力强，有评判性思维能力。

【注意事项】

（1）严格执行查对制度和无菌技术操作原则。

（2）严格掌握注射速度，密切观察注射局部及病情变化。

（3）长期静脉注射的患者，应有计划地按先小后大、由远心端到近心端的次序选择血管进行注射，以保护静脉。

（4）注射对组织刺激性强的药物，可先用生理盐水注射，确认针头在静脉内，再更换原有药液，以防药物外溢导致组织坏死。

（5）有出血倾向者不宜采用股静脉注射。进针后如抽出鲜红血液，提示刺入股动脉，应立即拔出针头，用无菌纱布按压穿刺部位 5～10 min，直至无出血。

【健康教育】

（1）向患者或家属介绍药物相关知识和注射目的，指导患者采取正确的体位配合静脉注射。

（2）指导患者保护血管的方法，向患者及家属说明药物作用、反应、处理及自我监护等方法。

4. 静脉注射失败的常见原因

（1）针头未刺入血管内　即针头刺入过浅，或因静脉滑动，针头未刺入血管，表现为可抽吸无回血，但推注药液可有局部隆起，有疼痛感（图 9-3-17(a)）。

（2）针头斜面未完全进入血管内　即针头斜面部分在血管内，部分尚在皮下，表现为可抽吸到回血，但推注药液时药液溢至皮下，局部隆起并有痛感（图 9-3-17(b)）。

（3）针头刺破对侧血管壁　即针头斜面部分在血管内，部分在血管外，表现为抽吸有回血，部分药液溢出至深层组织，局部无隆起，但患者有痛感（图 9-3-17(c)）。

（4）针头斜面穿透对侧血管壁　即针头刺入过深，穿透下面的血管壁，表现为抽吸无回血，药液注入深层组织，患者有痛感（图 9-3-17(d)）。

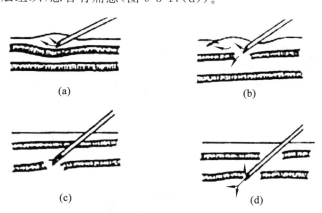

（a）　　　　　　　　　　　　（b）

（c）　　　　　　　　　　　　（d）

图 9-3-17　静脉注射失败的原因

5. 特殊患者静脉注射要点

（1）肥胖患者　肥胖患者皮下脂肪较厚，静脉较深，在皮肤表面难以辨认，但相对固定，不易滑动。注射时，在摸清血管走向后稍加大进针角度（30°～40°），从静脉上方直接进针。

（2）水肿患者　可沿静脉走向，先用手指按揉局部，将皮下组织间液暂时驱散，使静脉充分暴露后再行穿刺。

（3）消瘦患者　消瘦患者皮下脂肪少，静脉易滑动，但静脉较明显，穿刺时须固定静脉,从正面或侧面进针。

（4）脱水或休克患者 因静脉充盈不良致使穿刺困难,可先扎上止血带,从穿刺部位远心端向近心端方向推揉,待静脉充盈后再行穿刺。

（5）老年患者 老年人皮下脂肪较少,皮肤松弛,血管易滑动,且脆性较大,针头难以刺入或易穿破血管壁。可先用左手拇指和示指分别固定穿刺段静脉上、下两端后再沿其静脉走向进行穿刺。

止血带双扎法在静脉穿刺中的应用

（五）动脉注射技术

动脉注射是指将无菌药液或血液自动脉注入的方法。

1. 目的

（1）抢救重度休克患者,通过动脉加压注入高渗葡萄糖或血液,迅速增加有效血容量。

（2）经动脉注入造影剂用于施行某些特殊检查,如脑血管造影、下肢动脉造影等。

（3）经动脉注射抗癌药物做区域性化疗,如头面部疾患可采用颈总动脉;上肢疾患可采用锁骨下动脉或肱动脉;下肢疾患可采用股动脉。

静脉注射操作常见并发症的预防与处理

（4）采集动脉血做血气分析。

2. 常用部位 常用的动脉有股动脉、肱动脉、桡动脉、颈总动脉和锁骨下动脉。

3. 操作

【评估】

（1）患者病情及治疗情况,确定是否需要施行动脉注射。

（2）患者的意识状态、心理状态、对动脉注射的认知及合作程度。

（3）患者肢体活动能力、穿刺部位的皮肤及动脉情况。

【计划】

（1）护士准备 着装整洁,洗手,戴口罩,掌握沟通技巧。熟悉药物的用法及注意事项,熟悉动脉注射的操作方法。

（2）用物准备

①治疗车上层:注射盘、注射单、一次性注射器（规格依据药量而定）、6～9号针头或头皮针、药液或血液（按医嘱准备）、无菌盘、无菌纱布、无菌治疗巾、无菌手套（必要时）。股动脉注射需另准备沙袋和软枕。如做血气分析需另备血气分析采血器、肝素注射液、软木塞或橡皮塞。

②治疗车下层:医用垃圾桶、生活垃圾桶和锐器盒。

（3）患者准备 了解动脉注射的目的、方法、注意事项和配合要点;采取合适的体位,理解目的,愿意配合。

（4）环境准备 环境清洁、安静,光线充足或有足够的照明,必要时用屏风或拉帘遮挡患者。

【实施】

动脉注射技术的操作步骤见表9-3-9。

表9-3-9 动脉注射技术的操作步骤

操作步骤	要点与说明
1. 备药 洗手,戴口罩,检查药物质量和注射器,按医嘱抽吸药液或准备好血液,将注射器放入无菌治疗巾内	• 严格执行查对制度及无菌技术操作原则 • 双人核对医嘱

Note

续表

操作步骤	要点与说明
2. 查对　携用物至患者旁,核对床号、姓名、腕带信息,向患者或家属解释操作目的和注意事项	· 确认患者,取得患者配合 · 嘱患者放松,勿紧张
3. 安置体位　协助患者取合适的体位,显露穿刺部位	· 股动脉为最常用部位,患者取仰卧位,穿刺侧大腿稍外展,垫一软枕于臀下,以充分暴露穿刺部位,穿刺点在腹股沟韧带下方股动脉搏动最明显处 · 桡动脉穿刺点位于掌侧腕关节上 2 cm,动脉搏动最明显处
4. 消毒　常规消毒皮肤,消毒直径 5 cm,待干	· 必要时铺无菌洞巾
5. 排气　再次核对患者及药物,排尽空气	· 保证用药的正确和安全
6. 穿刺　操作者立于穿刺侧,戴无菌手套或按常规消毒左手示指和中指,摸到穿刺动脉搏动最明显处,固定动脉于两指之间,右手持注射器,在两指之间垂直或与动脉走向成 45°角进针(图 9-3-18),见有鲜红色血液时,即以右手固定好穿刺针的方向与深度,左手推注药液或血液(图 9-3-19)	· 穿刺过程中,注意尽量做到一次成功,避免多次穿刺造成血肿
7. 观察　密切观察用药后反应和局部情况,随时听取患者主诉	· 注意观察患者注射部位局部情况,必要时交班
8. 拔针　注射完毕,快速拔针后用无菌纱布按压局部 5~10 min	· 股动脉注射可用沙袋加压止血,防止渗血或皮下血肿
9. 操作后处理 (1) 再次核对患者及药物,协助患者取舒适卧位,整理床单位,清理用物 (2) 洗手,取下口罩,记录	· 用物分类处理,针头弃入锐器盒,注射器按要求损毁或消毒后集中处理 · 记录注射时间、药物名称和患者的反应

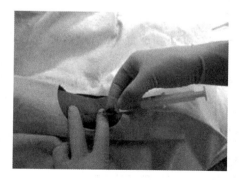

图 9-3-18　动脉注射进针法

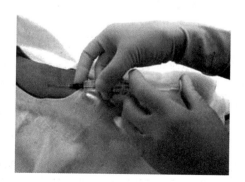

图 9-3-19　动脉注射推药法

【评价】

(1) 患者理解注射目的,能接受并配合操作。

(2) 严格执行无菌技术操作原则及查对制度,操作准确规范。

（3）患者安全，无不良反应，注射部位无血肿、感染发生。

（4）态度和蔼，有爱伤观念，沟通良好，应变能力强，有评判性思维能力。

【注意事项】

（1）严格执行查对制度和无菌技术操作原则。

（2）有出血倾向者，慎用动脉穿刺。新生儿动脉注射时应选择桡动脉，因股动脉穿刺垂直进针时易损伤髋关节。

（3）推注药液过程中应注意观察患者局部情况和病情变化，固定针头，防止针尖损伤血管内壁。

（4）拔针后局部用无菌纱布、沙袋或动脉止血带加压止血，防止出血或形成血肿。

【健康教育】

（1）向患者讲解动脉注射的必要性及操作中可能出现的问题及用药后的反应。

（2）做好患者的思想工作，以取得患者配合，消除其紧张和焦虑情绪。

（3）指导患者保护血管的方法，向患者及家属说明加压止血的重要性及自我监护的方法。

（六）微量注射泵

微量注射泵（简称微量泵）是将少量药液精确、微量、均匀、持续地泵入静脉的一种新型注射装置。操作便捷、定时、定量，根据病情需要可随时调整药物浓度、输液速度，使药物在体内能保持有效血药浓度，运用微量泵抢救危重患者，能减轻护士工作量，提高工作效率，准确、安全、有效地配合医生抢救。主要用于临床各科输液、推注药物，造影剂、麻醉剂注入及癌症患者的化疗等。

1. 目的　准确控制输液速度，使药物速度均匀、用量准确、安全地进入患者体内发生作用。

2. 操作

【评估】

（1）患者病情、治疗情况、用药史和过敏史，确定是否需要使用微量注射泵。

（2）患者的意识状态、心理状态、对静脉注射的认知及合作程度。

（3）患者肢体活动能力、穿刺部位的皮肤及静脉情况。

【计划】

（1）护士准备　着装整洁，洗手，戴口罩，掌握沟通技巧。熟悉药物的用法及注意事项，熟悉微量注射泵的操作方法。

（2）用物准备

①治疗车上层：基础注射盘、微量注射泵、微量注射泵延长管、泵用注射器（规格依据药量而定）、6～9 号针头或头皮针、止血带、小垫枕、输液敷贴、注射单、按医嘱准备的药物、抽吸 5～10 mL 生理盐水放入无菌治疗巾内、一次性治疗巾、手消毒液。

②治疗车下层：生活垃圾桶、医用垃圾桶、锐器盒。

（3）患者准备　了解微量注射泵的使用方法、注意事项；采取合适的体位，情绪稳定，理解目的，愿意配合。

（4）环境准备　病室环境要清洁、安静，光线充足或有足够的照明，必要时准备屏风或拉帘遮挡患者。

【实施】

微量注射泵使用的操作步骤见表 9-3-10。

表 9-3-10　微量注射泵使用的操作步骤

操　作　步　骤	要点与说明
1. 备药　洗手，戴口罩，检查微量注射泵性能、药物质量和注射器，按医嘱抽吸药液，将注射器放入无菌治疗巾内	• 严格执行查对制度及无菌技术操作原则 • 双人核对医嘱
2. 查对　携用物至患者旁，核对床号、姓名、腕带信息，向患者或家属解释操作目的和注意事项	• 确认患者，取得患者配合 • 嘱患者放松，勿紧张
3. 安装　将抽好药液的注射器与延长管相连，排尽管内空气，妥善固定于微量注射泵上并接通电源，根据医嘱设定注射速度和注射时间	• 确定电源可靠连接 • 将注射器安装在微量注射泵对应的卡槽内
4. 排气　再次核对患者及药物，再次确认注射器和延长管内无空气	• 保证用药的正确和安全
5. 穿刺　用备好的无菌生理盐水注射器与头皮针相连，排气后按静脉注射法穿刺，用输液敷贴固定头皮针	• 向患者及家属详细介绍使用微量泵的目的、功能、优点、发生报警原因和注意事项
6. 推药　分离注射器与头皮针，将注射泵延长管与头皮针紧密连接，按"开始"键启动微量注射泵，开始推注药液	• 密切观察微量注射泵运行情况，发生异常及时处理
7. 观察　密切观察用药后反应和药液输入的情况	• 随时听取患者主诉，如有不适应立即处理
8. 拔针　注射完毕，按"停止"键，常规拔出静脉穿刺针头，关闭微量注射泵，取下注射器，切断电源	• 按压皮肤与静脉两个穿刺点至不出血为止，防止引起出血或皮下血肿
9. 操作后处理 （1）再次核对患者及药物，协助患者取舒适卧位，整理床单位，清理用物 （2）洗手，取下口罩，记录	• 用消毒液擦拭微量注射泵，保持清洁，备用；用物分类处理 • 记录注射时间、药物名称和患者的反应

【评价】

（1）患者理解注射目的，能接受并配合操作。

（2）严格执行无菌技术操作原则及查对制度，操作准确规范。

（3）患者安全，无不良反应，明确药物作用和注意事项。

（4）态度和蔼，有爱伤观念，沟通良好，应变能力强，有评判性思维能力。

【注意事项】

（1）使用微量注射泵时应加强巡视，随时观察病情、输液部位和药液输入情况。

（2）宜单独建立静脉通路，尽量不要在同一静脉通路上输入其他液体，以避免影响药液输入速度，出现不良反应。

（3）使用时，应先将微量注射泵上的参数设置好，再给患者注射；若中途需调节药液泵入速度，应先暂停，调好速度后再运行。

（4）微量注射泵上应标明药物名称及药量、配制时间；换泵或换药时应更换标签，并详细交班。

（5）嘱患者及家属禁止触摸微量注射泵，以免造成参数改变，引起患者不适。

（6）发现报警时应立即处理，以免影响治疗。

（7）严格无菌操作，连续使用时，每 24 h 需更换注射器和延长管。

（8）停用时，应关电源开关，切断电源，将泵擦拭干净，备用。

【健康教育】

（1）告知患者被注射肢体不要进行剧烈活动，以防止药液外渗。

（2）告知患者及家属不要随意搬动或者调节微量注射泵，以保证用药的安全。

（3）告知患者有不适感觉或者发现微量注射泵报警时及时通知医护人员。

无针注射器

第四节　雾化吸入给药技术

案 例 引 导

　　患者，许女士，52 岁。既往有慢性支气管炎、肺气肿，近日继发感染，喘咳症状加重，口唇发绀，呼吸困难，痰液黏稠不易咯出，医嘱：超声雾化吸入，bid。作为责任护士，请完成以下任务：

　　（1）请根据医嘱正确配置药物放入雾化罐内给患者吸入。

　　（2）请指导患者正确有效地进行雾化吸入。

　　雾化吸入法（atomizing inhalation）是指用雾化装置将药液分散成细小的雾滴，使其经鼻或口吸入呼吸道，以达到湿化呼吸道黏膜、祛痰、解痉、抗炎等目的。由于吸入用药起效快，药物用量较小，不良反应较轻，故临床应用日渐广泛。常用的吸入给药法有超声雾化吸入法、氧气雾化吸入法和空气压缩泵雾化吸入法。

一、超声雾化吸入法

　　超声雾化吸入法（ultrasonic atomizing inhalation）是应用超声波声能产生高频电能，将药液转变成细微雾滴，随着吸入的空气散布在气管、支气管、细支气管等深部呼吸道而发挥疗效。其作用特点：雾量大小可以调节，雾滴小而均匀，直径大多在 5 μm 以下，药液随深吸气可到达终末支气管和肺泡。此外，因雾化器的电子部件产热，能对药液温和加热，使患者吸入温暖舒适的气雾。

（一）超声波雾化器的基本构造

　　超声波雾化器的基本构造见图 9-4-1。

　　1. 超声波发生器　通电后可输出高频电能，雾化器面板上有电源开关、水位指示灯、雾量调节旋钮、定时调节器等。

　　2. 水槽　盛冷蒸馏水。

　　3. 晶体换能器　位于水槽下方，接受发生器发生的高频电能后将其转换成超声波声能。

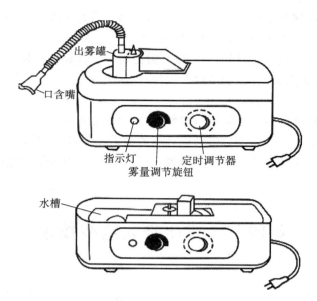

图 9-4-1　超声波雾化器

4. 雾化罐与透声膜　雾化罐内盛药液，雾化罐底部是透声膜，声能可透过透声膜与雾化罐内药物作用，产生雾滴并喷出。

5. 螺纹管和口含嘴（或面罩）　将雾状药液传送到呼吸道内。

（二）超声波雾化器的作用原理

超声波发生器通电后输出高频电能，通过水槽底部的晶体换能器转换为超声波声能，声能透过雾化罐底部的透声膜作用于罐内的药物，破坏其表面张力使之成为细微颗粒，通过导管随患者深吸气进入气道。

（三）常用药物

1. 控制呼吸道感染，消除炎症　常用庆大霉素、卡那霉素等抗生素。

2. 减轻呼吸道黏膜水肿　常用地塞米松、布地奈德、氟替卡松等。

3. 解除支气管痉挛　常用氨茶碱、沙丁胺醇（舒喘灵）、特布他林等。

4. 稀释痰液，帮助祛痰　常用盐酸氨溴索（沐舒坦）、α-糜蛋白酶等。

（四）超声雾化吸入技术

1. 目的

（1）湿化呼吸道、稀释痰液、帮助祛痰　常用于呼吸道湿化不足、痰液黏稠、气道不畅者，如气管切开术后的患者。

（2）预防和控制呼吸道感染　常用于胸部手术前后的患者，以预防呼吸道感染；常用于咽喉炎、支气管扩张、肺炎、肺脓肿、肺结核等患者以消除炎症，控制呼吸道感染。

（3）减轻呼吸道黏膜水肿　常用于颅脑手术术后进行气管插管、气管切开的患者。

（4）解除支气管痉挛　祛痰镇咳，改善通气功能，保持呼吸道通畅。常用于支气管哮喘等患者。

（5）治疗肺癌　间歇吸入抗癌药物治疗肺癌。

2. 操作

【评估】

（1）患者的病情、年龄、用药史和治疗情况。

（2）患者的意识状态、心理状态、自理能力及对超声雾化给药的认知和配合要点。

（3）患者呼吸系统的情况，如呼吸道是否通畅，有无感染、支气管痉挛、呼吸道黏膜水肿、痰液等。

（4）患者的面部及口腔黏膜有无感染、溃疡等，对治疗计划的了解程度。

【计划】

（1）护士准备　着装整洁，修剪指甲，洗手，戴口罩。了解治疗目的，熟练掌握超声雾化吸入操作方法。

（2）用物准备　超声波雾化器一套、药液（按医嘱备药）、50 mL注射器、生理盐水、冷蒸馏水、水温计、一次性治疗巾、纱布、弯盘、手消毒液等。

（3）患者准备　体位舒适安全，理解目的，愿意配合。

（4）环境准备　整洁、安静，光线充足，温、湿度适宜。

【实施】

超声雾化吸入技术的操作步骤见表9-4-1。

超声雾化吸入
操作视频

表 9-4-1　超声雾化吸入技术的操作步骤

操 作 步 骤	要点与说明
1. 准备用物 （1）操作前检查　雾化器各部件是否完好，有无松动、脱落 （2）连接装置　连接雾化器各部件，水槽内加入冷蒸馏水约250 mL，浸没雾化罐底部透声膜 （3）加药　双人核对医嘱无误后，将药液用生理盐水稀释至30～50 mL加入雾化罐内，检查无漏水后，将盖旋紧，连接螺纹管	• 妥善固定排水管，将雾化调节旋钮、雾量调节旋钮调至"0"处 • 水槽和雾化罐内严禁加入温水、热水或生理盐水；水槽内无水时，不可开机，以免损坏仪器 • 严格执行无菌操作 • 水槽底部的晶体换能器及雾化罐底部的透声膜薄而质脆，操作中注意动作轻稳，以免损坏晶体换能器和透声膜
2. 开始雾化 （1）携用物至床旁，核对床号、姓名、腕带信息，并向患者或家属解释，根据病情协助患者取合适的体位（坐位或侧卧位），将雾化器放于妥善之处 （2）将雾化器接通电源，打开电源开关，开启定时调节器，电源、水位指示灯亮后，预热3～5 min，设定雾化时间，调节雾量，连接口含嘴（或面罩），此时药液呈雾状喷出 （3）根据病情需要调节雾量，将口含嘴放入患者口中或戴上面罩（罩住患者的口鼻），指导患者深吸气 （4）观察　治疗过程中仔细观察患者及装置的情况	• 确认患者，取得患者的合作 • 每次治疗时间为15～20 min • 雾量调节旋钮按顺时针方向分三档：高档雾量为3 mL/min，中档为2 mL/min，低档为1 mL/min。通常使用中档 • 雾量过小达不到治疗目的，过大会导致患者不适 • 水槽内要始终保持有足够的蒸馏水，水温不超过50 ℃，水量太少或温度超过50 ℃时，应关机，更换或加入冷蒸馏水

续表

操 作 步 骤	要点与说明
3.操作后处理 （1）雾化结束 先关雾量调节旋钮，取下口含嘴（或面罩）与螺纹管，再关电源开关 （2）安置患者 协助患者擦净面部，取舒适体位 （3）清理用物 整理床单位，将雾化罐、口含嘴（或面罩）、螺纹管放入消毒液中浸泡，倒出水槽内的蒸馏水，用纱布轻擦水槽内的积水 （4）洗手，取下口罩，记录	·防止损坏电子管 ·连续使用雾化器时，应间隔 30 min ·防止交叉感染 ·将雾化罐、口含嘴（或面罩）、螺纹管浸泡 1 h 后取出，洗净晾干备用 ·记录雾化时间、患者的反应和雾化效果

【评价】

（1）患者或家属理解治疗的目的，采用正确的方法积极主动配合治疗。

（2）严格执行无菌技术操作原则及查对制度，操作准确规范。

（3）患者感觉舒适，痰液较易咳出，患者安全，无不良反应。

（4）态度和蔼，有爱伤观念，沟通良好，应变能力强，有评判性思维能力。

【注意事项】

（1）使用前，先检查超声波雾化器各部件有无松动、脱落等异常情况。机器和雾化罐编号要一致。

（2）水槽底部的晶体换能器和雾化罐底部的透声膜薄而质脆、易破碎，在操作及清洗过程中应轻稳，不能用力过猛，防止损坏。

（3）超声波雾化器连续使用时，中间需间隔 30 min。

（4）水槽内水温达到 50 ℃时应停机并更换冷蒸馏水，水槽和雾化罐切忌加温水或热水；治疗过程中需加入药液时，不必关机，直接从盖上小孔内添加即可；若要加水入水槽，必须关机操作。

（5）观察患者痰液排出是否困难，若因黏稠的分泌物经湿化后膨胀而使痰液不易咳出，应协助患者拍背，使痰液排出，必要时给予吸痰。

（6）每次使用完毕，将雾化罐和口含嘴（或面罩）浸泡于消毒溶液内 60 min，防止交叉感染。

【健康教育】

（1）向患者或家属介绍超声波雾化器的作用原理并教会其正确的使用方法。

（2）重点指导患者深呼吸的方法及用深呼吸配合雾化的要领。

二、氧气雾化吸入法

氧气雾化吸入法（oxygen atomization inhalation）是利用一定压力的氧气或空气产生高速的气流使药液形成雾状，随吸气进入呼吸道达到治疗的目的。

（一）氧气雾化吸入器的构造与原理

1. 射流式雾化器构造 射流式雾化器构造见图 9-4-2。

2. 作用原理 氧气雾化吸入器也称射流式雾化器，是借助高速氧气气流通过毛细管

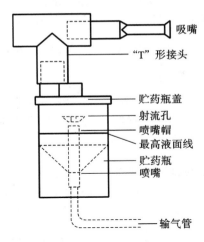

图 9-4-2　射流式雾化器

并在管口产生负压,将药液由邻近的小管吸出,所吸出的药液又被毛细管口的高速气流撞击成细微的雾滴喷出,随患者吸气而进入呼吸道。

（二）常用药物

氧气雾化吸入法的常用药物同超声雾化吸入法。

（三）氧气雾化吸入技术

1. 目的

（1）预防和治疗呼吸道感染,消除炎症。

（2）湿化气道,稀释痰液,减轻呼吸道黏膜水肿。

（3）解除支气管痉挛,改善通气功能,保持呼吸道通畅。

临床上常用于咽喉炎、支气管炎、支气管扩张、支气管哮喘、肺炎、肺脓肿、肺结核等患者。

2. 操作

【评估】

（1）患者的年龄、病情及治疗情况。

（2）患者呼吸道情况,如呼吸道是否通畅,有无感染、支气管痉挛、呼吸道黏膜水肿、痰液等。

（3）患者的意识状态、自理能力、心理状态及对氧气雾化给药的认知及合作程度。

（4）患者的面部及口腔黏膜有无感染、溃疡等,对治疗计划的了解程度。

【计划】

（1）护士准备　着装整洁,修剪指甲,洗手,戴口罩。了解治疗目的,熟练掌握氧气雾化吸入操作方法。

（2）用物准备　氧气雾化吸入器 1 套、氧气装置 1 套（不用湿化瓶）、药液（按医嘱备药）、5 mL 注射器、生理盐水或蒸馏水、一次性治疗巾、纱布、弯盘。

（3）患者准备　卧位舒适安全,理解目的,愿意配合。

（4）环境准备　安静、整洁,光线充足、温湿度适宜。

【实施】

氧气雾化吸入技术的操作步骤见表 9-4-2。

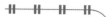

氧气雾化吸入
操作视频

表 9-4-2　氧气雾化吸入技术的操作步骤

操作步骤	要点与说明
1. 准备　按医嘱将药液用蒸馏水或生理盐水溶解或稀释至 5 mL，注入雾化器的贮药瓶内	·使用前检查氧气雾化器的连接是否完好，有无漏气
2. 查对　携用物至患者床旁，核对床号、姓名、腕带信息，并向患者或家属解释，根据病情协助患者取舒适卧位	·严格执行查对制度 ·确认患者，取得患者的合作
3. 连接气源　将氧气装置的输出管口与雾化器的进气口连接	·各部件连接紧密，勿漏气 ·氧气湿化瓶内勿放水，避免湿化瓶内液体进入雾化吸入器内，使药液稀释
4. 调节氧气流量	·一般氧气流量调节为 6～8 L/min
5. 开始雾化　有药雾形成后，将吸嘴放入患者口中，并指导患者紧闭口唇、用嘴深而慢地吸气，用鼻轻松呼气，持续雾化吸入至药液吸完为止	·指导患者尽可能深吸气，使药液充分进入支气管和肺内，屏气 1～2 s 再呼气，以更好发挥疗效
6. 结束雾化　雾化完毕，取下雾化器，关闭氧气开关	·操作过程中，注意用氧安全，严禁烟火和易燃品
7. 操作后处理 （1）协助患者漱口，取舒适卧位。整理床单位和物品，浸泡消毒氧气湿化瓶 （2）洗手，取下口罩，记录	·湿化瓶浸泡 1 h 后清洗擦干备用 ·一次性雾化吸入器用后按规定消毒处理 ·记录雾化时间、患者的反应和雾化效果

【评价】

（1）患者理解治疗的目的，采用正确的方法积极主动配合治疗。

（2）严格执行无菌技术操作原则及查对制度，操作准确规范。

（3）患者感觉舒适，痰液较易咳出，患者安全，无不良反应。

（4）态度和蔼，有爱伤观念，沟通良好，应变能力强，有评判性思维能力。

【注意事项】

（1）正确使用供氧装置，各部件连接紧密，勿漏气，严禁接触烟火和易燃品，以保证用氧安全。

（2）氧气湿化瓶内勿放水，避免液体进入雾化器使药液稀释，而影响疗效。

（3）雾化时氧流量不可过大，以免损坏雾化器颈部。

（4）雾化过程中如患者感到疲劳，可关闭氧气停止雾化，休息片刻后再行吸入。

【健康教育】

（1）向患者或家属介绍氧气雾化吸入器的作用原理并教会其正确的使用方法。

（2）重点指导患者深呼吸的方法及用深呼吸配合雾化的要领。

三、空气压缩泵雾化吸入法

利用压缩空气将药液变成细微的气雾（直径 3 μm 以下），使药物直接被吸入呼吸道的治疗方法。

（一）压缩泵雾化器的构造与原理

1. 压缩泵雾化器构造　压缩泵雾化器构造见图 9-4-3。

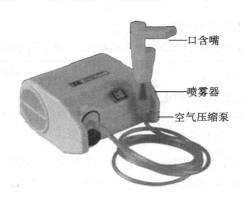

　　　　　　　——口含嘴

　　　　　　　——喷雾器

　　　　　　　——空气压缩泵

图 9-4-3　压缩泵雾化器

（1）空气压缩泵　通电后可将空气压缩。其面板上有电源开关、过滤器及导管接口。

（2）喷雾器　其下端有空气导管接口，与空气压缩机相连，上端可安装进气活瓣（如使用面罩则不用安装进气活瓣），中间部分为药皿，可以盛放药液。

（3）口含嘴　带有呼气活瓣。

2. 作用原理　空气压缩泵通电后输出的电能将空气压缩，压缩空气通过细小管口形成高速气流，产生的负压作用于喷雾器内的药液，使药液表面张力破坏，变成细微的雾滴从出气管喷出，通过口含嘴随患者吸气而进入呼吸道。

（二）常用药物

空气压缩泵雾化吸入法的常用药物同超声雾化吸入法。

（三）空气压缩泵雾化吸入技术

1. 目的

（1）预防和控制呼吸道感染，消除炎症。

（2）湿化气道，稀释痰液，减轻呼吸道黏膜水肿。

（3）解除支气管痉挛，改善通气功能，保持呼吸道通畅。

临床上常用于感冒（流感）、过敏性鼻炎、鼻塞、鼻息肉、肺气肿、急慢性咽炎、喉炎、气管炎、支气管哮喘等上呼吸道感染性疾病的对症治疗。

2. 操作

【评估】

（1）患者的年龄、病情及治疗情况。

（2）患者呼吸道情况，如呼吸道是否通畅，有无感染、支气管痉挛、呼吸道黏膜水肿、痰液等。

（3）患者的意识状态、自理能力、心理状态以及对氧气雾化给药的认知和合作程度。

（4）患者的面部及口腔黏膜有无感染、溃疡等，对治疗计划的了解程度。

【计划】

（1）护士准备　着装整洁，修剪指甲，洗手，戴口罩。了解治疗目的，熟练掌握空气压缩泵雾化吸入操作方法。

（2）用物准备　压缩泵雾化器 1 套、药液（按医嘱备药）、一次性治疗巾、纱布、弯盘。

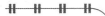

空气压缩泵雾化
吸入操作视频

（3）患者准备　卧位舒适安全,理解目的,愿意配合。

（4）环境准备　安静、整洁,光线充足、温湿度适宜。

【实施】

空气压缩泵雾化吸入技术的操作步骤见表 9-4-3。

表 9-4-3　空气压缩泵雾化吸入技术的操作步骤

操作步骤	要点与说明
1. 准备　检查并连接压缩泵雾化器的电源,关上开关,按医嘱抽吸药液,注入雾化器内(不超过规定刻度),将喷雾器与空气压缩泵相连	· 使用前检查压缩泵雾化器的连接是否完好
2. 查对　携用物至患者床旁,核对床号、姓名、腕带信息,并向患者或家属解释,根据病情协助患者取舒适卧位,颌下铺治疗巾	· 严格执行查对制度 · 确认患者,取得患者的合作
3. 连接电源　接通电源,打开空气压缩泵,调节雾量大小	· 压缩泵雾化器放置于稳妥处
4. 开始雾化　有药雾形成后,将口含嘴放入患者口中,或将面罩放于患者口鼻处,紧贴面部,并指导患者紧闭口唇、用嘴深而慢地吸气,用鼻轻松呼气,持续雾化吸入至药液吸完为止	· 指导患者尽可能深吸气,使药液充分进入支气管和肺内 · 一般雾化时间为 15～20 min
5. 结束雾化　雾化完毕,取下口含嘴(或面罩),关闭电源开关	· 操作过程中,注意用氧安全
6. 操作后处理 (1)协助患者取舒适卧位,指导排痰,整理床单位和物品 (2)洗手,取下口罩,记录	· 协助患者翻身叩背,促进痰液排出 · 喷雾器浸泡 1 h 后清洗擦干备用 · 一次性雾化吸入器用后按规定处理 · 记录雾化时间、患者的反应和雾化效果

【评价】

（1）患者理解治疗的目的,采用正确的方法积极主动配合治疗。

（2）严格执行无菌技术操作原则及查对制度,操作准确规范。

（3）患者感觉舒适,痰液较易咳出,患者安全,无不良反应。

（4）态度和蔼,有爱伤观念,沟通良好,应变能力强,有评判性思维能力。

【注意事项】

（1）使用前检查电源与压缩泵雾化器是否吻合。

（2）压缩泵雾化器放于平稳处,勿放于地毯或毛织物上。

（3）密切观察患者病情变化,发现患者不适时可指导患者适当休息或平静呼吸;如有痰液,应指导患者咳出,不可咽下。

（4）定期检查压缩泵雾化器空气过滤器内芯,喷雾器定期清洗;正确使用供氧装置,各部件连接紧密,勿漏气,严禁接触烟火和易燃品,以保证用氧安全。

（5）指导患者正确吸入药液,使药液充分进入支气管和肺内,以便更好发挥疗效;雾化后指导患者正确咳嗽,以促进痰液排出,减轻呼吸道感染症状。

Note

直通护考

【健康教育】

（1）向患者或家属介绍压缩泵雾化器的作用原理并教会其正确的使用方法。

（2）重点指导患者深呼吸的方法及用深呼吸配合雾化的要领。

（燕雪琴）

第十章 药物过敏试验技术

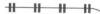

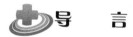

1. 能叙述药物过敏反应的原理、预防措施与临床表现。
2. 能叙述常用过敏试验液的配制浓度、注入剂量和试验结果的判断方法。
3. 能叙述青霉素过敏反应的预防措施、过敏性休克的临床表现及抢救措施。
4. 能叙述破伤风抗毒素脱敏注射的原理和方法。
5. 能准确配制青霉素皮内试验液并能正确判断试验结果。
6. 能运用护理程序正确实施常用的药物过敏试验技术，操作规范、正确，体现爱伤观念。
7. 能运用护理程序正确实施破伤风抗毒素过敏注射的步骤，操作规范、正确，体现爱伤观念。

导　　言

药物过敏反应又称为药物变态反应，是因用药引起的一种异常的免疫反应。当药物或药物在体内的代谢产物作为抗原与机体特异性抗体发生反应后，就会引起不同程度的组织损伤或生理功能紊乱。常表现为发热、荨麻疹、血管神经性水肿等，严重的甚至发生过敏性休克，如不及时抢救可危及生命。因此，在使用致敏药物前应详细询问患者用药史、过敏史和家族史，并按要求做药物过敏试验，以防止过敏反应的发生。

第一节　概　　述

 案例引导

患者，陆先生，42岁，在注射青霉素 10 min 后突然感到胸闷、气急、面色苍白，出冷汗，测心率为 118 次/分，血压 70/50 mmHg。作为责任护士，请完成以下任务：

（1）请立即评估陆先生发生了什么情况。

（2）针对陆先生出现的情况，应采取哪些急救措施？

一、药物过敏反应的发生机制

（一）药物过敏反应的原因

1. 药物方面的原因

（1）药物代谢物本身的性质　过敏反应是抗原-抗体反应，由于大多数药物是小分子，为不完全抗原（半抗原）。当这些小分子药物进入人体后，药物和它的代谢物与体内大分子载体如蛋白质、多肽及多糖等发生不可逆结合，形成共价结合的全抗原；或内源性的自身分子，在生产或存储过程中，通过聚合反应生成多价半抗原（高价分子过敏物质）而产生特异的抗体，有致敏作用。一般而言，药物本身不易形成上述的不可逆结合，只有具有化学活性的药物（例如青霉素、磺胺类和解热镇痛药等）的代谢产物才可与体内大分子载体形成这种结合。

（2）药物本身的质量　药物质量高，药物无杂质一般不易发生过敏反应，其质量的好坏直接影响着过敏反应的发生率，这就造成同一种类不同批号的药物、同一种类不同厂家生产出的药品，有的易发生过敏，有的则不易发生过敏。药物在分装过程中，生产条件（如温度、湿度、包装的密封度等）控制不严格会影响药物的质量，造成不同批号的产品杂质含量不同。例如，青霉素易发生过敏反应的决定簇青霉噻唑基是在青霉素发酵过程中产生的，如使成品中该杂质减少，过敏反应的发生率就会降低。

（3）中药致敏　中药致敏引发的过敏反应较多，中药成分较复杂，随着中成药品种的日益增多，致敏的药物也发生了变化，对于其中的过敏机制有待进一步研究。但与中药存在的质量问题不无关系，中药在采收、加工、炮制、储藏时保管不当，皆是造成过敏反应的重要原因。

2. 遗传因素　过敏性体质与遗传性分泌型 IgA 缺乏有一定关系，胃肠道、呼吸道的外分泌液中分泌型 IgA 缺乏或减少，这些器官的黏膜易被各种微生物损坏。消化道黏膜通透性增加使未经消化或消化不全的食物蛋白等过敏原进入机体，引起各种过敏反应。

3. 过敏体质

（1）代谢紊乱与酶的缺乏　例如，副交感神经兴奋释放出大量的乙酰胆碱，如缺乏足够的胆碱酯酸，容易发生过敏反应。

（2）内分泌失调　体内各种激素间的平衡失调都能导致机体反应性的改变。

4. 滥用药物　滥用药物不仅容易产生药物过敏反应，还可增加不良反应的发生率。抗生素在临床应用中普遍出现滥用现象，这是造成过敏反应的重要原因之一。目前解热镇痛抗炎药品种多，其致敏药物的成分有水杨酸类、阿司匹林、苯胺类的非那西汀、对乙酰氨基酚、苯乙酸类的双氯灭痛和吡唑酮类中的氨基比林、安乃近及其他类的布洛芬、消炎痛等。尤其是随着对乙酰氨基酚制剂的解热镇痛药的广泛使用，其不良反应（过敏反应）致敏率最高。

5. 环境与情绪因素　过敏反应随环境及情绪等条件的变化而变化。患者在虚弱、身体情况欠佳、饥饿、焦虑、紧张等情况下，都可能处于应激状态，而机体的应激状态易影响抗原的形成，从而导致过敏反应的发生。

（二）药物过敏反应发生的发生机制

药物过敏反应发生的基本原因是抗原与抗体的相互作用。药物作为一种抗原进入机体后，有些个体体内会产生特异性抗体 IgE，IgE 黏附于某些组织，如皮肤、鼻咽部、支气管黏膜下和微血管壁周围的肥大细胞上以及嗜碱性粒细胞表面，使机体呈致敏状态。

当过敏体质的人再次接触该抗原时，抗原和抗体在致敏细胞上相互作用，导致肥大细胞破裂，释放出生物活性物质，如组胺、缓激肽、5-羟色胺等，引起平滑肌痉挛，腺体分泌增多，毛细血管扩张及通透性增强，从而产生一系列过敏反应的临床表现。

（三）药物过敏反应的特点

（1）过敏反应仅发生于用药人群中的少数人，不具有普遍性。

（2）过敏反应与给药途径、给药剂量、给药剂型无关。

（3）过敏反应的临床表现与正常的药理反应或毒性反应无关。

（4）过敏反应不发生在首次用药，一般发生于再次用药。

（5）过敏反应的发生与体质因素有关。

二、药物过敏反应的预防措施

（1）用药前必须详细询问用药史、过敏史和家族史，对于已知有过敏史者，应禁止做过敏试验。

（2）对致敏性高的药物，必须做过敏试验，结果呈阴性者方可用药。

（3）正确实施过敏试验，准确判断试验结果，严格遵守操作规程。

（4）做药物过敏试验时，药液必须现配现用，以减少过敏反应的发生。

（5）用药过程中，应严密观察患者反应，并备好急救药品与抢救物品，注射后留观 30 min，以防发生意外。

三、药物过敏反应的临床表现

1. 过敏性休克　属于Ⅰ型变态反应，是过敏反应中最严重的一种反应。发生率为 5～10 人/万人，多在用药后 5～20 min 内发生，反应迅速的甚至在用药后数秒内发生，也有极少数患者发生于连续用药的过程中。主要临床表现如下。

（1）呼吸系统症状　由喉头水肿、支气管痉挛和肺水肿引起胸闷、气促、哮喘、呼吸困难等，伴有濒死感。

（2）循环系统症状　由于周围血管扩张导致有效循环血量不足引起面色苍白、冷汗、发绀、脉细弱、血压下降等。

（3）中枢神经系统症状　由于脑组织缺氧引起头晕眼花、四肢麻木、意识丧失、抽搐、大小便失禁等。

2. 血清病型反应　属于Ⅲ型变态反应，也称免疫复合物型变态反应。一般于用药后 7～12 天发生症状，临床表现与血清病相似，有发热、关节肿痛、皮肤瘙痒、荨麻疹、全身淋巴结肿大、腹痛等。

3. 器官或组织的过敏反应

（1）皮肤过敏反应　瘙痒、荨麻疹，严重者发生剥脱性皮炎。

（2）呼吸道过敏反应　可引起哮喘或促使原有的哮喘发作。

（3）消化系统过敏反应　恶心、呕吐、腹痛、腹泻、便血等。

上述症状可单独出现也可同时存在，临床最早出现的是呼吸道过敏症状或皮肤瘙痒，因此必须观察用药后的反应，认真倾听患者的主诉。

四、药物过敏反应的护理措施

1. 立即停药，就地抢救　患者一旦发生过敏反应，立即平卧，注意保暖。并立即停止使用引起过敏的药物,更换液体及输液器就地抢救,并迅速报告医生。

2. 首选肾上腺素　立即皮下注射 0.1% 盐酸肾上腺素 0.5～1 mL,小儿酌减,如症状不缓解,可每隔 30 min 皮下或静脉注射 0.5 mL,直至脱离危险期。此药是抢救过敏性休克的首选药物,它具有收缩血管、增加外周阻力、兴奋心肌、增加心输出量及松弛支气管平滑肌的作用。

3. 纠正缺氧,改善呼吸,保持呼吸道通畅　给予氧气吸入,当呼吸受抑制时,应立即进行口对口呼吸,并肌肉注射尼可刹米或洛贝林等呼吸兴奋剂。喉头水肿影响呼吸时,应立即准备气管插管或配合施行气管切开术。

4. 抗过敏　根据医嘱立即给予地塞米松 5～10 mg 静脉注射或用氢化可的松 200～400 mg 加入 500 mL 5%～10% 葡萄糖溶液内,静脉滴注。及时纠正酸中毒,按医嘱应用抗组胺类药物,如肌内注射异丙嗪 25～50 mg 或苯海拉明 20～40 mg。

5. 补充血容量　给予 10% 葡萄糖溶液或平衡液静脉滴注以扩充血容量,如血压下降不回升,可根据医嘱给予多巴胺、间羟胺等升压药物。

6. 如患者发生呼吸、心跳停止,立即进行复苏抢救　如施行胸外心脏按压、人工呼吸或气管内插管,借助人工呼吸机辅助或控制呼吸。

7. 密切观察病情　密切观察患者体温、脉搏、呼吸、血压、尿量及其他病情变化,对病情动态做好护理记录,为进一步处置提供依据。患者未脱离危险期,不宜搬动。

第二节　常见药物过敏试验技术

案例引导

　　患者,李先生,26 岁,因鼻塞、流涕、咳嗽、咳痰 7 天,加重 3 天,急诊入院。查体:T 40 ℃,P 108 次/分,R 28 次/分,BP 100/60 mmHg。双肺听诊:可闻少量痰鸣音、无干湿啰音。

　　急诊留观并下医嘱:生理盐水 250 mL ＋青霉素 800 万 U,Ivgtt,qd;青霉素皮试,st。作为责任护士,请完成以下任务:

　　(1) 请为患者正确实施青霉素皮试。

　　(2) 请说明青霉素皮试液的配制、浓度、试验方法和结果判断。

一、青霉素过敏试验技术

青霉素是从青霉菌培养液中提取的一种具有抗菌作用的药物,主要用于革兰阳性球菌、革兰阴性球菌和螺旋体感染的治疗,具有疗效高、毒性低,但较易发生过敏反应的特点,其过敏反应的发生率在各种抗生素中最高。常发生于多次接受青霉素治疗者,偶见初次用药的患者。对青霉素过敏的人接触该药后,任何年龄,任何剂型和剂量,任何给药途径,均可发生过敏反应,过敏反应的发生率为 3%～6%。因此,在使用各种剂型的青霉素制剂前,必须先做过敏试验,实验结果呈阴性方可用药。凡首次用药,停药三天后再次使用,或用药过程中更换制剂批号,均需重新做过敏试验。如患者有青霉素过敏史应不得再做过敏试验。试验结果呈阳性者禁用青霉素,并在体温单、医嘱单、病历、床头卡等地方醒目地注明"青霉素过敏试验阳性",同时告知患者本人及其家属。

青霉素本身不具有抗原性,其制剂中所含的高分子聚合物及其降解产物(如青霉烯酸、青霉噻唑酸等)作为半抗原进入人体后,可与组织蛋白、多糖及多肽类结合而成为全抗原(青霉噻唑蛋白),刺激机体产生特异性抗体IgE,IgE黏附于某些组织,如皮肤、鼻咽部、支气管黏膜下和微血管壁周围的肥大细胞上和嗜碱性粒细胞表面,使机体呈致敏状态。当机体再次接受该抗原时,即与特异性抗体IgE结合,发生抗原-抗体反应,导致肥大细胞破裂,释放出组胺、缓激肽、白三烯等血管活性物质,这些物质作用于效应器官,引起平滑肌痉挛、腺体分泌增多、毛细血管扩张及通透性增强,从而产生荨麻疹、哮喘、喉头水肿、血压下降或过敏性休克等一系列过敏反应的临床表现。

此外,半合成青霉素(如阿莫西林、氨苄西林、羧苄西林)与青霉素之间有交叉过敏反应,用药前同样要做药物过敏试验。

1. 目的　通过青霉素过敏试验,确定患者对青霉素是否过敏,以作为临床应用青霉素治疗的依据,保证安全正确用药。

2. 操作

【评估】

(1)详细询问患者的用药史、过敏史和家族史,有青霉素过敏史者严禁做该项试验,有其他药物过敏史或变态反应疾病史者应慎做该项试验。

(2)患者的病情和治疗情况、意识状态、心理状态,以及对青霉素皮试的认知及合作程度。

(3)患者试验部位皮肤情况。

【计划】

(1)护士准备　衣帽整洁,修剪指甲,洗手,戴口罩,掌握沟通技巧。

(2)用物准备　注射盘1套、注射卡、1 mL一次性注射器、4.5～5号针头、2～5 mL一次性注射器、6～7号针头,另备青霉素G 80万U/瓶、生理盐水、无菌治疗巾。抢救药品与用物:0.1%盐酸肾上腺素、氧气、吸痰器等,急救车(备常用抢救药品与物品)。

(3)患者准备

①患者了解过敏试验的方法、目的、注意事项及配合要点。

②患者空腹时不宜进行药物过敏试验,因个别患者在空腹时注射用药,会发生眩晕、恶心等反应,容易与过敏反应相混淆。

(4)环境准备　病室环境要清洁、安静,光线适宜或有足够的照明。

【实施】

(1)皮内试验液的配制　皮内试验液以每毫升含200～500 U的青霉素G生理盐水溶液为标准(即皮内试验液浓度为200～500 U/mL),以0.1 mL含20～50 U为注入标准。具体配制方法如表10-2-1。

表10-2-1　青霉素皮内试验液的配制(以青霉素G 80万U为例)

青霉素G	加0.9%氯化钠溶液/mL	每毫升药液青霉素钠含量/(U/mL)	要点与说明
80万U	4	20万	• 用5 mL一次性注射器,6～7号针头

续表

青霉素 G	加 0.9% 氯化钠溶液/mL	每毫升药液青霉素钠含量/(U/mL)	要点与说明
取上液 0.1 mL	0.9	2 万	·以下用 1 mL 一次性注射器,6～7 号针头
取上液 0.1 mL	0.9	2000	·每次配制时,均需将溶液混匀
取上液 0.1 mL 或 0.25 mL	0.9 或 0.75	200 或 500	·配制完毕将 6～7 号针头更换为 4.5 号针头,放入无菌巾治疗内

（2）试验方法　确定患者无青霉素过敏史,于患者前臂掌侧下段皮肤较薄处皮内注射青霉素皮内试验液 0.1 mL(含青霉素 20 U 或 50 U),注射后观察 20 min,20 min 后判断试验结果并记录。

（3）试验结果判断　青霉素过敏试验结果的判断见表 10-2-2。

表 10-2-2　青霉素过敏试验结果的判断

结　果	局部皮丘反应	全身情况
阴性	皮丘大小无改变,周围不红肿,无红晕	患者无自觉症状,无不适表现
阳性	局部皮丘隆起增大,并出现红晕硬块,直径大于 1 cm,红晕周围有伪足伴局部痒感	严重时可有头晕、心慌、恶心、胸闷、气促,甚至发生过敏性休克

【评价】

（1）患者理解注射目的,能接受并配合操作。

（2）严格执行无菌技术操作原则及查对制度,皮内试验液配制正确,剂量准确无误。

（3）操作规范,试验结果判断正确,患者安全,无不良反应。

（4）态度和蔼,有爱伤观念,沟通良好,应变能力强,有评判性思维能力。

【注意事项】

（1）进行青霉素过敏试验前详细询问患者的用药史、过敏史和家族过敏史,对有青霉素过敏史者禁止做过敏试验。

（2）凡首次用药、停药 3 天后再用药以及在用药过程中更换青霉素批号,均须按常规做过敏试验。

（3）皮内试验液必须新鲜配制,青霉素水溶液极不稳定,放置过久除药物容易被污染和药物效价降低外,还可分解产生致敏物质,因此使用青霉素应现配现用。皮内试验液浓度与注射剂量要准确;溶媒、注射器及针头应固定使用。

（4）青霉素过敏试验或注射前均应做好急救的准备工作(备好盐酸肾上腺素和注射器等)。

（5）严密观察过敏反应,首次注射后须观察 30 min,以防迟缓反应的发生。注意局部和全身反应,倾听患者主诉。

（6）试验结果呈阳性者禁止使用青霉素,并报告医生。在体温单、医嘱单、病历、床头卡和注射本上醒目地注明"青霉素过敏试验阳性",同时将结果告知患者及家属。

（7）如试验结果不能确定或怀疑假阳性时,应在另一臂相应的部位注入 0.1 mL 生理盐水,做对照试验。确认青霉素过敏试验结果为阴性方可用药,使用青霉素治疗过程中仍需严密观察患者反应。

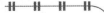

【健康教育】

（1）向患者或家属介绍青霉素过敏试验的相关知识，告知患者或家属不要空腹进行青霉素过敏试验或药物注射。

（2）指导患者或家属过敏试验观察期间不可用手按压皮丘；20 min 内不可离开病室或观察室；如有不适及时告知医护人员。

二、头孢类药物过敏试验技术

头孢菌素类药物因具有高效、低毒、抗菌谱广、抗菌活性强等优点，成为临床应用抗感染药数量最庞大的一类药物，属于 β-内酰胺类抗生素，可致皮疹、荨麻疹、哮喘、药物热、血清病样反应、血管神经性水肿、过敏性休克等，用前需做药物过敏试验。由于头孢菌素类药物和青霉素之间呈现部分交叉过敏反应，对青霉素过敏者有 10%～30% 对头孢菌素类药物过敏，而对头孢菌素类药物过敏者绝大多数对青霉素过敏，故用药前须采用头孢菌素类药物原液进行药物过敏试验。下面以先锋霉素Ⅴ（头孢唑啉钠）为例。

1. 目的　确定患者对先锋霉素Ⅴ是否过敏，以作为临床应用先锋霉素Ⅴ的依据。

2. 操作

【评估】

（1）患者病情及治疗情况，详细询问用药史、过敏史和家族史。

（2）患者的意识状态、心理状态、对先锋霉素皮试的认知及合作程度。

（3）患者肢体活动能力，试验部位皮肤情况。

【计划】

（1）护士准备　衣帽整洁，修剪指甲，洗手，戴口罩，掌握沟通技巧。

（2）用物准备　注射盘 1 套、注射卡、1 mL 一次性注射器、4.5～5 号针头、2～5 mL 一次性注射器、6～7 号针头，另备先锋霉素Ⅴ 0.5 g、生理盐水、无菌治疗巾。抢救药品与用物：0.1% 盐酸肾上腺素、氧气、吸痰器等，急救车（备常用抢救药品与物品）。

（3）患者准备

①患者了解过敏试验的方法、目的、注意事项及配合要点。

②患者空腹时不宜进行药物过敏试验，因个别患者在空腹时注射用药，会发生眩晕、恶心等反应，易与过敏反应相混淆。

（4）环境准备　病室环境清洁、安静，光线适宜或有足够的照明。

【实施】

（1）皮内试验液的配制　皮内试验液以每毫升含 0.5 mg 的先锋霉素Ⅴ生理盐水溶液为标准（即皮内试验液浓度为 500 μg/mL），以 0.1 mL 含 50 μg 为注入标准。具体配制方法如表 10-2-3。

表 10-2-3　头孢唑啉钠皮内试验液的配制（以先锋霉素Ⅴ 0.5 g 为例）

先锋霉素Ⅴ	加 0.9% 氯化钠溶液/mL	每毫升药液先锋霉素Ⅴ含量/(U/mL)	要点与说明
0.5 g	2	250 mg	• 用 5 mL 一次性注射器，6～7 号针头
取上液 0.2 mL	0.8	50 mg	• 以下用 1 mL 一次性注射器，6～7 号针头
取上液 0.1 mL	0.9	5 mg	• 每次配制时，均需将溶液混匀

续表

先锋霉素Ⅴ	加0.9%氯化钠溶液/mL	每毫升药液先锋霉素Ⅴ含量/(U/mL)	要点与说明
取上液0.1 mL	0.9	0.5 mg(500 μg)	• 配制完毕将6～7号针头更换为4.5号针头,放入无菌治疗巾内

(2)试验方法　取配制好的皮内试验液0.1 mL(含50 μg)在患者前臂掌侧下段做皮内注射,20 min后观察结果。其余同青霉素过敏试验。

【评价】

(1)患者理解注射目的,能接受并配合操作。

(2)严格执行无菌技术操作原则及查对制度,皮内试验液配制正确,剂量准确无误。

(3)操作规范,试验结果判断正确,患者安全,无不良反应。

(4)态度和蔼,有爱伤观念,沟通良好,应变能力强,有评判性思维能力。

【注意事项】

(1)做头孢菌素类药物过敏试验前详细询问患者的用药史、过敏史和家族史,既往有头孢菌素类药物过敏史者,不得再做过敏试验。

(2)试验结果呈阴性者用药时亦有发生过敏的可能性,用药期间应密切观察,首次注射后须观察30 min。遇有过敏反应,应立即停药并通知医生,处理方法同青霉素过敏反应。

(3)头孢菌素类药物有交叉过敏现象,凡使用某一种头孢菌素有过敏者,原则上不可再使用其他品种。

(4)如患者对青霉素类药物过敏,且病情确实需要使用头孢菌素类药物时,一定要在严密观察下进行头孢菌素类药物过敏试验,并做好抗过敏性休克的抢救准备。

(5)试验结果呈阳性者禁止使用头孢菌素类药物,并报告医生。在体温单、医嘱单、病历、床头卡和注射本上醒目地注明“头孢菌素类药物过敏试验阳性”,同时将结果告知患者及家属。

【健康教育】

(1)向患者或家属介绍头孢菌素类药物的相关知识,告知患者或家属不要空腹进行药物过敏试验或药物注射。

(2)指导患者或家属药物过敏试验观察期间不可用手按压皮丘;20 min内不可离开病室或观察室;如有不适及时告知医护人员。

(3)告知患者或家属在使用头孢菌素类药物期间以及停药一周内应忌酒,以免发生毒性反应。

三、链霉素过敏试验技术

链霉素主要对革兰阴性菌及结核杆菌有较强的抗菌作用。由于链霉素本身的毒性作用及所含杂质(链霉素胍和二链霉胺)具有释放组胺的作用,因此,链霉素的不良反应除中毒反应外还有过敏反应,可导致皮疹、发热、荨麻疹、血管性水肿等,也容易引起过敏性休克,其发生率仅次于青霉素,但病死率较青霉素高,故在使用链霉素前,应做药物过敏试验。

1. 目的　确定患者对链霉素是否过敏,以作为临床应用链霉素的依据。

双硫仑样反应

2. 操作

【评估】

(1) 患者病情及治疗情况,详细询问用药史、过敏史和家族史。

(2) 患者的意识状态、心理状态、对链霉素皮试的认知及合作程度。

(3) 患者肢体活动能力,注射部位皮肤情况。

【计划】

(1) 护士准备　衣帽整洁,修剪指甲,洗手,戴口罩,掌握沟通技巧。

(2) 用物准备　注射盘1套、注射卡、1 mL一次性注射器、4.5～5号针头、2～5 mL一次性注射器、6～7号针头,另备链霉素1支、生理盐水、无菌治疗巾、急救盒1个。

(3) 患者准备　取合适的体位,情绪稳定,理解目的,愿意配合。

(4) 环境准备　病室环境整洁、安静,光线适宜或有足够照明。

【实施】

(1) 皮内试验液的配制　皮内试验液以每毫升含2500 U的链霉素生理盐水溶液为标准(即皮内试验液浓度为2500 U/mL),以0.1 mL含250 U为注入标准。具体配制方法如表10-2-3。

表 10-2-3　皮内试验液的配制(以链霉素100万U(1 g)为例)

链　霉　素	加0.9%氯化钠溶液/mL	每毫升药液链霉素含量/(U/mL)	要点与说明
100万U	3.5 mL	25万U	·用5 mL一次性注射器,6～7号针头
取上液0.1 mL	0.9	2.5万U	·以下用1 mL一次性注射器,6～7号针头
取上液0.1 mL	0.9	2500 U	·每次配制时,均需将溶液混匀,配制完毕更换4.5号针头,放入无菌治疗巾内

(2) 试验方法　取配制好的皮内试验液0.1 mL(含链霉素250 U)在患者前臂掌侧下段做皮内注射,20 min后观察结果。

(3) 试验结果判断　同青霉素过敏试验。

【评价】

(1) 患者理解注射目的,能接受并配合操作。

(2) 严格执行无菌技术操作原则及查对制度,皮内试验液配制正确,剂量准确无误。

(3) 操作规范,试验结果判断正确,患者安全,无不良反应。

(4) 态度和蔼,有爱伤观念,沟通良好,应变能力强,有评判性思维能力。

【注意事项】

(1) 链霉素毒性反应比过敏反应更常见、更严重。链霉素所含杂质(链霉素胍和二链霉胺)具有释放组胺的作用,使小动脉和毛细血管扩张,血压下降,导致休克;链霉素与Ca^{2+}结合,致使血钙降低,主要表现为麻木、头晕、抽搐,最初仅口周麻木,严重者四肢、面部、头皮等全身麻木,甚至四肢抽动;对阻滞神经肌肉接头作用,可发生呼吸抑制和四肢软弱;对第八对脑神经的影响可引起眩晕、耳鸣、耳聋等,多呈进行性或永久性。出现这些中毒症状时,可静脉注射10%葡萄糖酸钙或5%氯化钙10 mL,因Ca^{2+}可与链霉素络合,减轻毒性症状。

(2) 链霉素过敏反应的急救措施与青霉素处理方法相同,同时也需要静脉注射葡萄糖酸钙或氯化钙。

（3）肌肉无力、呼吸困难者按医嘱给予新斯的明 0.5～1 mg 皮下注射，必要时可给予 0.25 mg 静脉注射。

【健康教育】

（1）向患者或家属介绍链霉素药物的相关知识，告知患者或家属不要空腹进行药物过敏试验或药物注射。

（2）指导患者或家属药物过敏试验观察期间不可用手按压皮丘；20 min 内不可离开病室或观察室；如有不适及时告知医护人员。

四、破伤风抗毒素过敏试验技术及脱敏注射法

破伤风抗毒素（tetanus antitoxin，TAT）是用破伤风类毒素免疫马血清精制而成，是一种特异性抗体，能中和患者体液中的破伤风毒素。常在救治破伤风患者时使用，有利于控制病情的发展，常用于有潜在破伤风危险的外伤伤员，作为被动免疫预防注射。

破伤风抗毒素对人体而言是一种异种蛋白，具有抗原性，注射后容易出现过敏反应。主要表现为发热、速发型或迟缓型血清病。反应一般不严重，但偶尔可见过敏性休克。因此，在用药前须做药物过敏试验，曾用过破伤风抗毒素超过一周者，如再使用，还须重做皮内试验。

1. 目的　确定患者对破伤风抗毒素是否过敏，以作为临床应用破伤风抗毒素的依据。

2. 操作

【评估】

（1）患者病情及治疗情况，详细询问用药史、过敏史和家族史。

（2）患者的意识状态、心理状态及合作程度。

（3）患者注射部位皮肤情况。

【计划】

（1）护士准备　衣帽整洁，修剪指甲，洗手，戴口罩，掌握沟通技巧。

（2）用物准备　注射盘 1 套、注射卡、1 mL 一次性注射器、4.5～5 号针头、2～5 mL 一次性注射器、6～7 号针头，另备破伤风抗毒素（TAT）1 支、生理盐水、无菌治疗巾、急救盒 1 个。

（3）患者准备　取合适的体位，情绪稳定，愿意配合。

（4）环境准备　病室环境整洁、安静，光线适宜或有足够的照明。

【实施】

（1）皮内试验液的配制　取每支 1 mL 含 1500 IU 的破伤风抗毒素药液 0.1 mL，加等渗盐水稀释到 1 mL（即 1 mL 内含 TAT 150 IU），以 0.1 mL 含 15 IU 为注入标准。

（2）试验方法　取破伤风抗毒素试验液 0.1 mL（内含 TAT 15 IU）做皮内注射，20 min 后观察结果。

（3）试验结果判断　阴性：局部皮丘无变化，全身无异常反应；阳性：局部反应为皮丘红肿、硬结直径大于 1.5 cm，红晕范围直径超过 4 cm，有时出现伪足、痒感。全身过敏反应、血清病型反应表现与青霉素过敏反应相类似，以血清病型反应多见。

若试验结果不能肯定时，应在另一手的前臂内侧用生理盐水做对照试验，如出现同样结果，说明前者不是阳性。如皮试结果确定为阴性者，可将余液 0.9 mL 一次肌内注射。若试验结果证实为阳性，因病情需要，须采用脱敏注射法。

（4）TAT 脱敏注射法　脱敏注射法是在 TAT 过敏试验呈阳性反应时，将所需 TAT 剂量分次少量注入体内的方法。

①脱敏的机理：以少量抗原进入体内，同吸附于肥大细胞或嗜碱性粒细胞上的 IgE 结合，使其逐步释放出少量的组胺等活性物质。而机体本身释放一种组胺酶，可使组胺分解，不致对机体产生严重损害，因此临床上可不出现症状。经过多次少量的注射后，可使细胞表面的 IgE 抗体大部分甚至全部被结合而消耗掉，最后大量注射 TAT（抗原）时，便不会发生过敏反应。但这种脱敏只是暂时的，经过一段时间后，IgE 会再产生而重建致敏状态，因此，如再使用 TAT，还需重做过敏试验。

②原则：少量多次，逐渐增加。施行脱敏注射前，可应用苯海拉明等抗组胺药物，以减少反应发生。

③ TAT 脱敏注射步骤：见表 10-2-4。

表 10-2-4　TAT 脱敏注射操作步骤

次　数	TAT/mL	生理盐水/mL	注 射 途 径
1	0.1	0.9	肌内注射
2	0.2	0.8	肌内注射
3	0.3	0.7	肌内注射
4	余量	稀释至 1 mL	肌内注射

按上表，每隔 20 min 注射 TAT 一次，直至完成总剂量注射（TAT 1500 IU）。每次注射后均须密切观察，在脱敏注射过程中，若发现患者出现面色苍白、气促、发绀、喉头水肿、荨麻疹及头晕、心慌等不适症状或过敏性休克时，应立即停止注射，并迅速对症处理。如过敏反应轻微，待症状消退后，酌情减少每次注射剂量，增加注射次数，使其顺利注入所需的全量。

【评价】

（1）患者理解注射目的，能接受并配合操作。

（2）严格执行无菌技术操作原则及查对制度，皮内试验液配制正确，剂量准确无误。

（3）操作规范，试验结果判断正确，在脱敏注射过程中无过敏反应发生。

（4）态度和蔼，有爱伤观念，沟通良好，应变能力强，有评判性思维能力。

【注意事项】

（1）在脱敏注射过程中，应密切观察患者的反应，嘱咐患者不可离开病室或观察室，在护士视线范围之内活动。若发现患者有全身反应，如气促、发绀、喉头水肿、荨麻疹及过敏性休克时，应立即停止注射，并迅速对症处理。

（2）如过敏反应轻微，可待症状消退后，酌情减少每次注射剂量，增加注射次数，在密切观察患者反应的情况下，顺利注入所需的全量。

【健康教育】

（1）向患者或家属介绍破伤风抗毒素的相关知识，告知患者或家属药物过敏试验观察期间不可用手按压皮丘。

（2）指导患者或家属药物过敏试验和脱敏注射期间不可离开病室或观察室，在护士视线之内活动，如有不适及时告知医护人员。

五、普鲁卡因过敏试验技术

普鲁卡因属于局部麻醉药,主要用于浸润麻醉、神经阻滞麻醉、蛛网膜下腔阻滞麻醉,极少数患者应用时会发生轻重不一的过敏反应,凡首次应用普鲁卡因或注射普鲁卡因青霉素者均须做皮内试验。

1. 目的　确定患者对普鲁卡因是否过敏,以预防过敏反应。

2. 操作

【评估】

(1) 患者病情及治疗情况,详细询问用药史、过敏史和家族史。

(2) 患者的意识状态、心理状态及合作程度。

(3) 患者试验部位皮肤情况。

【计划】

(1) 护士准备　衣帽整洁,修剪指甲,洗手,戴口罩,掌握沟通技巧。

(2) 用物准备　注射盘 1 套、注射卡、1 mL 一次性注射器、4.5 号针头、1%普鲁卡因 1 支、无菌治疗巾、急救盒 1 个。

(3) 患者准备　取合适的体位,情绪稳定,理解目的,愿意配合。

(4) 环境准备　病室环境整洁、安静,光线适宜或有足够的照明。

【实施】

(1) 皮内试验液的配制　以一支 1%普鲁卡因(1 mL 内含普鲁卡因 10 mg)为例,取出 0.25 mL 普鲁卡因药液加生理盐水稀释至 1 mL(即 1 mL 内含普鲁卡因 2.5 mg),即成 0.25%普鲁卡因皮内试验液。

(2) 试验方法　取 0.25%普鲁卡因液 0.1 mL(含普鲁卡因 0.25 mg)做皮内注射,20 min 后观察结果。

(3) 试验结果的判断和过敏反应的处理　同青霉素过敏试验及过敏反应的处理。

【评价】

(1) 皮内试验液配制正确,剂量准确无误。

(2) 操作方法、注射部位、试验结果判断正确。

六、碘过敏试验技术

临床上常用碘化物作造影剂进行心血管、脑血管、肾脏、胆囊、支气管及 X 线摄片检查,因碘可引起过敏反应,故首次用药者应在用药前 1～2 日做过敏试验,结果为阴性时方可做碘造影检查。

1. 目的　确定患者对碘是否过敏,以预防过敏反应。

2. 操作

【评估】

(1) 患者病情及治疗情况,详细询问用药史、过敏史和家族史。

(2) 患者的意识状态、心理状态及合作程度。

(3) 患者试验部位皮肤情况。

【计划】

(1) 护士准备　衣帽整洁,修剪指甲,洗手,戴口罩,掌握沟通技巧。

(2) 用物准备　注射盘 1 套、注射卡、1 mL 一次性注射器、4.5～5 号针头、2～5 mL

261

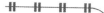

一次性注射器、6～7号针头（或头皮针），另备30%泛影葡胺1支、无菌治疗巾、急救盒1个。

（3）患者准备　取合适的体位，情绪稳定，理解目的，愿意配合。

（4）环境准备　病室环境整洁、安静，光线适宜或有足够的照明。

【实施】

（1）试验方法

①口服法：口服5%～10%碘化钾（或碘化钠）5 mL，每日三次，连服三天，观察结果。

②注射法：先做皮内注射过敏试验，取碘造影剂（30%泛影葡胺）0.1 mL做皮内注射，20 min后观察结果，结果为阴性者，再做静脉注射过敏试验，取碘造影剂1 mL静脉推注，5～10 min后观察结果，结果为阴性者方可进行碘剂造影检查。

（2）结果判断

①口服：有口麻、头晕、心慌、恶心、呕吐、荨麻疹等症状者为阳性。

②皮内注射：局部有红肿硬结，直径超过1 cm者为阳性。

③静脉注射：有全身反应，如恶心、呕吐、手足麻木，血压、脉搏、呼吸和面色改变者为阳性。

【评价】

（1）皮内试验液配制正确，剂量准确无误。

（2）操作方法、注射部位、试验结果判断正确。

【注意事项】

有少数患者虽然碘过敏试验呈阴性，但在注射碘造影剂时，还会发生过敏反应，故造影时仍需备好抢救用品，过敏反应的处理同青霉素过敏反应。

【健康教育】

（1）向患者和家属介绍造影的相关知识以及碘过敏试验的目的和方法。

（2）指导患者或家属做皮内注射和静脉注射过敏试验期间不可离开病室或观察室，如有不适及时告知医护人员。

七、细胞色素C过敏试验技术

细胞色素C是一种辅酶，在生物氧化过程中起着传递电子的作用，改善缺氧时的细胞呼吸，促进物质代谢，临床多用作能量合剂的配方。应用时可发生过敏反应，故在用药前应先做过敏试验。

1. 目的　确定患者对细胞色素C是否过敏，以预防过敏反应。

2. 操作

【评估】

（1）患者病情及治疗情况，详细询问用药史、过敏史和家族史。

（2）患者的意识状态、心理状态及合作程度。

（3）患者试验部位皮肤情况。

【计划】

（1）护士准备　衣帽整洁，洗手，戴口罩，掌握沟通技巧。

（2）用物准备　注射盘1套、注射卡、1 mL一次性注射器、4.5～5号针头、2～5 mL一次性注射器、6～7号针头，另备细胞色素C（2 mL含15 mg）1支、生理盐水、无菌治疗巾、急救盒1个。

（3）患者准备　取合适的体位，情绪稳定，理解目的，愿意配合。

（4）环境准备 病室环境整洁、安静,光线适宜或有足够的照明。

【实施】

（1）皮内试验液的配制 取细胞色素 C 溶液（每支 2 mL 含细胞色素 C 15 mg）0.1 mL 加无菌生理盐水至 1 mL（即 1 mL 含细胞色素 C 0.75 mg）,以 0.1 mL 含细胞色素 C 0.075 mg 为注入标准。

（2）试验方法

①皮内试验:取细胞色素 C 试验液 0.1 mL（含细胞色素 C 0.075 mg）做皮内注射,20 min 后观察结果。

②划痕试验:用 75% 乙醇常规消毒前臂掌侧下段,取细胞色素 C 原液（7.5 mg/mL）1 滴,滴于前臂内侧皮肤上做划痕实验,即用无菌针头透过药液,在皮肤划两道痕,长约 0.5 cm,其深度以微量渗血为宜。20 min 后观察结果,结果判断同皮内试验。

（3）试验结果判断 局部发红,直径大于 1 cm,有丘疹者为阳性。其余同青霉素过敏试验。

【评价】

（1）皮内试验液配制正确,剂量准确无误。

（2）操作方法、注射部位、试验结果判断正确。

（燕雪琴）

直通护考

Note

第十一章 静脉输液技术

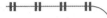

扫码看课件

 学习目标

1. 能说出常见的输液故障及其排除方法。
2. 能说出常见的输液反应及其防治措施。
3. 能说出静脉输液的目的、常用溶液及其作用。
4. 能说出常见的输液微粒污染及其防护措施。
5. 能实施密闭式周围静脉输液的操作，正确计算输液速度和时间，准确识别和处理输液中的常见故障。
6. 学会静脉留置针和输液泵的使用方法。
7. 严格执行无菌技术操作原则和查对制度，做到关爱患者，确保用药的安全。

 导　　言

　　静脉输液与输血是临床上用于纠正人体水电解质及酸碱平衡失调，恢复内环境稳定并维持机体正常生理功能的重要治疗措施。正常情况下，人体内水电解质、酸碱度均保持在恒定的范围内，以维持机体内环境的相对平衡状态，保证机体正常的生理功能。但在存在疾病和创伤时，水电解质及酸碱平衡会发生紊乱。通过静脉输液与输血，可以迅速、有效地补充机体丧失的体液和电解质，增加血容量，改善微循环，维持血压。此外，静脉输注药物还可以达到治疗疾病的目的。因此，护士必须熟练掌握有关输液、输血的理论知识和操作技能，以便在治疗疾病、保证患者安全和挽救患者生命过程中发挥积极、有效的作用。

第一节 静脉输液概述

案例引导

患者,林先生,83岁,两天前因受凉,咳嗽,COPD急性发作入院治疗。入院后,患者精神萎靡,主诉胃纳差,进水进食少。护理体检:T 38.5 ℃,P 112次/分,心律不齐,R 26次/分,BP 130/90 mmHg,两肺可闻及干湿啰音。医嘱:生理盐水250 mL+头孢米诺钠1.0 g,静脉点滴,每日两次;5%葡萄糖500 mL+10%氯化钾15 mL+维生素C 2.0 g + 维生素B₆ 0.2 g,静脉点滴。请问:

(1) 为林先生进行静脉输液的目的是什么?

(2) 输液溶液分为哪几类?它们的作用是什么?

静脉输液(intravenous infusion)是一种经静脉输入大量无菌溶液或药物的治疗方法。静脉输液是利用液体静压的物理原理,将液体输入体内的。输液容器是一个入口和大气相通,下连橡胶管的塑料瓶或塑料袋。容器内液体受大气压力的作用,使液体流入橡胶管形成水柱,当水柱压力大于静脉压时,容器内的液体即顺畅地流入静脉(图11-1-1)。

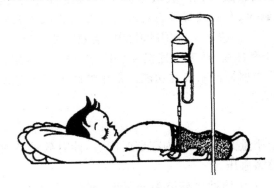

图 11-1-1 静脉输液

一、静脉输液的目的

(1)补充水分及电解质,预防和纠正水电解质及酸碱平衡紊乱 常用于各种原因引起脱水、酸碱平衡失调的患者,如腹泻、剧烈呕吐、大手术后的患者。

(2)增加循环血量,改善微循环,维持血压及微循环灌注量 常用于严重烧伤、大出血、休克等患者。

(3)供给营养物质,促进组织修复,增加体重,维持正氮平衡 常用于慢性消耗性疾病、胃肠道吸收障碍及不能经口进食(如昏迷、口腔疾病)的患者。

(4)输入药物,治疗疾病 如输入抗生素控制感染;输入解毒药物达到解毒作用;输入脱水剂降低颅内压等。

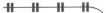

二、常用静脉输液溶液

（一）晶体溶液

晶体溶液相对分子质量小，在血管内存留时间短，对维持细胞内外水分的相对平衡起着重要的作用，可有效纠正水与电解质的平衡失调。

1. 葡萄糖溶液　用于补充水分和热量。葡萄糖进入人体后迅速分解，一般不产生高渗和利尿作用。常用的葡萄糖溶液有 5％葡萄糖溶液和 10％葡萄糖溶液。

2. 等渗电解质溶液　用于补充水分和电解质，维持体液和渗透压平衡。体液丢失时往往伴有电解质的紊乱，血浆容量与血液中的钠离子水平密切相关，缺钠时，血容量往往也降低。因此，补充液体时应兼顾水与电解质的平衡。常用的等渗电解质溶液包括 0.9％氯化钠溶液、复方氯化钠溶液（林格氏等渗溶液）和 5％葡萄糖氯化钠溶液。

3. 碱性溶液　用于纠正酸中毒，调节酸碱平衡失调。常用的碱性溶液包括以下几种。

（1）碳酸氢钠溶液　碳酸氢钠进入人体后，解离成钠离子和碳酸氢根离子，碳酸氢根离子可以和体液中剩余的氢离子结合生成碳酸，最终以二氧化碳和水的形式排出体外。此外，碳酸氢钠还可以直接提升血中二氧化碳结合力。其优点是补碱迅速，且不易加重乳酸血症。但需注意的是，碳酸氢钠在中和酸以后生成的碳酸必须以二氧化碳的形式经肺呼出，因此对呼吸功能不全的患者，此溶液的使用受到限制。临床常用的碳酸氢钠溶液的浓度有 5％和 1.4％两种。

（2）乳酸钠溶液　乳酸钠进入人体后，可解离为钠离子和乳酸根离子，钠离子在血中与碳酸氢根离子结合形成碳酸氢钠。乳酸根离子可与氢离子生成乳酸。但值得注意的是，休克、肝功能不全、缺氧、右心衰竭等患者或新生儿对乳酸的利用能力相对较差，易加重高乳酸血症，故不宜使用。临床上常用的乳酸钠溶液的浓度有 11.2％和 1.84％两种。

4. 高渗溶液　用于利尿脱水，有迅速提高血浆渗透压、回收组织水分进入血管、消除水肿、降低颅内压、改善中枢神经系统的功能。常用的高渗溶液有 20％甘露醇、25％山梨醇、25％～50％葡萄糖溶液。

（二）胶体溶液

胶体溶液相对分子质量大，在血液内存留时间长，能有效维持血浆胶体渗透压、增加血容量、改善微循环、提高血压。

1. 右旋糖酐溶液　为水溶性多糖类高分子聚合物。常用的有低分子右旋糖酐和中分子右旋糖酐。低分子右旋糖酐能降低血液黏稠度，减少红细胞聚集，改善组织灌注和血液循环，防止血栓形成；中分子右旋糖酐的主要作用是提高血浆渗透压和扩充血容量。

2. 代血浆　作用与低分子右旋糖酐相似，扩容作用良好，输入后可增加循环血量和心排出量，在体内停留时间较右旋糖酐长，过敏反应少，在急性大出血时可与全血共用。多用于失血性休克、低蛋白血症、严重烧伤等。常用的代血浆有羟乙基淀粉（706 代血浆）、明胶多肽注射液、聚乙烯吡咯烷酮等。

3. 血液制品　能提高胶体渗透压，扩大和增加循环血容量，补充蛋白质和抗体，有助于增强机体免疫力和组织修复。常用的血液制品有血浆蛋白和 5％白蛋白等。

（三）静脉高营养液

凡营养摄入不足或不能经消化道供给营养的患者都可用静脉插管输注静脉高营养液。静脉高营养液能供给热量，补充蛋白质，维持正氮平衡，补充各种维生素和矿物质。

其主要成分有氨基酸、维生素、脂肪酸、矿物质、高浓度葡萄糖或右旋糖酐和水分。常用的静脉高营养液有复方氨基酸、脂肪乳、全营养混合液（TNA）等。

输入溶液的种类和量应根据患者水电解质及酸碱平衡紊乱的程度来确定，一般遵循"先晶后胶、先盐后糖、先快后慢、宁酸勿碱"的原则。静脉补钾时应遵循"四不宜"原则：不宜过早（见尿补钾）；不宜过快；不宜过浓（浓度不超过 40 mmol/L）；不宜过多（限制补钾总量，每日补充氯化钾 3～6 g）。输液过程中应严格控制输液速度，根据患者的反应和病情变化，及时做出相应的调整。

三、常见输液反应及其防治

（一）输液微粒污染

输液微粒污染（infusion particle pollution）是指在输液过程中，将输液微粒带入人体，对人体造成严重危害的过程。输液微粒（infusion particle）是指输入液体中的非代谢性颗粒杂质，其直径一般为 1～15 μm，少数较大的输液微粒直径可达 50～300 μm。液体中微粒的多少决定着液体的透明度，可由此判断液体的质量。

1. 输液微粒的来源

（1）药液生产制作工艺不完善，混入异物与微粒，如水、空气、原材料的污染等。

（2）溶液瓶、橡胶塞不洁净，液体存放时间过长，玻璃瓶内壁和橡胶塞被药液浸泡时间过久，腐蚀剥脱形成输液微粒。

（3）输液器及加药用的注射器不洁净。

（4）输液环境不洁净，切割安瓿以及开瓶塞、加药时反复穿刺橡胶塞导致橡胶塞撕裂等，均可导致微粒进入液体内，产生输液微粒污染。

2. 输液微粒污染的危害　输液微粒污染对机体的危害主要取决于微粒的大小、形状、化学性质以及微粒堵塞血管的部位、血流阻断的程度和人体对微粒的反应等。肺、脑、肝及肾脏等是最容易被微粒损害的部位。输液微粒污染对机体的危害包括以下几个方面。

（1）直接阻塞血管，引起局部供血不足，组织缺血、缺氧，甚至坏死。

（2）红细胞聚集在微粒上，形成血栓，引起血管栓塞和静脉炎。

（3）微粒进入肺毛细血管，可引起巨噬细胞增殖，包围微粒形成肺内肉芽肿，影响肺功能。

（4）引起血小板减少症和过敏反应。

（5）微粒刺激组织而产生炎症或形成肿块。

3. 防止和消除微粒污染的措施

（1）制剂生产方面　严格把控制剂生产过程中的各个环节，如改善车间的环境卫生条件，安装空气净化装置，防止空气中悬浮的尘粒与细菌污染。严格执行制剂生产的操作规程，工作人员要穿工作服、工作鞋，戴口罩，必要时戴手套。选用优质材料，采用先进工艺，提高检验技术，确保药液质量。

（2）输液操作方面　①采用密闭式一次性医用输液器以减少污染机会。②输液前认真检查液体的质量，注意其透明度、有效期以及溶液瓶有无裂痕、瓶盖有无松动、瓶签字迹是否清晰等。③净化治疗室空气。有条件者可采用超净工作台进行输液前的配液准备工作或药物的添加。④在通气针头或通气管内放置空气过滤器，防止空气中的微粒进入液体中。⑤严格执行无菌技术操作原则，遵守操作规程。药液应现用现配，避免污染。

⑥净化病室内空气。有条件的医院在一般病室内也安装空气净化装置,减少病原微生物和尘埃的数量,创造洁净的输液环境。

(二)发热反应

1. 原因 发热反应(fever reaction)因输入致热物质引起。多由用物清洁灭菌不彻底,输入的溶液或药物制品不纯、消毒保存不良,输液器消毒不严或被污染,输液过程中未能严格执行无菌操作导致。

2. 临床表现 多发生于输液后数分钟至 1 h。患者表现为发冷、寒战、发热。轻者体温在 38 ℃左右,停止输液后数小时内可自行恢复正常;严重者初起寒战,体温可达 40 ℃以上,并伴有头痛、恶心、呕吐、速脉等全身症状。

3. 护理

(1)预防 ①输液前认真检查药液的质量,输液用具的包装及灭菌日期、有效期;②严格无菌操作。

(2)处理 ①对于发热反应轻者,应立即减慢输液速度或停止输液,并及时通知医生;②对于发热反应严重者,应立即停止输液,并保留剩余溶液和输液器,必要时送检验科做细菌培养,以查找发热反应的原因;③对于高热患者,应给予物理降温,严密观察生命体征的变化,必要时遵医嘱给予抗过敏药物或激素治疗。

(三)循环负荷过重反应

循环负荷过重反应(circulatory overload reaction)也称为急性肺水肿(acute pulmonary edema)。

1. 原因

(1)输液速度过快,短时间内输入过多液体,使循环血容量急剧增加,心脏负荷过重。

(2)患者原有心肺功能不良,尤多见于急性左心功能不全者。

2. 临床表现 患者突然出现呼吸困难、胸闷、咳嗽、咯粉红色泡沫样痰,严重时痰液可从口、鼻腔涌出。听诊肺部布满湿啰音,心率快且节律不齐。

3. 护理

(1)预防 输液过程中,密切观察患者情况,注意控制输液的速度和输液量,尤其对老年人、儿童及心肺功能不全的患者更需慎重。

(2)处理 ①出现上述表现,应立即停止输液并迅速通知医生,进行紧急处理。如果病情允许,可协助患者取端坐位,双腿下垂,以减少下肢静脉回流,减轻心脏负担。同时安慰患者以减轻其紧张心理。②给予高流量氧气吸入,一般氧流量为 6~8 L/min,以提高肺泡内压力,减少肺泡内毛细血管渗出液的产生。同时,湿化瓶内加入 20%~30%乙醇溶液,以减低肺泡内泡沫表面的张力,使泡沫破裂消散,改善气体交换,减轻缺氧症状。③遵医嘱给予镇静、平喘、强心、利尿和扩血管药物,以稳定患者紧张情绪,扩张周围血管,加速液体排出,减少回心血量,减轻心脏负荷。④必要时进行四肢轮扎。用橡胶止血带或血压计袖带适当加压四肢以阻断静脉血流,可有效地减少回心血量。但加压时要确保动脉血仍可通过,且须每 5~10 min 轮流放松每个肢体上的止血带,待症状缓解后,逐渐解除止血带。⑤此外,静脉放血 200~300 mL 也是一种有效减少回心血量的最直接的方法,但应慎用,贫血者应禁忌采用。

(四)静脉炎

1. 原因

(1)静脉炎(phlebitis)的主要原因是长期输注高浓度、刺激性较强的药液,或静脉内放置刺激性较强的塑料导管时间过长,引起局部静脉壁发生化学炎性反应。

（2）在输液过程中未能严格执行无菌操作也可导致局部静脉感染。

2. 临床表现　沿静脉走向出现条索状红线,局部组织发红、肿胀、灼热、疼痛,有时伴有畏寒、发热等全身症状。根据美国静脉输液护理学会(INS)所规定的指标,将静脉炎分成 5 级(表 11-1-1)、4 型(表 11-1-2)。

表 11-1-1　静脉炎分级

级　　别	临 床 表 现
0	没有症状
1	输液部位发红,伴有或不伴有疼痛
2	输液部位疼痛,伴有发红和(或)水肿
3	输液部位疼痛,伴有发红和(或)水肿,有条索状物形成,可触及条索状静脉
4	输液部位疼痛,伴有发红和(或)水肿,有条索状物形成,可触及条索状静脉,长度大于 2.5 cm,有脓液流出

表 11-1-2　静脉炎分型

分　　型	临 床 表 现
红肿型	沿静脉走行皮肤红肿、疼痛、触痛
硬结型	沿给药静脉局部疼痛、触痛、静脉变硬,触之有条索状感痛
坏死型	沿血管周围有较大范围肿胀形成淤斑至表皮肌层
闭锁型	输液部位疼痛,伴有发红和(或)水肿,有条索状物形成,可触及条索状静脉

3. 护理

（1）预防　①严格执行无菌技术操作原则;②对血管壁有刺激性的药物应充分稀释后再应用,适当放慢点滴速度,并防止药液漏出血管外;③有计划地更换输液部位,以保护静脉。

（2）处理　①停止在此部位进行静脉输液,并将患肢抬高、制动。局部用 50% 硫酸镁或 95% 乙醇溶液行湿热敷,每日 2 次,每次 20 min。②超短波理疗,每日 1 次,每次 15~20 min。③中药治疗,将如意金黄散加醋调成糊状,局部外敷,每日 2 次,具有清热、止痛、消肿的作用。④如合并感染,遵医嘱给予抗生素治疗。

（五）空气栓塞(air embolism)

1. 原因

（1）输液导管内空气未排尽。

（2）导管连接不紧,有漏气。

（3）拔出较粗的、近胸腔的深静脉导管后,穿刺点封闭不严密。

（4）加压输液、输血时无人守护。

（5）液体输完未及时更换药液或拔针。

进入静脉的空气,随血流(经上腔静脉或下腔静脉)首先被带到右心房,然后进入右心室。如空气量少,则随血液被右心室压入肺动脉并分散到肺小动脉内,最后经毛细血管吸收,因而损害较小。如空气量大,空气进入右心室后阻塞在肺动脉入口,使右心室内的血液（静脉血）不能进入肺动脉,因而从机体组织回流的静脉血不能在肺内进行气体交换（图 11-1-2）,引起机体严重缺氧而死亡。

2. 临床表现 患者感到胸部异常不适或有胸骨后疼痛,随即发生呼吸困难和严重的发绀,并伴有濒死感。听诊心前区可闻及响亮的、持续的"水泡声"。心电图呈现心肌缺血和急性肺心病的改变。

3. 护理

（1）预防 ①输液前认真检查输液器的质量,排尽输液导管内的空气。②拔出较粗的、近胸腔的深静脉导管后,必须立即严密封闭穿刺点。③输液过程中加强巡视,及时添加药液或更换输液瓶。输液完毕及时拔针。加压输液时应安排专人在旁守护。

（2）处理 ①如出现上述临床表现,应立即将患者置于左侧卧位,并保持头低足高位。该体位有助于气体浮向右心室尖部,避免阻塞肺动脉入口（图 11-1-3）。随着心脏的舒张和收缩,空气被血液打成泡沫,可分次小量进入肺动脉内,最后逐渐被吸收。②给予高流量氧气吸入,以提高患者的血氧浓度,纠正缺氧状态。③有条件时可使用中心静脉导管抽出空气。④严密观察患者病情变化,如有异常及时对症处理。

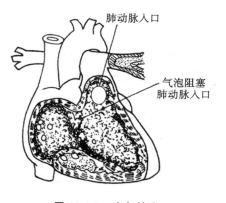

图 11-1-2　空气栓塞

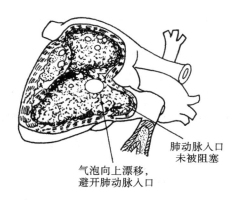

图 11-1-3　空气栓塞的处理

四、输液速度的调节

输液速度应根据患者的病情年龄、心肺功能、输液总量、输液目的和药物性质等情况确定。在输液过程中,每毫升溶液的滴数称为该输液器的点滴系数。常用输液器的点滴系数有 10、15、20 三种。静脉点滴的速度和时间可按下列公式计算。

1. 已知每分钟滴数和液体总量,计算输液所需时间

输液时间（h）＝［液体总量（mL）×点滴系数］÷［每分钟滴数× 60（min）］

例如:患者需输入 2000 mL 液体,每分钟滴数为 50 滴,所用输液器的点滴系数为 15,需用多长时间输完？

输液时间（h）＝（2000×15）÷（50×60）＝ 10（h）

2. 已知液体总量与计划所用的时间,计算每分钟滴数

每分钟滴数（滴）＝［液体总量（mL）×点滴系数］÷输液时间（min）

例如:已知某患者需输入 1500 mL,要求 10 h 滴完,所用输液器的点滴系数为 20,求每分钟滴数。

每分钟滴数（滴）＝（1500×20）÷（10×60）＝ 50（滴）

第二节　静脉输液技术

案 例 引 导

　　患者,郭先生,67 岁,因食物中毒导致腹泻。患者神志清楚,轻度脱水。查体:T 37.3 ℃,P 82 次/分,R 18 次/分,BP 146/90 mmHg。医嘱为生理盐水 250 mL+头孢米诺钠 1.0 g,静脉点滴,每日两次;5% 葡萄糖 500 mL+10% 氯化钾 15 mL+维生素 C 2.0 g+维生素 B$_6$ 0.2 g,静脉点滴。作为责任护士,请完成以下任务:
　　(1) 请为郭先生完成静脉输液。
　　(2) 在输液过程中,出现了溶液不滴的情况,请为郭先生解决此问题。

　　静脉输液按照输入的液体是否与大气相通,可以将其划分为密闭式静脉输液法和开放式静脉输液法;按照进入血管通道器材所到达的位置,又可将静脉输液法划分为周围静脉输液法和中心静脉输液法。
　　开放式静脉输液法是将溶液倒入开放式输液器吊瓶内进行输液的方法。此方法的优点是能灵活更换液体种类及数量,并可随时添加药物。然而由于采用开放式静脉输液法时药液易被污染,故目前临床应用较少。密闭式静脉输液法污染机会少,故目前临床广泛应用。

一、密闭式周围静脉输液法

1. 目的　同"静脉输液的目的"。
2. 操作
【评估】
(1) 患者的年龄、病情、意识状态及营养状况等。
(2) 患者心理状态、肢体活动能力、自理能力、心理状态及配合程度。
(3) 穿刺部位的皮肤及血管状况。
【计划】
(1) 护士准备　护士衣帽整洁,修剪指甲,洗手,戴口罩。向患者及家属解释输液的目的、方法、注意事项及配合要点。
(2) 用物准备
①治疗车上层:注射盘用物一套、弯盘、液体及药物(按医嘱准备)、加药用注射器及针头、止血带、胶布(或输液敷贴)、静脉小垫枕、一次性治疗巾、瓶套、砂轮、开瓶器、输液器一套、输液贴、输液卡、输液记录单、手消毒液。静脉留置针输液法需另备静脉留置针一套、封管液(无菌生理盐水或稀释肝素溶液)。
②治疗车下层:锐器盒、生活垃圾桶、医用垃圾桶。
③其他:输液架,必要时备小夹板、棉垫及绷带、输液泵。

271

（3）患者准备　患者了解静脉输液的目的、方法、注意事项及配合要点。输液前排尿或排便，取舒适卧位。

（4）环境准备　环境整洁、安静、舒适、安全。

【实施】

头皮针静脉输液技术的操作步骤见表11-2-1，静脉留置针输液技术的操作步骤见表11-2-2。

表 11-2-1　头皮针静脉输液技术的操作步骤

操 作 步 骤	要点与说明
★头皮针静脉输液法 1. 核对并检查药物 （1）核对药液瓶签（药名、浓度、剂量）及给药时间和给药方法 （2）检查药液的质量	· 操作前查对：根据医嘱严格执行查对制度，避免差错事故发生 · 检查药液是否过期，瓶盖有无松动，瓶身有无裂痕。将输液瓶上下摇动，对光检查药液有无混浊、沉淀及絮状物等
2. 填写、粘贴输液贴　根据医嘱（输液卡上的内容），填写输液贴，并将填好的输液贴倒贴于输液瓶上	· 注意输液贴勿覆盖原有的标签 · 若是机打的输液贴，应进行核对
3. 加药 （1）套上瓶套 （2）用开瓶器启开输液瓶铝盖的中心部分，常规消毒瓶塞 （3）按医嘱加入药物 （4）根据病情需要有计划地安排输液顺序	· 消毒范围至铝盖下端瓶颈部 · 若为袋状液体，则取下袋口处的"拉环"，并进行常规消毒 · 加入的药物应合理分配，并注意药物之间的配伍禁忌
4. 插输液器　检查输液器质量，无问题后取出输液器，将输液器的插头插入瓶塞直至插头根部，关闭调节器	· 检查输液器是否过期，包装有无破损，插入时注意保持无菌
5. 核对患者　携用物至患者床旁，核对患者床号、姓名、腕带信息，再次洗手	· 操作前查对：保证将正确的药物给予正确的患者，避免差错事故的发生
6. 排气 （1）将输液瓶挂于输液架上 （2）倒置茂菲滴管，使输液瓶内的液体流出。当茂菲滴管内的液面达到滴管高度的1/2～2/3时，迅速转正滴管，打开调节器，使液平面缓慢下降，直至排尽导管和针头内的空气（图11-2-1） （3）将输液管末端放入输液器包装袋内，置于治疗盘中	· 高度适中，保证液体压力超过静脉压，以促使液体进入静脉 · 输液前排尽输液管及针头内的气体，防止发生空气栓塞，如茂菲滴管下端的输液管内有小气泡不易排除时，可以轻弹输液管，将气泡弹至茂菲滴管内 · 保证输液装置无菌

续表

操　作　步　骤	要点与说明
7. 选择穿刺部位　将静脉小垫枕置于穿刺肢体下,铺治疗巾,在穿刺点上方 6～8 cm 处扎止血带,选择穿刺血管,松开止血带	• 根据选择静脉的原则选择穿刺部位 • 注意使止血带的尾端向上,止血带的松紧度以能阻断静脉血流而不阻断动脉血流为宜 • 如果静脉充盈不良,可以采取下列方法:按摩血管;嘱患者反复进行握、松拳几次;用手指轻拍血管等
8. 消毒皮肤　按常规消毒穿刺部位的皮肤,消毒范围大于 5 cm,待干,备胶布	• 保证穿刺点及周围皮肤处于无菌状态,防止感染
9. 二次核对　核对患者床号、姓名、腕带信息,所用药液的药名、浓度、剂量及给药时间和给药方法	• 操作中查对:避免差错事故的发生
10. 静脉穿刺 (1) 再次扎止血带 (2) 嘱患者握拳 (3) 再次排气 (4) 穿刺:取下护针帽,按静脉注射法穿刺,见回血后,将针头与皮肤平行再进入少许	• 使静脉充盈 • 确保穿刺前滴管下端输液管内无气泡 • 注意排液于弯盘内 • 沿静脉走向进针,防止刺破血管 • 见回血后再进针少许可以使针头斜面全部进入血管内
11. 固定 (1) 用右手拇指固定好针柄,松开止血带,嘱患者松拳,打开调节器。待液体滴入通畅、患者无不舒适后,用胶布(或输液敷贴)固定针柄 (2) 固定针眼部位,最后将针头附近的输液管环绕后固定(图 11-2-2)必要时用夹板固定关节	• 固定可防止由于患者活动导致针头刺破血管或滑出血管外的情况发生 • 覆盖穿刺部位以防污染 • 将输液管环绕后固定可以防止牵拉输液针头
12. 调节滴速　根据患者年龄、病情及药液的性质调节输液滴速	• 通常情况下成人 40～60 gtt/min,儿童 20～40 gtt/min • 目前临床常用的输液器的点滴系数是 20,因此,成人输液滴数应为 60～80 gtt/min
13. 再次核对　核对患者的床号、姓名、腕带信息,药物名称、浓度、剂量,给药时间和给药方法	• 操作后查对:避免差错事故的发生
14. 操作后处理 (1) 安置卧位　撤去治疗巾,取出止血带和小垫枕,协助患者取舒适卧位 (2) 将呼叫器放于患者易取处 (3) 整理用物,洗手 (4) 记录	• 在输液记录单上记录输液开始的时间、滴入药液的种类、滴速、患者的全身及局部状况,并签全名

续表

操 作 步 骤	要点与说明
15. 更换液体　如果多瓶液体连续输入，则在第一瓶液体输尽前开始准备第二瓶液体 （1）核对第二瓶液体，确保无误 （2）除去第二瓶液体铝盖中心部分，常规消毒 （3）确认滴管中的高度至少 1/2 满，拔出第一瓶内输液插头，迅速插入第二瓶内 （4）检查滴管液面高度是否合适、输液管中有无气泡，待点滴通畅后方可离去	·持续输液应及时更换输液瓶，以防空气进入导致空气栓塞 ·更换输液瓶时，注意严格无菌操作，防止污染 ·若为袋状液体，则取下袋口处的"拉环"，并常规消毒 ·对需要 24 h 持续输液者，应每日更换输液器。更换时应严格无菌操作
16. 输液完毕后的处理 （1）确认全部液体输入完毕后，关闭输液器，轻揭胶布（或输液敷贴），用无菌干棉签或无菌棉球轻压穿刺点上方，快速拔针，局部按压 1～2 min（至无出血为止）。将头皮针头和输液插头剪至锐器盒中 （2）协助患者适当活动穿刺肢体，并协助取舒适卧位 （3）整理床单位，清理用物 （4）洗手，做好记录	·输液完毕后及时拔针，以防空气进入导致空气栓塞 ·拔针时勿用力按压局部，以免引起疼痛；按压部位应稍靠皮肤穿刺点以压迫静脉进针点，防止皮下出血及针刺伤 ·记录输液结束的时间，液体和药物滴入的总量，患者有无全身和局部反应

表 11-2-2　静脉留置针输液技术的操作步骤

操 作 步 骤	要点与说明
★静脉留置针输液法	·可保护静脉，减少因反复穿刺造成的痛苦和血管损伤，保持静脉通道畅通，利于抢救和治疗。适用于需长期输液、静脉穿刺较困难的患者
1. 同头皮针静脉输液法步骤 1～6	
2. 连接留置针与输液器 （1）打开静脉留置针及肝素帽或可来福接头外包装 （2）手持外包装将肝素帽或可来福接头对接在留置针的侧管上 （3）将输液器与肝素帽或可来福接头连接	·打开外包装前注意检查有效期及有无破损，针头斜面有无倒钩，导管边缘是否粗糙 ·连接时注意严格无菌操作
3. 排气　打开调节器，将套管针内的气体排于弯盘中，关闭调节器，将留置针放回留置针盒内	
4. 选择穿刺部位　将小垫枕置于穿刺肢体下，铺治疗巾，在穿刺点上方 8～10 cm 处扎止血带	·同"头皮针静脉输液法"步骤 7 的"要点与说明"

静脉输液
操作视频

续表

操　作　步　骤	要 点 与 说 明
5. 消毒皮肤　按常规消毒穿刺部位的皮肤,消毒直径大于 5 cm,待干,备胶布及透明胶布,并在透明胶布上写上日期和时间	·保证穿刺点及周围皮肤的无菌状态,防止感染。标记日期和时间,为更换套管针提供依据
6. 二次核对　二次核对患者的床号、姓名、腕带信息,药物名称、浓度、剂量,给药时间和给药方法	·操作中查对:避免差错事故的发生
7. 静脉穿刺 （1）取下针套,旋转松动外套管（转动针芯） （2）右手拇指与示指夹住两翼,再次排气于弯盘中 （3）进针时,嘱患者握拳,绷紧皮肤,固定静脉,右手持留置针,在血管的上方,使针头与皮肤成 15°～30° 角进针。见回血后压低角度（放平针翼）,顺静脉走行再继续进针 0.2 cm （4）送外套管　左手持 Y 接口,右手后撤针芯约 0.5 cm,持针座将针芯与外套管一起送入静脉内 （5）撤针芯　左手固定两翼,右手迅速将针芯抽出放于锐器盒中	·防止套管与针芯粘连 ·固定静脉便于穿刺,并可减轻患者的疼痛 ·避免针芯刺破血管 ·确保外套管在静脉内 ·避免将外套管带出 ·将针芯放入锐器盒中,防止刺破皮肤
8. 固定 （1）松开止血带,打开调节器,嘱患者松拳 （2）用无菌透明敷贴对留置针管作密闭式固定,用注明置管日期和时间的透明胶布固定三叉接口,再用胶布固定插入肝素帽内的输液器针头及输液管（图 11-2-2）	·使静脉恢复通畅 ·固定牢固,避免过松或过紧 ·用无菌透明敷贴是为了避免穿刺点及周围被污染,而且便于观察穿刺点的情况
9. 调节滴速　根据患者的年龄、病情及药物性质调节滴速	·同"头皮针静脉输液法"步骤 12 的"要点与说明"
10. 再次核对　核对患者的床号、姓名、腕带信息,药物名称、浓度、剂量,给药时间和给药方法	·操作后查对:避免差错事故的发生
11. 操作后处理 （1）安置卧位　撤去治疗巾,取出止血带和小垫枕,整理床单位,协助患者取舒适卧位 （2）将呼叫器放于患者易取处 （3）整理用物,洗手 （4）记录	·在输液记录单上记录输液的时间、滴入药液的种类、滴速、患者的全身及局部状况,并签全名

续表

操作步骤	要点与说明
12. 封管　输液完毕,需要封管 (1) 拔出输液器针头 (2) 常规消毒静脉帽的胶塞 (3) 用注射器向静脉帽内注入封管液	·封管可以保证静脉输液管道的通畅,并可以将残留的刺激性药液冲入血流,避免刺激局部血管 ·若使用可来福接头,则不需封管(因其能维持正压状态) ·边推注边退针,直至针头完全退出为止,确保正压封管 ·常用的封管液:①无菌生理盐水,每次用5～10 mL,每隔6～8 h重复冲管一次。②稀释肝素溶液,每毫升生理盐水含肝素10～100 U,每次用2 ～5 mL
13. 再次输液的处理 (1) 常规消毒静脉帽胶塞 (2) 将静脉输液针头插入静脉帽内完成输液	·注意无菌操作
14. 输液完毕后的处理 (1) 关闭调节器 (2) 揭开胶布及无菌敷贴 (3) 用无菌干棉签或无菌棉球轻压穿刺点上方,快速拔出套管针,局部按压至无出血为止 (4) 将静脉输液针头和输液器插头剪至锐器盒中 (5) 协助患者适当活动穿刺肢体,并协助取舒适卧位 (6) 整理床单位,清理用物 (7) 洗手,做好记录	·输液完毕后及时拔针,以防空气进入导致空气栓塞 ·拔针时勿用力按压局部,以免引起疼痛;按压部位应紧靠皮肤穿刺点以压迫静脉进针点,防止皮下出血 ·记录输液结束的时间,液体和药物滴入的总量,患者有无全身和局部反应

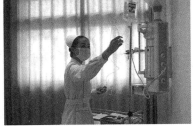

图 11-2-1　静脉输液排气

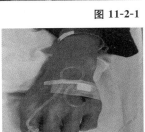
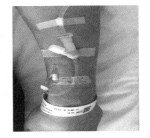

图 11-2-2　静脉输液固定法

【评价】

（1）患者了解静脉输液的目的和注意事项，主动配合，达到预期治疗效果。

（2）对需长期输液的患者，选择合适的静脉输液方法，安全正确给药，无差错及不良反应。

（3）护士能正确处理静脉输液中的各种故障，准确识别、预防和处理常见的输液反应。

【注意事项】

（1）严格执行无菌操作及查对制度，预防感染，避免差错事故的发生。

（2）根据病情需要合理安排输液顺序，并根据治疗原则，按急、缓及药物半衰期等情况合理分配药物。

（3）对需要长期输液的患者，要注意保护和合理使用静脉，一般从远端小静脉开始穿刺（抢救时可例外）。

（4）输液前要排尽输液管及针头内的空气，药液滴尽前要及时更换输液瓶（袋）或拔针，严防造成空气栓塞。

（5）注意药物的配伍禁忌，对于刺激性或特殊药物，应在确认针头已刺入静脉内时再输入。

（6）严格掌握输液的速度。对有心肺、肾疾病的患者，老年、婴幼儿患者以及输注高渗、含钾或升压药液的患者，要适当减慢输液速度；对严重脱水，心肺功能良好者可适当加快输液速度。

（7）输液过程中要加强巡视，注意观察下列情况。

①滴入是否通畅，针头或输液管有无漏液，针头有无脱出、阻塞或移位，输液管有无扭曲、受压。

②有无溶液外溢，注射局部有无肿胀或疼痛。有些药物如甘露醇、去甲肾上腺素等外溢后会引起局部组织坏死，如发现上述情况，应立即停止输液并通知医生予以处理。

③密切观察患者有无输液反应，如患者出现心悸、畏寒、持续性咳嗽等情况，应立即减慢或停止输液，并通知医生，及时处理。每次观察巡视后，应做好记录（记录在输液巡视卡或护理记录单上）。

（8）若采用静脉留置针输液法，要严格掌握留置时间。一般静脉留置针可以保留3～5天，最好不要超过7天。严格按照产品说明执行。

【健康教育】

（1）向患者说明年龄、病情及药物性质是决定输液速度的主要因素，嘱患者不可自行随意调节输液滴速以免发生意外。

（2）向患者介绍常见输液反应的症状及防治方法，告知患者一旦出现输液反应的表现，应及时使用呼叫器。

（3）对于需要长期输液的患者，护士应做好患者的心理护理，消除患者的焦虑和厌烦情绪。

静脉穿刺
可视化

二、常见输液故障的处理

（一）溶液不滴

1. 针头滑出血管外　液体注入皮下组织，可见局部肿胀并有疼痛。处理：将针头拔出，另选血管重新穿刺。

2. 针头斜面紧贴血管壁　妨碍液体顺利滴入血管。处理：调整针头位置或适当变换肢体位置，直到点滴通畅为止。

3. 针头阻塞 手捏住滴管下端输液管，另一手轻轻挤压靠近针头端的输液管，若感觉有阻力，松手又无回血，则表示针头可能已阻塞。处理：更换针头，重新选择静脉穿刺。切忌强行挤压导管或用溶液冲洗针头，以免凝血块进入静脉造成栓塞。

4. 压力过低 输液瓶（袋）位置过低、患者肢体抬举过高或患者周围循环不良导致。处理：适当抬高输液瓶（袋）或放低肢体位置。

5. 静脉痉挛 穿刺肢体暴露在冷的环境中时间过长或输入的液体温度过低导致。处理：局部进行热敷以缓解痉挛。

（二）茂菲滴管内液面过高

当茂菲滴管内液面过高时，可以将输液瓶（袋）从输液架上取下，倾斜液面，使输液管插入瓶（袋）内的针头露出液面上。必要时，可用手挤压输液管上端，瓶（袋）内空气即进入输液管内，使液体缓缓流下，直至露出液面，再挂于输液架上，继续进行输液。

（三）茂菲滴管内液面过低

当茂菲滴管内液面过低时，可用左手捏紧茂菲滴管下端的输液管，右手轻轻挤压茂菲滴管上端的输液管，待液体进入茂菲滴管内后松开左手即可。

（四）输液过程中，茂菲滴管内液面自行下降

输液过程中，如果茂菲滴管内的液面自行下降，应检查滴管上端输液管与滴管的衔接是否松动、滴管有无漏气或裂隙，必要时更换输液器。

三、颈外静脉穿刺置管输液技术

颈外静脉是颈部最大浅静脉（图 11-2-3），在下颌角后方垂直下降，于锁骨上方穿过深筋膜，汇入锁骨下静脉（图 11-2-4）。颈外静脉行径表浅，位置较恒定，易于穿刺。

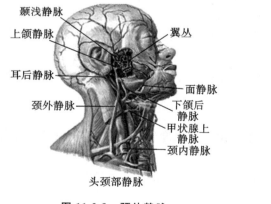

图 11-2-3 颈外静脉

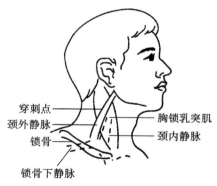

图 11-2-4 颈外静脉穿刺点

1. 目的

（1）适用于需要长期输液，而周围静脉不易穿刺者。

（2）为周围循环衰竭的危重患者测量中心静脉压。

（3）长期静脉内滴注高浓度、有刺激性药物或行静脉高价营养输液。

2. 操作

【评估】

（1）患者的基本状态 意识状况、年龄、病情、活动能力、医疗诊断、心肺等重要脏器

功能状态、治疗情况。

（2）患者局部皮肤状况　管壁弹性、肢体活动度。

（3）患者的心理反应及合作程度。

（4）患者既往用药史、药物过敏史、目前用药情况及治疗可能出现的不良反应。

【计划】

（1）护士准备　衣帽整洁，修剪指甲，洗手，戴口罩。

（2）用物准备　注射盘内另加 2% 利多卡因注射液 1 支、无菌手套 1 副、宽胶布（2 cm ×3 cm）、火柴、酒精灯、0.9% 氯化钠溶液等。无菌穿刺包内有穿刺针 2 个，硅胶管 1 条，8～9 号平针头 2 个，5 mL 与 10 mL 注射器各 1 副，7 号针头 2 个，镊子，纱布，无菌巾 2 块，弯盘。其他用物与周围静脉输液相同。

（3）患者准备　了解颈外静脉穿刺的目的、方法、注意事项、配合要点；体位舒适、愿意配合。

（4）环境准备　安静、整洁、明亮；按无菌操作的要求进行。

【实施】

颈外静脉输液技术的操作步骤见表 11-2-3。

表 11-2-3　颈外静脉输液技术的操作步骤

操 作 步 骤	要点与说明
1. 核对备药	• 严格执行查对制度和无菌技术操作原则
2. 备输液器　检查包装，将输液器插入瓶内，关闭调节器	• 检查包装是否完整，有无漏气，是否在有效期内，防止污染
3. 核对并解释	• 核对床号、姓名，解释操作目的
4. 手消毒	• 七步洗手法
5. 挂瓶排气	
6. 去床头架　患者去枕平卧，头偏向对侧，肩下垫薄枕，使头低肩高，充分暴露颈外静脉	• 暴露穿刺部位，便于穿刺
7. 定位穿刺点　选择下颌角和锁骨上缘中点连线上 1/3 处为穿刺点	
8. 消毒　常规消毒皮肤，打开静脉穿刺包，戴手套，铺洞巾	• 形成无菌区，方便进行无菌操作
9. 麻醉　术者立于床头，取 5 mL 注射器，由助手配合抽取 2% 利多卡因 4～5 mL，在穿刺点上行局部麻醉	
10. 排气　用另一注射器抽取 0.9% 氯化钠溶液冲洗硅胶管、接硅胶管的针头、平头针。抽 10 mL 0.9% 氯化钠溶液，排气备用	
11. 再次核对	

续表

操 作 步 骤	要点与说明
12. 静脉穿刺 （1）用小弯刀尖端刺破皮肤以便穿刺针刺入皮下。助手以手指按在颈静脉三角处,使静脉充盈。视静脉粗细取相应穿刺针,术者左手拇指绷紧穿刺点上方皮肤,右手持针,针头与皮肤成45°角进入皮下。入皮下后成25°角沿着静脉方向穿刺	• 减少进针阻力 • 使静脉充盈便于穿刺
（2）见回血,立即抽出穿刺针内芯,左手拇指用纱布堵住针孔,右手快速取静脉插管送入孔内10 cm左右,由助手一边抽血一边慢慢注入0.9%氯化钠溶液	• 动作轻柔 • 插入不畅时可以调整插管方向
（3）观察导管是否在血管内,同时防止血液在导管内凝固,当确定导管在血管内后,右手轻压导管于穿刺针尖端,左手缓慢退出穿刺针,退出穿刺针后,再次抽回血,注射0.9%氯化钠溶液。移开洞巾,连接输液器输液	• 检查导管是否在血管内 • 输液不畅时,注意观察导管有无扭曲或滑出血管外
13. 固定　用无菌敷贴覆盖穿刺点,固定导管。导管与输液管接头处用无菌纱布包扎,并用胶布固定在颌下	• 固定妥当、牢固,防止导管脱出
14. 调节滴速　根据患者的年龄、病情、药物性质调节滴速	
15. 暂停输液的处理　用0.4%枸橼酸钠生理盐水1～2 mL或肝素液2 mL注入导管封管。用无菌静脉帽塞住针栓孔,再用安全别针固定在敷料上	• 防止血液凝集在导管内,每天更换敷料时,可以用0.9%过氧乙酸溶液擦拭导管,常规消毒皮肤
16. 再次输液的处理　取下静脉帽,消毒针栓孔,接上输液器	
17. 输液完毕的处理 （1）停止输液时,在导管末端接注射器,边抽吸边拔管 （2）拔管后局部加压数分钟用75%乙醇溶液消毒穿刺部位,并覆盖无菌纱布 （3）协助患者取舒适体位,整理床单位 （4）清理用物,洗手,记录	• 防止血块或空气进入血管 • 按终末消毒处理用物,预防交叉感染 • 记录拔管时间及患者的反应

【注意事项】

（1）严格执行无菌技术操作原则,预防感染。

（2）当插管不畅时可改变插管方向,防止盲目插入使导管在血管内打折,或导管过硬刺破血管发生意外。

（3）加强输液过程中的巡视,发现硅胶管内有回血时,及时用0.4%枸橼酸钠生理盐水冲注，避免血块堵塞硅胶管。若已经发生凝血应先用注射器抽出血凝块，再注入药物，切忌将血凝块推入血管。

（4）输液前先检查导管是否在静脉内。

（5）硅胶管外敷料每天更换，潮湿后立即更换，采用正确方法消毒。观察局部皮肤情况，出现红肿、热、痛等炎症反应时，应对症抗炎处理。

四、锁骨下静脉穿刺技术

锁骨下静脉相对较大，成人管腔直径约 2 cm，位置虽不表浅，但常处于充盈状态，周围有结缔组织固定，血管不易塌陷，较易穿刺，硅胶管插入后可保留较长时间。此外，锁骨下静脉距离右心房较近，当输入大量高浓度溶液或刺激性较强的药物时，由于管腔较粗，血量较多，注入的药物可以迅速被稀释，对血管壁刺激性较小。

1. 目的

（1）适用于长期不能进食或丢失大量液体者。如食道手术后或食道严重烧伤患者、危重患者等，用以补充大量高热量、高营养液体及电解质。

（2）用于治疗各种原因导致的大出血。可迅速输入大量液体，纠正血容量不足，以提高血压。

（3）用于进行较长时间化疗，如注入刺激性较强的抗癌药物。

（4）测定中心静脉压。

（5）紧急置入心内起搏导管。

2. 定位　以右锁骨下静脉穿刺为最佳（与解剖结构有关）。

（1）穿刺点：经胸锁关节作一水平直线，在锁骨中点（锁骨胸骨端与肩峰端的中点）作垂直于锁骨的直线，两条直线的交点即为穿刺点（位于锁骨中点下方 1.5～2 cm 处）。

（2）进针方向：穿刺点与胸骨上窝连线为进针方向（图 11-2-5）。

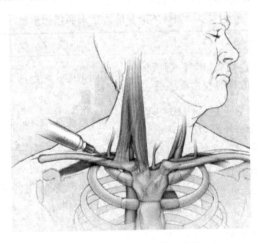

图 11-2-5　锁骨下静脉穿刺

【评估】

（1）患者的基本状态　意识状况、年龄、病情、活动能力、医疗诊断、心肺等重要脏器功能状态、治疗情况。

（2）患者局部皮肤状况　穿刺部位皮肤颜色、温度，有无硬结、淤血、感觉障碍，静脉充盈度，管壁弹性以及肢体活动度。

（3）患者的心理反应及合作程度。

（4）患者既往用药史、药物过敏史、目前用药情况及治疗可能出现的不良反应。

【计划】

（1）护士准备　衣帽整洁,修剪指甲,洗手,戴口罩。

（2）用物准备　治疗盘内放皮肤消毒剂,棉签,5 mL 无菌注射器 2 支,6～7 号针头或 9 号针头各 1 个,锁骨下穿刺针 1 个,镊子 1～2 把,纱布、小孔巾与三通管各 1 件,无菌塑料管,无菌手套,1%～2%利多卡因,0.9%氯化钠溶液,静脉输液装置,深静脉穿刺包（图 11-2-6）等。

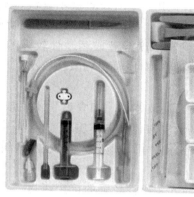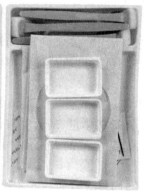

图 11-2-6　深静脉穿刺包

（3）患者准备　了解锁骨下静脉穿刺的目的、方法、注意事项、配合要点;体位舒适、愿意配合。

（4）环境准备　安静、整洁、明亮;按无菌操作的要求进行。

【实施】

锁骨下静脉输液技术的操作步骤见表 11-2-3。

表 11-2-3　锁骨下静脉输液技术的操作步骤

操 作 步 骤	要点与说明
1. 洗手,戴口罩,核对患者姓名、床号、腕带信息,解释锁骨下静脉穿刺术的目的和注意事项	·同密闭式静脉输液
2. 患者取仰卧位,穿刺侧肩下垫一小枕,头转向对侧。穿刺侧肩部略上提、外展,使上臂三角肌膨出部变平,以利于穿刺	·肩高头低位,头转向对侧,显露胸锁乳突肌外形
3. 术者穿无菌衣、戴无菌手套。以穿刺点为中心,用碘酊、乙醇严格消毒,皮肤消毒范围大于孔巾口	·建立消毒区,根据无菌操作程序进行局部消毒,铺手术巾
4. 检查中心静脉导管是否完好,抽取 20 mL 低浓度肝素液,将可来福接头排气备用	
5. 选好穿刺点,局麻后进针,针尖指向锁骨内侧端,与胸骨纵轴约成 40°角,与胸壁约成 15°角,以恰能穿过锁骨与第 1 肋的间隙为准,紧贴锁骨背面缓缓刺入。当刺入 3～4 cm 后有穿透感,继续进针,当有第二次减压穿透感时抽动活塞,如有静脉血流入注射器,说明已刺入锁骨下静脉	·从皮肤至锁骨下静脉,成人 4～7 cm,儿童 1～3 cm

282

续表

操 作 步 骤	要点与说明
6. 操作者持射管水枪,按试穿方向在锁骨下缘处进针,当见有暗红色血液时,继续进针 2～3 cm,避免呼吸或活动时针头脱出血管外	
7. 嘱患者屏气,按住射管水枪的圆孔及硅胶管末端,快速推动活塞,硅胶管随液体进入锁骨下静脉,一般右侧射入 12～15 cm,将射管水枪与穿刺针头分离,左手示指压住穿刺针端硅胶管,右手将穿刺针平稳退出,再以 0.4% 枸橼酸钠生理盐水冲硅胶管后,连接输液装置	
8. 拔出穿刺针头,覆盖无菌纱布,以胶布固定硅胶管。在距离穿刺点约 1 cm 处,将硅胶管缝合固定在皮肤上,覆盖无菌纱布,并用胶布固定	
9. 根据患者的年龄、病情、药物性质调节滴速	
10. 暂停输液时,用 0.4% 枸橼酸钠生理盐水 1～2 mL 或肝素液 2 mL 注入导管封管。用无菌静脉针帽塞住针栓孔,再用安全别针固定在敷料上	• 防止血液凝集在导管内,每天更换敷料时,可以用 0.9% 过氧乙酸溶液擦拭导管,常规消毒皮肤
11. 再次输液时,取下静脉帽,消毒针栓孔,接上输液器	
12. 停止输液时,在导管末端接注射器,边抽吸边拔管	
13. 拔管后局部加压数分钟,用 75% 乙醇溶液消毒穿刺部位,并覆盖无菌纱布	• 防止血块或空气进入血管
14. 协助患者取舒适体位,整理床单位	
15. 清理用物,洗手,记录	• 按终末消毒处理用物,预防交叉感染 • 记录拔管时间及患者的反应

【评价】

(1) 患者理解锁骨下静脉置管的目的及相关知识,积极配合治疗。

(2) 穿刺置管顺利,无并发症发生。

【注意事项】

(1) 严格执行无菌技术操作原则,预防感染。

(2) 操作时应准确掌握进针方向,避免过度向外偏移,刺破胸膜而造成气胸。因此,射管后应密切观察患者有无呼吸困难、发绀、穿刺侧呼吸音减低等症状出现。如发现异常,应报告医生及时进行处理。

(3) 射管时推注水枪应迅速,使水枪内压力猛增,方可将管射出。如缓慢推注虽水枪内液体注完,但仍不易射出硅胶管。

(4) 射管时应压住水枪圆孔及硅胶管末端,以免将硅胶管全部射入体内。

(5) 退针时,切勿来回转动针头,防止针头斜面割断硅胶管。穿刺针未退出血管,不能放松圆孔处的手指,防止硅胶管吸入。

(6) 硅胶管内如有回血,须及时用 0.4% 枸橼酸钠生理盐水冲注,以免硅胶管被血块堵塞。如输液不畅须注意下列情况：①硅胶管弯曲、受压、滑出血管外以及头部体位不适当。②固定硅胶管的线结扎过紧。

（7）硅胶管外敷料应隔日更换一次，消毒方法同颈外静脉穿刺插管法。

（8）拔管后，将硅胶管冲注清洁，浸泡于肥皂水中半小时后冲净保存，如变质、变色则不可重复使用。

五、PICC 技术

经外周中心静脉置管（PICC）输液法是由周围静脉穿刺置管，并将导管末端置于上腔静脉中下 1/3 或锁骨下静脉进行输液的方法。此法具有适应证广、创伤小、操作简单、保留时间长、并发症少的优点，常用于中、长期的静脉输液或化疗用药等，一般静脉留置导管可在血管内保留 7 天至 1 年。目前临床 PICC 导管大多采用硅胶材质，柔软，有弹性；导管全长可放射显影；总长度通常为 65 cm，可根据患者个体需要进行修剪。常用的 PICC 导管有两种：一种是三向瓣膜式 PICC 导管（图 11-2-7）；另一种是末端开放式 PICC 导管（图 11-2-8）。三向瓣膜式 PICC 导管的三向瓣膜具有减少血液反流、防止空气进入的功能，穿刺成功后，根据患者个体需要进行修剪。末端开放式 PICC 导管可进行中心静脉压的测定，穿刺前，预先根据患者个体需要进行修剪。

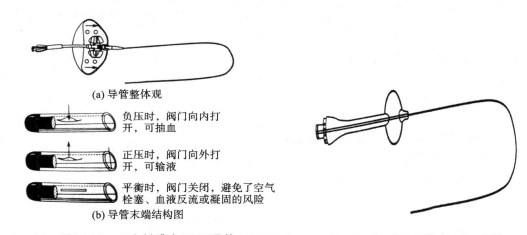

图 11-2-7 三向瓣膜式 PICC 导管　　　　图 11-2-8 末端开放式 PICC 导管

经外周中心静脉置管输液法主要适用于下列患者：①需要给予化疗药物等刺激性溶液的患者；②需要给予静脉营养液等高渗溶液的患者；③需要中长期静脉输液治疗的患者；④外周静脉条件差且需用药的患者。但患有严重出血性疾病、上腔静脉压迫综合征及不合作或躁动的患者；穿刺部位或附近组织有感染、皮炎、蜂窝织炎、烧伤等情况的患者；乳腺癌根治术后患者；以及预插管位置有放射性治疗史、血栓形成史、血管外科手术史或外伤者等应禁忌使用外周中心静脉置管输液法。

1. 目的 除"静脉输液的目的"外，还包括测量中心静脉压。

2. 操作

【评估】

（1）患者的基本状态 意识状况、年龄、病情、活动能力、医疗诊断、心肺等重要脏器功能状态、治疗情况、血液循环情况、血小板计数、出凝血时间。

（2）穿刺局部皮肤状况 皮肤颜色、温度；有无瘢痕、硬结、淤血、感染、感觉障碍；静脉充盈度和管壁弹性肢体活动度。

（3）患者的心理反应及对 PICC 的认知、合作程度。

【计划】

（1）护士准备　衣帽整洁,修剪指甲,洗手,戴口罩。

（2）用物准备　PICC 穿刺套件(含 PICC 导管 1 条、穿刺导入针 1 个,BD 导管包内有软尺,其他导管需另备软尺)、10 mL 注射器 2 支、肝素帽或无针正压接头 1 个、无菌无粉手套 2 副、100 mL 0.9％氯化钠溶液 1 袋、肝素盐水适量(成人为 100 U/mL,儿童为 10 U/mL)、PICC 穿刺包 1 个(镊子 1 把、孔巾 1 块、治疗巾 2 块、无菌透明敷料 1 块、胶布及纱布若干)、止血带、消毒棉签、消毒剂、一次性隔离衣、一次性手术帽。注:BD 导管包内有切割器,巴德三向瓣膜管需备无菌剪刀 1 把。

（3）患者准备　了解 PICC 的目的,明确插管时所采取的体位、注意事项、配合要点;签署知情同意书。

（4）环境准备　安静、整洁、明亮;按无菌操作的要求进行。

【实施】

PICC 输液技术的操作步骤见表 11-2-4。

表 11-2-4　PICC 输液技术的操作步骤

操 作 步 骤	要点与说明
1. 洗手,戴口罩,核对患者姓名、床号、腕带信息,解释 PICC 输液技术的目的和注意事项	· 同密闭式静脉输液
2. 选择静脉	· 首选贵要静脉
3. 摆体位,暴露穿刺区域,手臂外展,与躯干成 90°角	· 充分暴露穿刺部位
4. 测量长度与臂围　用皮尺测量从穿刺点到右胸锁关节,再向下至第 3 肋间隙的长度;测量预置导管长度及上臂臂围,并记录	· 测臂围(肘窝上 10 cm)
5. 开包消毒 （1）打开穿刺包,戴无菌手套,将治疗巾铺于穿刺肢体下 （2）消毒范围以穿刺点为中心,直径 20 cm,两侧至臂缘;先用乙醇清洁脱脂,待干后,再用碘伏消毒 3 遍 （3）按照无菌技术操作原则,使用无菌隔离衣、无菌无粉手套、帽子、口罩、无菌大单	· 消毒时先乙醇后碘伏(各 3 遍),范围应达穿刺点上下各 10 cm 以上,左右至臂缘 · 消毒范围要大 · 每次消毒方向与上次相反从皮肤至锁骨下静脉,成人 4～7 cm,儿童 1～3 cm
6. 置管前检查导管的完整性,导管及连接管内注入 0.9％氯化钠溶液,并用 0.9％氯化钠溶液湿润导管	· 用注射器抽取注射用 0.9％氯化钠溶液 · 检查导管、预冲导管
7. 助手在上臂扎止血带使静脉充盈,将保护套从穿刺针上去掉,活动外套管,以 15°～30°角实施穿刺,一旦有回血立即放低穿刺角度再进针少许,以确保导引套管的尖端也处于静脉内,再将外套管送入少许	· 推进插管鞘,松止血带,压迫止血,退出穿刺针,送导管 · 撤出导丝及插管鞘 · 查对插管长度,修剪导管长度,安装连接器

续表

操 作 步 骤	要点与说明
8. 松开止血带,用左手示指固定导引套管,避免移位,中指压在套管尖端所在的血管上以减少血液流出,从导引套管内取出穿刺针	
9. 用镊子轻轻夹住导管或用手轻捏导管保护套,将导管从导入鞘末端逐渐送入静脉。当导管进到肩部时,让患者将头转向穿刺侧,下颌靠肩,以防导管进入颈静脉,达到预计长度时可将头转回来	·注意不要用镊子过紧夹持导管,以免损坏导管;送管时用力要均匀、缓慢,禁止用暴力置入导管
10. 送管至预定长度后,在插管鞘的末端处压迫止血并固定导管,然后拔出插管鞘	·防止血液凝集在导管内,每天更换敷料时,可以用碘伏擦拭导管,常规消毒皮肤
11. 将导管与导丝的金属柄分离,轻压穿刺点上方以保持导管的位置,缓慢、分段撤出导丝,去除插管鞘	
12. 体外保留导管 5～7 cm,用无菌剪刀垂直剪断导管(注意不要剪出斜面或毛碴)	
13. 用 0.9%氯化钠溶液注射器抽吸回血,见回血推回;连接肝素帽,再用 20 mL 0.9%氯化钠溶液脉冲式冲管,在注射最后 0.5 mL 0.9%氯化钠溶液时边推边撤离注射器,以达到正压封管	
14. 撤去孔巾,充分暴露肘部,用消毒棉签消毒穿刺点周围皮肤,必要时涂以皮肤保护剂	
15. 将体外导管放置成"S"或"L"形弯曲,用免缝胶带及透明敷料固定。透明敷料上注明导管的种类、规格、置管深度、日期、时间和操作者姓名	
16. 再次查对床号、姓名、腕带信息,交代注意事项,妥善安置患者,整理用物	
17. X 线摄片确定导管尖端位置,做好记录	
18. 整理床单位,使患者舒适。将垃圾分类放置,洗手,记录	
19. 拔管处理 (1)拔管应沿着静脉走向拔出,拔管后立即压迫止血 (2)用无菌纱布覆盖伤口 (3)对照穿刺记录以确定导管有无损伤、断裂、缺损	·有出血倾向者应加压 20 min 止血
20. 妥善安置患者,整理用物,洗手,记录	·记录拔管时间和患者反应

【评价】
(1)患者理解 PICC 的目的及相关知识,积极配合治疗。
(2)穿刺、置管顺利,无并发症发生。

【注意事项】

（1）护士需要取得 PICC 操作的资质后，方可进行独立穿刺。

（2）置管部位皮肤有感染或损伤，有放疗史、血栓形成史、外伤史、血管外科手术史或接受乳腺癌根治术和腋下淋巴结清扫术后者，禁止在此置管。

（3）穿刺首选贵要静脉，次选肘正中静脉，最后选头静脉。肘部静脉穿刺条件差者可采用 B 超引导下行 PICC。

（4）新生儿置管后体外导管应固定牢固，必要时给予穿刺侧上肢适当约束。

（5）禁止使用小于 10 mL 的注射器给药及冲、封管，使用脉冲式方法冲管。

（6）输入化疗药物、氨基酸、脂肪乳等高渗、强刺激性药物或输血前后，应及时冲管。

（7）常规 PICC 不能用于高压注射泵推注造影剂。

（8）PICC 置管后 24 h 内更换敷料，并根据使用敷料种类及贴膜使用情况决定更换频次；渗血、出汗等导致敷料潮湿、卷曲、松脱或破损，应立即更换敷料。

（9）新生儿选用 1.9 FrPICC，禁止在 PICC 导管处抽血、输血及血液制品，严禁使用 10 mL 以下的注射器封管、给药。

（10）禁止将导管体外部分人为移入体内。

（11）置管后指导要点如下。

①告知患者置入 PICC 导管的目的、方法、配合要点。

②指导患者留置 PICC 导管期间穿刺部位防水、防牵拉等的注意事项。

③指导患者观察穿刺点周围皮肤情况，如有异常及时通知护士。

④指导患者置管侧手臂不可过度用力，避免提重物、挂拐杖，衣服袖口不可过紧，不可测血压及静脉穿刺。

⑤告知患者避免盆浴、泡浴。

六、静脉输液港的护理

植入式静脉输液港（implantable venous access port，IVAP）又称植入式中央静脉导管系统，是一种可完全植入皮下长期留置在体内的静脉输液装置（图 11-2-9）。可进行输注药物、补液、营养支持、输血等治疗，同时也可以用于血样采集。通过使用无损伤针穿刺输液港即可建立输液通道，减少反复静脉穿刺的痛苦和难度。此项技术在国内外已有多年应用经验。

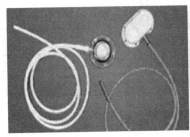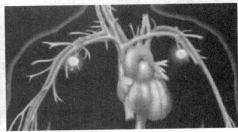

图 11-2-9　植入式静脉输液港

（一）静脉输液港概述

1. 优点

（1）可保留较长时间（8～10 年），减少反复穿刺的痛苦和难度。

（2）通过导管将药物输送到中心静脉，防止刺激性药物，尤其是化疗药物、营养支持类药物对静脉的损伤,降低静脉炎的发生。

(3) 快速地将高浓度药物输送到需要的组织器官,提高了患者的治疗效果,总体上节约了患者的总费用。

(4) 由于它埋于皮下,是密闭的系统,减少了感染发生的概率。

(5) 减少了导管脱落的风险。

(6) 增加患者日常生活自由度:不需换药,可淋浴,提高了生活质量。

2. 适应证

(1) 需长期或重复静脉输注药物的患者。

(2) 输注化疗药物的患者。

(3) TPN 及其他高渗性液体输入。

(4) 其他静脉治疗,如输血、抽血、输入抗生素、普通静脉输液等。

3. 禁用范围

(1) 任何确诊或疑似感染菌血症或败血症的患者。

(2) 患者体质、体型不适宜植入式静脉输液港。

(3) 确定或怀疑对静脉输液港的材料过敏的患者。

(二) 静脉输液港的护理

1. 输液港的穿刺

(1) 严格执行手卫生,遵守无菌技术操作原则。

(2) 密切观察输液港植入部位有无肿胀、渗血、血肿、感染等并发症。

(3) 以输液港注射座区域为中心向外旋转进行消毒,直径为 15 cm,消毒 3 遍。戴无菌手套,铺洞巾,以拇指、示指和中指将输液港拱起,用无损伤针(与输液港配套的专用注射针,即无损伤针,保证注射座穿刺次数达 2000～3000 次)垂直进针刺入穿刺隔(图 11-2-10),抽回血,冲管,封管。最后使用透明膜覆盖穿刺处。

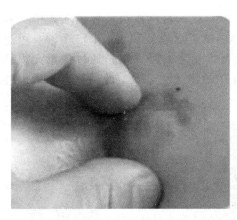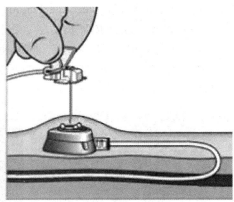

图 11-2-10 输液港的穿刺

(4) 无损伤针常规情况下 1 周更换 1 次。

2. 输液港的冲管及封管

(1) 输液港在一段较长时间不使用时,至少每 4 周冲洗 1 次导管。

(2) 密切观察输液港植入部位有无肿胀、渗血、血肿、感染等并发症。

(3) 冲管时机:①每次使用输液港后。②抽血或输注高黏滞性液体(输血、成分血、TPN、脂肪乳剂等)后,应立即冲干净导管再接其他输液。③如持续输入高黏滞性液体,应每 4 h 冲管一次。④接两种有配伍禁忌的液体之间应冲管。⑤治疗间歇期每 4 周冲管一次。

3. 输液港的血样采集

（1）穿刺成功后，抽出至少 5 mL 血液弃置不用。

（2）换一支新的 20 mL 注射器抽足量血标本。

（3）立即用 20 mL 澄清生理盐水以脉冲方式冲洗导管。

（4）将血样注入采集试管中。

4. 输液港的敷料更换

（1）需严格遵循无菌技术操作原则。一般情况下 2～3 天更换一次，如有渗血、脱落或怀疑污染时应及时更换。

（2）准备好用物，卫生手消毒。

（3）观察输液港植入部位有无红肿、渗液、感染等异常情况。

（4）揭开敷贴，注意不要把穿刺针拔出。

（5）消毒皮肤，直径为 15 cm，消毒 3 遍。

（6）蝶翼针长度选择与纱布厚度要适宜，不能使穿刺针翼悬空，也可在穿刺针针尾下方垫适宜厚度的纱布，再用无菌胶布固定。

（7）待干后贴上透明敷贴，敷贴大小为 10 cm×12 cm，使输液港周围处于一个密闭的状态。

5. 输液港的拔针　患者在治疗间歇，输液港在一段较长时间不使用时可拔针。

（1）先检查穿刺处皮肤，撕去敷料，消毒皮肤，用生理盐水冲管，肝素钠稀释液封管。

（2）嘱患者深呼吸，在闭气时拔出针头，用无菌纱布按压止血 5 min。

（3）仔细检查拔出的针头是否完整，有无缺损。

（4）再一次用酒精棉签消毒穿刺处皮肤，用创可贴贴在穿刺针眼处。

6. 出院指导

（1）告知患者植入部位避免硬物撞击，以免输液港移位或损坏。

（2）输液港植入侧上肢减少剧烈活动，避免做重体力工作，防止注射座翻转、导管扭转，以保证输液港使用寿命。

（3）若植入部位出现疼痛、发红、肿胀等应立即到医院就诊。

（4）出院后及长期不使用时，应每 4 周来院，用生理盐水 20 mL 脉冲式冲管后，再用 10～100 IU/mL 肝素钠稀释液 20 mL 封管。

七、输液泵的应用

输液泵（infusion pump）是机械或电子的输液控制装置，它通过作用于输液导管达到控制输液速度的目的。常用于需要严格控制输液速度和药量的情况，如应用升压药物、抗心律失常药物以及婴幼儿的静脉输液或静脉麻醉时。

（一）输液泵的分类及特点

根据输液泵的控制原理，可将输液泵分为活塞型注射泵与蠕动滚压型输液泵两类，后者又可以分为容积控制型（mL/h）和滴数控制型（滴/分）两种。

1. 活塞型注射泵　其特点是输注药液流速平稳、均衡、精确，速率调节幅度为 0.1 mL/h，而且体积小、充电系统好、便于携带，便于急救中使用。多用于危重患者、心血管疾病患者及患儿的治疗和抢救；也应用于注入需避光的或半衰期极短的药物。

2. 蠕动滚压型输液泵

（1）容积控制型输液泵　只测定实际输入的液体量，不受溶液的浓度、黏度及导管内径的影响，输注剂量准确。速率调节幅度为 1 mL/h，速率控制范围为 1～90 mL/h。实际工作中只需选择所需输液的总量及每小时的速率，输液泵便会自动按设定的方式工作，并能自动进行各参数的监控。

（2）滴数控制型输液泵　利用控制输液的滴数调整输入的液体量，可以准确计算滴数，但因滴数的大小受输注溶液的黏度、导管内径的影响，故输入液量不够精确。

（二）输液泵的使用方法

输液泵的种类很多，其主要结构与功能大致相同。现以 JMS-OT-707 型（图 11-2-11）为例简单介绍输液泵的使用方法。

（1）将输液泵固定在输液架上。

（2）接通电源，打开电源开关。

（3）按常规方法排尽输液管内的空气。

图 11-2-11　JMS-OT-707 型输液泵

（4）打开"泵门"，将输液管呈"S"形放置在输液泵的管道槽中，关闭"泵门"。

（5）设定每毫升滴数以及输液量限制。

（6）按常规穿刺静脉后，将输液针与输液泵连接。

（7）确认输液泵设置无误后，按压"开始/停止"键，启动输液。

（8）当输液量接近预先设定的"输液量限制"时，"输液量显示"键闪烁，提示输液结束。

（9）输液结束时，再次按压"开始/停止"键，停止输液。

（10）按压"开关"键，关闭输液泵，打开"泵门"，取出输液管。

（三）使用输液泵的注意事项

（1）护士应了解输液泵的工作原理，熟练掌握其使用方法。

（2）在使用输液泵控制输液的过程中，护士应加强巡视。如输液泵报警，应查找可能的原因，如有气泡、输液管堵塞或输液结束等，并给予及时的处理。

（3）对患者进行正确的指导。

①告知患者，在护士不在场的情况下，一旦输液泵报警，应及时按呼叫器求助护士，以便及时处理出现的问题。

②患者、家属不要随意搬动输液泵，防止输液泵电源线因牵拉而脱落。

③患者输液侧肢体不要剧烈活动，防止输液管道被牵拉脱出。

④告知患者，输液泵内有蓄电池，患者如需如厕，可以打信号灯请护士帮忙暂时拔掉电源线，返回后再重新插好。

（吕胜南）

直通护考

第十二章　静脉输血技术

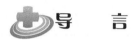

学习目标

1. 能说出静脉输血的目的、血液制品种类、原则、适应证与禁忌证。
2. 能正确进行静脉输血前的准备工作。
3. 能正确运用静脉输血技术。
4. 能正确观察患者出现的输血反应并采取正确的护理措施。

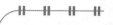

扫码看课件

导　言

　　静脉输血是指将全血或成分血如血浆、红细胞、白细胞或血小板等通过静脉输入体内的方法。静脉输血技术是在临床应用非常广泛的一项操作技术。该技术无论是在血液病的治疗方面，还是在急危重症患者的抢救方面都发挥着重要的作用，特别是对于急救、创伤、贫血及外科手术患者，通过输血可以挽救一个人的生命。现在，静脉输血已经不仅仅是疾病治疗的手段，更是发展为临床输血学这一门新的学科。近几年，随着血液的保存与管理的规范化、血液成分分离技术的先进化及输血器材的改进，静脉输血技术为临床安全、有效、节约用血提供了重要保障。

第一节　概　述

一、静脉输血的目的

（一）补充血容量

　　增加有效循环血量，改善心肌功能和全身血液灌流，提升血压，增加心输出量，促进血液循环。用于血容量减少或休克患者。

（二）纠正贫血

　　增加血红蛋白含量，促进携氧功能。用于血液系统疾病引起的严重贫血和某些慢性消耗性疾病的患者。

（三）补充血浆蛋白

　　增加蛋白质，维持血浆胶体渗透压，减少组织渗出和水肿，保持有效循环血量。用于低蛋白血症以及大出血、大手术的患者。

Note

（四）补充各种凝血因子和血小板

改善凝血功能,有助于止血。用于凝血功能障碍及大出血的患者。

（五）补充抗体、补体等

增强机体免疫力,提高机体抗感染的能力。用于严重感染、免疫力低下的患者。

二、血型及血液制品的种类

（一）血型

1. 血型 指红细胞膜上特异性抗原的类型。根据红细胞表面的凝集原不同,分为以下两种类型。

（1）ABO 血型系统 正常红细胞表面含有 A、B 两种凝集原,根据所含凝集原的不同,将人类血液分为 A、B、AB、O 四种血型。血清中含有的与凝集原相对抗的物质,称为凝集素,分别为抗 A 凝集素、抗 B 凝集素（表 12-1-1）。

表 12-1-1　ABO 血型系统

血型	凝集原	凝集素	血型	凝集原	凝集素
A	A	抗 B	O	无	抗 A,抗 B
B	B	抗 A	AB	A,B	无

（2）Rh 血型系统 通常将红细胞表面含有 D 抗原者称为 Rh 阳性;而红细胞表面缺乏 D 抗原者称为 Rh 阴性。在我国汉族及大多数少数民族人中 Rh 阳性血型约占 99.7%。Rh 阴性者不能接受 Rh 阳性者血液,因为 Rh 阳性血液中的抗原将刺激 Rh 阴性人体产生 Rh 抗体。如果再次输入 Rh 阳性血液,即可导致输血反应的发生。

2. 交叉配血试验 输血前不仅要监测受血者和献血者的血型是否相同,还要做交叉配血试验（表 12-1-2）,监测两者之间是否有不相容的抗体。

表 12-1-2　交叉配血试验

试 验 对 象	直接交叉配血试验	间接交叉配血试验
供血者	红细胞	血清
受血者	血清	红细胞

（1）直接交叉配血试验 供血者红细胞和受血者血清之间进行配合试验。目的是检测受血者血清中是否有破坏供血者红细胞的抗体。

（2）间接交叉配血试验 受血者红细胞和供血者血清之间进行配合试验。目的是检测供血者血清中是否有破坏受血者红细胞的抗体。

（二）血液制品

目前临床常用的血液制品的种类包括全血、成分血以及其他血液制品。护士应根据患者的病情,遵医嘱为患者输入合适的血液制品。

1. 全血 全血指采集的血液未经任何加工而全部保存备用的血液。全血可分为新鲜血和库存血两大类。

（1）新鲜血 指在 2~6 ℃保存 5 天内的酸性枸橼酸盐葡萄糖全血或保存 10 天内的枸橼酸盐葡萄糖全血。新鲜血保留了血液中原有的各种成分,可以补充各种血细胞、凝血因子和血小板。新鲜血适用于血液病患者。

（2）库存血　指在 2～6 ℃保存 2～3 周的全血。随着保存时间的延长，库存血中的葡萄糖分解，乳酸增高，血液 pH 逐渐下降，酸性增强。同时因白细胞、血小板和凝血因子等成分破坏较多，细胞内钾离子释放，使血浆钾离子浓度升高。因此，大量输注库存血时要防止酸中毒和高血钾的问题。库存血适用于各种原因引起的大出血者。

2. 成分血　成分血是指将全血中血液成分分离而制成的血液制剂与单采成分血的总称。因成分血的纯度高、针对性强、不良反应发生率低，并且可一血多用，是目前临床常用的输血类型。常用的成分血包括以下几种。

（1）血浆　全血经分离后得到的液体部分。主要成分是血浆蛋白，不含血细胞，无凝集原。

①新鲜冰冻血浆：全血采集后的 6～8 h 内分离出血浆，在 −18 ℃条件下保存，保质期为 1 年的血浆。适用于血容量及血浆蛋白较低的患者。使用前须在 37 ℃水浴中融化，并于 24 h 内输入，以免纤维蛋白原析出。适用于凝血因子缺乏的患者。

②冰冻血浆：保存时间超过 1 年的新鲜冰冻血浆，或超过保质期 5 天以内的全血分离出血浆后保存在 −18 ℃以下的环境下，保质期为 4 年的血浆。此血浆保存时间长，凝血因子 V 和凝血因子 Ⅷ破坏较多，适用于缺乏除凝血因子 V 和 Ⅷ以外的凝血因子的患者。

（2）红细胞：可增加血液的携氧能力，用于贫血患者以及失血多的手术患者。

①浓缩红细胞：新鲜血经离心或沉淀去除血浆后的剩余部分，在 2～6 ℃环境下保存。适用于携氧功能缺陷和血容量正常的贫血患者。

②洗涤红细胞：红细胞经生理盐水洗涤数次后，再加适量生理盐水制成。2～6 ℃条件下保存时间不超过 24 h。洗涤红细胞去除 99% 血浆、90% 白细胞及大部分血小板，含抗体物质少，适用于器官移植术后患者及免疫性溶血性贫血患者。

③红细胞悬液：去除血浆后的红细胞加入等量红细胞保存液制成，在 2～6 ℃条件下保存。适用于战地急救及中小手术者。

（3）白细胞浓缩悬液　新鲜全血离心后所取的白膜层。在 4 ℃条件下保存，48 h 内有效。用于粒细胞缺乏伴严重感染的患者。

（4）浓缩血小板　新鲜全血离心所得，在 20～24 ℃条件下保存，保存期为 24 h。用于血小板减少或功能障碍性出血的患者。

3. 其他血液制品

（1）白蛋白制剂　从血浆中提取制成，能提高机体血浆蛋白及胶体渗透压。在 2～6 ℃条件下保存，有效期为 5 年，临床上常用白蛋白浓度为 20%～25%。用于治疗低蛋白血症的患者，如外伤、肝硬化、肾病及烧伤等。

（2）免疫球蛋白制剂　静脉注射用免疫球蛋白用于免疫抗体缺乏的患者，预防和治疗病毒、细菌感染性疾病等。特异性免疫球蛋白是从含有高效价的特异性抗体的血浆中提纯制备的，如抗破伤风、抗狂犬病、抗乙型肝炎和抗 Rh 免疫球蛋白等。

（3）凝血因子制剂　如纤维蛋白原、凝血酶原复合物、冷沉淀凝血因子等。可以补充相应缺乏的凝血因子，促进凝血过程，防止出血，适用于各种原因引起的凝血因子缺乏的出血性疾病。

三、常见输血反应及其护理

患者在输血过程中或结束后，可能会出现输血反应，严重的输血反应会危及患者的生命。因此，护士在为患者进行输血治疗时，必须要严格执行无菌技术操作原则，并严密观察病情变化,及时发现异常表现,采取有效的措施处理各种输血反应。

（一）发热反应

发热反应是输血过程中最常见的输血反应。

1. 原因

（1）输入致热原。如血液制品、保养液或输血用具被致热原污染。

（2）多次输血导致抗原抗体反应。多次输血后受血者血液中产生白细胞和血小板抗体,当再次输血时,受血者体内产生的抗体与供血者的白细胞和血小板发生免疫反应,引起发热。

（3）输血时没有严格遵守无菌技术操作原则,血液制品或输血用具被细菌污染。

2. 临床表现　可发生在输血过程中或输血后 1～2 h 内,患者先出现发冷、寒战,继之出现高热,体温可达 38～41 ℃,可伴有皮肤潮红、恶心、呕吐、头痛、肌肉酸痛等全身症状,一般不伴有血压下降。轻者发热持续 1～2 h 即可缓解,体温逐渐恢复正常。

3. 护理

（1）预防　严格执行无菌操作,严格管理血液保养液和输血用具,避免被致热原污染。

（2）处理　①对症处理。反应轻者减慢输血速度,症状可以自行缓解;反应重者应立即停止输血,密切观察生命体征,及时通知医生给予处理,寒战者注意保暖,高热者可给予物理降温。②遵医嘱给予解热镇痛药和抗过敏药,如异丙嗪或肾上腺皮质激素等。③将使用过的输血器、剩余血液连同储血袋一并送检,以查明原因。

（二）过敏反应

1. 原因

（1）患者自身为过敏体质,对某些物质易引起过敏反应。输入血液中的异体蛋白质与患者机体的蛋白质结合形成全抗原而使机体致敏。还见于多次输血者,当再次输血时,因抗原抗与体相互作用导致过敏反应的发生。

（2）输入的血液中含有致敏物质,如供血者在采血前服用过可致敏的药物或进食了可致敏的食物。

（3）供血者血液中的变态反应性抗体随血液传给受血者,一旦与相应的抗原接触,即可发生过敏反应。

2. 临床表现　过敏反应大多发生在输血后期或即将结束输血时,病情的严重程度通常与症状出现的早晚有关。症状出现越早,反应越严重。

（1）轻度反应　输血后出现皮肤过敏反应,如皮肤瘙痒或荨麻疹。

（2）中度反应　出现血管神经性水肿,多见于颜面部,表现为眼睑、口唇高度水肿,严重者可发生喉头水肿,表现为呼吸困难、口唇发绀等症状,两肺可闻及哮鸣音。

（3）重度反应　发生过敏性休克。

3. 护理

（1）预防　①正确管理血液制品;②选用无过敏史的供血者;③供血者在采血前 4 h 内不宜吃高蛋白和高脂肪的食物,宜用清淡饮食或饮糖水;④对有过敏史的患者,输血前根据医嘱给予抗过敏药物。

（2）处理　①轻度过敏反应者,减慢输血速度,给予抗过敏药物,如苯海拉明、异丙嗪或地塞米松,用药后症状可缓解;②中、重度过敏反应者,应立即停止输血,通知医生,遵医嘱皮下注射 1∶1000 肾上腺素 0.5～1 mL 或静脉滴注氢化可的松或地塞米松等抗过敏

294

药物;③密切观察病情变化,监测生命体征;④若患者出现呼吸困难,应给予氧气吸入,严重喉头水肿者行气管切开,循环衰竭者给予抗休克治疗。

(三) 溶血反应

溶血反应是最严重的输血反应,指受血者或供血者的红细胞发生异常破坏或溶解引起的一系列临床症状。

1. 原因

(1) 输入异型血　供血者和受血者血型不符而造成血管内溶血向血管外溶血的演变,反应发生快,一般输入 10～15 mL 血液即可出现症状,后果严重,死亡率高。

(2) 输入变质血　输血前血液制品因储存过久、保存温度过高、血液被剧烈振荡、血液内加入溶液或药物等原因,导致红细胞在输血前已被破坏溶解。

(3) Rh 血型系统不合　当 Rh 阴性者第一次输入 Rh 阳性的血液时,患者不会发生溶血反应,但 2～3 周后患者体内会产生抗 Rh 阳性抗体。当再次输入 Rh 阳性的血液后,抗原与抗体相互作用就会发生溶血反应。人群中 Rh 阳性者居多,该原因导致的溶血反应比较少见,且发生时间多为输血后数小时甚至数天后,症状较轻,出现低热或伴乏力、血胆红素升高等。

2. 临床表现　症状轻者与发热反应相似,反应重者在输入 10～15 mL 血液时即可出现症状。通常可将溶血反应的临床表现分为以下三个阶段。

(1) 第一阶段　受血者血清中的凝集素与输入血中红细胞表面的凝集原发生凝集反应,使红细胞凝集成团,阻塞部分小血管。患者出现小血管被堵塞的症状,如头部胀痛,面部潮红、恶心、呕吐,心前区压迫感,四肢麻木,腰背部剧烈疼痛等。

(2) 第二阶段　凝集的红细胞随后发生溶解,大量血红蛋白释放到血浆中,出现黄疸和血红蛋白尿,同时伴有寒战、高热、呼吸困难、发绀和血压下降等症状。

(3) 第三阶段　患者出现急性肾衰竭,表现为少尿或无尿,管型尿和蛋白尿等。原因有两点:①大量血红蛋白从血浆进入肾小管,遇酸性物质后形成结晶,阻塞肾小管;②由于抗原、抗体的相互作用,引起肾小管内皮缺血、缺氧而坏死脱落,进一步加重了肾小管阻塞。

3. 护理

(1) 预防　①认真做好血型鉴定与交叉配血试验;②增强工作责任心,输血过程中始终认真执行查对工作,杜绝差错事故的发生;③严格遵守血液保存规则,避免血液变质。

(2) 处理　①立即停止输血,建立静脉通道,并通知医生给予处理。②给予氧气吸入,遵医嘱给予升压药或其他药物治疗。③将剩余血液、患者血标本和尿标本送化验室进行检验。④保护肾脏:双侧腰部封闭并用热水袋热敷双侧肾区,解除肾小管痉挛。⑤碱化尿液:静脉注射碳酸氢钠,减少血红蛋白在酸性环境下形成结晶,避免阻塞肾小管。⑥严密观察生命体征和尿量,做好记录。若发生肾衰竭,行腹膜透析或血液透析治疗。⑦若出现休克症状,进行抗休克处理。⑧心理护理:安慰患者,缓解其紧张、恐惧心理。

(四) 与大量输血有关的反应

大量输血是指在 24 h 内紧急输血量相当于或大于患者总血量。常见的与大量输血有关的反应包括循环负荷过重、出血倾向及枸橼酸钠中毒等。

1. 循环负荷过重　即肺水肿,其原因、临床表现和护理同静脉输液反应。

2. 出血倾向

(1) 原因　长期反复输入库存血,由于库存血中的血小板破坏较多,凝血因子减少而引起出血。

（2）临床表现　表现为皮肤、黏膜淤点、淤斑，手术伤口渗血、穿刺部位可见大块淤血斑。

（3）护理　①密切观察患者的意识、生命体征变化，注意皮肤、黏膜或手术伤口有无出血；②严格掌握输血量，每输库存血 3～5 个单位，应补充 1 个单位的新鲜血；③根据凝血因子缺乏情况补充相关的成分血。

3. 枸橼酸钠中毒反应

（1）原因　大量输血时，导致大量枸橼酸钠进入体内，如果患者的肝功能受损，使枸橼酸钠不能完全氧化和排出，与血中的游离钙结合使血钙浓度下降。

（2）临床表现　患者出现低血钙症，表现为手足抽搐，血压下降，心率缓慢。心电图出现 QT 间期延长，甚至心搏骤停。

（3）护理　遵医嘱每输库存血 100 mL，静脉注射 10％葡萄糖酸钙或 10％氯化钙 10 mL，以补充钙离子，防止出现低血钙症。

（五）其他

1. 输血相关传染病　通过输血传播的疾病包括艾滋病、乙型肝炎和丙型肝炎等疾病。应规范采供血和血液制品制备的操作规程；严格血液筛查；严格掌握输血适应证，提倡自体输血和成分输血等。

2. 其他问题　在输血过程中，患者可能出现空气栓塞，细菌污染反应，体温过低等问题。要严格把握采血、储血和输血操作的各个环节，操作中严格进行无菌操作等。

第二节　静脉输血技术

案例引导

患者，赵某，女，25 岁，因车祸导致开放性骨折大出血急诊入院。入院时，患者面色苍白，脉细弱，四肢厥冷，血压 70/45 mmHg。医嘱：立即输血，准备手术。在输血即将结束时，患者出现呼吸困难，皮肤发痒，荨麻疹，眼睑水肿。作为责任护士，请完成以下任务：

（1）遵医嘱为该患者建立静脉通道，进行静脉输血治疗。

（2）根据该患者出现的情况，采取正确的护理措施。

一、静脉输血的原则

1. 做好血型鉴定工作　输血前必须做血型鉴定及交叉配血试验。

2. 同型血液输注原则　无论患者输入何种血液制品，都需要输入同型血液。在紧急情况下，如无同型血，可用 O 型血输给患者。但在这种特殊情况下，一次输入的血量一般不超过 400 mL，且输入速度要慢。

3. 再次输血做好交叉配血试验　若患者需要再次输血时，必须重新做交叉配血试验,以排除体内已经产生抗体的情况。

4. 提倡成分输血　成分输血是目前医院应用最广泛的输血方法。

二、静脉输血的适应证与禁忌证

（一）静脉输血的适应证

1. 各种原因引起的大出血　静脉输血主要的适应证。当一次出血量在 500～800 mL 时,需要立即输血。

2. 贫血或低蛋白血症　通过输入全血或红细胞纠正贫血;通过输入血浆、白蛋白液纠正低蛋白血症。

3. 严重感染　通过输入新鲜血给患者补充抗体、补体,增强机体抗感染能力。切忌使用库存血。

4. 凝血功能障碍　通过输入新鲜血或成分血,如血小板、凝血因子等,改善患者的凝血功能。

（二）静脉输血的禁忌证

急性肺水肿、充血性心力衰竭、肺栓塞、恶性高血压、真性红细胞增多症、肾功能极度衰竭及对输血有变态反应者。

三、静脉输血技术

静脉输血技术目前临床均采用密闭式输血法,包括直接输血技术、间接输血技术,以间接输血技术更为常用。

（一）输血前的准备工作

1. 备血　填写输血申请单,抽取 2 mL 血标本送血库做血型鉴定及交叉配血试验。严禁同时采集两位患者的血标本,以免混淆。

2. 取血　根据输血医嘱,凭提血单到血库取血,与血库人员做好"三查八对"。三查:血液的有效期、血液质量、输血装置是否完好。八对:患者床号、姓名、住院号、血袋（瓶）号、血型、交叉配血试验结果、血液制品种类及剂量。

3. 取血后　勿振荡,以防止红细胞破坏引起溶血反应;勿加热,可在室温下放置 15～20 min 后再使用,以防止血浆蛋白凝固变性引起输血反应;血液制品中不允许加入任何药物,以防止血液变质,取回的血液在 4 h 内输完。

4. 核对　输血前,必须由两名护士进行双人核对,确认无误后方可输血。

5. 知情同意　输血前,患者或家属在充分了解输血的潜在危害后,有拒绝输血的权利。如果同意输血,必须填写"输血治疗同意书",由患者或家属、医生分别签字后方可施行输血治疗。

（二）静脉输血技术

1. 目的　详见静脉输血目的。

2. 操作

【评估】

（1）患者病情、治疗情况、心肺功能。

（2）患者血型、输血史及过敏史,血液制品种类和量。

（3）穿刺部位皮肤、血管状况,血管选择避开破损、发红、硬结、皮疹等部位。一般多

297

采用四肢浅静脉,紧急情况输血时多采用肘部静脉;周围循环衰竭时,采用颈外静脉或锁骨下静脉。

(4)患者心理状态及对输血相关知识的了解程度。

【计划】

(1)护士准备　着装整齐,修剪指甲,洗手,戴口罩。

(2)用物准备

①间接静脉输血技术:同密闭式输液法,将一次性输液器换为一次性静脉输血器(滴管内有滤网,可过滤较大的细胞碎屑和纤维蛋白颗粒,但可使血细胞、血小板、凝血因子等通过,输血器穿刺针头为9号针头)。

②直接静脉输血技术:同静脉注射,另备50 mL注射器及针头数个(根据输血量多少而定)、3.8%枸橼酸钠溶液、血压计袖带。

③生理盐水、血液制品(根据医嘱准备)、一次性手套。

(3)患者准备　了解静脉输血的目的、方法、注意事项和配合要点;排空大小便,取舒适卧位。

(4)环境准备　环境整洁、安静、舒适、安全。

【实施】

静脉输血技术的操作步骤见表12-2-1。

表 12-2-1　静脉输血技术的操作步骤

操 作 步 骤	要点与说明
★间接输血技术	·将抽出的供血者的血液保存在血袋中,按静脉输液法输给患者
1. 再次核对　备齐用物携至患者床旁,两名护士进行"三查八对",核对无误后签名	·避免差错事故的发生
2. 建立静脉通道	·输血前先输入少量生理盐水,建立输血通道
3. 摇匀血液　以轻轻旋转手腕的动作,将血袋内的血液摇匀	·避免剧烈振荡,防止红细胞被破坏引起溶血反应
4. 连接血袋进行输血　戴手套,打开储血袋封口,常规消毒或用安尔碘消毒开口处塑料管,将输血器针头从生理盐水瓶上拔下,插入输血器的输血接口,缓慢将储血袋挂于输液架上	·戴手套保护医护人员安全 ·输血袋若为双插头,用锁扣锁住生理盐水通路(或用止血钳夹住生理盐水通路),打开另一输血通路开始输血
5. 操作后再次查对	·核对患者床号、姓名、腕带信息、血型、血液有效期、交叉配血试验结果以及血液质量
6. 调节滴速　开始输入时速度宜慢,观察15 min,如无不良反应后再根据病情及年龄调节滴速	·开始滴速不要超过20滴/分,成人一般40~60滴/分,儿童酌减,年老体弱、心肺功能不全或严重贫血的患者,速度宜慢

静脉输血
操作视频

续表

操　作　步　骤	要 点 与 说 明
7. 操作后处理 （1）协助患者取舒适卧位 （2）整理床单位，将呼叫器放于患者易取处 （3）整理用物 （4）洗手 （5）记录	·在输血记录单上记录输血开始时间、滴速、患者情况并签全名
8. 巡视观察　在输血时，严密观察病情变化，若发现输血反应，及时采取措施护理患者	·增强工作责任心，观察有无输血反应
9. 续血处理　当患者连续输血时，应在上一袋血即将输尽时，输入少量生理盐水冲洗输血器，再接下一袋血	·两袋血之间输入生理盐水冲洗是为了避免两袋血之间发生不良反应
10. 冲管拔针　在全部血液输入后，用上述方法继续滴入生理盐水，直到将输血器内的血全部输入体内后拔针，嘱患者按压穿刺点至不出血为止	·确保输血器内的血全部输入体内，保证输血量准确 ·拔针后按压穿刺点至不出血为止
11. 整理记录 （1）整理床单位 （2）整理用物 （3）洗手 （4）记录	·针头剪下放入锐器盒中，避免针刺伤的发生 ·输完的血袋要保留，以备出现输血反应时查找原因 ·记录的内容包括输血时间、血量、血液制品种类、血型、血袋号、有无输血反应
★直接输血技术	·抽出供血者的血液后直接输给受血者。该方法适用于患者急需输血而无库存血时或婴幼儿少量输血时
1. 安置卧位　供血者和受血者分别躺在相邻的两张床上，各自露出一侧肢体	
2. 认真核对　查对供血者和受血者的姓名、血型及交叉配血试验结果	·严格执行查对制度，避免差错事故发生
3. 抽取抗凝剂　用备好的注射器抽取一定量的抗凝剂	·一般 50 mL 血液中需加入 3.8% 枸橼酸钠溶液 5 mL，避免抽出的血液凝固
4. 抽、输血液 （1）将血压计袖带缠于供血者上臂并充气，压力维持在 100 mmHg 左右 （2）选择穿刺静脉，常规消毒皮肤 （3）用备好的加入抗凝剂的注射器抽取供血者的血液，之后立即进行静脉穿刺，按照静脉注射的方法，将血液输入受血者体内	·使静脉充盈，易于操作 ·一般选择粗大静脉，常用肘正中静脉 ·抽、输血液时需三人配合：一人抽血，一人传递血，另一人行静脉注射，将抽出的血液给患者输注，如此连续进行 ·抽、输血液时速度不可过快，严密观察患者病情变化，询问是否有不适 ·连续抽血更换注射器时，放松袖带，用手压迫穿刺点前端静脉，不用更换针头

续表

操 作 步 骤	要点与说明
5. 按压拔针　输血完毕,拔出针头,用无菌纱布块按压穿刺点至不出血为止	
6. 整理记录 (1) 协助患者取舒适卧位 (2) 整理床单位、整理用物 (3) 洗手 (4) 记录	·按医疗垃圾处理规定处理用物,避免交叉感染 ·记录的内容包括输血时间、血量、血型、有无输血反应

【评价】

(1) 护士操作方法正确、规范,患者无输血反应发生。

(2) 患者知晓静脉输血的目的,能配合操作过程,无不良反应的发生。

【注意事项】

(1) 采集血标本时做到"一人一次一管"。严禁同时采集两位患者的血标本,以免混淆。

(2) 在取血和输血过程中,要严格执行无菌操作及查对制度。在输血前,一定要由两名护士再次查对医嘱、血型、交叉配血试验结果,避免差错事故的发生。

(3) 库存血输入前应认真检查血液质量。正常库存血分上、下两层,上层血浆呈淡黄色半透明,下层血细胞呈均匀暗红色,两层界限清楚,无凝块。如血细胞呈暗紫色,血浆变红或暗灰色,有混浊,血浆与血细胞界限不清或有明显凝血块等,则说明血液变质,不能输入。

(4) 输血前后及输两袋血之间,应输入少量生理盐水,以防发生不良反应。输入血液内不可随意加入其他药品,如钙剂、酸性及碱性药品、高渗或低渗液体,以防血液凝集或溶解。

(5) 从血库取出的血应在 30 min 内输入,并在 4 h 内输完。

(6) 同时输入多种血液制品时,输注的顺序是先输入成分血,之后输入新鲜血,最后输入库存血。

(7) 输血过程中,一定要加强巡视,观察有无输血反应的征象,并询问患者有无任何不适反应。一旦出现输血反应,应立刻停止输血,并按输血反应进行处理。

(8) 对急症输血或大量输血患者可行加压输血,输血时可直接挤压血袋或应用加压输血器等。加压输血时,护士须在床旁守护,输血完毕及时拔针,避免发生空气栓塞反应。

(9) 输完的血袋送回输血科保留 24 h,以备患者在输血后发生输血反应时检查和分析原因。

【健康教育】

(1) 向患者介绍有关血型的知识以及做交叉配血试验的意义。

(2) 向患者介绍输血的适应证和禁忌证。

(3) 向患者介绍常见输血反应的症状和防治方法。当患者出现不适症状时,应及时告知护士,以便得到及时处理。

四、成分输血和自体输血

（一）成分输血

1. 概念　成分输血是指根据患者的需要,使用血液分离技术,将新鲜血液快速分离成各种成分,根据患者病情需要,输入一种或多种成分。一个国家成分输血所占比例是输血治疗现代化的重要标志,国际上成分输血的比例已经达 90% 以上,该输血方式也是目前我国临床常用的输血类型,临床上 80% 以上的患者只需输注一种或两种血液成分。这种输血方法,可以节约血液资源,起到一血多用的作用,满足不同患者的治疗需求;血液制品有效成分浓度与纯度高,疗效好,能最大限度地降低输血反应的发生和疾病的传播;成分血便于保存,如新鲜冰冻血浆、冷沉淀物可以保存 1 年,使用十分方便。

2. 成分输血的特点

（1）成分血中单一成分少而浓度高,除红细胞制品以每袋 100 mL 为一单位外,其余制品,如白细胞、血小板、凝血因子等均以每袋 25 mL 为一单位。

（2）成分输血每次输入量为 200～300 mL,即需要 8～12 单位(袋)的成分血。

3. 成分输血的注意事项

（1）成分输血时,由于一次输入多个供血者的成分血,因此在输血前应根据医嘱给予患者抗过敏药物,以减少过敏反应的发生。

（2）某些成分血,如白细胞、血小板等,存活期短,为确保成分输血的效果,以新鲜血为宜,且必须在 24 h 内输入体内(从采血开始计时)。

（3）除白蛋白制剂外,其他各种成分血在输入前均需进行交叉配血试验。

（4）由于一袋成分血液只有 25 mL,几分钟即可输完,故成分输血时,护士应全程守护在患者身边,进行严密的监护,不能擅自离开患者,以免发生危险。

（5）如患者同时输入多种成分血,应先输入血小板和含凝血因子的血液制品;如患者在输成分血的同时,还需输全血,则应先输成分血,后输全血,以保证成分血能发挥最好的效果。

（二）自体输血

1. 概念　自体输血是指采集患者体内血液或手术中收集自体失血,经过洗涤、加工在术后或需要时再输回给患者本人的一种临床输血方式。自体输血是最安全的输血方法。

2. 优点

（1）无须做血型鉴定和交叉配血试验,不会产生免疫反应,避免出现因免疫反应而导致患者出现溶血、发热和过敏反应等问题。

（2）节约用血,弥补血源不足,缓解血源紧张的矛盾,解决稀有血型患者的输血困难。

（3）避免了因输血而引起艾滋病、肝炎及其他血源性疾病的传播。

（4）术前实施的多次采血,能刺激骨髓造血干细胞分化,增加红细胞生成,促进患者术后造血,有利于身体康复。

3. 适应证与禁忌证

（1）适应证　①胸腔或腹腔内出血,如脾破裂、异位妊娠破裂出血;②估计出血量在1000 mL 以上的大手术,如肝叶切除术;③手术后引流血液回输,一般仅能回输术后 6 h内的引流血液;④体外循环或深低温下进行的心内直视手术;⑤患者血型特殊,难以找到供血者时。

（2）禁忌证　①胸腹腔开放性损伤达4h以上者；②凝血因子缺乏者；③合并心脏病阻塞性肺部疾患或原有贫血的患者；④血液在术中受胃肠道内容物污染；⑤血液可能受癌细胞污染者；⑥患脓毒血症和菌血症者。

4. 形式　自体输血有储存式自体输血、稀释式自体输血、回收式自体输血三种形式。

（1）储存式自体输血　也称"预存式自体输血"，是指术前采集患者全血或血液成分并加以储存，需要时再回输给患者的输血方法。一般于手术前3～5周开始，每周或隔周采血一次，直至手术前3天为止。

（2）稀释式自体输血　术前采集患者的血液，在术中或术后按先采集的血液先回输的原则输给患者本人。于手术日手术开始前采集患者血液，并同时自静脉输入等量的晶体或胶体溶液，使患者的血容量保持不变，并降低了血中的红细胞比容，使血液处于稀释状态，减少了术中红细胞的损失。

（3）回收式自体输血　用血液回收装置，将患者体腔积血、手术失血及术后引流血液进行回收、抗凝、过滤及洗涤等处理，再回输给患者。多用于肝脾破裂、输卵管破裂，血液流入腹腔6h内无污染或无凝血者。自体失血回输的总量应限制在3500 mL以内，大量回输自体血时，应适当补充新鲜血浆和血小板。

（马春丽）

稀有血型及
输血途径

直通护考

Note

第十三章 泌尿道护理技术

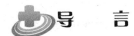 学习目标

1. 能叙述排尿有关的解剖和生理、尿液观察的主要内容；影响排尿的因素、导致排尿异常的原因；留置导尿术患者的护理要点。
2. 能说出多尿、少尿、无尿、膀胱刺激征、尿潴留、尿失禁、导尿术的定义。
3. 能运用护理程序为患者实施导尿术、留置导尿术；对排尿异常的患者进行护理。对排尿异常及留置导尿术的患者进行健康教育。

导 言

肾脏是人体的主要排泄器官之一，它的基本功能是生成尿液，借以清除体内代谢产物及某些废物、毒物，同时经重吸收功能保留水分及其他有用物质，以调节水电解质及酸碱平衡。

正常情况下，排尿受意识的控制，是无痛、无障碍的，可自主随意地进行。许多因素可直接或间接地影响人体的排尿活动。因此，护士应掌握与排尿有关的护理知识和技术，指导、帮助患者维持正常的排尿功能，满足其生理的需要。

第一节 排尿活动的评估

 案例引导

王先生，55岁，晚上请朋友在家中聚会，酒后5h后有尿意，但排尿困难，自觉腹痛难忍，被家人紧急送入医院。检查结果如下。

一般状态：意识清楚，体态肥胖，有烟酒史，饮食睡眠不规律。

腹部查体：下腹膨隆，叩诊呈实音，有压痛。

问诊：患者近期有尿频、尿急、尿痛及会阴部不适的症状，排尿困难，尿不尽，尿线变细，偶有乏力，易疲劳。患者因事业有成，工作繁忙，对身体状况非常不在意，而且羞于咨询专业医务人员。

作为责任护士，请完成以下任务：

(1) 全面评估王先生个体排尿形态。

(2) 请为王先生实施有关护理技术。

一、排尿的评估

排尿是人的基本生理需要。泌尿系统产生的尿液可将人体代谢的终末产物、过剩盐类、有毒物质和药物排出体外,同时调节水电解质及酸碱平衡,维持人体内环境的相对稳定。在正常情况下,当膀胱内尿液达到一定量时,会引起反射性排尿。当排尿功能发生障碍时,个体的身心健康将会受到影响。因此,维持泌尿系统的正常生理功能,帮助排尿异常的患者排除障碍,恢复良好功能,是护士重要的职责。

(一)泌尿系统的结构与功能

1. 肾脏 肾为成对的实质性器官,左右各一,形似蚕豆,位于腹膜后脊柱两侧的脂肪囊中,右肾位置略低于左肾。肾脏的主要生理功能是产生尿液、排泄人体新陈代谢的终末产物(如尿素、肌酐、尿酸等含氮物质)、过剩盐类、有毒物质和药物。同时调节水电解质及酸碱平衡,从而维持人体内环境的相对稳定。此外,肾脏还是一个内分泌器官,可合成和分泌促红细胞生成素、前列腺素和激肽类物质等。

2. 输尿管 输尿管是一对细长的肌性管道,起于肾盂,在腹膜后沿腰大肌前面下行,到小骨盆上口越过髂总动脉分叉处,进入盆腔,在膀胱底斜穿膀胱壁,开口于膀胱底内面的输尿管口。输尿管长 25~30 cm。输尿管的生理功能是通过输尿管平滑肌每分钟 1~5 次的蠕动刺激和尿液的重力作用,将尿液由肾脏输送至膀胱,此时尿液是无菌的。

3. 膀胱 膀胱为储存尿液的有伸展性的囊状肌性器官,位于小骨盆内、耻骨联合的后方。其形状、大小、位置均随尿液充盈的程度而变化。膀胱的肌层由三层纵横交错的平滑肌组成,称为膀胱逼尿肌,排尿活动需靠此肌肉收缩来协助完成。一般膀胱内储存的尿液达到 300~500 mL 时,才会产生尿意。膀胱的主要生理功能是储存和排泄尿液。

4. 尿道 尿道是尿液排出体外的通道,起自膀胱内称为尿道内口,末端直接开口于体表称为尿道外口。男、女性尿道有很大差别。男性尿道长 18~20 cm,有三个狭窄部位,即尿道内口、膜部和尿道外口;两个弯曲,即耻骨下弯和耻骨前弯。耻骨下弯固定无变化,而耻骨前弯则随阴茎位置的不同而变化,如将阴茎向上提起,耻骨前弯即可消失。女性尿道长 3~5 cm,女性尿道较男性尿道宽、直且短,后方又邻阴道和肛门,故容易引起逆行尿路感染。尿道的主要生理功能是将尿液从膀胱排出体外。男性尿道具有排尿与排精的功能。

(二)排尿的评估内容

1. 尿量和排泄次数 尿量是反应肾脏功能的重要指标之一。一般成人 24 h 的尿量为 1000~2000 mL,平均为 1500 mL。日间排尿 4~6 次,夜间 0~1 次,每次 200~400 mL。尿量和排尿次数受可随饮水量和肾外排泄量(如消化道、汗腺)的多少而有所波动,如饮水量超过正常,尿量和次数随之增加;外界温度升高或剧烈运动时,大量水分随汗液排出,尿量和次数即减少。

2. 尿液的颜色 正常新鲜尿液呈淡黄色或深黄色,尿液的颜色与尿量、酸碱度、摄入的食物、服用的药物等有关。当尿液浓缩时,可见量少色深,如进食大量胡萝卜或服用核黄素,尿液的颜色呈深黄色。在病理情况时,尿液的颜色可有以下变化。

(1)血尿 尿液中含有红细胞,可分为镜下血尿和肉眼血尿。除镜下血尿颜色正常外,肉眼血尿根据出血量多少而呈淡红色云雾状、洗肉水样或混有血凝块。见于泌尿系统肿瘤、急性肾小球肾炎、输尿管结石及感染。

(2)血红蛋白尿 血管内溶血时,大量红细胞在血循环中被破坏,形成血红蛋白尿,尿液呈浓红茶色、酱油色,隐血试验呈阳性反应。见于蚕豆病、阵发性睡眠性血红蛋白尿症及血型不合的输血反应等。

（3）胆红素尿　尿液呈深黄色或黄褐色。见于阻塞性黄疸和肝细胞性黄疸。

（4）乳糜尿　尿液中含有淋巴液,呈乳白色。见于丝虫病。

3. 透明度　正常新鲜尿液澄清、透明,放置后可发生混浊,这是由于尿素被细菌分解放出氨,尿变成碱性,使原来已溶解的磷酸盐被析出而沉淀。新鲜尿液发生混浊有以下原因。

（1）尿液含有大量尿盐时,冷却后,可发生尿液混浊,但此种尿液经加热、加酸或加碱后,尿盐溶解,尿液即可澄清。

（2）尿液中含有大量脓细胞、红细胞、上皮细胞、细菌或炎性渗出物时,新鲜尿液即呈白色絮状混浊,此种尿液在加热、加酸或加碱后,其混浊度不变,见于尿路感染。

4. 酸碱反应　正常人尿液 pH 为 4.5～7.5,平均为 6,呈弱酸性。饮食的种类可影响尿液的酸碱性,如进食大量蔬菜时,尿液可呈碱性,进食大量肉类时,尿液可呈酸性。严重呕吐患者的尿液可呈强碱性。

5. 比重　在正常情况下,成人尿比重为 1.015～1.025,尿比重的高低主要取决于肾脏的浓缩功能。一般情况下,尿比重与尿量成反比。若尿比重经常固定于 1.010 左右,提示肾功能严重障碍。

6. 气味　正常新鲜尿液无特异气味。尿液久置后,因尿素分解产生氨,故有氨臭味。当膀胱有炎症时,尿液未排出即已分解,故新鲜尿液具有氨臭味。糖尿病酮症酸中毒时,因尿中含有丙酮,故有烂苹果气味。

（三）影响排尿因素的评估

在正常情况下,个体排尿活动受意识控制,无痛苦,无障碍。但有许多因素可影响排尿的进行。

1. 心理因素　排尿受大脑皮层的控制,心理因素对正常排尿有很大的影响。如过度的焦虑和紧张,会促使排尿,出现尿频、尿急,但有时也会抑制排尿而出现尿潴留。排尿还受暗示的影响,任何听觉、视觉或其他身体感觉的刺激均可诱发排尿,如有的人听见流水或"嘘嘘"声就想排尿。

2. 个人习惯　大多数人在潜意识里会形成一些排尿时间的习惯,如早晨起床第一件事是排尿,晚上就寝前也要排空膀胱。而儿童期的排尿训练对成年后的排尿形态也有影响。排尿的姿势、时间是否充裕及环境是否合适也会影响排尿的完成。

3. 环境因素　排尿应该在隐蔽的环境中进行。当个体的隐私得不到充分保护时,就会产生许多压力,而影响正常的排尿。

4. 液体和饮食的摄入　影响体液的其他因素不变,液体的摄入量直接影响尿量和排尿的次数,摄入多,尿量就多。摄入液体的种类也影响排尿,如咖啡、茶、含糖类饮料有利尿作用。饮用含盐较高的饮料或食物则会造成水钠潴留,使尿量减少。

5. 气候变化　夏季炎热,身体出汗量大,体内水分减少,血浆晶体渗透压升高,可引起抗利尿激素分泌增多,促进肾脏的重吸收功能,导致尿液浓缩和尿量减少;冬季寒冷,身体外周血管收缩,循环血量增加,体内水分相对增多,反射性地抑制抗利尿激素的分泌,而使尿量增加。

6. 治疗及检查　外科手术、外伤可导致失血、失液,若补液不足,机体处于脱水状态,尿量减少。手术中使用麻醉剂可干扰排尿反射,改变患者的排尿形态,导致尿潴留。

因外科手术或外伤使输尿管、膀胱、尿道肌肉损伤而失去正常功能，不能控制排尿，发生尿潴留或尿失禁。某些诊断性检查前要求患者禁食禁水，使体液减少而影响尿量。有些检查（如膀胱镜检查）可能造成尿道损伤、水肿与不适，导致排尿形态的改变。某些药物直接影响排尿，如利尿剂可使尿量增加，止痛剂、镇静剂影响神经传导而干扰排尿。

7. 疾病因素　内分泌与代谢、肾脏的病变使尿液生成障碍，出现多尿、少尿或无尿；神经系统的损伤和病变，使排尿反射的神经传导和排尿的意识控制障碍，出现尿失禁或尿潴留；泌尿系统的肿瘤、结石或狭窄也可导致排尿障碍，出现尿潴留；男性前列腺肥大压迫尿道，出现排尿困难。

8. 其他　妊娠时，子宫增大压迫膀胱致使排尿次数增多；月经周期中排尿形态也有改变，经前，受雌激素影响，大多数妇女有液体潴留、尿量减少的现象，行经开始，尿量增加；老年人因膀胱肌肉张力减弱，出现尿频，排尿时间延长；婴儿因神经系统发育不完善，排尿活动不受意识控制，2～3 岁后才能自我控制排尿。

（四）异常排尿的评估

1. 多尿　多尿指 24 h 尿量经常超过 2500 mL。原因：多由内分泌代谢障碍或肾小管浓缩功能不全引起，见于糖尿病、尿崩症、肾功能衰竭多尿期等患者。正常生理情况下见于摄入大量液体。

2. 少尿　少尿指 24 h 尿量少于 400 mL。原因：发热、液体摄入过少、休克等导致患者体内血液循环不足，见于心脏、肝脏、肾脏功能衰竭等患者。

3. 无尿或尿闭　无尿或尿闭指 24 h 尿量少于 100 mL 或 12 h 内无尿。原因：严重休克；急性肾功能衰竭；药物中毒等。

4. 膀胱刺激征　主要表现为尿频、尿急、尿痛，三者同时出现，称为尿路刺激征。常见原因为膀胱及尿道感染和机械性刺激。

（1）尿频　单位时间内排尿次数增多，而尿量不多，主要是由膀胱炎症或机械性刺激引起，严重时几分钟排尿一次，每次尿量仅几毫升。

（2）尿急　指患者一有尿意即要排尿，不能控制，是由于膀胱三角或后尿道的刺激，造成排尿反射活动特别强烈。每次尿量很少，常与尿频同时存在。

（3）尿痛　排尿时感到尿道疼痛，可以发生在排尿初、中、末或排尿后。疼痛呈烧灼感，与膀胱、尿道或前列腺感染有关。男性多发生于尿道远端，女性发生于整个尿道。

5. 尿失禁　指排尿失去意识控制，尿液不自主地流出或排出。根据临床表现，尿失禁一般分为四种类型。

（1）持续性尿失禁　即尿液持续地从膀胱或尿道瘘中流出，膀胱处于空虚状态。常见的原因为外伤、手术或先天性疾病引起的膀胱颈和尿道括约肌的损伤。多见于妇科手术、产伤所造成的膀胱阴道瘘。

（2）充溢性尿失禁　由于各种原因使膀胱排尿出口梗阻或膀胱逼尿肌失去正常张力，引起尿液潴留，膀胱过度充盈，造成尿液从尿道不断溢出。常见原因有以下几点。①神经系统病变：如脊髓损伤早期的脊髓休克阶段、脊髓肿瘤等导致的膀胱瘫痪等。②下尿路梗阻：如前列腺增生、膀胱颈梗阻及尿道狭窄等。查体常有膀胱充盈，神经系统有脊髓病变或周围神经炎的体征，排尿后膀胱残余尿量常增加。

（3）急迫性尿失禁　由于膀胱局部炎症、出口梗阻的刺激，使患者反复低容量不自主排尿，常伴有尿频和尿急；或由于大脑皮质对脊髓排尿中枢的抑制减弱，引起膀胱逼尿肌不自主收缩或反射亢进，使膀胱收缩不受限制。主要原因包括：①膀胱局部炎症或激惹致膀胱功能失调,如下尿路感染、前列腺增生症及子宫脱垂等;②中枢神经系统疾病,如脑血管意外、脑瘤及帕金森病等。

(4)压力性尿失禁　膀胱逼尿肌功能正常,但由于尿道括约肌张力减低或骨盆底部尿道周围肌肉和韧带松弛,导致尿道阻力下降,患者平时尚能控制排尿,但当腹内压突然增高(如咳嗽、喷嚏、大笑、举重等)时,使膀胱内压超过尿道阻力,少量尿液不自主地由尿道口溢出。常见于多次分娩或绝经后的妇女,这是由于阴道前壁和盆底支持组织张力减弱或缺失。也常见于根治性前列腺切除术的患者,因该手术可能会损伤尿道外括约肌。这类尿失禁多在直立体位时发生。

6. 尿潴留　指尿液大量存留在膀胱内而不能自主排出。当尿潴留时,膀胱容积可增至 $300\sim400$ mL,膀胱高度膨胀,可至脐部。患者主诉下腹胀痛,排尿困难。体检可见耻骨上膨隆,扪及囊样包块,叩诊呈实音,有压痛。产生尿潴留的常见原因有以下几点。

(1)机械性梗阻　指参与排尿的神经及肌肉功能正常,但在膀胱颈部至尿道外口的某一部位存在梗阻性病变。常见的原因为膀胱颈梗阻,如前列腺增生、肿瘤,膀胱内结石、血块,子宫肌瘤等膀胱颈邻近器官病变;尿道梗阻,如炎症或损伤后的尿道狭窄,尿道结石、结核、肿瘤等。

(2)动力性梗阻　指膀胱出口、尿道无器质性梗阻病变,尿潴留系排尿动力障碍所致。最常见的原因为中枢或周围神经系统病变,如脊髓或马尾损伤、肿瘤、糖尿病等;直肠或妇科盆腔根治性手术损伤副交感神经分支;痔疮或肛瘘手术以及腰椎麻醉术后可出现排尿困难,引起尿潴留;此外,各种松弛平滑肌的药物,如阿托品、普鲁苯辛、654-2 等,也可引起排尿困难、尿潴留;尿潴留也可见于高热、昏迷、低血钾或不习惯卧床排尿者。

二、常见排尿异常的护理

(一)膀胱刺激征患者的护理

1. 休息　嘱患者急性发作期间注意休息,心情尽量放松,过分紧张可加重尿频。指导患者从事一些感兴趣的活动,以分散患者对自身不适的注意力,缓解尿路刺激征。另外,各项治疗、护理操作宜集中进行,尽量少干扰患者。

2. 水分的摄入　在无禁忌证的情形下,应嘱患者尽量多饮水、勤排尿,以达到不断冲洗尿路的目的。

3. 皮肤黏膜的清洁　指导患者做好个人卫生。内裤布料要能够吸汗,不能选择太紧的内裤。男患者也应每日用清水清洗会阴部,女患者月经期间应增加外阴清洗次数。教会患者正确清洁外阴部的方法,以减少肠道细菌对尿路的感染。

4. 疼痛护理　指导患者进行膀胱区热敷或按摩,以缓解疼痛。

5. 用药护理　遵医嘱使用抗生素,注意观察药物的治疗反应及有无出现副作用。口服碳酸氢钠可碱化尿液,减轻尿路刺激征。

6. 标本采集　指导患者正确留取尿常规及尿培养标本,以协助临床诊断。

(二)尿失禁患者的护理

1. 心理护理　尿失禁影响患者的自我感觉、总体生活质量,患者易产生不同程度的负面情绪反应,如意志消沉、孤僻、害怕等,如不及时防治,则使他们精神颓废,社会适应能力进一步退化。护士应充分认识到尿失禁的有关问题,从精神上理解他们,帮助这些患者,为他们提供优质的服务,同时及时处置尿失禁患者的困窘,帮他们渡过难关。

2. 护理用具

（1）失禁护垫、纸尿裤　较早用于尿失禁患者的用具，也是如今最为普遍也最安全的方法。

（2）便盆的使用　适合于神志清醒的患者。使用时让患者仰卧，屈膝关节，再用力使臀部离开床面，做"架桥动作"。

（3）避孕套式尿袋　选择适合患者阴茎大小的避孕套式尿袋，妥善固定。

（4）保鲜膜袋　适用于男性尿失禁患者。阴茎全部放入保鲜膜袋中，袋口对折系一活口，留有一指的空隙为佳。但烦躁不安的患者不宜使用。

（5）高级透气接尿器　适用于老弱病残、骨折、瘫痪、卧床不起、不能自理的患者，使用前根据性别选择接尿器。

（6）一次性双腔气囊导尿管和一次性密闭引流袋　适宜躁动不安及长期尿失禁患者，但易造成尿路感染，长期使用对锻炼膀胱的自动反射性排尿功能也有不足之处。

3. 皮肤护理　患者皮肤受尿液刺激，极易发生压疮，应加强皮肤护理。

（1）及时更换护垫、纸尿裤，每次更换时均用温开水清洗会阴部、阴茎、龟头及臀部皮肤，保持会阴部皮肤清洁干燥，防止尿湿疹及压疮的发生。

（2）使用便盆时应注意避免强塞硬拉，防骶尾部皮肤受损。

（3）使用避孕套式尿袋的患者使用前洗净会阴，涂爽身粉保持干燥，每日 2 次。

（4）对行保鲜膜袋法的男患者，每次排尿后及时更换保鲜膜袋，每次更换时用温水清洁会阴部皮肤，尤其注意洗净阴茎、龟头包皮等处的尿液及污垢。每日冲洗会阴 2 次，保持会阴皮肤清洁、干燥，预防皮肤湿疹的发生。

（5）采用高级透气接尿器的患者注意接尿器应在通风干燥、阴凉清洁的室内存放，禁止日光暴晒，经常冲洗晾干。使用时排尿管不能从腿上通过，防止尿液倒流。

（6）留置导尿者应保持尿道口的清洁，用 0.5 %碘伏棉球消毒并擦会阴及尿道口的分泌物污垢，每日 2 次。注意会阴部清洁，每日用温水擦洗。严格遵守无菌操作，保持尿道通畅，保证导尿系统的密闭程度，尽量缩短导尿管留置的时间。

4. 重建正常的排尿功能

（1）病情允许，指导患者每日白天摄入液体 2000～3000 mL，以促进排尿反射，还可预防尿路感染。

（2）观察排尿反应，定时使用便器，建立规则的排尿习惯。初起日间每 1～2 h、夜间每 4 h 使用便盆一次，以后间隔时间逐渐延长，以促进排尿功能的恢复。使用便器时，用手按压膀胱，协助排尿。注意用力要适度。

（3）指导患者进行骨盆底部肌肉的锻炼，以增强控制排尿的能力。具体方法是患者取立、坐或卧位，从 1 数到 10，把骨盆底肌肉慢慢收缩憋紧，然后再从 1 数到 10，试做排尿（排便）动作，慢慢放松到底，每日进行数次，以不觉疲乏为宜。

5. 其他　提供良好的均衡饮食，保证足量热量和蛋白质供给，以增强机体抵抗力。

（三）尿潴留患者的护理

对尿潴留的患者，应查明并解除尿潴留的原因，进行有针对性的护理，排除机械性梗阻后，应积极采取有效措施，帮助患者排尿，解除痛苦。

1. 心理护理　安慰患者，使患者情绪安定，以免因焦急紧张情绪而加重尿道括约肌痉挛，使排尿更加困难。

2. 调整体位和姿势　病情允许的情况下，协助卧床患者尽可能以习惯姿势排尿。根据患者的病情和活动耐力,协助患者在床上活动或者在病室内进行早期下床活动,以刺激膀胱的收缩功能,促进排尿。对需绝对卧床休息或某些手术患者,应事先有计划地训练床上排尿,以免因不适应排尿姿势的改变而导致尿潴留。

3. 几种简便的诱导排尿法

(1)听流水声　利用条件反射缓和排尿抑制,使患者产生尿意,促使排尿。

(2)热敷法　将热毛巾或热水袋置于患者下腹部膀胱区,利用热力使松弛的腹肌收缩,腹压升高而促进排尿。

(3)按摩法　将手置于患者下腹部膀胱膨隆处,向左右轻轻按摩10～20次,再用手掌自患者膀胱底部向下推移按压,以减少膀胱余尿。或采用坐式按摩膀胱法,其方法如下:患者取坐位,操作者坐在患者的后右侧,右手沿顺时针方向按摩患者膀胱区3～5min,压力由轻到重,直至有尿液排出,操作中切记不可强力按压,以防膀胱破裂。

(4)热气熏蒸外阴部　患者取蹲位,将盛有开水的水盆置于患者会阴部,利用水蒸气刺激尿道周围神经感受器而促进排尿。

(5)温水冲洗会阴　用温水反复冲洗会阴,使会阴部受到温热的刺激从而诱导排尿。

(6)开塞露纳肛法　采用开塞露纳肛,利用排便促使排尿的神经反射原理,促使逼尿肌收缩,内括约肌松弛而导致排尿。

4. 针灸或穴位疗法　采用指压关元穴,葱泥贴敷于脐下气海穴及关元穴,针刺中极、曲骨、三阴交穴等方法,刺激排尿。

5. 药物治疗的护理　根据医嘱肌肉注射新斯的明,以促使膀胱平滑肌收缩而排尿。

6. 健康教育　指导患者养成定时排尿的习惯。教会患者正确的自我放松的方式,如深呼吸、想象等。

7. 其他　经上述处理仍不能解除尿潴留时,可采用导尿术。

第二节　排尿有关的护理技术

案 例 引 导

赵某,男,66岁,患者一年前无明显诱因出现排尿困难,小便不能自解,予以留置导尿,诊断为"前列腺增生"收治入院,去年4月检查提示"前列腺外周带囊性灶双髋关节少许积液,盆腔积液",两周前患者再次出现小便不能自解,予以留置导尿,入院行前列腺穿刺活检病理,目前患者一般情况可,饮食睡眠可,保留导尿畅,尿色黄,大便可。

体格检查:T 36.8 ℃,P 80 次/分,R 20 次/分,BP 130/80 mmHg;发育正常,营养良好,面容正常,自主体位,步态正常,神志清晰,语言流利,配合检查。

专科检查:腹部平软,双肾区无叩击痛,双输尿管无压痛,膀胱区无压痛,留置导尿管中,尿色黄;前列腺Ⅱ度大,质韧,无压痛。

作为责任护士,请完成以下任务:

(1)请对赵先生进行健康宣教。

(2)对于留置导尿的患者,如何减少泌尿道感染?

一、一次性导尿技术

导尿术是指在严格无菌操作下,用导尿管经尿道插入膀胱引流尿液的方法。导尿术是临床常用的操作之一,操作不当易致膀胱黏膜损伤,引起医源性感染。若为留置导尿,还会引发其他的问题如膀胱功能减退、拔尿管困难致尿道损伤等,往往额外增加了患者的痛苦,所以临床需谨慎使用,并严格按无菌操作的要求进行。

1. 目的

(1) 为尿潴留患者引流出尿液,以减轻痛苦。

(2) 协助临床诊断和治疗,如留取未受污染的尿标本做细菌培养;测量膀胱容量、压力及检查残余尿液;进行尿道或膀胱造影等。

(3) 为膀胱肿瘤患者进行膀胱化疗。

2. 操作

【评估】

(1) 患者的病情、临床诊断,导尿目的。

(2) 患者的生活自理能力、心理状态、合作程度。

(3) 膀胱充盈度、会阴部皮肤黏膜情况。

【计划】

(1) 护士准备 着装整洁,修剪指甲,洗手,戴口罩。熟悉操作流程,转抄执行单,核对医嘱,在病室内向患者或家属核对,解释操作的目的及注意事项。

(2) 用物准备

①治疗车上层:一次性导尿包(为生产厂商提供的灭菌导尿用物包,包括初步消毒、再次消毒和导尿用物)。初步消毒用物:小方盘,内盛数个消毒液棉球袋,镊子,纱布,手套。再次消毒及导尿用物:手套,孔巾,弯盘,气囊导尿管,4个消毒液棉球袋,镊子2把,自带无菌液体的10 mL注射器,润滑液棉球袋,标本瓶,纱布,集尿袋,方盘,外包治疗巾,手消毒液,一次性垫巾或小橡胶单和治疗巾1套,浴巾。导尿管的种类:一般分为单腔导尿管(用于一次性导尿)、双腔导尿管(用于留置导尿)、三腔导尿管(用于膀胱冲洗或向膀胱内滴药)三种。其中双腔导尿管和三腔导尿管均有一个气囊,以达到将尿管头端固定在膀胱内防止脱落的目的。根据患者情况选择合适大小的导尿管。

②治疗车下层:生活垃圾桶、医疗垃圾桶。

(3) 患者准备 了解导尿的目的、意义、过程、注意事项及配合操作的要点。清洁外阴,做好导尿的准备。若患者无自理能力,应协助其进行外阴清洁。

(4) 环境准备 酌情关闭门窗,用围帘或屏风遮挡患者;保持合适的室温;保持光线充足或有足够照明。

【实施】

一次性导尿的操作步骤见表13-2-1。

表13-2-1 一次性导尿的操作步骤

操 作 步 骤	要点与说明
1. 核对 备齐用物携至患者床旁,核对患者床号、姓名、腕带信息	· 确认患者

续表

操　作　步　骤	要点与说明
2. 准备 （1）移床旁椅至操作同侧的床尾,将便盆置于床尾床旁椅上,打开便盆巾 （2）松开床尾盖被,帮助患者脱去对侧裤腿,盖在近侧腿上,并盖上浴巾,对侧腿用盖被遮盖	·方便操作,节省时间、体力 ·防止受凉
3. 准备体位　协助患者取屈膝仰卧位,两腿略外展,暴露外阴	·方便护士操作
4. 垫巾　将小橡胶单和治疗巾垫于患者臀下,弯盘置于近外阴处,消毒双手,核对检查并打开导尿包,取出初步消毒用物,操作者一只手戴上手套,将消毒液棉球倒入小方盘内	·保护床单不被污染 ·保证操作的无菌性,预防感染的发生
5. 根据男、女患者尿道的解剖特点进行消毒、导尿	
★女患者导尿术	
（1）初步消毒　操作者一手持镊子夹取消毒液棉球初步消毒阴阜、两侧大阴唇,另一戴手套的手分开大阴唇,消毒两侧小阴唇和尿道口;污棉球置弯盘内;消毒完毕脱下手套置弯盘内,将弯盘及小方盘移至床尾处	·每个棉球限用一次 ·平镊不可接触肛门区域 ·消毒原则是由外向内、自上而下
（2）打开导尿包　用手消毒液消毒双手后,将导尿包放在患者两腿之间,按无菌技术操作原则打开治疗巾	·嘱患者勿动肢体,保持原有的体位,避免无菌区域污染
（3）戴无菌手套,铺孔巾　取出无菌手套,按无菌技术操作原则戴好无菌手套,取出孔巾,铺在患者的外阴处并暴露会阴部	·孔巾和治疗巾内层形成一连续无菌区,扩大无菌区域,利于无菌操作,避免污染
（4）整理用物,润滑导尿管　按操作顺序整理好用物,取出导尿管,用润滑液棉球润滑导尿管前端,根据需要将导尿管和集尿袋的引流管连接,取消毒液棉球放于弯盘内	·方便操作 ·润滑导尿管可减轻尿管对黏膜的刺激和插管时的阻力
（5）再次消毒　弯盘置于外阴处,一手分开并固定小阴唇,另一只手持镊子夹取消毒液棉球,分别消毒尿道口、两侧小阴唇。污棉球、弯盘、镊子放床尾弯盘内	·再次消毒原则是内→外→内,自上而下。每个棉球限用一次,避免已消毒的部位再污染 ·消毒尿道口时稍停片刻,充分发挥消毒液的消毒效果
（6）导尿　将方盘置于孔巾口旁,嘱患者张口呼吸,另一镊子夹持导尿管对准尿道口轻轻插入尿道4～6 cm(图13-2-1),见尿液流出再插入1 cm左右,松开固定小阴唇的手,下移固定导尿管,将尿液引入集尿袋内	·张口呼吸可使患者肌肉和尿道括约肌松弛,有助于插管 ·插管时,动作要轻柔,避免损伤尿道黏膜

311

续表

操 作 步 骤	要点与说明
★男患者导尿术	
（1）初步消毒　操作者一手持镊子夹取消毒液棉球进行初步消毒，依次为阴阜、阴茎、阴囊。另一戴手套的手取无菌纱布裹住阴茎将包皮向后推暴露尿道口，自尿道口向外向后旋转擦拭尿道口、龟头及冠状沟。污棉球、纱布置弯盘内；消毒完毕将小方盘、弯盘移至床尾，脱下手套	·每个棉球限用一次 ·自阴茎根部向尿道口消毒 ·包皮和冠状沟易藏污垢。应注意仔细擦拭，预防感染
（2）打开导尿包　用手消毒液消毒双手后，将导尿包放在患者两腿之间，按无菌技术操作原则打开治疗巾	·嘱患者勿动肢体，保持原有的体位 ·避免无菌区域污染
（3）戴无菌手套，铺孔巾　取出无菌手套，按无菌技术操作原则戴好无菌手套，取出孔巾，铺在患者的外阴处并暴露阴茎	·孔巾和治疗巾内层形成一连续无菌区，扩大无菌区域，利于无菌操作，避免污染
（4）整理用物，润滑导尿管　按操作顺序整理好用物，取出导尿管，用润滑液棉球润滑导尿管前端，根据需要将导尿管和集尿袋的引流管连接，放于方盘内，取消毒液棉球放于弯盘内	·方便操作 ·避免尿液污染环境
（5）再次消毒　弯盘移至近外阴处，一手用纱布包住阴茎将包皮向后推，暴露尿道口。另一只手持镊子夹消毒液棉球再次消毒尿道口、龟头及冠状沟。污棉球、镊子放床尾弯盘内	·由内向外，每个棉球限用一次，避免已消毒的部位再污染
（6）导尿　一手继续持无菌纱布固定阴茎并提起，使之与腹壁成60°角（图13-2-2），将方盘置于孔巾口旁，嘱患者张口呼吸，用另一镊子夹持导尿管对准尿道口轻轻插入尿道20～22 cm，见尿液流出再插入1～2 cm，将尿液引入集尿袋内	·抬高阴茎与腹壁成60°角使耻骨前弯消失，利于插管 ·插管时，动作要轻柔，男性尿道有三个狭窄部位，切忌用力过快过猛而损伤尿道黏膜
6. 夹管、倒尿　将尿液引流入集尿袋内至合适量	·注意观察患者的反应并询问其感觉
7. 取标本　若需做尿培养，用无菌标本瓶接取中段尿液5 mL，盖好避免碰洒或污染瓶盖，放置合适处	
8. 操作后处理 （1）导尿完毕，轻轻拔出导尿管，撤下孔巾，擦净外阴，收拾导尿用物弃于医用垃圾桶内，撤除患者臀下的小橡胶单和治疗巾放治疗车下层。脱去手套，用手消毒液消毒双手，协助患者穿好裤子。整理床单位 （2）清理用物，测量尿量，尿标本贴标签后送检 （3）消毒双手，记录	·使患者舒适 ·保护患者隐私 ·标本及时送检，避免污染 ·记录导尿的时间、导出尿量、患者的情况及反应

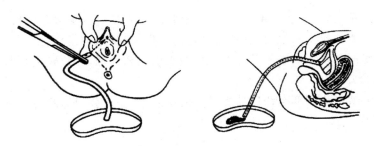

图 13-2-1　女性患者导尿

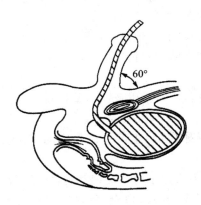

图 13-2-2　男性患者导尿

【评价】

（1）患者了解导尿有关知识，导尿后达到预期效果。

（2）护士操作正确，无菌观念强，无差错及不良反应发生。

（3）护患沟通有效，患者能主动配合，导尿过程顺利。

（4）动作轻柔，无黏膜损伤。

【注意事项】

（1）严格执行无菌技术操作原则，以防感染。

（2）在操作过程中注意保护患者隐私，并采取适当的保暖措施，防止患者着凉。

（3）操作时，动作应轻柔。插管过程中如遇阻力，可稍停片刻，嘱患者深呼吸，再徐徐插入，切忌暴力。

（4）为女患者导尿时，如导尿管误入阴道，应拔出，更换导尿管后重新插入。

（5）若膀胱高度充盈而患者又极度虚弱时，第一次放尿不得超过 1000 mL。因大量放尿，可致腹腔内压力急剧下降，大量血液滞留于腹腔，引起血压突然下降产生虚脱；又因膀胱突然减压，可引起膀胱黏膜急剧充血，发生血尿。

（6）为避免损伤和导致尿路感染，必须掌握男性和女性尿道的解剖特点。

【健康教育】

（1）向患者讲解导尿的目的和意义。

（2）教会患者如何配合操作，减少污染。

（3）介绍相关疾病的知识。

二、留置导尿技术

留置导尿术是在导尿后，将导尿管保留在膀胱内，引流尿液的方法。

313

1. 目的

（1）抢救危重、休克患者时准确记录每小时尿量，密切观察患者的病情变化。

（2）盆腔手术前排空膀胱，使膀胱持续保持空虚，避免术中误伤。

（3）某些泌尿系统疾病手术后留置导尿便于引流和冲洗，并减轻手术切口的张力，有利于切口的愈合。

（4）为尿失禁或会阴部有伤口的患者引流尿液，应保持会阴部的清洁干燥，并训练尿失禁患者的膀胱功能。

2. 操作

【评估】

（1）患者的病情、临床诊断，留置导尿目的。

（2）患者的意识状态、自理能力、理解合作程度。

（3）膀胱充盈度、会阴部皮肤黏膜情况。

【计划】

（1）护士准备　着装整洁，修剪指甲，洗手，戴口罩。

（2）用物准备

①治疗车上层：一次性导尿包（为生产厂商提供的灭菌导尿用物包，包括初步消毒、再次消毒和导尿用物）。

初步消毒用物：小方盘，内盛数个消毒液棉球袋，镊子，纱布，手套。

再次消毒及导尿用物：手套，孔巾，弯盘，气囊导尿管，4个消毒液棉球袋，镊子2把，自带无菌液体的10 mL注射器，润滑液棉球袋，标本瓶，纱布，集尿袋，方盘，外包治疗巾，手消毒液，一次性垫巾或小橡胶单和治疗巾1套，浴巾。

导尿管的种类：一般分为单腔导尿管（用于一次性导尿）、双腔导尿管（用于留置导尿，图13-2-3）、三腔导尿管（用于膀胱冲洗或向膀胱内滴药）三种。其中双腔导尿管和三腔导尿管均有一个气囊，以达到将尿管头端固定在膀胱内防止脱落的目的。根据患者情况选择合适大小的导尿管。

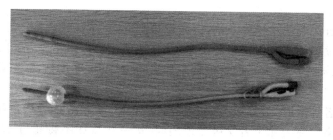

图13-2-3　气囊导尿管

②治疗车下层：生活垃圾桶、医疗垃圾桶。

（3）患者准备　患者及家属了解留置导尿的目的、过程和注意事项，学会在活动时防止导尿管脱落的方法等，如患者不能配合时，请他人协助维持适当的姿势。清洁外阴，做好导尿的准备。

（4）环境准备　酌情关闭门窗，用围帘或屏风遮挡患者；保持合适的室温；保持光线充足或有足够照明。

【实施】

留置导尿技术的操作步骤见表13-2-2。

表 13-2-2　留置导尿技术的操作步骤

操 作 步 骤	要点与说明
1. 核对　携用物至患者床旁,核对患者床号、姓名、腕带信息	· 确认患者
2. 消毒、导尿　同导尿术初步消毒、再次消毒会阴部及尿道口,插入导尿管	· 严格按无菌操作进行,防止尿路感染
★女患者导尿术	
(1) 初步消毒　操作者一手持镊子夹取消毒液棉球初步消毒阴阜、两侧大阴唇,另一戴手套的手分开大阴唇,消毒两侧小阴唇和尿道口;污棉球置弯盘内;消毒完毕脱下手套置弯盘内,将弯盘及小方盘移至床尾处	· 每个棉球限用一次 · 平镊不可接触肛门区域 · 消毒顺序是自上而下、由外向内
(2) 打开导尿包　用手消毒液消毒双手后,将导尿包放在患者两腿之间,按无菌技术操作原则打开治疗巾	· 嘱患者勿动肢体,保持原有的体位,避免无菌区域污染
(3) 戴无菌手套,铺孔巾　取出无菌手套,按无菌技术操作原则戴好无菌手套,取出孔巾,铺在患者的外阴处并暴露会阴部	· 孔巾和治疗巾内层形成一连续无菌区,扩大无菌区域,利于无菌操作,避免污染
(4) 整理用物,润滑导尿管　按操作顺序整理好用物,取出导尿管,用润滑液棉球润滑导尿管前端,根据需要将导尿管和集尿袋的引流管连接,取消毒液棉球放于弯盘内	· 方便操作 · 润滑导尿管可减轻尿管对黏膜的刺激和插管时的阻力
(5) 再次消毒　弯盘置于外阴处,一手分开并固定小阴唇,一手持镊子夹取消毒液棉球,分别消毒尿道口、两侧小阴唇。污棉球、弯盘、镊子放床尾弯盘内	· 再次消毒顺序是内→外→内,自上而下。每个棉球限用一次,避免已消毒的部位再污染 · 消毒尿道口时稍停片刻,充分发挥消毒液的消毒效果
(6) 导尿　将方盘置于孔巾口旁,嘱患者张口呼吸,用另一镊子夹持导尿管对准尿道口轻轻插入尿道 4~6 cm,见尿液流出再插入 7~10 cm,松开固定小阴唇的手,下移固定导尿管,将尿液引入集尿袋内	· 张口呼吸可使患者肌肉和尿道括约肌松弛,有助于插管 · 插管时,动作要轻柔,避免损伤尿道黏膜
★男患者导尿术	
(1) 初步消毒　操作者一手持镊子夹取消毒液棉球进行初步消毒,依次为阴阜、阴茎、阴囊。另一只戴手套的手取无菌纱布裹住阴茎将包皮向后推暴露尿道口,自尿道口向外向后旋转擦拭尿道口、龟头及冠状沟。污棉球、纱布置弯盘内;消毒完毕将小方盘、弯盘移至床尾,脱下手套	· 每个棉球限用一次 · 自阴茎根部向尿道口消毒 · 包皮和冠状沟易藏污垢,应注意仔细擦拭,预防感染

315

续表

操 作 步 骤	要点与说明
(2) 打开导尿包 用手消毒液消毒双手后,将导尿包放在患者两腿之间,按无菌技术操作原则打开治疗巾	·嘱患者勿动肢体,保持原有的体位,避免无菌区域污染
(3) 戴无菌手套,铺孔巾 取出无菌手套,按无菌技术操作原则戴好无菌手套,取出孔巾,铺在患者的外阴处并暴露阴茎	·孔巾和治疗巾内层形成一连续无菌区,扩大无菌区域,利于无菌操作,避免污染
(4) 整理用物,润滑导尿管 按操作顺序整理好用物,取出导尿管,用润滑液棉球润滑导尿管前端,根据需要将导尿管和集尿袋的引流管连接,放于方盘内,取消毒液棉球放于弯盘内	·方便操作 ·避免尿液污染无菌环境
(5) 再次消毒 弯盘移至近外阴处,一手用纱布包住阴茎将包皮向后推,暴露尿道口。另一只手持镊子夹消毒棉球再次消毒尿道口、龟头及冠状沟。污棉球、镊子放床尾弯盘内	·由内向外,每个棉球限用一次,避免已消毒的部位再污染
(6) 导尿 一手继续持无菌纱布固定阴茎并提起,使之与腹壁成 60°角,将方盘置于孔巾口旁,嘱患者张口呼吸,用另一镊子夹持导尿管对准尿道口轻轻插入尿道 20～22 cm,见尿液流出再插入 7～10 cm,将尿液引入集尿袋内	·抬高阴茎与腹壁成 60°角使耻骨前弯消失,利于插管 ·插管时,动作要轻柔,男性尿道有三个狭窄部位,切忌用力过快过猛而损伤尿道黏膜
3. 固定 夹住导尿管尾端或连接集尿袋,连接注射器根据导尿管上注明的气囊容量向气囊注入等量的无菌溶液(图 13-2-4),轻拉导尿管有阻力感,即证实导尿管固定于膀胱内	·气囊导尿管:因导尿管前端有一气囊,当向气囊注入一定量的液体后,气囊膨大可将导尿管头端固定于膀胱内,防止尿管滑脱
4. 固定集尿袋 导尿成功后,夹闭引流管,撤下孔巾,擦净外阴,用导管固定贴固定尿管于大腿内侧(图 13-2-5),集尿袋固定于床沿下(图 13-2-6),开放导尿管	·集尿袋妥善地固定在低于膀胱的高度 ·引流管要留出足够的长度,防止因翻身牵拉使尿管脱出 ·防止尿液逆流造成尿路感染
5. 操作后处理 (1) 整理导尿用物弃于医用垃圾桶内,撤出患者臀下的小橡胶单和治疗巾放治疗车下层,脱去手套 (2) 协助患者穿好裤子,取舒适卧位,整理床单位 (3) 洗手,记录	·使患者舒适 ·保护患者隐私 ·记录留置导尿管的时间、患者的反应等

【评价】

(1) 操作正确、熟练,无菌观念强,操作中无污染。

(2) 关心患者,注意保护患者隐私。

(3) 留置导尿管期间,尿液引流通畅,患者无并发症发生。

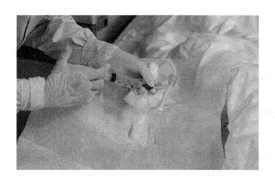

图 13-2-4　向气囊内注入无菌溶液

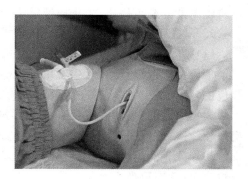

图 13-2-5　导尿管固定法

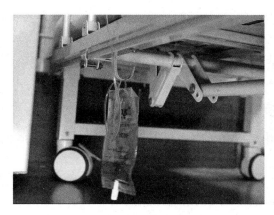

图 13-2-6　集尿袋固定法

【注意事项】

（1）严格执行无菌技术操作原则，以防感染。

（2）在操作过程中注意保护患者隐私，并采取适当的保暖措施，防止患者着凉。

（3）操作时，动作应轻柔。插管过程中如遇阻力，可稍停片刻，嘱患者深呼吸，再徐徐插入，切忌暴力。

（4）为女患者导尿时，如导尿管误入阴道，应拔出，更换导尿管后重新插入。

（5）若膀胱高度充盈而患者又极度虚弱时，第一次放尿不得超过 1000 mL。因大量放尿，可致腹腔内压力急剧下降，大量血液滞留于腹腔，引起血压突然下降产生虚脱；又因膀胱突然减压，可引起膀胱黏膜急剧充血，发生血尿。

（6）为避免损伤和导致尿路感染，必须掌握男性和女性尿道的解剖特点。

（7）气囊导尿管固定时要注意不能过度牵拉尿管，以防膨胀的气囊卡在尿道内口，压迫膀胱壁或尿道，导致黏膜组织的损伤。

【健康教育】

（1）向患者及家属解释留置导尿的目的和护理方法，并鼓励其主动参与护理。

（2）向患者及家属说明摄取足够的水分和进行适当的活动对预防尿路感染的重要性，每天尿量应维持在 2000 mL 以上，达到自然冲洗尿道的作用，以减少尿道感染的机会，同时也可预防尿路结石。

（3）注意保持引流通畅，避免因导尿管受压、扭曲、堵塞等导致尿路感染。

（4）在离床活动时，应将导尿管远端固定在大腿上，以防导尿管脱出。集尿袋不得超过膀胱高度并避免挤压,防止尿液反流,导致感染发生。

3. 留置导尿管患者的护理

（1）防止泌尿系逆行感染的措施如下。

①保持尿道口清洁:女患者用消毒棉球擦拭尿道口及外阴,男患者擦拭尿道口、龟头及包皮,每天1～2次。排便后及时清洗肛门及会阴部皮肤。

②集尿袋的更换:注意观察并及时排空集尿袋内尿液,并记录尿量。通常每周更换集尿袋2次,若有尿液性状、颜色改变,需及时更换。

③导尿管的更换:定期更换导尿管,导尿管的更换频率通常根据导尿管的材质决定,一般为1～4周更换1次。

（2）留置导尿管期间,若病情允许应鼓励患者每日摄入2000 mL以上水分(包括口服和静脉输液等),达到冲洗尿道的目的。

（3）训练膀胱反射功能,可采用间歇性夹管方式。夹闭导尿管,每3～4 h开放1次,使膀胱定时充盈和排空,促进膀胱功能的恢复。

（4）注意患者的主诉并观察尿液情况,发现尿液混浊、沉淀、有结晶时,应及时处理,每周检查尿常规1次。

三、膀胱冲洗技术

膀胱冲洗术是利用导尿管将溶液灌入膀胱内,再应用虹吸原理将灌入的液体引流出来的方法。

1. 目的

（1）用于预防行留置导尿术的患者尿路感染。

（2）清除膀胱内的血凝块、黏液、细菌等异物。

（3）向膀胱内注入药物,治疗某些膀胱疾病,如膀胱炎、膀胱肿瘤。

2. 操作

【评估】

（1）患者的病情、意识状态、生命体征、自理能力及合作程度。

（2）患者尿液的性质、出血情况、排尿不适症状及膀胱冲洗的适应证。

【计划】

（1）护士准备　着装整洁,洗手,戴口罩,熟悉操作流程。转抄执行单,核对医嘱,在病室内向患者或家属核对,解释操作的目的及注意事项。

（2）用物准备(密闭式膀胱冲洗)

①治疗车上层:按导尿术准备导尿用物,遵医嘱准备冲洗液,无菌膀胱冲洗器1套,消毒液,无菌棉签,医嘱执行本,手消毒液。

②治疗车下层:便盆及便盆巾、生活垃圾桶、医用垃圾桶。

③根据医嘱准备的药液,常用冲洗溶液有生理盐水、0.02％呋喃西林溶液等。灌入液的温度为38～40 ℃。若为前列腺增生摘除术后的患者,用4 ℃左右生理盐水灌洗。

（3）患者准备　患者及家属了解操作的目的、过程及如何配合。患者取合适体位。

（4）环境准备　整洁、安静,温度适宜,请无关人员回避,必要时用屏风遮挡患者。

【实施】

膀胱冲洗技术的操作步骤见表13-2-3。

表 13-2-3　膀胱冲洗技术的操作步骤

操 作 步 骤	要点与说明
1. 核对　携用物至患者床旁,核对患者床号、姓名、腕带信息并解释	• 确认患者信息,减轻患者压力,取得合作
2. 导尿、固定　按留置导尿术安置并固定导尿管	
3. 排空膀胱	• 便于冲洗液顺利滴入膀胱。有利于药液与膀胱壁充分接触,并保持有效浓度,达到冲洗的目的
4. 准备冲洗膀胱 (1) 用洗手消毒液消毒双手,连接冲洗液与膀胱冲洗器,将冲洗液倒挂于输液架上,瓶内液面距床面约 60 cm,排气后关闭导管 (2) 分开导尿管与集尿袋引流管接头连接处,消毒导尿管尾端开口和引流管接头,将导尿管和引流管分别与"Y"形管的两个分管相连接,"Y"形管的主管连接冲洗导管(图 13-2-7)	• 瓶内液面距床面约 60 cm,以便产生一定的压力使液体能够顺利滴入膀胱 • 膀胱冲洗装置类似静脉输液导管,其末端与"Y"形管的主管连接,"Y"形管的一个分管连接引流管,另一个分管连接导尿管,应用三腔管导尿时,可免用"Y"形管
5. 冲洗膀胱 (1) 关闭引流管,开放冲洗管,使溶液滴入膀胱,调节滴速。待患者有尿意或滴入溶液 200～300 mL 后,关闭冲洗管,放开引流管,将冲洗液全部引流出来后,再关闭引流管 (2) 按需要如此反复冲洗	• 滴速一般为 60～80 滴/分,滴速不宜过快,以免引起患者强烈尿意,迫使冲洗液从导尿管侧溢出尿道外 • 若患者出现不适或有出血情况,立即停止冲洗,并与医生联系 • 在冲洗过程中,询问患者感受,观察患者的反应及引流液性状
6. 冲洗后处理 (1) 冲洗完毕,取下冲洗管,消毒导尿管口和引流接头并连接 (2) 清洁外阴部,固定好导尿管 (3) 协助患者取舒适卧位,整理床单位,清理物品 (4) 洗手,记录	• 减少外阴部细菌的数量 • 记录冲洗液名称、冲洗量、引流量、引流液性质、冲洗过程中患者反应等

【评价】

(1) 护患沟通有效,能主动配合,彼此的需要得到满足。

(2) 护士操作规范,无并发症。

【注意事项】

(1) 严格无菌操作,防止医源性感染。

(2) 正确冲洗,避免用力回抽造成黏膜损伤。

(3) 冲洗时嘱患者深呼吸,尽量放松,以减少疼痛。若患者出现腹痛、腹胀、膀胱剧烈

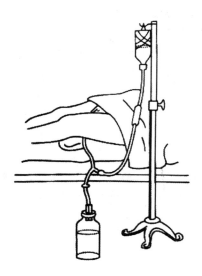

图 13-2-7 膀胱冲洗术

收缩等情形,应暂停冲洗。

(4)注意观察流出量和灌入液体量,若引流的液体量少于灌入的液体量,应考虑是否有血块或脓液阻塞,可增加冲洗次数或更换导尿管。

(5)冲洗后如出血较多或血压下降,应立即报告医生给予处理,并注意准确记录冲洗液量及性状。

【健康教育】

(1)向患者及家属解释膀胱冲洗的目的和护理方法,并鼓励其主动配合。

(2)向患者说明摄取足够水分的重要性,在病情许可的情况下,每日饮水量应维持在 2000 mL 左右,以产生足够的尿量冲洗尿道,以防感染的发生。

(陈诗)

第十四章　标本采集技术

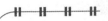

扫码看课件

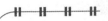

学习目标

1. 能说出标本采集的意义及原则。
2. 能叙述各类标本采集的注意事项。
3. 能学会各类标本(如血标本、尿标本、粪标本、痰标本、咽拭子、呕吐物等)的采集物品准备及采集方法。

导　言

随着现代医学的发展,诊断疾病的方法日益增多,但各种标本检验仍然是基本的诊断方法之一。检验标本在一定程度上反映机体正常的生理现象和病理改变,在明确诊断、病情观察、防治措施的制定及预后判断等方面起着重要作用。

第一节　标本采集的意义及原则

标本采集是指根据检验项目的要求采集患者的血液、体液(如胸腔积液、腹水)、分泌物(如痰、鼻咽部分泌物)、排泄物(如尿液、粪便)、呕吐物和脱落细胞等样本组织,经过实验室技术和方法,利用物理、化学和生物学等技术对其进行检验,作为疾病的判断、治疗、预防以及药物监测、健康状况评估等的重要依据。

 案例引导

患者,张某,男,59岁,主诉昨日上午起突发寒战、高热,伴有头痛、乏力、食欲不振。今晨起出现咳嗽、气急伴有右上胸痛,并咯出少量带血丝的痰液。医生开具检验申请单,申请采集血液、痰液、尿液等标本。问题:

(1)案例中采集血液、痰液标本有哪些意义?

(2)作为责任护士,根据检验申请单应如何正确留取各项标本?

Note

一、标本采集的意义

（1）协助明确诊断疾病。

（2）协助观察病情。

（3）推测病程进展。

（4）制定治疗措施。

标本检验结果的正确与否直接影响到对患者疾病的诊断、治疗和抢救等，而高质量的检验标本是获得准确而可靠的检验结果的首要环节，因此，正确的标本采集方法是护士应该掌握的基本知识和基本技能之一。

二、标本采集的原则

为了保证标本的质量，在采集各种标本时，应严格遵循以下基本原则。

（一）准确执行医嘱采集标本

采集各类标本时均应严格执行医嘱。医生开具电子版检验申请单，目的明确并签有医生全名。如执行护士对检验申请单有疑问，应核实清楚后再执行。

（二）采集前做好充分准备

（1）采集标本前根据检验项目选择合适的容器，并在选择的标本容器外贴上标签（注明科室、床号、姓名、检验目的、标本类型、标本采集时间）或条形码（电脑医嘱则自动生成电子条形码）。

（2）采集标本前护士认真做好患者评估工作，评估患者病情、心理反应、合作程度，向患者或家属耐心解释留取标本的目的、方法、临床意义及配合要点，以取得患者的信任和合作。

（3）采集标本前指导或协助患者做好必要的准备，如保持情绪稳定，采取合适的卧位便于护士操作、根据标本需要空腹或进食等。

（4）采集标本操作前护士做好自身准备，如修剪指甲、洗手、戴口罩，必要时备好护目镜、隔离衣等。

（5）采集标本时，环境应清洁、安静、温湿度适宜、光线充足，并保护患者隐私。

（三）严格执行查对工作

查对是保证标本采集无误的重要环节之一。采集前应认真查对医嘱，核对检验申请单、标签或条形码、标本采集容器以及患者的床号、姓名、腕带信息等，确认无误后方可进行，以防发生差错事故。

（四）正确采集各类标本

采集标本时要做到五个正确：采集时间正确、采集方法正确、选择标本容器正确、采集标本量正确以及抗凝剂或防腐剂使用正确。

首先，选择最佳采样时间，晨起空腹是最具代表性及检出阳性率最高的时间，如血液、尿液标本原则上应于晨起空腹时采集；细菌培养标本，尽量在使用抗生素前采集，若已使用抗生素或其他药物，应在血药浓度最低时采集，并在检验申请单上注明。其次，要采取具有代表性的标本，如大便检查应取黏液、脓、血液部分粪便等。需要由患者自己留取标本时（如 24 h 尿标本、痰标本、大便标本等），要详细告知患者标本留取方法、注意事项，以保证采得高质量符合要求的标本。

（五）采集标本及时送检

标本保存和运送是保证检验质量的重要环节之一，因此，标本采集后应及时送检，标本不应放置过久，避免标本污染或变质，从而影响检验结果的准确性。保证标本运送过程中的安全性，防止过度振荡、标本容器破损、标本被污染、标本及唯一性标识的丢失和混淆、对环境产生污染等。特殊标本（如动脉血气分析等）还需注明采集时间，应立即送检。

第二节　常用标本采集技术

案 例 引 导

患者，李某，女，68 岁，因从高处坠落伴有颅脑外伤，由救护车接入院。入院时查体：T 36.5 ℃，P 126 次/分，R 26 次/分，BP 80/60 mmHg。患者面色苍白，神志淡漠，四肢冰冷。医嘱：平衡盐溶液 500 mL 静脉滴注，需立即输血做交叉配血。并开出了检验申请单，包括血常规、尿常规、血气分析等。请问：

（1）护士为患者采集标本时要注意什么？

（2）如何正确给患者采集各项检验标本？

护士在标本采集时应严格遵守检验标本质量管理体系，并严格遵照医嘱，充分准备，科学查对，运用正确的采集方法，保证标本的质量。

一、血标本采集技术

血液是由血细胞和血浆两部分组成，人体内的血液总重量占体重的 7%～8%，是存在于心血管系统内的流动组织，对维持机体的新陈代谢、功能调节和内外环境的平衡起着至关重要的作用。血液系统的变化伴随着组织器官的调节变化，反之，组织器官的改变又可直接或间接地引起血液或其成分的改变。因此，血液检查是临床最常用的检验项目之一。它可反映机体各种功能及异常变化，为判断患者病情进展程度以及治疗疾病提供重要参考依据。

临床收集的血标本分三类：毛细血管血标本、静脉血标本、动脉血标本。

（一）毛细血管采血技术

毛细血管采血技术是自外周血或末梢血采集标本的方法。一般由检验科工作人员实施。临床内分泌科采集手指血糖时采用毛细血管采血，由临床护士进行。WHO 推荐毛细血管采血法的部位以中指或无名指指尖内侧为宜。婴幼儿可从拇指或足跟部采血。采血部位必须无水肿、发绀、炎症或其他循环不良现象。外周血或末梢血由于血液循环较差，且易受气温、运动、外力挤压等物理因素影响而发生改变，因而检查结果不够恒定。

（二）静脉血标本采集技术

静脉血标本采集技术是自静脉中抽取血标本的方法。常用的静脉采血部位包括四肢浅静脉、颈外静脉、股静脉。

真空采血技术是目前临床运用最佳的静脉血采集方法。其基本原理是将双向针的一端在持针器的帮助下刺入静脉，待有回血后将另一端插入真空试管内，血液在负压作用下自动流入试管。

1. 目的 协助临床诊断疾病，为临床治疗提供依据。

（1）全血标本 用于血沉、血常规、血氨等抗凝血标本，主要用于临床血液学检查。

（2）血清标本 用于检测血脂类、肝功能、电解质、血清酶等，不加抗凝剂。

（3）血浆标本 用于检测内分泌激素、血栓和止血功能等。

（4）血培养标本 多用于检测血液中的病原菌。

2. 操作

【评估】

（1）患者的病情、治疗情况、意识状态、肢体活动能力。

（2）患者局部皮肤状态、静脉充盈度及管壁弹性；穿刺部位的皮肤状况，如有无冻疮、炎症、水肿、结节、瘢痕、破损等。

（3）患者或家属对血标本采集的认知程度及合作程度，解释血标本采集目的、方法、临床意义、注意事项及配合要点。

（4）有无生理因素影响，如吸烟、饮食、运动、情绪波动、妊娠、体位、饮酒、饮茶或咖啡等。

（5）需做的检查项目、采血量及是否需要特殊准备。

【计划】

（1）护士准备 衣帽整洁，修剪指甲，洗手，戴口罩。

（2）用物准备

①真空采血准备：注射盘、检验申请单、标签或条形码、棉签、消毒液、止血带、一次性治疗巾、胶布、弯盘、手消毒液、一次性密闭式双向采血针（图14-2-1）及真空采血管（图14-2-2），采集全血标本使用抗凝管，采集血清标本使用干燥试管，采集血培养标本使用血培养瓶（厌氧瓶、需氧瓶）。

②非真空采血准备：注射盘、5 mL或10 mL一次性注射器（规格视采血量而定）、头皮针、标本容器（试管、密封瓶）、检验申请单、标签或条形码、棉签、消毒液、止血带、一次性治疗巾、胶布、弯盘、手消毒液。

（3）患者准备 了解静脉血标本采集的目的、方法、临床意义、注意事项及配合要点。取舒适卧位，暴露穿刺部位。

（4）环境准备 清洁，安静，室温22～26 ℃，光线充足或有足够的照明。

标准真空
采血管

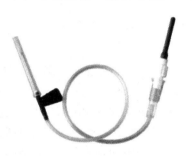

图 14-2-1 双向采血针

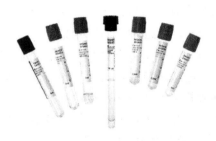

图 14-2-2 真空采血管

【实施】

静脉血标本采集技术的操作步骤见表14-2-1。

表14-2-1 静脉血标本采集技术的操作步骤

静脉血标本
采集操作视频

操作步骤	要点与说明
1. 贴标签或条形码 核对医嘱、检验申请单、标签(或条形码)及标本容器(或真空采血管),无误后贴标签(或条形码)于标本容器(或真空采血管)外壁上	• 防止发生护理差错,根据不同检验目的计算所需采血量
2. 核对 备齐用物携至患者床旁,核对患者床号、姓名、腕带信息,根据检验申请单核对标本容器(或真空采血管)以及标签(或条形码)是否一致。向患者及家属说明标本采集的目的、注意事项及配合方法	• 确认患者,取得合作
3. 选择合适静脉 选择合适静脉,垫一次性治疗巾于穿刺部位	• 嘱患者握拳,使静脉充盈
4. 消毒 常规消毒皮肤,直径大于5 cm,止血带扎至穿刺点上方6 cm处	
5. 核对 二次核对(核对方法同步骤2)	• 操作中核对
6. 采集标本	
★真空采血管采血	
(1) 穿刺:取下真空采血针护针帽,手持采血针,按静脉注射法行静脉穿刺	• 如需多管采血,可再接入所需的真空管空管,采血至需要量,当采集到最后一管血液时,即松开止血带
(2) 采血:见回血,固定针柄,将采血针另一端刺入真空管,采血至需要量	• 采血结束,先拔真空管,后拔去针头
(3) 拔针、按压:采血毕,松止血带,迅速拔出针头,再按压止血,按压局部1~2 min	
★注射器采血	• 见回血后抽取所需血量
(1) 穿刺、抽血:持一次性注射器或头皮针,按静脉注射方法采集血标本	• 如穿刺时一旦出现局部血肿,立即拔出针头,按压局部,另选静脉重新穿刺抽血
(2) 两松一拔一按压:抽血毕,松止血带,嘱患者松拳,用干棉签按压穿刺点,迅速拔针	• 防止皮下出血或血肿,迅速拔出针头后,嘱患者屈肘按压局部1~2 min • 凝血功能障碍患者拔针后按压时间延长至10 min
(3) 将针头取下,将血液注入标本容器中	• 同时抽取不同种类的血标本,应先将血液注入血培养瓶,然后注入抗凝管,最后注入干燥试管
(4) 打开血培养瓶盖消毒橡皮塞,消毒2遍,待干	• 标本应在使用抗生素前采集,如已使用应在检验申请单上注明,一般血培养取血5 mL,对于亚急性细菌性心内膜炎患者,为提高培养阳性率,采血量为10~15 mL

续表

操 作 步 骤	要点与说明
(5)采集所需血液量后,取下针头,更换 20 G 的新针头,将血液注入培养瓶中	·同时采集多种血培养标本,先注入厌氧瓶,再注入需氧瓶中
(6)全血标本:取下针头,将血液沿管壁缓慢注入盛有抗凝剂的试管中,并上下颠倒轻轻摇动,使血液与抗凝剂充分混匀	·勿将泡沫注入试管中 ·防止血液发生凝固现象
(7)血清标本:取下针头,将血液沿管壁缓慢注入试管中至所需标本量	·避免振荡,避免将泡沫注入试管中
7.操作后处理 再次核对检验申请单及标本、患者信息。取下一次性治疗巾,整理床单位,协助患者取舒适体位,指导患者观察穿刺部位。用物分类处理,洗手,记录,送检	·操作后查对,指导患者观察穿刺部位有无出血,如有异常及时呼叫及处理 ·记录采血、送检时间 ·标本及时送检以免影响监测结果

【评价】
(1)护患沟通有效,患者准备充分,操作中配合得当。
(2)严格执行无菌技术操作原则,采集血标本方法正确、剂量准确。
(3)患者正确按压穿刺点,局部皮肤无出血及皮下血肿。

【注意事项】
(1)严格执行查对制度及无菌技术操作原则。
(2)根据检验目的不同,选择合适的标本容器,计算所需采血量。
(3)采血用的注射器、试管必须清洁、干燥。目前临床运用广泛的是一次性注射器及真空负压采血管。
(4)采血部位皮肤完整、消毒规范,扎止血带不可过紧、压迫静脉时间不宜过长,以不超过 40 s 为宜。当采血不顺利时,切忌在同一处反复穿刺,易导致标本溶血或有小凝块,影响检测结果。
(5)采集血标本应严禁在输液、输血的针头及同侧肢体的静脉内采集,应在对侧肢体静脉内采血。
(6)需空腹采血时,应事先通知患者,避免因进食而影响检验结果(因清晨空腹时血液中的各成分处于相对恒定状态)。
(7)如用真空采血器采血,同时进行多个检测项目时应按下列顺序采血:血培养→无添加剂管→凝血管→枸橼酸钠管→肝素管→EDTA 管→草酸盐-氟化钠管。凡全血标本或需抗凝血的标本,采血后立即上下颠倒 5~10 次混匀,不可用力振荡。
(8)采用注射器采血后,应将注射器的活塞略向后抽,以免血液凝固而使注射器粘连并阻塞针头。

【健康教育】
(1)向患者说明采血的目的及配合要求。
(2)向患者说明空腹采血意义,嘱采血前需空腹。指导患者采血后压迫止血时间不宜过短。

(三)动脉血标本采集技术
动脉血标本采集技术是自动脉抽取血标本的方法。常用动脉有股动脉、肱动脉、桡动脉。

1．目的

（1）采集动脉血进行血液气体分析。

（2）判断患者氧合及酸碱平衡情况，为诊断、治疗、用药提供依据。

2．操作

【评估】

（1）评估患者的病情、治疗情况、意识状态及肢体活动能力、认知与合作程度。

（2）用氧或呼吸机使用情况（呼吸机参数的设置）。

（3）穿刺部位的皮肤及动脉搏动情况。

（4）有无进食热饮、洗澡、运动以及生命体征指标等。

【计划】

（1）护士准备　衣帽整洁，修剪指甲，洗手，戴口罩。了解患者的一般情况以及患者疾病的诊断、治疗，明确检查项目及注意事项。

（2）用物准备　注射盘、检验申请单、标签或条形码、动脉血气针（或 2 mL 一次性注射器及肝素适量、无菌软木塞或橡胶塞）、一次性治疗巾、无菌纱布、弯盘、消毒棉签、消毒液、无菌手套、小沙袋、手消毒液。

（3）患者准备　了解动脉血标本采集技术的目的、方法、临床意义、注意事项及配合要点。取舒适卧位，暴露穿刺部位。

（4）环境准备　清洁，安静，室温 22～26 ℃，光线充足或有足够的照明，必要时用屏风遮挡患者。

【实施】

动脉血标本采集技术的操作步骤见表 14-2-2。

表 14-2-2　动脉血标本采集技术的操作步骤

操 作 步 骤	要点与说明
1．贴标签或条形码　核对医嘱、检验申请单、标签（或条形码）及标本容器（动脉血气针或一次性注射器）	·防止发生护理差错
2．核对　备齐用物携至患者床旁，核对患者床号、姓名、腕带信息，根据检验申请单核对标本容器（动脉血气针或一次性注射器）以及标签（或条形码）是否一致。向患者及家属说明标本采集的目的、注意事项及配合方法	·确认患者，取得合作，根据需要为患者暂停吸氧
3．选择合适动脉　协助患者取舒适体位，选择合适动脉，将一次性治疗巾置于穿刺部位下；夹取无菌纱布放于一次性治疗巾上，打开橡胶塞（一次性注射器采血时）	·一般选用股动脉或桡动脉，以动脉搏动最明显处作为穿刺点
4．消毒　常规消毒皮肤，直径至少 8 cm；戴无菌手套或常规消毒操作者的左手示指和中指	·严格执行无菌技术操作原则
5．二次核对　核对方法同步骤 2	·操作中查对
6．采血	
★动脉血气针采血	

续表

操 作 步 骤	要点与说明
（1）将针栓推到底部，拉到预设位置，除去护针帽，采血器与皮肤成 45°～90°角进针，采血针进入动脉后血液自动涌入采血器	
（2）拔针，用无菌纱布按压穿刺部位 5～10 min。将针头垂直插入橡皮针塞中（配套的）	· 采血器内不可有空气，以免影响检验结果
（3）混匀 5 次，手搓采血器 5 s 以保证抗凝剂完全作用，立即送检分析，如超过 15 min 需冰浴	· 保证血液与抗凝剂充分摇匀 · 对于乳酸盐的检测，在标本采集到检测的过程中，需将采血器始终放冰水中保存
★一次性注射器采血	
（1）用左手示指和中指触及动脉搏动最明显处并固定动脉，右手持注射器在两指间垂直刺入或与动脉走向成 45°角刺入动脉，见有鲜红色血液涌进注射器，即以右手固定穿刺针的方向和深度，左手抽取血液至所需量	· 穿刺前先抽吸肝素 0.5 mL，湿润注射器管腔后弃去余液以防血液凝固 · 采血过程中保持针尖固定 · 血气分析采血量一般为 0.1～1 mL
（2）采血毕，迅速拔出针头，局部用无菌纱布加压止血 5～10 min	· 凝血功能障碍患者拔针后适当增加按压时间
（3）针头拔出后立即刺入软木塞或橡胶塞，以隔绝空气，并轻轻搓动注射器使血液与肝素混匀，以防血标本凝固	· 注射器内不可有空气，以免影响检验结果
7.操作后处理 再次核对检验申请单及标本、患者信息。取下一次性治疗巾，整理床单位，协助患者取舒适体位，指导患者。用物分类处理，洗手，记录，送检	· 操作后查对，指导患者观察穿刺部位有无出血，如有异常及时呼叫及处理 · 记录采血、送检时间

【评价】

（1）护患沟通有效，患者准备充分，操作中配合得当。

（2）严格执行无菌技术操作原则，采集动脉血标本方法正确、剂量准确。

（3）患者正确按压穿刺点，局部皮肤无出血及皮下血肿。

【注意事项】

（1）严格执行无菌技术操作原则，以防感染。

（2）患者饮热水、洗澡、运动，需休息 30 min 后再行采血，避免影响检查结果。

（3）严重出血倾向者慎用动脉穿刺法采集动脉血标本。

（4）注射器与针头衔接紧密，抽血时注射器内不能有空气，抽出后立即密封针头，隔绝空气（因空气中的氧分压高于动脉血，二氧化碳分压低于动脉血）。

（5）做二氧化碳结合力测定时，盛血标本的容器亦应加塞盖紧，避免血液与空气接触过久，影响检验结果，所以采血后应立即送检。

（6）拔针后局部用无菌纱布或沙袋加压止血，以免出血或形成血肿，压迫止血至不出血为止。

【健康教育】

（1）向患者说明采血的目的及配合要求。

（2）向患者说明动脉血标本采集技术的目的、方法、注意事项及配合要点。

二、尿标本采集技术

尿液是机体代谢的终末产物，它的组成和性状可反映机体的代谢状况，受机体各系统功能状态的影响，其理化性质和有形成分会发生改变。尿液检验也是临床上最常用的检测项目之一，主要用于泌尿生殖系统、肝胆疾病、代谢性疾病（如糖尿病）及其他系统疾病的鉴别、诊断、治疗监测及健康普查。

尿标本分为常规标本（如晨尿、随机尿等）、12 h 或 24 h 标本及培养标本（如清洁中段尿）。

1. 目的

（1）尿常规标本　用于检查尿液的色泽、透明度、测量比重、检查有无细胞和管型，特别是各种有形成分的检查和尿蛋白、尿糖定性等项目的测定。

（2）12 h 或 24 h 尿标本　用于细胞、管型等有形成分计数（如 Ads 计数），体内代谢产物尿液成分定量检查分析（如蛋白、糖、肌酐），检查一日尿量，做尿的各种定量检查以及尿浓缩查结核杆菌。

（3）尿培养标本　用于细菌培养或细菌敏感试验，主要采集清洁尿标本（如中段尿、导管尿、膀胱穿刺尿等），以了解病情、协助临床诊断与治疗。

2. 操作

【评估】

（1）患者病情、临床诊断、治疗状况（培养标本尤其要评估抗生素使用情况）。

（2）患者意识状态、心理状况、沟通交流及合作能力等。

【计划】

（1）护士准备　衣帽整洁，修剪指甲，洗手，戴口罩。

（2）用物准备　除检验申请单、标签或条形码、手消毒液、生活垃圾桶、医用垃圾桶以外，根据检验目的的不同，另备以下用物。

①尿常规标本：一次性尿常规标本容器，必要时备便盆或尿壶。

②12 h 或 24 h 尿标本：集尿瓶（容量 3000～5000 mL）、防腐剂。

③尿培养标本：无菌标本容器、无菌手套、无菌棉球、消毒液、便器或尿壶、屏风、必要时备导尿包或一次性注射器及无菌棉签。

（3）患者准备　理解留取尿标本的目的、方法和配合要点。

（4）环境准备　安静、安全、隐蔽。

【实施】

尿标本采集技术的操作步骤见表 14-2-3。

表 14-2-3　尿标本采集技术的操作步骤

操作步骤	要点与说明
1. 贴标签或条形码　核对医嘱、检验申请单、标签（或条形码）及标本容器	·防止发生护理差错

续表

操 作 步 骤	要点与说明
2. 核对　备齐用物携至患者床旁,核对患者床号、姓名、腕带信息,根据检验申请单核对标本容器以及标签(或条形码)是否一致。向患者及家属说明标本采集的目的、注意事项及配合方法	·确认患者,取得合作
3. 收集尿标本	
★尿常规标本	·严格执行无菌技术操作原则
(1)有自理能力的患者给予标本容器,嘱其将清晨第一次尿留于容器内,除测定尿比重需留100 mL以外,其余检验留取30~50 mL即可	·新鲜晨尿较浓缩,且未受饮食的影响,所以检验结果较准确
(2)行动不便的患者,协助其在床上使用便盆或尿壶,将尿液收集于标本容器内	·注意保护患者的隐私,使用屏风遮挡
(3)留置导尿的患者,于集尿袋下方的引流孔处收集尿液	·尿失禁或婴幼儿患者可使用尿袋或尿套以收集尿标本
★尿培养标本	
(1)留置导尿的患者,用消毒液消毒导尿管外部及导尿管口,直接用无菌注射器抽取尿液送检	·留置导尿者,留取标本前先夹闭导尿管,保证膀胱内尿液充盈,以便留取尿标本 ·对于长期留置导尿管的患者应重新更换导尿管后再留取尿液 ·不可留取集尿袋里面的尿液
(2)导尿术留取尿标本按导尿术的方法消毒,再按照导尿术引流尿液,见尿后弃去前段尿液,接中段尿5~10 mL于无菌试管中送检	·危重、昏迷或尿潴留患者可通过导尿术留取尿标本
(3)中段尿留取尿标本,屏风遮挡,协助患者取坐位或平卧位,放好便器,用碘伏消毒液消毒患者外阴及尿道,用无菌生理盐水冲去消毒液,然后排尿弃去前段尿液,收集中段尿5~10 mL于带盖的无菌容器内送检	·严格无菌操作,以免污染 ·尿液内勿混入消毒液,以免影响检验结果 ·采集中段尿时,应在患者膀胱充盈时进行
★12 h或24 h尿标本	
(1)将检验申请单标签或条形码贴于集尿瓶上,注明留取尿液的起止时间	·严格按照医嘱规定时间留取尿标本
(2)留取12 h尿标本,嘱患者于7 pm排空膀胱后开始留取尿液,至次晨7 am留取最后一次尿液	·集尿瓶应放在阴凉处,根据检验要求在尿中加防腐剂(于第一次尿液倒入后添加防腐剂)

12 h或24 h尿
标本采集
操作视频

续表

操 作 步 骤	要点与说明
（3）留取 24 h 尿标本,嘱患者于 7 am 排空膀胱后开始留取尿液,至次晨 7 am 留取最后一次尿液	· 集尿瓶应放在阴凉处,根据检验要求在尿中加防腐剂(于第一次尿液倒入后添加防腐剂)
（4）留取最后一次尿液后,将 12 h 或 24 h 的全部尿液盛于集尿瓶内,测总量,记录于检验单上	· 充分混匀,用无菌注射器抽取尿液(一般为 20～50 mL),其余尿液弃去
4. 操作后处理　再次核对检验单、患者和标本信息。协助患者取舒适的体位,整理床单位和用物,洗手,记录,及时送检	· 保证检验结果的准确性 · 记录尿液总量、颜色、气味等

【评价】

（1）护患沟通有效,患者准备充分,操作中配合得当。

（2）严格执行无菌技术操作原则,留取尿标本方法正确、剂量准确。

【注意事项】

（1）留取尿培养标本时应严格执行无菌操作,防止标本污染,影响检验结果。

（2）女性月经期不可留取尿标本,应避免经血、白带等混入标本中。男性患者留取标本时避免将精液等混入标本中。

（3）会阴部分泌物过多时应先冲洗或清洁外阴,再收集尿标本。

（4）标本留取后,应及时送检,以免细菌繁殖、细胞溶解或被污染等。送检标本时要置于有盖容器内,以免尿液蒸发影响检测结果。

（5）留取 12 h 或 24 h 尿液标本时集尿瓶应放在阴凉处,根据检验要求在瓶内加入适量的防腐剂。常用防腐剂有以下几种。

①甲醛:每 30 mL 尿液中加入 40% 甲醛 1 滴,防腐和固定尿液中的有机成分。临床用于艾迪计数(12 h 尿细胞计数)等。

②甲苯:第一次尿液倒入后,每 100 mL 尿液中加入甲苯 0.5 mL(即甲苯 5～20 mL/L),于尿液表面形成一层薄膜,保持尿中化学成分不变及防止细菌污染。临床用于尿蛋白定量、尿糖定量检查。

③浓盐酸:24 h 尿液中加入 10 mol/L 浓盐酸,保持尿液在酸性环境中,防止尿液中激素被氧化。临床用于内分泌系统的检查,如 17-羟类固醇、17-酮类固醇。

【健康教育】

（1）根据检验目的不同,向患者说明尿标本留取的目的、方法及注意事项。

（2）向患者介绍正确留取尿标本对检验结果的重要性,教会留取方法,确保检验结果的准确性。

三、粪便标本采集技术

正常粪便由已消化和未消化的食物残渣、消化道分泌物、细菌和水分等组成。临床上通过对粪便标本的检验评估患者的消化系统功能,为协助诊断、治疗疾病提供可靠依据。根据检验目的不同,粪便标本分四种:常规标本、培养标本、隐血标本、寄生虫及虫卵标本。

1. 目的

（1）常规标本用于检查粪便的颜色、性状、细胞等。

（2）培养标本用于检查粪便中的致病菌。

（3）隐血标本用于检查粪便内肉眼不能观察到的微量血液。

（4）寄生虫及虫卵标本用于检查粪便中的寄生虫、虫卵、幼虫及成虫并计数。

2. 操作

【评估】

患者的病情、临床诊断、意识状态、合作程度、心理状况。

【计划】

（1）护士准备　衣帽整洁，修剪指甲，洗手，戴口罩。

（2）用物准备　除检验申请单、标签或条形码、手套、手消毒液、生活垃圾桶、医用垃圾桶以外，根据检验目的的不同，选择不同的标本容器。

①常规标本及隐血标本：粪常规标本盒（内附棉签或检便匙）、清洁便盆。

②培养标本：无菌培养容器、无菌棉签、消毒便盆。

③寄生虫及虫卵标本：检便盒（内附棉签或检便匙）、透明塑料薄膜或软黏透明纸拭子或透明胶带或载玻片（查找蛲虫）、清洁便盆。

（3）患者准备　理解采集标本的目的和方法，并按要求在采集标本前排空膀胱。

（4）环境准备　安静，安全，必要时用屏风遮挡患者。

【实施】

粪便标本采集技术的操作步骤见表14-2-4。

粪标本采集
操作视频

表 14-2-4　粪便标本采集技术的操作步骤

操 作 步 骤	要点与说明
1. 贴标签或条形码　核对医嘱、检验申请单、标签（或条形码）及标本容器	·防止发生护理差错
2. 核对　备齐用物携至患者床旁，核对患者床号、姓名、腕带信息，根据检验申请单核对标本容器以及标签（或条形码）是否一致。向患者及家属说明标本采集的目的、注意事项及配合方法	·确认患者，取得合作
3. 排尿　屏风遮挡，嘱患者排空尿液	·避免排便时尿液排出，大小便混合，影响检验结果
4. 收集粪便标本 ★粪便常规标本 有自理能力的患者给予标本容器，嘱患者排便于清洁便盆内用棉签或检便匙取中间部分或脓血、黏液部分粪便约 5 g，置于标本盒中送检	·防止粪便干燥
★粪便培养标本 嘱患者排便于消毒便盆内，用无菌棉签取黏液脓血部分或中央部分便 2～5 g 置于无菌培养容器内，盖紧瓶塞送检	·尽量多处取标本，以提高检验阳性率；细菌检验应严格无菌操作并收集于灭菌封口的容器内

续表

操 作 步 骤	要点与说明
★粪便隐血标本 采集方法同常规标本	・按隐血试验饮食要求患者
★寄生虫及虫卵标本	
（1）检查寄生虫及虫卵 嘱患者排便于便盆内,用棉签或检便匙取不同部位带血或黏液部分粪便5～10 g送检	
（2）检查蛲虫 嘱患者睡前或清晨未起床前,用透明塑料薄膜或软黏透明纸拭子粘在肛门周围取标本。将已粘有虫卵的透明胶带面贴在载玻片上或将透明胶带对合,立即送检验室做显微镜检查	・蛲虫常在清晨或午夜爬到肛门处产卵
（3）检查阿米巴原虫 将便盆加温至接近人体体温,排便后标本连同便盆立即送检	・保持阿米巴原虫的活动状态,因阿米巴原虫在低温中易失去活力而影响观察
5. 操作后处理 再次核对检验申请单、患者和标本信息。协助患者取舒适的体位,整理床单位及用物,洗手,记录,及时送检	・避免交叉感染 ・记录粪便的形状、颜色、气味

【评价】

（1）护患沟通有效,患者准备充分,护士操作规范。

（2）患者了解采集粪便标本的目的和检查项目的要求,能认真配合。

【注意事项】

（1）盛粪便标本的容器必须有盖,有明显标记,留取粪便标本时不可混有尿液、污纸等异物,以免影响检测结果。

（2）采集培养标本,严格执行无菌操作并将标本收集于灭菌封口的容器内。对无便意、难以获得粪便、排便困难者及幼儿可将拭子或无菌棉签蘸取无菌甘油或0.9%氯化钠溶液,插入肛门5～6 cm(幼儿2～3 cm),顺着一个方向轻轻在直肠内旋转,取直肠表面黏液,将棉签置于培养管内,盖紧瓶塞。

（3）采集隐血标本时,检查前三天嘱患者禁食肝脏、血、肉类、绿色蔬菜和含铁丰富的食物、药物,三天后收集粪便标本,以免出现假阳性现象。

（4）采集寄生虫标本时,若患者服用驱虫药或做血吸虫孵化检查,应取黏液、脓、血部分,如需孵化毛蚴应留取不少于30 g的粪便,必要时留取整份粪便,并尽快送检。

（5）检查痢疾阿米巴滋养体时,在采集标本前几天,禁止服用钡剂、油质或含金属的泻剂,以免金属制剂影响阿米巴虫卵或胞囊的显露。

（6）如腹泻患者粪便呈水样,应盛于容器中全部送检。

（7）如患者有消化系统传染性疾病,应严格按消毒、隔离原则执行。

【健康教育】

（1）向患者说明正确留取粪便标本对检验结果的重要性。

（2）留取标本前根据检验目的不同,向患者介绍粪便标本留取的方法及注意事项。

（3）教会患者根据检查目的不同留取粪便标本的正确方法,确保检验结果的准确性。

四、痰标本采集技术

痰液是气管、支气管和肺泡所产生的分泌物，正常情况下分泌很少。正确的痰标本为临床检查、诊断和治疗提供依据。临床上常用的痰标本分为常规痰标本、痰培养标本、24 h 痰标本三种。

1. 目的

（1）常规痰标本检查痰液的一般性状，涂片查细菌、虫卵或癌细胞等，协助诊断呼吸系统疾病。

（2）痰培养标本检查痰液中的致病菌，为选择抗生素提供依据。

（3）24 h 痰标本检查 24 h 的痰量、痰液的性状，协助诊断。

2. 操作

【评估】

患者的年龄、病情、治疗情况、心理状态及合作程度。

【计划】

（1）护士准备　衣帽整洁，修剪指甲，洗手，戴口罩。

（2）患者准备　了解痰标本采集技术的目的、方法、注意事项及配合要点，指导患者漱口。

（3）用物准备　除检验申请单、标签或条形码、医用手套、手消毒液、生活垃圾桶、医用垃圾桶以外，根据检验目的的不同，选择不同容器，具体如下。

①常规痰标本：痰盒。

②痰培养标本：无菌痰盒、漱口溶液（朵贝氏液、冷开水）。

③24 h 痰标本：广口大容量痰盒、防腐剂（如苯酚）。必要时备一次性集痰器（图 14-2-3）、吸痰用物（吸引器、吸痰管）、一次性手套等。

（4）环境准备　温度适宜、光线充足、环境安静。

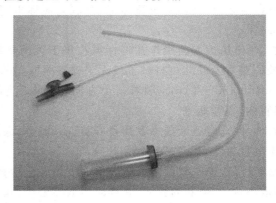

图 14-2-3　一次性集痰器

【实施】

痰标本采集技术的操作步骤见表 14-2-5。

表 14-2-5　痰标本采集技术的操作步骤

操　作　步　骤	要点与说明
1. 贴标签或条形码　核对医嘱、检验申请单、标签（或条形码）及标本容器	·防止发生护理差错

痰标本采集
操作视频

Note

续表

操作步骤	要点与说明
2. 核对　备齐用物携至患者床旁,核对患者床号、姓名、腕带信息,根据检验申请单核对标本容器以及标签(或条形码)是否一致。向患者及家属说明标本采集的目的、注意事项及配合方法	· 确认患者,取得合作
3. 收集痰标本	
★常规痰标本	
(1)能自行留取者晨起醒来未进食前用清水漱口,去除口腔中杂质,深呼吸数次后用力咳出气管深处的痰液置于痰盒中	· 如痰液不易咳出,可配合雾化吸入等方法
(2)协助无力咳痰或不合作者取合适体位,由下至上叩击背部使痰液松动,戴好无菌手套,将一次性集痰器分别连接吸引器和吸痰管将痰液吸入集痰器内,盖好瓶盖	· 一次性集痰器一端连接吸引器,另一端连接吸痰管或痰液集痰器直接吸痰
★痰培养标本	
(1)自然咳痰法:清晨起床后未进食前先用漱口溶液漱口再用冷开水漱口数次,深吸气后再用力咳出呼吸道深部的痰液于无菌痰盒中,痰量不得少于 1 mL,盖好瓶盖	· 无菌操作,防止污染
(2)痰液黏稠不易咳出时,可先雾化吸入0.9%氯化钠,再咳出痰液于无菌痰盒中	
(3)对于无力咳痰或不合作者,同常规痰标本留取方法	
(4)小儿采集痰标本法:用弯压舌板向后压舌,将无菌拭子探入咽部,刺激小儿咳嗽喷出肺或气管分泌物粘在拭子上送检	· 留取量:细菌培养>1 mL,真菌培养 2～5 mL,分枝杆菌培养 5～10 mL,寄生虫检查3～5 mL
★24 h痰标本	
清晨醒来未进食前(7 am)漱口后第一口痰液起至次晨(7 am)未进食前漱口后第一口痰液,将24 h痰液全部收集于广口大容量痰盒内	· 正常人痰量很少,24 h约 25 mL 或无痰液,勿将唾液吐在痰液收集器内
4. 操作后处理　再次核对检验申请单、患者和标本信息。协助患者取舒适的体位,整理床单位和用物,洗手,记录,及时送检	· 记录痰液的色、质、量 · 以免影响结果的准确性

【评价】

(1)护患沟通有效,患者准备充分,护士操作规范。

(2)患者了解采集痰标本的目的和检查项目的要求,能认真配合。

(3)严格执行无菌技术操作原则,防止污染。

【注意事项】

（1）留取痰培养标本时，应用朵贝氏液及冷开水漱口数次，尽量排除口腔内大量杂菌。

（2）勿将鼻咽分泌物（如唾液、鼻涕）、漱口水等混入痰液中。

（3）收集痰液时间宜选择在清晨，痰量较多，痰内细菌也较多，可提高阳性率。

（4）做 24 h 痰量和分层检查时，应嘱患者将痰吐在无色广口大容量痰盒内，加少许防腐剂（如苯酚）防腐。

（5）如查癌细胞，应用 10％甲醛溶液或 95％乙醇溶液固定痰液后立即送检。

【健康教育】

（1）向患者及家属解释痰标本收集的重要性。

（2）指导患者痰标本收集的方法及注意事项。

五、咽拭子标本采集技术

咽拭子标本细菌培养能分离出致病菌，有助于化脓性扁桃体炎、急性咽喉炎、白喉等的诊断。

1. 目的　从咽部及扁桃体采取分泌物做细菌培养或病毒分离，以协助诊断。

2. 操作

【评估】

患者的年龄、病情、治疗情况、心理状态及合作程度。

【计划】

（1）护士准备　衣帽整洁，修剪指甲，洗手，戴口罩。

（2）患者准备　了解咽拭子标本采集的目的、方法、注意事项及配合要点，采取舒适体位，进食 2 h 后再留取标本。

（3）用物准备　无菌咽拭子培养试管、酒精灯、火柴、无菌生理盐水、压舌板、手电筒、检验申请单、标签或条形码、手消毒液等。

（4）环境准备　温度适宜、光线充足、环境安静。

【实施】

咽拭子标本采集技术的操作步骤见表 14-2-6。

咽拭子标本
采集操作视频

表 14-2-6　咽拭子标本采集技术的操作步骤

操作步骤	要点与说明
1. 贴标签或条形码　核对医嘱、检验申请单、标签（或条形码），贴于无菌咽拭子培养试管外壁上	· 防止发生护理差错
2. 核对　备齐用物携至患者床旁，核对患者床号、姓名、腕带信息，核对检验申请单、无菌咽拭子培养试管以及标签（或条形码）是否一致	· 确认患者，取得合作 · 向患者及家属说明咽拭子采集的目的、注意事项及配合方法
3. 收集咽拭子标本 （1）点燃酒精灯，嘱患者发"啊"音，按无菌技术操作原则取出无菌长棉签，并用 0.9％氯化钠溶液蘸湿后迅速擦拭两侧腭弓、咽及扁桃体上的分泌物	· 动作轻柔，暴露咽喉部时必要时可配合使用压舌板 · 注意棉签不要触及其他部位，保证标本的准确性

续表

操 作 步 骤	要点与说明
（2）消毒：将试管口在酒精灯火焰上消毒,棉签插入试管,再次烧灼试管口后塞紧试管塞子	· 防止标本污染
4. 操作后处理　再次核对检验申请单、患者和标本信息。协助患者取舒适的体位,整理床单和用物,洗手,记录,及时送检	· 操作后核对 · 以免影响结果的准确性

【评价】

（1）护患沟通有效,患者准备充分,护士操作规范。

（2）患者了解采集咽拭子标本的目的和要求,能积极配合。

（3）患者无恶心、呕吐等不良反应发生。

【注意事项】

（1）避免交叉感染,采集咽拭子标本应在使用抗生素之前。

（2）做真菌培养时,须在口腔溃疡面采集分泌物,避免触及正常组织。

（3）若做病毒分离,应将标本保存于冰箱内。

（4）避免在进食后 2 h 内留取标本,以防呕吐。

（5）无菌长棉签不要触及其他部位,防止污染标本,影响检验结果。

【健康教育】

（1）向患者及家属解释咽拭子标本采集的目的,使患者正确配合。

（2）向患者说明咽拭子标本采集的方法及注意事项。

六、呕吐物标本采集技术

留取患者呕吐物标本,观察呕吐物的性质、颜色、气味及数量,以协助诊断,也可用于明确中毒患者所中毒物的性质、种类等。在患者呕吐时,用弯盘或痰杯接取呕吐物,在容器上贴上检验申请单,立即连同检验申请单一起送检。

（唐建娟）

直通护考

第十五章 病情观察和常用抢救技术

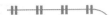

学习目标

1. 能叙述以下定义:病情观察、意识障碍、心肺复苏、氧气吸入、吸痰技术、洗胃技术。
2. 能叙述病情观察的内容及方法。
3. 能叙述危重患者的护理措施。
4. 能叙述呼吸、心脏骤停的原因及临床表现。
5. 能叙述心肺复苏、简易呼吸器使用、氧气吸入技术、吸痰技术、洗胃技术的操作步骤。
6. 能运用所学知识,对急危重症患者正确实施常用急救技术:心肺复苏、使用简易呼吸器、氧气吸入技术、吸痰技术、洗胃技术。

导言

危重症患者的特点是病情复杂且变化快,随时可能出现危及生命的现象。抢救和护理危重症患者的过程中,要求护士必须及时地观察到病情变化且准确评估,熟练掌握心肺复苏、简易呼吸器、吸氧、吸痰、洗胃等基本抢救技术,与医疗团队密切配合保证抢救工作有效地进行。

第一节 病情观察

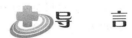

案例引导

患者,任某,女,45岁,因突发呼之不应2 h急诊入院。查体:T 38 ℃,P 60次/分,R 14次/分,BP 184/100 mmHg。CT显示高血压脑出血,GCS评分6分,双侧瞳孔不等大,对光反射消失,鼾声呼吸,右侧肢体肌力0级。如果你是责任护士,请回答以下问题:

(1)判断患者处于何种意识状态?

(2)针对患者的意识状态,应采取哪些护理措施?

病情观察即医务人员在工作中积极启动视、听、问、触、嗅等感觉器官及应用辅助工具获得有关患者病情信息的动态过程。患者病情变化是动态的、发展的,因此病情地观察是连续的,医务人员要进行相关的专业培训,以保证病情观察及时、准确、全面、系统,这样才能使患者尽早得到及时准确的诊断、治疗和护理,促进患者早日康复。

一、病情观察的意义

(1) 为疾病的诊断、治疗和护理提供科学依据。
(2) 有助于判断疾病的发展趋势和转归。
(3) 及时了解治疗效果和用药后反应。
(4) 有助于及时发现危重患者病情变化的征象。

患者在接受诊治的过程中,医护人员应做到"五勤",即勤巡视、勤观察、勤询问、勤思考、勤记录,及时掌握病情变化,采取积极的治疗和护理措施,以防止病情恶化,挽救患者生命。

二、病情观察的方法及内容

在对患者的病情进行观察时,护士可以运用视觉、听觉、嗅觉、触觉等各种感觉器官来准确收集患者的资料;还可以利用相应的辅助仪器,监测患者病情变化的各项指标。

(一) 病情观察方法

1. 视诊(inspection)　用视觉来观察患者全身和局部状态的一种检查方法。从患者入院到出院,通过连续或间断的视觉观察,可以充分了解患者的意识状态、面部表情、姿势体位、肢体活动情况,皮肤、呼吸、循环状况,以及患者与疾病相关的症状、体征等一系列情况,并随时注意观察患者的反应及病情变化,以及时调整观察的重点。

2. 听诊(auscultation)　利用耳朵直接或借助听诊器等仪器听取患者身体各部位发出的声音,并分析不同声音所代表的含义。如通过耳朵可以直接听到患者的咳嗽声,借助听诊器可以听到患者的心音、呼吸音、肠鸣音等。

3. 触诊(palpation)　通过手的感觉来感知患者身体某部位有无异常的检查方法。如用触觉可以感知患者的皮肤温度、湿度、弹性、柔软度及光滑度等。

4. 叩诊(percussion)　通过手指叩击或手掌拍击被检查部位体表,使之震动而产生音响,根据所感到的震动和所听到的声音特点来了解被检查部位脏器大小、形状、位置及密度的检查方法。

5. 嗅诊(smelling)　利用嗅觉来辨别患者的各种气味,以判断患者健康状况的一种检查方法。如对患者的分泌物、呕吐物、排泄物等气味的观察,可以协助判断机体相应部位及器官的健康状况。

对患者病情的观察,除使用以上常用的几种方法外,还可以通过与医务人员、患者家属及亲友的交流,以及床旁和书面交班,察看读病历、检验报告、会诊报告及相关文献资料等方式,获取更多有关病情的信息,以全面、细致地观察患者健康状况。

(二) 病情观察的内容

1. 一般情况的观察

(1) 发育与体型　发育通常是根据年龄与智力、体格成长状态之间的关系来进行综合判断。成人发育正常指标:头部的长度为身高的 $1/8\sim1/7$;胸围约为身高的 $1/2$。体型是身体各部发育的外观表现,包括骨骼、肌肉的成长与脂肪的分布状态等。临床上把成人的体型分为三种:①匀称型(正力型):身体各部分匀称;②瘦长型(无力型):身体瘦长,胸廓扁平,腹上角小于 90°;③矮胖型(超力型):身短粗壮,胸廓宽厚,腹上角大于 90°。

（2）饮食与营养　饮食在疾病诊疗中起着重要作用,因此应注意观察患者的食欲、食量、进食后反应、饮食习惯,有无特殊嗜好和偏食等情况。营养状态通常可以根据皮肤的光泽度、弹性,毛发指甲的润泽度,皮下脂肪的丰满程度,肌肉的发育状况等进行综合判断。临床上一般分为良好、中等和不良三个等级。

（3）面容与表情　面容与表情可以反映患者的精神状态与病情的轻重缓急。某些疾病发展到一定程度时,可出现特征性的面容与表情。临床上常见的典型面容包括:①急性病容:表现为表情痛苦、面色潮红、呼吸急促、鼻翼扇动等,常见于急性感染性疾病,如大叶性肺炎患者;②慢性病容:表现为面色苍白或灰暗、面容憔悴、目光暗淡、消瘦无力等,常见于慢性消耗性疾病,如恶性肿瘤患者;③满月面容:表现为面圆如满月、皮肤发红、常有痤疮和胡须,如库欣综合征;④甲亢面容:表现为面容惊愕、眼球突出、目光炯炯、眼裂增大而少眨眼,如突眼性甲亢患者。临床上还有贫血面容、二尖瓣面容、肝病面容等。

（4）体位　身体在休息时所处的状态。临床常见体位:自主体位、被动体位、被迫体位。患者的体位常与疾病有关,不同的病症可使患者采取不同的体位。如休克患者为增加回心血量,采用中凹卧位;矫正孕妇胎儿体位不正时采用膝胸卧位。

（5）皮肤与黏膜　某些疾病的病情变化可通过皮肤黏膜反映出来。如休克患者皮肤湿冷、面色苍白;肝胆疾病患者巩膜和皮肤黄染;药物过敏患者全身出现皮疹;心源性水肿患者可出现全身和下肢水肿;肾性水肿患者多于晨起出现颜面和眼睑水肿。因此,观察时应注意皮肤的弹性、颜色、温度、湿度及有无皮疹、出血、水肿等情况。

（6）姿势与步态　姿势即一个人的举止状态,依靠骨骼、肌肉的紧张度来保持,并受到健康状态和精神状态的影响。步态即一个人走动时所呈现的姿态。临床常见的异常步态有蹒跚步态、醉酒步态、慌张步态、剪刀步态等。

（7）分泌物、排泄物的观察　①大小便的观察:大小便的观察对疾病的诊断和治疗有着密切关系。②痰液的观察:肺、支气管发生病变,分泌物增多,可有痰液咳出。如肺炎双球菌性患者咳铁锈色痰;肺水肿患者咳粉红色泡沫样痰;支气管扩张患者咳大量黄脓痰等。因此,观察痰液的性状、颜色、气味和量有助于疾病的辅助诊疗和护理。

2. 生命体征的观察　体温、脉搏、呼吸、血压是机体内在活动的客观反映,是判断机体健康状态的基本依据和指标。当机体患病时,生命体征变化最为敏感,在患者的病情观察中占据重要地位。

3. 意识状态的观察　意识障碍(conscious disturbance)是指个体对外界环境刺激缺乏正常反应的一种精神状态。临床上将意识障碍依轻重程度分为以下几种。

（1）嗜睡(somnolence)　最轻度的意识障碍。患者处于持续睡眠状态,但能被轻度刺激或语言唤醒,醒后能正确、简单而缓慢地回答问题并配合体格检查,刺激去除后又很快入睡。

（2）意识模糊(mental confusion)　程度较嗜睡深。表现为思维和语言不连贯、答话简短迟钝、表情淡漠,对时间、地点、人物的定向力完全或部分发生障碍,可出现幻觉、谵语、躁动不安或精神错乱。

（3）昏睡(sopor)　患者处于深睡状态,不易唤醒,需压迫眶上神经或摇动身体等强烈刺激才能唤醒。醒后答话含糊不清,答非所问,停止刺激后立即进入熟睡状态。

（4）昏迷(coma)　最严重的意识障碍,按其程度可分为以下几种。

①浅昏迷:意识大部分丧失,无自主运动,对周围事物及声、光刺激均无反应,但对强烈的刺激如压迫眶上神经可出现痛苦表情及躲避反应。角膜反射、瞳孔对光反射、吞咽反射、咳嗽反射均可存在。呼吸、血压、脉搏无明显变化,可有大小便失禁或尿潴留。

②深昏迷:意识完全丧失,全身肌肉松弛,对任何刺激均无反应。深、浅反射均消失,偶有深反射亢进及病理反射出现。机体仅能维持循环与呼吸的最基本功能,呼吸不规则,血压可下降,大小便失禁或尿潴留。

临床上用格拉斯哥昏迷评分量表(Glasgow coma scale,GCS)对患者的意识障碍及其严重程度进行观察与测定。GCS包括睁眼、语言、运动3个项目,分数越低表示意识障碍越严重,按意识障碍差异分轻、中、重三度。轻度13～14分,中度9～12分,重度3～8分。最高分15分表示意识清醒,低于8分表示昏迷,最低分3分表示深昏迷或脑死亡(表15-1-1)。

表 15-1-1 格拉斯哥昏迷评分量表

睁 眼 反 应	计 分	语 言 反 应	计 分	运 动 反 应	计 分
能自行睁眼	4	能对答,定向正确	5	按指令动作	6
呼之睁眼	3	能对答,定向有误	4	刺痛能定位	5
刺痛睁眼	2	胡言乱语,不能对答	3	刺痛时肢体退缩	4
不能睁眼	1	仅能发音,无语言	2	刺痛时肢体过屈	3
		不能发音	1	刺痛时肢体过伸	2
				刺痛时无反应	1

4. 瞳孔的观察 瞳孔的变化是许多疾病病情变化的重要指征,尤其是颅内疾病、药物或食物中毒、昏迷等。对瞳孔的观察应注意双瞳孔的形状、大小、边缘、对称性及对光反应。

(1)正常瞳孔 在自然光线下直径为 2～5 mm,两侧瞳孔等大等圆,位置居中,边缘整齐,对光反应灵敏,于光亮处瞳孔收缩,昏暗处瞳孔扩大。

(2)异常瞳孔 ①缩小:自然光线下瞳孔直径小于 2 mm 为瞳孔缩小,若小于 1 mm 则被称为针尖样瞳孔。单侧瞳孔缩小常提示同侧小脑幕裂孔疝早期;双侧瞳孔缩小,常见于有机磷农药、吗啡、氯丙嗪等药物中毒。②变大:自然光线下直径大于 5 mm 为瞳孔散大。一侧瞳孔扩大、固定,常提示同侧硬脑膜外血肿、硬脑膜下血肿或小脑幕裂孔疝的发生;双侧瞳孔散大,常见于颅内压增高、颅脑损伤、颠茄类药物中毒及濒死状态。当瞳孔大小不随光线刺激而变化时,称瞳孔对光反应消失,常见于危重或深昏迷的患者。

5. 特殊检查和药物应用的观察

(1)特殊检查和治疗后的观察 在临床实践中,会对未明确诊断的患者,进行一些常规和特殊的专科检查,如冠状动脉造影、胃镜、腰椎穿刺、骨髓穿刺等。这些检查均会对患者产生不同程度的创伤,因此要重点了解各项检查的注意事项,观察生命体征的变化,倾听患者的主诉,防止并发症的发生。

(2)特殊药物治疗的观察 药物应用是疾病治疗的重要手段之一。护士不仅要遵医嘱准确地给药,而且要注意观察各种药物的疗效和副作用。对一些特殊药物如利尿剂、强心剂、抗心律失常药、血管扩张剂、胰岛素、抗凝剂等,在使用前应对患者身心状况进行全面的评估,并熟悉各有关药物的药理作用。用药时严格执行查对制度,准确掌握给药剂量、给药浓度、速度和方法,用药过程中随时观察患者血压、心律、神志、尿量、用药效果及反应等变化，并耐心倾听患者主诉。

6. 心理状态的观察 良好的心理状态有助于疾病的康复。因此从患者对健康的了解、疾病的认识以及患者的价值观、处理问题的能力、情绪等方面来观察其是否处于正常状态，根据患者的具体情况和特点，做耐心细致的工作，消除影响患者心理的不良因素，使之以最佳的心理状态配合治疗和护理，战胜疾病，早日康复。

7. 其他方面的观察 对患者的观察除了以上内容外，还应该注意观察患者的睡眠情况及自理能力。了解患者的自理能力有助于护理人员对患者进行有针对性的护理，同时协助分析患者的疾病状况。

第二节 抢救工作的组织管理与抢救设备管理

一、抢救工作的组织管理与抢救设备管理

（一）抢救工作的组织管理

抢救工作是一项系统化的工作，对抢救工作进行有序地组织管理，才能保证抢救工作及时、准确、有效地进行。

1. 确立责任明确的系统组织结构 在接到抢救任务时，应立即指定抢救负责人，组成抢救小组。医院抢救任务可分为全院性和科室（病区）抢救两种。全院性抢救一般用于大型灾难等突发情况，由院长负责组织实施，各科室都参与抢救工作；科室（病区）抢救一般由科室主任、护士长负责组织实施，各级医务人员听从指挥，明确分工，互相配合，严肃认真、迅速准确地进行抢救工作。

2. 制定抢救方案 根据患者情况，由医护人员共同制定抢救方案，使危重患者能及时、迅速得到抢救。护士根据患者情况及时明确护理诊断，确定护理措施，决定患者现存的或者潜在的健康问题。

3. 严格做好核对工作 各种急救药物须经两人核对无误后方可使用。执行口头医嘱时，须向医生复述一遍，双方确认无误后才可执行，抢救结束后由医生及时补写医嘱。抢救中各种药物的空安瓿、输液空瓶、输血空袋等应集中放置，以便统计和查对。

4. 做好记录并严格交接班 一切抢救工作均应做好记录，要求字迹清楚、及时准确、详细全面，且注明执行时间与执行者。做好交接班工作，保证抢救和护理措施的落实。

5. 参与查房、会诊及病例讨论 安排护理人员参加医生组织的查房、会诊及病例讨论，熟悉危重患者的病情、重点监测项目及抢救过程，做到心中有数，配合得当。

6. 抢救器械和药品的管理 严格执行"五定"制度，即定品种数量、定点安置、定专人保管、定期消毒灭菌、定期检查维修，保证抢救时能正常使用。护理人员还应熟悉抢救器械的性能和使用方法，并能排除一般故障，保证急救物品的完好率。

7. 抢救用物日常维护 抢救用物使用后，及时清理，及时补充，归还原处，保持清洁、整齐。

（二）抢救设备管理

1. 抢救室 急诊室和病区均应设置单独的抢救室。病区抢救室应设在靠近护士站的房间内，要求宽敞明亮、安静整洁，并应有严密、科学的抢救管理制度。抢救室内应备

"八包"(气管切开包、胸穿包、心穿包、腹穿包、腰穿包、静脉切开包、缝合包、导尿包)、"五机"(吸引器、呼吸机、除颤仪、心电图机、洗胃机)及抢救床和各种急救药品、急救设备,输液轨道需环形设计。

2. 抢救床 以能升降的多功能床为佳,必要时另备木板一块,以备做胸外心脏按压时使用。

3. 抢救车 应按要求配制各种常用急救药品(表 15-2-1)、急救用无菌物品及其他急救用物。如各种无菌急救包("八包")、注射器及针头、输液器及输液针头、输血器及输血针头、开口器、牙垫、压舌板、舌钳、各种型号的医用橡胶手套、各种型号及用途的橡胶或硅胶导管、无菌治疗巾、皮肤消毒用物等。其他非无菌用物如治疗盘、血压计、听诊器、手电筒、玻璃接头、胶布、多头电源插座等。

表 15-2-1 常用急救药品

药 物 种 类	常 用 药 物 名 称
心三联	盐酸利多卡因、盐酸阿托品、盐酸肾上腺素
呼二联	尼可刹米(可拉明)、山梗菜碱(洛贝林)
升压药	多巴胺、间羟胺
脱水利尿剂	呋塞米、20%甘露醇、25%山梨醇、利尿酸钠
强心药	西地兰(去乙酰毛花苷丙)
抗心绞痛药	硝酸甘油
平喘药	氨茶碱
解毒药	硫酸阿托品、碘解磷定、氯解磷定、硫代硫酸钠
促凝血药	垂体后叶素、维生素 K_1
镇静镇痛、抗惊厥药	哌替啶、地西泮、苯巴比妥钠、氯丙嗪、硫酸镁
激素类药	氢化可的松、地塞米松、可的松
抗过敏药	异丙嗪、苯海拉明

4. 急救器械 包括多参数心电监护仪、给氧系统、电动吸引器或中心负压吸引装置、电除颤仪、心脏起搏器、简易呼吸器、呼吸机、电动洗胃机等,应保证各种急救器械的完好。

二、危重患者的护理

危重患者病情重而复杂,护士不仅要注重病情监测,也要做好患者的基础护理,其目的是满足患者的基本生理功能、基本生活需要、舒适安全的需求,预防压疮、坠积性肺炎、失用性萎缩、深静脉血栓等并发症的发生。必要时设专人护理,衡量治疗效果,并于护理记录单上详细记录治疗经过、护理措施,观察结果。为医护人员进一步诊疗、护理时提供依据。

(一) 危重患者的病情监测

1. 循环系统监测 包括心率、血压、血流动力学监测如中心静脉压(CVP)、肺动脉楔压(PAWP)、心排量(CO)及心脏指数(CI)等。

2. 呼吸系统监测　包括呼吸频率、节律、潮气量（VT）、无效腔量（VD）、肺活量（VC）、血气分析、痰液的性质等。

3. 中枢神经系统监测　包括患者意识状态、瞳孔、反射、肢体活动、电生理监测（如脑电图、影像学监测）等。

4. 肝肾功能监测　患者出现皮肤、巩膜黄染、腹水等症状，应警惕有肝功能损害，并监测血谷丙转氨酶（ALT）、血清胆红素、凝血因子等变化；肾脏是调节体液的重要器官，它负责排泄代谢产物、维持水与电解质平衡及细胞内外渗透压平衡。因此肾功能的监测很重要，除准确记录尿量、尿色、性状外还要进行尿常规、尿生化的检查。

5. 体温监测　体温是人体健康的外在反应，正常人体温较恒定，代谢旺盛、感染、创伤、手术后体温多有升高，而极重度或临终患者体温反而降低。

（二）保持呼吸道通畅

清醒的患者应鼓励其做深呼吸或轻拍背部，以帮助痰液咳出；昏迷患者头偏向一侧，及时吸出呼吸道分泌物，以保持呼吸道通畅，并通过呼吸咳嗽训练、肺部物理治疗、吸痰等措施，预防分泌物淤积、坠积性肺炎、肺不张等并发症。

（三）加强基础护理

1. 维持清洁

（1）眼部护理　对眼睑不能自行闭合的患者应注意眼睛护理，防止角膜干燥导致溃疡、结膜炎。

（2）口腔护理　保持口腔卫生，增进食欲，预防口臭、口腔感染。

（3）皮肤护理　做到"六勤一注意"，即勤观察、勤翻身、勤擦洗、勤按摩、勤更换、勤整理，注意交接班，防止压疮的发生。

2. 协助活动　病情平稳时，应尽早协助患者进行被动肢体运动，配合按摩，以促进血液循环，增加肌肉张力，帮助功能恢复，预防肌腱韧带退化、肌肉萎缩、静脉血栓形成及足下垂等并发症。

3. 补充营养和水分　危重患者机体分解代谢增强，消耗大，对营养物质的需要量增加，但多有胃纳不佳，消化功能减退，因此应注意及时补充营养和水分，维持体液平衡，促进疾病康复。

4. 维持排泄功能　协助患者大小便，必要时给予人工通便及导尿，协助建立正常的排泄功能。

5. 保持导管通畅　做好引流管的护理，妥善固定，安全放置，防止导管受压、扭曲、堵塞、脱落，保持引流通畅，同时严格无菌操作，防止逆行感染。

6. 保障患者的安全　合理使用保护具，防止坠床、抓伤及舌咬伤等，并正确执行医嘱，确保患者的医疗安全。

（四）心理护理

做好危重患者的心理护理，可以提高患者对疾病的耐受性。临床上常见心理反应表现：紧张与恐惧、孤独与抑郁、无力与绝望、愤怒与敌意、ICU 综合征等。因此，心理护理是护士的重要职责之一，工作中护士应做到以下几点。

1. 爱护和尊重患者　关心、爱护患者，维持密切的护患关系，是做好心理护理的基本前提。

2. 稳定患者情绪　给患者充分的安全感，患者情绪稳定，才能主动配合治疗。

3. 创造良好环境　保持室内安静、舒适，减少不良刺激，工作人员做到"四轻"（说话轻、走路轻、操作轻、关门轻），保证患者充足休息。

4. 加强沟通与交流　鼓励家属探视，向患者传递爱和关心，鼓励患者向医务人员表达自己的感受，了解自己的病情和治疗情况。

5. 满足患者心理需求　患者生病后生理需要层次发生变化，满足患者的心理需要，是使患者产生积极情绪的前提。

第三节　常用急救技术

急救最基本的目的就是挽救患者生命，护士对临床常用抢救技术掌握的程度可直接影响急危患者抢救方案的实施。因此护士必须掌握必要的抢救知识与技能，本节将介绍心肺复苏技术、氧气吸入技术、吸痰技术、洗胃技术以及人工呼吸器的使用。

一、心肺复苏技术

心肺复苏（cardio-pulmonary resuscitation，CPR）是对由于外伤、疾病、中毒、淹溺和电击等各种原因，导致呼吸、心跳停止，必须紧急采取重建和促进心脏、呼吸有效功能恢复的一系列措施。

基础生命支持技术（basic life support，BLS）又称为现场急救，是由专业或非专业人员在事发现场，对患者实施及时、有效的初步救护，是抢救呼吸、心跳停止患者的基本措施。

（一）呼吸、心跳停止的原因及临床表现

1. 原因

（1）器质性心脏病　如室颤、急性心梗等均可致心脏停搏。

（2）神经系统病变　如脑血管意外、颅内压增高等可导致脑疝，引起心搏、呼吸停止。

（3）水电解质及酸碱平衡紊乱　如严重的高血钾和低血钾均可引起心跳停止。

（4）药物中毒或过敏　如青霉素过敏性休克、洋地黄类中毒等。

（5）各种意外事件　如电击伤、溺水、高空坠落等。

（6）手术和麻醉意外　如麻醉剂量过大、术中失血性休克等。

2. 临床表现

（1）意识突然丧失　轻拍并大声呼叫，观察是否有反应，无反应说明患者意识丧失。

（2）大动脉搏动消失　颈动脉位于气管与胸锁乳突肌之间，用示指和中指触及气管正中，男性触及喉结，然后滑向颈外侧气管与肌群之间的沟内，触摸搏动时间为 $5\sim10$ s，触摸不到颈动脉，即可确定心脏骤停。

（3）呼吸停止　通过听有无呼吸声或面颊靠近患者口鼻部感觉有无气体逸出，脸转向患者观察腹部有无起伏。

（4）瞳孔散大　瞳孔的变化有助于病情的判断，散大的瞳孔对光反射迟钝或消失，药物对瞳孔的改变也有影响。

（5）皮肤苍白或发绀　以口唇和指甲等末梢处最明显。

（6）心音消失　心电图表示为室颤或呈无效的心室自主节律（心电-机械分离）。

（7）伤口不出血。

上述多种临床表现中，以意识突然丧失和大动脉搏动消失这两项最为重要，根据这两项就可做出心脏骤停的判断，并立即实施心肺复苏技术，争分夺秒，抢救患者生命。

（二）心肺复苏技术

1. 目的　建立患者的呼吸、循环功能，保证重要脏器的血液供应，尽快促进呼吸心跳功能的恢复。

2. 操作

【评估】

（1）患者准备　评估患者病情、意识状态、呼吸、脉搏、有无活动义齿。

（2）环境准备　光线充足、环境安全。

（3）用物准备　血压计、听诊器、无菌纱布、电筒、按压板、脚踏凳。

（4）护士准备　衣帽整洁，洗手。

【实施】

心肺复苏技术的操作步骤见表 15-3-1。

表 15-3-1　心肺复苏技术的操作步骤

操　作　步　骤	要点与说明
1. 确认现场安全，并识别心脏骤停	· 确保现场对施救者和患者均是安全的
2. 判断患者反应 （1）双手轻拍患者，并在患者耳边大声呼唤 （2）以示指、中指触摸患者气管正中（男性触摸喉结），再滑向颈外侧气管与肌肉群之间的沟内触摸颈动脉搏动，同时判断患者有无呼吸	· 检查患者有无反应，无反应即意识丧失 · 触摸颈动脉 5～10 s，在 10 s 内未扪及颈动脉搏动即可判定心脏骤停
3. 呼救/启动 EMSS 系统	· 如在院内第一时间启动院内应急系统 · 求助他人帮忙拨打急救电话，或协助救护
4. 安置体位　就地去枕仰卧于硬板床或地面，头、颈、躯干无扭曲，双上肢置于身体两侧，松解衣领及腰带	· 避免随意移动患者 · 如患者睡软床，在其肩背下垫一块心脏按压板 · 保持头、颈、躯干始终在同一轴面上
5. 胸外心脏按压（C） （1）按压部位、手法　抢救者站或跪于患者一侧，以两乳头中点为按压点，定位手掌根部在患者胸壁，另一手掌根部置于定位手手背上，定位手手指上翘避免接触胸壁（图 15-3-1） （2）按压方法　两臂位于患者胸骨正上方，双肘关节伸直，利用抢救者的上身体重、肘及臂力，有节律地垂直下压，然后迅速放松，每次按压放松时手掌根不离开胸壁，使胸廓充分回弹（图 15-3-2） （3）按压深度　成人 5～6 cm；儿童、婴儿至少下压胸部前后径的 1/3（儿童约为 5 cm，婴儿约为 4 cm） （4）按压频率　每分钟 100～120 次	· 抢救者根据个人身高及患者位置，采取不同体位，确保按压力垂直作用于患者胸壁 · 按压部位须准确，太低易引起腹部反流或伤及腹部脏器，偏离胸骨则引起肋骨骨折 · 按压力度适当，姿势正确，过轻达不到效果，过重造成损伤 · 按压与放松时间之比为 1∶1，放松时掌根不能离开胸壁 · 按压有效性判断：①能扪及大动脉（股、颈动脉）搏动，血压维持在 60 mmHg 以上；②口唇、面色、甲床等颜色由发绀转为红润；③散大的瞳孔缩小，有对光反应；④呼吸逐渐恢复；⑤昏迷变浅，出现反射或挣扎

操 作 步 骤	要 点 与 说 明
6. 开放气道(A) (1) 清除气道内分泌物或异物,有义齿者应取下 (2) 仰头抬颏法　抢救者一手小鱼际置于患者前额,用力向后压使其头部后仰,另一手示指、中指置于患者的下颌骨下方将颏部向前向上抬起(图 15-3-3)	• 使舌根上提,解除舌后坠,保持呼吸道通畅
(3) 仰头抬颈法　抢救者一手抬起患者颈部,另一手以小鱼际部位置于患者前额,使其头后仰,颈部上托(图 15-3-4)	• 颈部损伤患者禁用
(4) 双下颌上提法　抢救者双肘置于患者头部两侧,双手示、中、无名指放在患者下颌角后方,向上或向后抬起下颌(图 15-3-5)	• 患者头保持正中位,不能后仰,此法适用于有颈部损伤患者
7. 人工呼吸(B) (1) 口对口人工呼吸　在仰头抬颏法开放气道的基础上,抢救者用按于患者前额手的拇指和示指捏住患者鼻孔,深吸一口气后屏气,双唇包住患者口部(不留空隙),吹气,使胸廓扩张,吹气毕,松开口鼻,抢救者头稍抬起,侧转换气,同时注意观察患者胸廓复原情况	• 首选方法,首次吹气以连吹两口为宜 • 吹气时防止气体从口鼻逸出 • 每次吹气时间不超过 2 秒,有效指标为患者胸廓起伏,呼气时听到或感到有气体逸出 • 人工呼吸频率:每 5～6 s 1 次呼吸,每分钟10～12 次呼吸,按压与人工呼吸次数比为 30∶2
(2) 口对鼻人工呼吸　抢救者用举颏的手将患者口唇紧闭,深吸一口气,双唇包住患者鼻部吹气	• 用于口腔严重损伤或牙关紧闭患者 • 防止吹气时气体由口唇逸出
(3) 口对口鼻人工呼吸　抢救者双唇包住患者口鼻部吹气	• 适用于婴幼儿 • 吹气力度要小,时间要短,防止气体进入胃部,引起胃膨胀

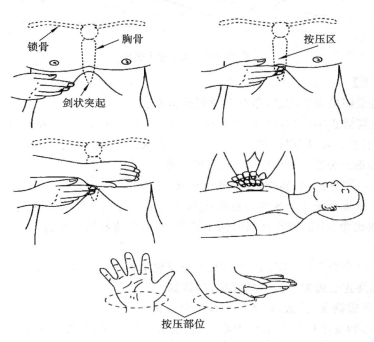

图 15-3-1　胸外心脏按压的部位及手法

347

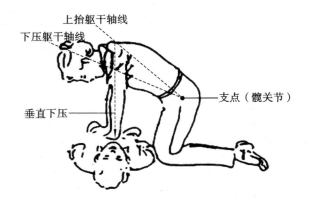

图 15-3-2　胸外心脏按压的方法

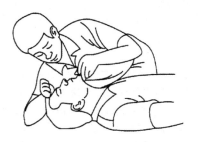

图 15-3-3　仰头抬颏法

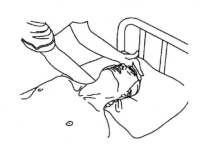

图 15-3-4　仰头抬颈法

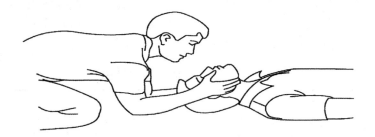

图 15-3-5　双下颌上提法

【注意事项】

（1）严格掌握抢救适应证，争分夺秒就地抢救。

（2）按压姿势正确，两臂伸直，双肩位于双手的正上方。按压部位准确，力度适中，防止胸骨、肋骨骨折。按压深度：成人 5～6 cm，儿童大约 5 cm，婴儿 4 cm，儿童和婴儿至少为胸部前后径的三分之一，每次按压后胸廓回弹。

（3）清除口咽分泌物、异物，保证气道通畅。

（4）单一施救者先开始胸外心脏按压 30 次，再进行人工呼吸 2 次，胸外心脏按压与人工呼吸次数比为 30∶2，按压间断时间不超过 10 s，检查脉搏不超过 10 s，心肺复苏顺序（C—A—B）。

（5）按压频率为 100～120 次/分；人工呼吸频率为 10～12 次/分。

（6）掌握终止心肺复苏技术的指标，具体如下。

①心跳、呼吸恢复：抢救，转入进一步生命支持。

②死亡：心肺复苏持续 1 h，检查心电图、脑电波平直，瞳孔散大固定。

二、简易呼吸器

人工呼吸器(artificial respirator)是进行人工呼吸最有效的方法之一,可通过人工或机械装置产生通气,对无呼吸患者进行强迫通气,对通气障碍的患者进行辅助呼吸,达到增加通气量、改善换气功能、减轻呼吸肌做功的目的。目前,临床常用于各种原因所致的呼吸停止或呼吸衰竭的抢救及麻醉期间的呼吸管理。

1. 目的 维持和增加机体通气量,纠正低氧血症。

2. 操作

【评估】

(1)患者一般情况 年龄、病情、意识状态、生命体征、有无活动义齿等。

(2)患者呼吸状况 有无自主呼吸、呼吸形态、呼吸道是否通畅等。

(3)患者及家属对人工呼吸器的了解程度、心理反应及合作程度。

【计划】

(1)患者准备 去枕仰卧、有活动义齿者应取下;松解衣领及裤带,清除呼吸道分泌物或呕吐物,保持呼吸道通畅。

(2)护士准备 衣帽整洁,修剪指甲,洗手,戴口罩。

(3)用物准备 简易人工呼吸器:由呼吸囊、呼吸活瓣、面罩及衔接管组成(图15-3-6)。

(4)环境准备 室温适宜、整洁安静,必要时用屏风遮挡患者。

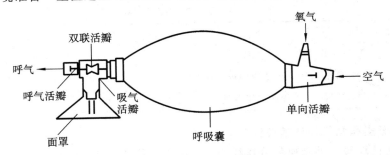

图 15-3-6 简易人工呼吸器

【实施】

使用简易呼吸器的操作步骤见表15-3-2。

表 15-3-2 使用简易呼吸器的操作步骤

操 作 步 骤	要点与说明
1. 核对 核对床号、姓名、腕带信息	·确认患者
2. 清除呼吸道分泌物或呕吐物,开放气道	·有活动义齿者应先取下
3. 简易呼吸器的使用 最简单的借助器械加压的人工呼吸装置	·未进行气管插管建立紧急人工气道的情况下
(1)协助患者取合适体位,操作者站于患者头顶处,患者头后仰,托起下颌使气道通畅,面罩紧扣患者口鼻部,固定	·辅助呼吸机突然出现故障时 ·避免漏气
(2)有节律地挤压呼吸囊,一次性挤入肺内的空气约 500 mL,频率保持在 16~20 次/分	·空气或氧气通过吸气活瓣进入肺部,放松时,肺部气体随呼气活瓣排出。患者若有自主呼吸,应注意与人工呼吸同步

续表

操 作 步 骤	要点与说明
4. 记录	• 患者反应、时间、效果及特殊处理
5. 用物处理	• 用物消毒,做好简易呼吸器保养

【评价】

(1) 患者通气、换气良好,气体交换有效,缺氧症状得到改善。

(2) 患者及家属理解配合,护患沟通良好。

【注意事项】

(1) 预防呼吸道感染,做好简易呼吸器消毒工作。

(2) 做好患者及家属的心理护理,解除焦虑、恐惧的心理。

三、氧气吸入技术

氧气吸入技术(oxygenic inhalation)是指通过给氧,增加吸入气体中氧的浓度,提高动脉血氧分压(PaO_2)和动脉血氧饱和度(SaO_2),增加动脉血氧含量(CaO_2),纠正各种原因造成的缺氧状态,促进组织新陈代谢,维持机体生命活动的一种治疗方法,是临床上常用的改善缺氧的抢救技术之一。

1. 缺氧的程度与给氧标准 临床上根据患者的缺氧症状和血气分析检查结果来确定(表 15-3-3)。

表 15-3-3 缺氧的程度与症状

程度	发绀	呼 吸 困 难	神 志	PaO_2/mmHg	SaO_2/(%)	给氧流量/(L/min)
轻度	无	不明显	清楚	>50	>80	不需给氧或1~2
中度	明显	明显	正常或烦躁	30~50	60~80	2~4
重度	显著	三凹征	昏迷或半昏迷	<30	<60	4~6

2. 缺氧分类和氧气疗法适应证

(1) 低张性缺氧 动脉血氧分压降低,导致组织供氧不足。常见于各种呼吸系统疾病、先天性心脏病等。

(2) 血液性缺氧 血红蛋白数量或性质改变,造成血氧含量降低或血红蛋白结合的氧不易释放引起组织缺氧。常见于贫血、一氧化碳中毒、输入大量库存血或碱性液体等。

(3) 循环性缺氧 组织血流量减少使组织氧供应减少所引起的缺氧。常见于休克、心力衰竭、栓塞等。

(4) 组织性缺氧 组织细胞利用氧异常所致。常见于氰化物中毒、大量放射线照射等。

3. 供氧装置 包括氧气筒及氧气压力表装置、管道供氧装置(中心供氧装置)两种。

(1) 氧气筒及氧气压力表装置(图 15-3-7)

①氧气筒:为一圆柱形无缝钢管筒,筒内可容纳 14.7 MPa(147 kg/cm²)的氧气,容纳氧气 6000 L。在筒的顶部有一总开关,可控制氧气的进出。在氧气筒颈部的侧面,有一气门与氧气压力表相连,是氧气自筒中输出的途径。

②氧气压力表:由压力表、减压器、流量表、湿化瓶、安全阀组成。压力表可测知氧气筒内的压力,以 MPa 或 kg/cm² 表示。压力越大,则说明氧气储存量越多。减压器是一种弹簧自动减压装置,将来自氧气筒内的压力减低至 0.2~0.3 MPa(2~3 kg/cm²),使流

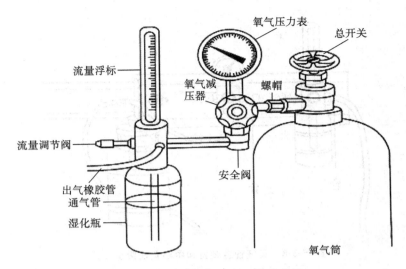

图 15-3-7 氧气筒及氧气压力表装置

量平稳,保证安全。流量表用于测量每分钟氧气流出量,流量表内装有浮标,可测知每分钟氧气的流出量。湿化瓶具有湿化氧气及观察氧气流量的作用,可选用一次性或内装 1/3～1/2 灭菌蒸馏水的湿化瓶。安全阀的作用是当氧气流量过大、压力过高时,其内部活塞自行上推,使过多的氧气由四周小孔流出,以确保安全。

③装表法:将氧气筒置于氧气架上,打开总开关,逆时针旋转 1/4 周,使少量氧气从气门流出,随即迅速关上,以达到清洁气门的目的;将氧气压力表稍向后倾置于氧气筒气门上,用手初步旋紧,再用扳手拧紧,使氧气压力表直立;接湿化瓶;确认流量开关处于关闭状态,先打开氧气筒总开关,再打开流量表的开关,检查氧气装置无漏气、流出通畅,关紧流量开关,推至病室待用。装表可简单归纳:一吹(尘),二上(表),三紧(拧紧),四查(检查)。

④卸表法:关闭总开关,放出余气,再关好流量调节阀,卸下湿化瓶;然后一手持氧气压力表,一手用扳手将氧气压力表的螺帽旋松,再用手将氧气压力表卸下。

氧气筒内的氧气供应时间可按下列公式计算:

$$可供应时间=\frac{[压力表压力-5(kg/cm^2)]×氧气筒容积(L)}{1(kg/cm^2)×氧流量(L/min)×60(min)}$$

氧气浓度与氧流量的关系:吸氧浓度(%)=21+4×氧流量(L/min)

(2) 管道供氧装置(中心供氧装置) 医院氧气集中由供应站负责供给,铺设管道至病区、门诊、急诊。供应站有总开关控制,各用氧单位配氧气表,打开流量表即可使用(图 15-3-8)。

装表法:①将流量表安装在中心供氧管道氧气流出口处,接上湿化瓶;②打开流量开关,调节流量,检查指示浮标能达到既定流量(刻度),全套装置无漏气后备用。

4. 氧气吸入方法

(1) 鼻氧管给氧法 将鼻氧管前端插入鼻孔内约 1 cm,导管环固定稳妥即可。此法简单,患者感觉舒适,是临床上较常用的给氧方法之一(图 15-3-9)。

(2) 鼻塞法 鼻塞是一种用塑料制成的带有管腔的球状物,操作时将鼻塞塞入鼻前庭内给氧。此法刺激性小,患者较为舒适,且两侧鼻孔可交替使用,适用于长期吸氧的患者(图 15-3-10)。

(3) 面罩法 将面罩置于患者口鼻部,用松紧带固定,氧气自下端进气孔输入,呼出

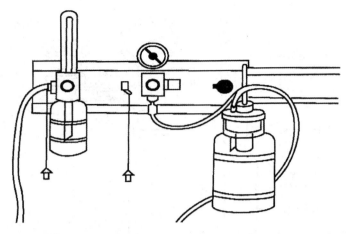

图 15-3-8　氧气管道装置和中心负压吸引装置

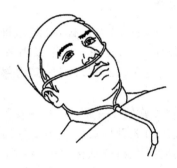

图 15-3-9　鼻氧管给氧法

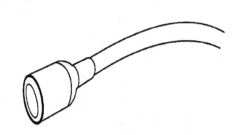

图 15-3-10　鼻塞法

的气体从面罩两侧孔排出(图 15-3-11)。适用于张口呼吸、病重的患者,氧流量一般为 6 ～8 L/min。

　　(4) 氧气头罩法　将患者头部置于头罩里,罩面上有多个小孔,可以保持罩内一定的氧浓度、温度和湿度。头罩与颈部之间要保持适当的空隙,防止二氧化碳潴留及重复吸入。此法主要适用于小儿(图 15-3-12)。

　　(5) 氧气枕法　氧气枕为一长方形橡胶枕,枕的一角有一橡胶管,上有调节器以调节氧流量(图 15-3-13)。使用前将枕内充入氧气,接上湿化瓶、输氧导管,调节好流量即可。此法可用于家庭氧疗、危重患者的抢救或转运途中,以枕代替氧气装置。

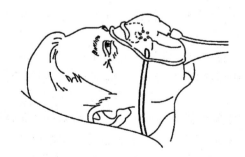

图 15-3-11　面罩法

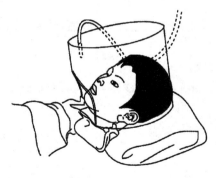

图 15-3-12　氧气头罩法

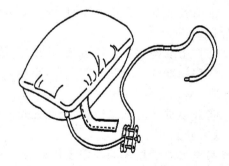

图 15-3-13　氧气枕法

5. 氧疗的副作用与预防

（1）氧中毒　其特点是肺实质的改变,表现为胸骨下不适、疼痛、灼热感,继而出现呼吸增快、恶心呕吐、烦躁不安、断续地干咳等。应避免长时间吸入高浓度氧气,监测血气分析,动态监测氧疗效果加以预防。

（2）肺不张　呼吸空气时,肺内含有大量不被血液吸收的氮气,构成肺内气体的主要成分。当高浓度氧疗时,肺泡内氮气被大量置换,一旦支气管有阻塞,其所属肺泡内的氧气被肺循环血液迅速吸收,引起吸入性肺不张。表现为烦躁,呼吸、心率加快,血压上升,继而出现呼吸困难、发绀、昏迷。因此在氧疗过程中应鼓励患者做深呼吸,多进行有效性咳嗽,并经常更换体位,防止分泌物阻塞。

（3）呼吸道分泌物干燥　氧气是一种干燥气体,吸入后可导致呼吸道黏膜干燥,分泌物黏稠,不易咳出,且有损呼吸道纤毛运动。故氧气吸入前一定要先进行湿化,并定期做雾化吸入。

（4）呼吸抑制　多见于低氧血症伴 CO_2 潴留患者。由于 $PaCO_2$ 长期处于高水平,呼吸中枢失去对 CO_2 的敏感性,呼吸的调节主要依靠缺氧对外周化学感受器的刺激来维持,吸入高浓度氧气会解除缺氧对呼吸的刺激作用,使呼吸中枢抑制加重,甚至呼吸停止。因此对此类患者应给予低浓度、低流量($1 \sim 2$ L/min)持续给氧,并监测 PaO_2 的变化,维持患者的 PaO_2 在 60 mmHg 即可。

（5）晶状体后纤维组织增生　仅见于新生儿(尤以早产儿多见)。患儿吸入高浓度氧气时,可引起视网膜血管收缩、视网膜纤维化,最后出现不可逆转的失明。因此应严格控制新生儿吸氧浓度及吸氧时间,并严密进行氧疗监护。

6. 鼻氧管给氧技术

（1）目的

①纠正各种原因造成的缺氧状态,提高动脉血氧分压（PaO_2）和动脉血氧饱和度（SaO_2）,增加动脉血氧含量（CaO_2）。

②促进组织新陈代谢,维持机体生命活动。

（2）操作

【评估】

①患者一般情况　年龄、病情、意识及缺氧程度。

②患者鼻腔状况　有无分泌物堵塞,有无鼻腔疾患等。

③患者的认知、心理状态及合作程度。

【计划】

①患者准备　了解吸氧的目的、方法、注意事项及配合要点；体位舒适，情绪稳定，愿意配合。

②护士准备　衣帽整洁，修剪指甲，洗手，戴口罩。

③用物准备　氧气装置1套，小药杯（内盛冷开水），弯盘，纱布，鼻氧管，棉签，扳手，记录本，笔。

④环境准备　室温适宜、光线充足、环境安静、远离火源。

【实施】

鼻氧管给氧技术的操作步骤见表15-3-4。

表 15-3-4　鼻氧管给氧技术的操作步骤

操　作　步　骤	要点与说明
1. 核对　携用物至患者床旁，核对床号、姓名、腕带信息，解释用氧方法、目的及配合要点	・给氧要根据医嘱 ・确认患者取得患者的配合
2. 清洁　用湿棉签清洁双侧鼻腔并检查	・检查鼻腔有无分泌物堵塞及异常
3. 连接　将鼻氧管与湿化瓶出口相连	
4. 调节氧流量	・根据病情及缺氧程度调节
5. 湿润鼻氧管	・将鼻氧管前端放入小药杯的冷开水中湿润，并检查鼻氧管是否通畅
6. 插管　将鼻氧管插入患者鼻孔约1cm	・动作轻柔，避免引起鼻黏膜损伤 ・若为鼻导管吸氧，鼻导管插入长度为患者鼻尖至耳垂长度的2/3
7. 固定　将导管环绕患者耳部向下放置调节松紧度	・松紧适宜，防止因导管太松脱落，或太紧引起皮肤受损 ・若为鼻导管吸氧法，则用胶布分别固定鼻翼、同侧下颌角
8. 交代注意事项　向患者及家属交代用氧期间的注意事项，确保用氧安全	・用氧期间氧气筒周围5m之内不能有明火，患者用氧期间禁止吸烟 ・患者有不适，及时告知医护人员
9. 记录　给氧时间、氧流量、患者反应	・便于对照
10. 观察　缺氧症状、实验室指标、氧气装置是否通畅、有无漏气、有无氧疗不良反应	・有异常时及时报告并处理
11. 停止用氧　拔出鼻氧管	・防止操作不当引起组织损伤
12. 安置患者	・整理床单位，患者体位舒适
13. 卸表 （1）氧气筒　关总开关，放尽余气，关流量开关，卸表 （2）中心供氧　关流量开关，取下流量表	・卸表口诀： 一关（总开关及流量开关） 二扶（压力表） 三松（氧气筒气门与氧气表连接螺帽） 四卸（氧气压力表）

吸氧技术
操作视频

续表

操 作 步 骤	要点与说明
14. 操作后处理 （1）用物处理 （2）洗手 （3）记录	• 一次性用物消毒后集中处理 • 氧气筒上悬挂"空"或"满"的标志 • 记录停氧时间及用氧效果

【评价】

①操作规范,用氧安全。

②患者理解给氧目的,积极配合氧疗,缺氧症状得到改善。

【注意事项】

①用氧前,检查氧气装置是否通畅,有无漏气。

②严格遵守操作规程,注意用氧安全,切实做好"四防",即防震、防火、防热、防油。搬运氧气筒时避免倾倒撞击,防止爆炸。氧气助燃,氧气筒应放阴凉处,周围严禁烟火及易燃品,距明火至少 5 m,距暖气至少 1 m。氧气表及螺帽口勿上油,也不可用带油的手装卸,以免引起燃烧。

③供氧时应先调节流量,再连接鼻导管。停氧时,应先拔出鼻氧管,再关氧气开关。中途改变流量,应先分离鼻氧管与湿化瓶连接处,调节好流量后再接上。以免一旦开关倒置,大量氧气进入呼吸道而损伤肺组织。

④氧气筒内氧气不可用尽,压力表至少要保留 0.5 MPa(5 kg/cm^2),以防灰尘进入筒内,再次充气时引起爆炸。对未使用或已用尽的氧气筒,应分别悬挂"满"或"空"的标志,便于及时储备,以应急需。

⑤常用湿化液为灭菌蒸馏水。急性肺水肿用 20%~30% 乙醇,具有降低肺泡内泡沫表面张力,从而改善肺部气体交换,减轻缺氧症状的作用。

⑥用氧过程中,应加强监测。根据患者的脉搏、血压、神志状态、皮肤颜色、温度与呼吸方式等情况判断氧疗效果,还可根据动脉血气分析结果选择用氧浓度,同时注意观察有无氧疗副作用的发生。

【健康教育】

①向患者及家属解释用氧的重要性。

②指导患者正确用氧的方法及注意事项。

③做好呼吸道疾病的预防保健宣教工作。

高压氧疗法

YYX 型一次性
使用吸氧管

四、吸痰技术

吸痰技术(aspiration of sputum)是指经口、鼻腔、人工气道将呼吸道分泌物吸出,以保持呼吸道通畅,预防吸入性肺炎、肺不张、窒息等并发症的一种方法。临床上主要用于危重、昏迷、年老体弱、麻醉未清醒及气管切开等各种原因引起的不能有效咳嗽、排痰者。

吸痰装置有中心吸引器和电动吸引器两种,都是利用负压吸引原理,连接导管吸出痰液。医院设有中心负压装置,吸引器管道连接到各病室床单位,使用时连接吸痰导管,开启开关,即可吸痰。

电动吸引器由马达、偏心轮、气体过滤器、压力表及安全瓶、储液瓶等组成(图 15-3-14)。安全瓶和储液瓶是两个容量为 1000 mL 的容器,瓶塞上有两根玻璃管,并通过橡胶管相互连接。接通电源后,马达带动偏心轮,从吸气孔吸出瓶内空气,并由排气孔排出,不断循环转动，使瓶内产生负压，将痰液吸出。

在紧急情况下，还可用注射器吸痰或口对口吸痰。前者用 50～100 mL 注射器连接导管进行抽吸；后者由操作者托起患者下颌，使其头后仰并捏住患者鼻孔，口对口吸出呼吸道分泌物，解除呼吸道梗阻症状。

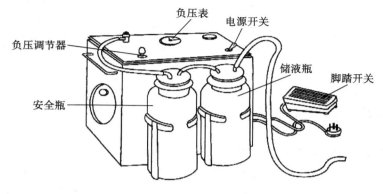

图 15-3-14　电动吸引器

1. 目的

（1）清除呼吸道分泌物，保持呼吸道通畅。

（2）促进呼吸功能，改善肺通气。

（3）预防吸入性肺炎、肺不张、窒息等并发症。

2. 操作

【评估】

（1）解释　向患者或家属解释吸痰目的、方法、注意事项及配合要点。

（2）评估　患者年龄、意识、病情、血氧饱和度、呼吸和痰液阻塞情况。

【计划】

（1）护士准备　衣帽整洁，修剪指甲，洗手，戴口罩。

（2）患者准备　了解吸痰的目的、方法、注意事项及配合要点；体位舒适，情绪稳定，愿意配合并取下活动义齿。

（3）用物准备

①治疗盘内：有盖罐 2 个（试吸罐和冲洗罐，内盛无菌生理盐水）、一次性无菌吸痰管数根、无菌纱布、无菌血管钳或镊子、无菌手套、弯盘、玻璃接管。

②治疗盘外：电动吸引器或中心吸引器、压舌板、开口器、舌钳、电插板等。

（4）环境准备　室温适宜、光线充足、安静整洁。

【实施】

电动吸引器吸痰技术的操作步骤见表 15-3-5。

表 15-3-5　电动吸引器吸痰技术的操作步骤

操 作 步 骤	要点与说明
1. 核对　携用物至患者床旁，核对床号、姓名、腕带信息	· 确认患者，取得合作
2. 评估　呼吸和痰液阻塞情况，确定是否需要吸痰	· 呼吸道有痰鸣音，肺部有湿啰音，或排痰不畅时需吸痰

续表

操作步骤	要点与说明
3. 调节　接通电源,打开开关,检查吸引器性能,调节负压	• 吸引负压成人 300～400 mmHg,儿童＜300 mmHg
4. 检查　患者口、鼻腔,取下活动义齿	• 昏迷患者可用开口器帮助张口
5. 试吸　连接吸痰导管,试吸少量生理盐水	• 检查吸痰管是否通畅,并湿润导管前端
6. 吸痰　一手反折吸痰导管末端,另一手用无菌血管钳(或镊子)或戴手套持吸痰管前端,插入口咽部(10～15 cm),然后放松导管末端,先吸口咽部分泌物,再吸气管内分泌物	• 插管时不可有负压,以免损伤呼吸道黏膜 • 气管切开吸痰,应严格遵守无菌技术操作原则 • 吸痰手法为左右旋转并向上提管 • 每次吸痰时间不超过 15 s • 避免分泌物堵塞吸痰管
7. 冲洗　吸痰管退出后,抽吸生理盐水冲洗	• 每根吸痰管只可用一次
8. 观察	• 气道是否通畅,患者反应,吸出液的情况
9. 操作后处理	
(1) 安置体位　拭净脸部分泌物,安置体位,整理床单位	• 促进患者舒适
(2) 整理用物　吸痰管按一次性用物处理,吸痰的玻璃接管插入盛有消毒液的试管中浸泡	• 吸痰用物根据吸痰操作性质每班更换或每日更换 1～2 次,储液瓶内液体不超过瓶子的 2/3
(3) 洗手	
(4) 记录	• 患者反应,吸出液的颜色、性状以及量

【评价】

(1) 患者呼吸道内分泌物及时清除,气道通畅,缺氧症状得到改善。

(2) 操作过程中患者安全、舒适,无呼吸道黏膜损伤或窒息发生。

(3) 患者理解吸痰目的、配合操作,护患沟通有效。

【注意事项】

(1) 吸引器应专人保管,定期检查与维修,吸痰前,检查机器性能是否良好,管道连接是否正确。

(2) 严格无菌操作,吸痰导管每次更换。

(3) 吸痰时,选择粗细适宜的吸痰管,患者出现氧饱和度下降,需先提高氧浓度,最常用的高浓度氧是 100% 的纯氧,维持 30～60 s。

(4) 吸痰动作要轻柔,防止呼吸道黏膜损伤。

(5) 一次吸痰时间不应超过 15 s,以免造成患者缺氧。

(6) 痰液黏稠时,可配合叩击,雾化吸入,以提高吸痰效果。

(7) 储液瓶内液体应及时倾倒,不应超过瓶的 2/3,以免痰液吸入马达,损坏机器。储液瓶内应放少量消毒液,以防痰液黏附于瓶底,便于清洗消毒。

(8) 成人和儿童使用的吸痰管直径要小于他们使用的气管导管直径的 50%,婴儿要小于 70%。

【健康教育】

(1) 向患者及家属讲解呼吸道疾病的预防保健知识。

(2) 患者有分泌物时及时吸出,确保气道通畅,改善呼吸。

吸痰技术
操作视频

五、洗胃技术

洗胃技术（gastric lavage）是用催吐或将胃管插入胃内，反复注入和吸出一定量的溶液，以冲洗并排除胃内容物，减轻或避免吸收中毒的胃灌洗方法。

1. 目的

（1）解毒　清除胃内毒物或刺激物，减少毒物吸收，还可利用不同灌洗溶液进行中和解毒，用于急性食物中毒或药物中毒。洗胃应尽早，服毒后 4～6 h 洗胃最有效。

（2）减轻胃黏膜水肿　幽门梗阻患者饭后常有滞留现象，引起上腹胀满、恶心呕吐等不适，通过洗胃，将胃内潴留食物洗出，以减轻胃黏膜水肿和炎症。

（3）为某些手术或检查做准备　胃部手术或检查，通过洗胃便于手术操作，又可预防或减少术后感染。

2. 操作

【评估】

（1）患者基本情况　患者意识、瞳孔、生命体征、口鼻腔黏膜情况、有无活动义齿、年龄、认知、心理状态及合作程度等。

（2）患者中毒情况　毒物的种类、浓度、量、中毒时间、途径等，是否有过呕吐，有无洗胃禁忌等。

【计划】

（1）护士准备　衣帽整洁，修剪指甲，洗手，戴口罩。

（2）患者准备　了解洗胃的目的、方法、注意事项及配合要点；体位舒适，情绪稳定，愿意配合并取下活动义齿。

（3）环境准备　舒适安静、光线充足，必要时用屏风遮挡患者。

（4）用物准备　根据不同的洗胃方法准备相应的物品。

▲口服催吐法

①疗盘内：量杯、压舌板、水温计、弯盘、防水布。

②水桶 2 个：分别盛放洗胃液与污水。

③洗胃溶液：用量 10000～20000 mL，温度调节到 25～38 ℃为宜，种类按医嘱根据毒物性质进行选择（表 15-3-6）。

表 15-3-6　常用洗胃溶液

毒 物 种 类	常 用 溶 液	禁 忌 药 物
酸性物	镁乳、蛋清水①、牛奶	强酸药物
碱性物	5%醋酸、白醋、蛋清水①、牛奶	强碱药物
氰化物	3%过氧化氢引吐，1∶15000～1∶20000 高锰酸钾溶液②	
生物碱	1%～3%鞣酸	
发芽马铃薯	1%活性炭悬浮液	
敌敌畏	2%～4%碳酸氢钠溶液、1%盐水、1∶15000～1∶20000高锰酸钾溶液	
1605、1059、4049（乐果）③	2%～4%碳酸氢钠溶液	高锰酸钾

续表

毒物种类		常用溶液	禁忌药物
敌百虫		1%盐水或清水,1:15000~1:20000 高锰酸钾溶液	碱性药物④
DDT、666		温开水或等渗盐水洗胃,50%硫酸镁溶液导泻	油性药物
酚类		50%硫酸镁溶液导泻,温水或植物油洗胃至无酚味为止,洗胃后多次服用牛奶、蛋清水保护胃黏膜	液体石蜡
苯酚(石炭酸)		1:15000~1:20000 高锰酸钾溶液	
巴比妥类(安眠药)		1:15000~1:20000 高锰酸钾溶液洗胃,硫酸钠导泻⑤	硫酸镁
异烟肼		1:15000~1:20000 高锰酸钾溶液洗胃,硫酸钠导泻	
灭鼠药	抗凝血类(敌鼠钠等)	催吐、温水洗胃、硫酸钠导泻	碳酸氢钠
	有机氟类(氟乙酰胺等)	0.2%~0.5%氯化钙溶液或淡石灰水洗胃,硫酸钠导泻,饮用豆浆、蛋白水、牛奶等	
	磷化锌	1:15000~1:20000 高锰酸钾溶液、0.5%硫酸铜溶液⑥洗胃,0.5%~1%硫酸铜溶液每次 10 mL,每 5~10 min 口服一次,并用压舌板刺激舌根催吐	牛奶、鸡蛋、脂肪及其他油类食物

备注:

①蛋清水可黏附于黏膜表面或创面上,从而起到保护性作用,并可减轻患者疼痛,促进舒适。

②氧化剂能将化学性毒物氧化,改变其性能,从而减轻或去除其毒性。

③1605、1059、4049(乐果)禁用高锰酸钾洗胃,否则氧化成毒性更强的物质。

④敌百虫遇碱性药物可分解出毒性更强的敌敌畏,其分解过程可随碱性的增强和温度的升高而加速。

⑤巴比妥类药物采用硫酸钠导泻是利用其在肠道内形成的高渗透压,而阻止肠道水分和残存的巴比妥类药物的吸收,促其尽早排出体外。硫酸钠对心血管和神经系统没有抑制作用,不会加重巴比妥类药物的中毒。

⑥磷化锌中毒口服硫酸铜,可使其成为无毒的磷化铜沉淀,阻止吸收,并促进其排出体外。磷化锌易溶于油类物质,忌用脂肪性食物,以免促使磷的溶解吸收。

▲胃管洗胃法

①治疗盘内:无菌洗胃包(内有胃管、镊子、纱布或使用一次性胃管)、防水布、治疗巾、检验标本容器或试管、量杯、水温计、压舌板、弯盘、棉签、50 mL 注射器、听诊器、手电筒、液体石蜡、胶布,必要时备开口器、牙垫、舌钳放于治疗碗内。

②水桶 2 个:分别盛放洗胃液、污水。

③洗胃溶液:同口服催吐法。

④洗胃设备:全自动洗胃机。

【实施】

洗胃技术的操作步骤见表 15-3-7。

表 15-3-7　洗胃技术的操作步骤

操作步骤	要点与说明
1. 核对　携用物至患者床旁,核对床号、姓名、腕带信息	·确认患者
2. 评估　患者病情、所服毒物性质,确定所需洗胃溶液,并指导患者合作	·吞服强酸、强碱等腐蚀性药物者禁忌洗胃 ·对自服毒物者进行针对性心理护理

359

续表

操 作 步 骤	要点与说明
3. 洗胃 ★口服催吐法 (1)体位 指导患者取坐位 (2)准备 围好防水布(取下义齿),污物桶置座位前或床头 (3)自饮大量灌洗溶液后引吐,必要时用压舌板刺激舌根催吐 (4)反复自饮、催吐,直至吐出的灌洗液澄清无味	• 适用于服毒量少清醒合作的患者 • 每次饮入量300~500 mL • 表示毒物基本清洗干净
★全自动洗胃机洗胃(图15-3-15) (1)接通电源,检查机器性能,连接各管道 (2)安插胃管,确定胃管在胃内并用胶布固定 (3)连接洗胃管,将配好的灌洗液倒入水桶内,药管的另一端放入灌洗液桶内,污水管的另一端放入空水桶内,胃管的另一端与患者胃管相连接,调节药量流速 (4)按"手吸"键,吸出胃内容物,再按"自动"键,即开始对胃进行自动冲洗 (5)如发现有食物堵住管道,不流或发生故障,可交替按"手冲"和"手吸"键,重复冲洗次数,直到管路通畅,直至洗出溶液澄清无味	• 通过自控电路的控制,使电磁阀自动转换动作,先向胃内注入灌洗溶液,随后从胃内吸出内容物的洗胃过程。能自动、迅速、彻底清除胃内毒物 • 药管管口必须始终浸没在洗胃溶液液面以下 • 冲洗时"冲"灯亮,吸引时"吸"灯亮 • 管路通畅后,不可直接按"自动"键,应先吸出胃内残留液,否则再灌洗时入量过多,造成胃扩张
4. 观察 洗胃过程中,随时观察患者面色、脉搏、呼吸;洗出液的性质、颜色、气味等	• 患者出现腹痛、休克、洗出液呈血性,应立即停止灌洗,采取相应的急救措施
5. 拔管 洗胃毕,反折胃管末端拔管	• 防止管内液体误入气管
6. 整理 协助患者漱口、洗脸,取舒适卧位,整理床单位,清理用物	• 促进患者舒适
7. 清洁 清洗完毕将药管、胃管、污水管同时放入清水中,按"清洗"键,清洗各管腔后,将各导管同时取出,待机器内的水完全排尽后,按"停机"键关机	• 防止各管道被污物堵塞和腐蚀
8. 洗手并记录 记录灌洗液名称、量;洗出液颜色、气味、性质、量,患者的全身反应	• 幽门梗阻患者洗胃,可在饭后4~6 h或空腹进行。记录胃内潴留量,便于了解梗阻程度。胃内潴留量=洗出量－灌入量

【评价】

(1)患者胃内毒物得到有效清除,中毒症状得以缓解或控制。

(2)洗胃过程中患者安全,无损伤,无误吸,无其他并发症。

(3)患者理解洗胃目的、积极配合,护患沟通良好。

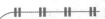

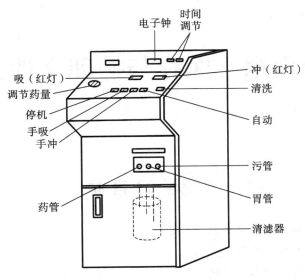

图 15-3-15　全自动洗胃机

【注意事项】

（1）首先注意了解患者中毒情况，如中毒时间、途径、毒物种类、性质、量等。

（2）严格掌握洗胃的适应证与禁忌证

①适应证：非腐蚀性毒物中毒，如有机磷农药、安眠药、重金属类、生物碱等。

②禁忌证：强腐蚀性毒物中毒、胸主动脉瘤、肝硬化伴食管胃底静脉曲张、近期内有上消化道出血及胃穿孔等。患者吞服强酸强碱毒物，禁忌洗胃，以免穿孔。上消化道溃疡、食管静脉曲张、胃癌等患者不洗胃，昏迷患者谨慎洗胃。

（3）急性中毒者，应迅速采用"口服催吐法"，再进行洗胃，洗胃时间越早越好，以减少毒物的吸收。插管时，动作轻、稳、快，避免损伤食道黏膜或误入气管。

（4）选择合适的洗胃溶液，若中毒毒物性质不明确，可选用温开水或生理盐水洗胃，待毒物性质明确后，再采用对抗剂洗胃。

（5）洗胃过程中应随时观察患者的面色、生命体征、意识、瞳孔变化、口鼻腔黏膜情况及口中气味等，防止并发症。洗胃并发症包括急性胃扩张、胃穿孔、大量低渗液洗胃致水中毒、水电解质紊乱、酸碱平衡失调、昏迷患者误吸或过量胃内液体反流致窒息、迷走神经兴奋致反射性心脏骤停，及时观察并采取急救措施，做好记录。

（6）为患者做好针对性的心理护理，为患者保守秘密与隐私，减轻其心理负担，取得患者的配合，告知洗胃后的注意事项。

（7）洗胃后注意患者胃内毒物清除状况、中毒症状有无得到缓解或控制。

（陈德）

直通护考

第十六章　医疗与护理文件记录

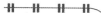

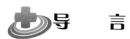

学习目标

1. 能叙述医疗和护理文件的记录和管理要求。
2. 能叙述医疗护理文件记录的意义。
3. 能说出医嘱处理的基本原则。
4. 能说出病室报告的书写内容。
5. 能说出出入液量记录的内容及要求。
6. 能说出长期医嘱、临时医嘱与备用医嘱的不同点。
7. 能举例说明 CIS 医嘱处理的主要环节。
8. 能举例说明病室交班报告和特别护理记录单的书写要求。
9. 能完整、准确地绘制体温单。
10. 能准确完成患者出入液量记录。
11. 能初步地处理各种医嘱和书写病室报告。

导　　言

　　医疗和护理文件（medical and nursing document）是医院和患者的重要档案资料，记录了患者疾病的发生、诊断、治疗、护理、发展及转归的全过程，是现代医学的法定文件，由医生和护士共同完成。医疗和护理文件不仅为医疗、护理、教学、科研提供基础资料，同时也是结算收费的依据和处理医疗纷的法律证据。因此，必须书写规范，妥善保管，以保证其正确性、完整性和原始性。虽然目前全国各医院医疗和护理文件记录的方式不尽相同，但遵循的原则是一致的。

第一节　医疗与护理文件的记录和管理

一、记录的意义

（一）提供信息沟通

　　医疗护理文件是有关患者病情变化、诊疗护理以及疾病转归过程的客观、全面、及时、动态的记录，是患者信息的资料库。医护人员之间、医护人员与患者之间通过这些信息互相沟通,及时调整诊疗护理方案。

(二)提供诊疗护理依据

医护人员可以利用记录的资料为患者制订诊疗和护理计划,确保诊疗、护理工作的连续性和完整性。同时,护士可以根据记录中患者病情基本资料和病情演变资料评价护理计划的有效性和护理效果。

(三)提供教学科研资料

一份完整且客观的医疗护理文件能反映患者疾病治疗的全过程和影响疾病转归的因素,可为教学提供病例讨论和个案分析素材,而护理记录则是护理理论和实践个体应用的最好体现。医疗和护理记录是开展科研工作有价值的资料来源,特别是在回顾性研究、流行病学调查等方面具有重要的参考价值。

(四)提供质量评价依据

完整的医疗、护理记录能够较全面地反映医院的医疗护理质量水平。因此,它是衡量医院医疗护理管理水平的关键指标之一,也是医院等级评定,医护人员考核评定的参考资料。

(五)提供法律依据

医疗护理文件属于合法文件,具有法律效应,可作为医疗纠纷、人身伤害事故、保险索赔、伤情查验和遗嘱的证明。因此,及时、准确、完整的医疗护理记录不仅可以有效地维护医护人员的合法权益,同时也可作为患者和家属提供处理以上相关事件的证明。

二、记录的原则

由于医疗护理文件是法律文件,根据卫生部发布的《病历书写基本规范》,病历书写应当客观、真实、准确、及时、完整、规范,内容简明扼要,书写清晰可辨。

(一)及时

病历记录必须及时,不可拖延或提早,不可漏记、错记。对患者进行评估和实施措施之后应立即记录,记录资料保持最新,时间记录要求到年月日时。急诊病历、危重患者病历记录、抢救时间、死亡时间、医嘱下达时间须记录到分。因抢救急危患者,未能及时书写病历的,有关医务人员应当在抢救结束后 6 h 内据实补记,并加以注明。内容包括病情变化情况、抢救时间及措施、参加抢救的医务人员姓名及专业技术职称等。

(二)准确

病历记录必须准确,不可与医疗与护理活动的实际时间及内容相违背。病历是法律认可的合法依据,记录内容必须是真实、无误的,是对患者的病情资料和救治过程的客观反映,而不是主观看法和解释。如:患者主诉"心慌不适,头晕恶心",测量血压 170/96 mmHg,心率 102 次/分。病历书写过程中出现错字时,应用双线划在错字上,保留原始记录清楚、可辨,并注明修改时间,修改人签名。不得采用刮、黏、涂等方法掩盖或去除原来的字迹。使用规范医学术语,字迹工整,清晰可辨,表述准确,语句通顺,标点正确。记录一律使用阿拉伯数字书写日期和时间,采用 24 h 制记录。

(三)完整

医疗和护理文件的眉栏、页码、各项记录必须逐项填写完整,不留空行,记录者应签上全名,以明确职责。不得随意拆散、损坏或外借医疗和护理文件,以免丢失。

（四）简要

医疗和护理记录的内容全面，重点突出，文字简明扼要，避免过多修饰，避免笼统及含糊不清。使用确切的中文医学术语、通用的外文缩写。护理记录可使用表格形式，既节约书写时间又可快速获取信息。

（五）清晰

书写医疗和护理记录应使用红、蓝黑墨水钢笔或签字笔，一般白班使用蓝黑墨水钢笔，夜班使用红墨水钢笔。如为电子记录，则按统一要求打印后由相关医务人员手写签名。

三、医疗与护理文件的管理

（一）管理要求

医疗护理文件是医护人员临床实践的原始记录，在医疗护理工作中具有重要作用。医疗机构必须建立严格的管理制度，各级护理人员均应认真执行管理要求。

（1）各种医疗护理文件按规定放置，记录或使用后必须归放原处。

（2）必须保持医疗护理文件的清洁、整齐、完整，防止污染、破损、拆散及丢失。化验和检查报告单要及时粘贴。

（3）严禁任何人涂改、伪造、隐图、销毁、抢夺、窃取医疗护理文件。

（4）除涉及对实施医疗护理活动的专业人员及医疗服务质量监控人员外，其他任何机构和个人不得擅自查阅患者的病历。

（5）教学、科研需要查阅医疗护理文件，需经医疗机构相关部门同意，阅后立即归还，不得泄露患者的隐私。

（6）患者及其代用人有权要求借阅或复印病历，但必须按规定履行申请手续，批准后按医疗护理文件复印规程办理复印手续。

（7）因医疗活动需要将住院病历或复印件带离病区时，应当由病区指定专人负责携带和保管。

（8）医疗护理文件应当妥善保管，体温单、医嘱单、护理记录单作为病历的一部分随病历放置，患者出院后送病案室长期保存。一般不少于 30 年，以备查阅。

（二）病历排列顺序

病历排序的目的是方便医护人员查找资料，便于统计、交流以及医疗质量检查和医疗评价工作的开展。

1. 住院期间病历排列顺序

（1）体温单（按时间顺序排列）。

（2）医嘱单：包括长期医嘱单、临时医嘱单（按时间逆序排列）。

（3）入院病历及入院记录。

（4）病程记录：包括查房记录、病情记录（按时间顺序排列）。

（5）手术记录：一次手术的记录排在一起，顺序为麻醉记录、手术风险评估单、手术安全核查表、手术清点记录、手术记录、麻醉术后访视记录、麻醉同意书、手术同意书等。

（6）会诊记录（按会诊日期先后排列）。

（7）检验、检查报告单：包括化验检查、镜检报告、病理报告、影像报告等（归类后按时间先后顺序排列）。

（8）知情同意书：顺序为输血治疗知情同意书、特殊检查治疗同意书、病危（重）通知书以及授权委托书等。

（9）护理记录单。

（10）病案首页。

（11）住院证。

（12）门诊病历。

2. 出院病历排序

（1）住院病历首页。

（2）出院或死亡记录。

（3）入院记录。

（4）病史及体格检查。

（5）病程记录。

（6）会诊记录（按时间顺序排列）。

（7）检验、检查报告单。

（8）知情同意书。

（9）护理记录单。

（10）医嘱单（按日期顺序排列）。

（11）体温单（按时间顺序排列）。

第二节　医疗与护理文件的书写

一、体温单

（一）体温单记录的内容

体温单记录的内容包括体温、脉搏、呼吸、血压，出入院、手术、分娩、转科、死亡的时间以及大便、出入量、体重、特殊治疗、药物过敏等。

（二）体温单上各项目的记录方法

1. 眉栏用蓝黑墨水或碳素墨水笔填写

（1）一般情况。

（2）日期栏。每页体温单的第一天应写明年、月、日，其余六天只写日，如中间换年或月份，则应填写年、月、日或月、日。

（3）住院天数。自入院后当日始计数直至出院。

（4）手术日数。自手术或分娩后次日为第一日，连续写 14 天，如 14 天内进行第二次手术，则以第一次手术天数作为分母、第二次手术天数作为分子填写。

2. 在 40～42 ℃横线之间　用红色水笔在 40～42 ℃横线之间相应时间栏内，纵行填写入院、手术、分娩、转入出院、死亡。除手术不写具体时间外，所填时间均按 24 h 制记录，且一律用中文书写时、分。

3. 体温曲线的绘制　绘制体温曲线用蓝笔。

（1）体温符号口腔温度以蓝"●"表示，腋下温度以蓝"✗"表示，直肠温度以蓝"○"

表示。

（2）在 35～42 ℃横线之间，按实际测量数值绘制体温符号，相邻体温符号之间以蓝线相连。要求符号大小一致、连线平直。

（3）物理降温或药物降温后 30 min 所测的体温绘制在降温前体温的相应纵格内，以红"○"表示，并用红色虚线与降温前的体温相连。下一次体温应与降温前体温相连。

（4）当体温不升时，可将"不升"二字写在 35 ℃线以下。

（5）遇拒测、外出时，前后两次体温曲线应断开不连。

（6）如体温与前次数值差异较大或与病情不符，应重新测量，测量无误后在原体温符号上方写蓝"√"以示核实过。

4. 脉搏曲线的绘制　绘制脉搏曲线用红笔。

（1）符号：脉搏以红"●"表示，心率以红"○"表示，相邻符号用红线相连。要求符号大小一致，连线平直。

（2）当体温与脉搏重叠时，先绘制体温符号，再用红笔在体温外面画红圈表示脉搏。

（3）若有脉搏短绌，需同时绘制心率和脉率，并于心率与脉率曲线之间以红笔画直线涂满。

5. 呼吸记录

（1）用红笔以阿拉伯数字记录每分钟呼吸次数。

（2）如每日记录呼吸 2 次以上，应当在相应的栏目内上下交错记录，第 1 次呼吸应当记录在上方。

（3）使用呼吸机患者的呼吸以"®"表示，在体温单相应时间内呼吸 30 次横线下顶格用黑笔画。

6. 底栏填写　用蓝黑笔以阿拉伯数字记录，免写计量单位（体温单前已注明）。

（1）大便次数　每 24 h 填写前一日的大便次数。①如未解大便记"0"；②灌肠后的大便次数用"E"记录，以分数表示，如灌肠后大便 3 次记为 3 E，两次灌肠后大便 3 次用 3/2 E 表示，1$\frac{2}{E}$ 表示自行排便一次，灌肠后排便 2 次，0/E 表示灌肠后无大便；③大便失禁记为" ＊ "；④"☆"表示人工肛门。

（2）出入液量　单位为 mL，在相应栏内记录前一日 24 h 的统计数字。

（3）尿量　单位为 mL，记录前一日 24 h 的总尿量。

（4）血压　单位为 mmHg，以分式表示。次数按护理常规或遵医嘱测量，新入院患者应测量血压并记录，住院期间每周至少记录一次。

（5）体重　单位为 kg，新入院患者应测量体重并记录，住院期间每周至少记录一次。如因病情不能测量体重，可记为"卧床"。

（6）空格　作为机动用，据病情需要可记录痰量、抽出液、特殊用药、腹围、药物过敏等。

（7）页码　用蓝黑墨水或碳素墨水笔逐页填写。

（三）电子体温单

护士输入个人用户名及密码登录临床信息系统（clinical information system，CIS）中的护士工作站，在体温单界面将患者测得的生命体征准确无误地输入相应项目中，即生成体温单。医生和护士在 CIS 系统的体温单预览界面可以查看体温单，也可以根据需要进行打印。电子体温单各符号标志同手工绘制。电子体温单已在临床上广泛使用。

二、医嘱单

医嘱单是护士执行医嘱的依据。

1. 医嘱的种类

（1）长期医嘱　医嘱自开写之日起，有效时间在 24 h 以上，当医生注明停止时间后失效，主要包括护理常规、护理级别、病危或病重、饮食种类、体位、隔离种类、给药医嘱（药物名称、剂量和方法）。如：一级护理，低盐低脂饮食，5%葡萄糖注射液＋丹参 20 mL，静滴，qd。

（2）临时医嘱　医嘱有效时间在 24 h 以内，一般只执行 1 次，并应在短时间内执行，有的临时医嘱须立即执行，如：硝酸甘油片 1 粒，舌下含服，st。有的在限定执行时间内执行，如：呋塞米 20 mg，静注，14:00。临时医嘱主要包括手术名称、术前准备、药物过敏试验、各种检验检查项目、会诊、出院、转科、死亡等。

（3）备用医嘱　包括长期备用医嘱（prn）和临时备用医嘱（sos）。

①长期备用医嘱：指有效时间在 24 h 以上，需要时使用，如：吸氧 3 L/min，prn。医生注明停止时间医嘱方为失效。有的医嘱注明了间隔时间，如：曲马多 50 mg，肌注，q6h，prn。

②临时备用医嘱：仅在 12 h 内有效，必要时使用，只执行 1 次，过期尚未执行即失效，如：测血压 q2h×4 次。

2. 医嘱的处理

（1）医嘱的处理原则　先急后缓，先临时后长期，先执行后抄写。即先执行临时医嘱，再执行长期医嘱，最后转抄到医嘱单上，执行者签全名。

（2）医嘱的处理方法

①临时医嘱：医生直接写在临时医嘱单上。护士先将其转抄到各种临时治疗单或治疗卡上，需立即执行的临时医嘱应安排护士马上执行，注明执行时间并签全名。

②长期医嘱：医生直接写在长期医嘱单上。护士先将其分别抄至各种长期治疗单或治疗卡上，核对后签全名。

③长期备用医嘱：医生直接写在长期医嘱单上。需要时，护士每次执行后在临时医嘱单上记录，注明执行时间并签全名。

④临时备用医嘱：医生直接写在临时医嘱单上，12 h 内有效。执行后注明执行时间并签全名。过期未执行自动失效，由护士在该医嘱后用红笔注明"未用"两字。

⑤停止医嘱：医生直接在长期医嘱单相应医嘱的停止栏内注明日期、时间并签名。护士在各有关治疗单或治疗卡上注销该医嘱，写明停止日期、时间并签名。

⑥重整医嘱：长期医嘱调整项目较多，患者转科、手术、分娩时，均需要重整医嘱。

3. 注意事项

（1）护士在处理医嘱过程中，应认真、细致、及时、准确，字迹整齐、清楚，不得涂改。

（2）所有医嘱必须有医生签名方为有效。一般情况下不执行口头医嘱，在手术过程中或抢救时，医生提出口头医嘱护士必须复诵一遍，双方确认无误，方可执行。抢救结束后，须由医生及时补写医嘱。

（3）护士应严格执行医嘱，如有疑问，应核对清楚，无误方可执行。

（4）严格执行查对制度。医嘱须每班小查对，每日查对，每周总查对，查对者在登记本上注明查对时间，并签全名。

（5）对需下一班执行的临时医嘱,应进行交接班,并在交班记录上注明。

4. CIS 医嘱处理　目前,国内很多医院开始使用临床信息系统（CIS）对患者的诊疗和护理信息进行管理。其中医嘱系统是医院信息系统的核心部分。医生输入个人账号和密码登录医生工作站系统,将医嘱按照长期医嘱、临时医嘱、辅助检查、化验等分类录入系统,由护士登录护士工作站系统做进一步处理。

（1）审核医嘱　审核医嘱是医嘱处理全过程中至关重要的环节,只有经过授权的护士才能登录护士站工作系统审核医嘱,重点审核医生录入的正确性、规范性,包括医嘱内容及分类。医嘱审核确认无误后,方可进入执行医嘱环节。

（2）执行医嘱　护士输入个人账号和密码登录 CIS 中医嘱处理系统、预览审核通过的医嘱,点击"医嘱执行"按钮,完成医嘱的生成执行,并向各相应科室（如中心药房、医技科室等）发送出有关请求。医嘱执行后可以生成各种相关的汇总表单和执行表单。常用的表单包括:①长期或临时用药单（又细分为输液药单、口服药单、中药单、毒麻药单）;②服药卡;③输液卡;④输血卡;⑤治疗卡;⑥床头卡等。

（3）打印表单和医嘱单

①护士可根据需要选择单个患者或按病区打印各种执行表单,以指导护士执行治疗。护士执行后,在相应的表单上签名和时间。

②需要时打印患者的长期医嘱和临时医嘱单,如在患者手术、转科前,出院前等。CIS 具备续打印功能,当再次打印医嘱时,可以续前页进行。打印出的医嘱自动带有执行护士的电子签名和医嘱处理时间。

③使用 CIS 进行医嘱处理,不仅避免了处理传统纸质医嘱时手工转抄各种执行单、查对转抄及填写各种医嘱报表等烦琐工作,更重要的是通过规范化的录入界面、格式化的数据形式以及系统内部的质量控制、设置错误提示警告,保证了医嘱录入、处理的正确性、完整性、及时性,有利于提高医疗护理质量,防止医疗护理差错事故的发生。

除上述功能之外,医嘱处理功能还有以下几个方面。

（1）当医师新开、停止、取消医嘱时,提供新开、停止、取消医嘱列表及人工核查确认功能,并通过屏幕提示或声音提醒等方式告知护士进行相应处理。

（2）当医师取消医嘱时,系统自动按照临床诊疗规范进行审核,并记录医嘱取消时间和操作医师信息。

（3）提供按照医嘱内容生成临床所需各种执行单的功能,并提供打印患者检验检查标本条形码或将条形码与患者标本进行关联的功能。

（4）提供医嘱执行过程中,对患者标识、医嘱、执行时间、药品或标本容器进行核对和结果提示的功能,并支持条形码等计算机读取手段的应用。

（5）提供根据医嘱类型、当前执行情况、医师、执行护士等进行查询并列表显示患者医嘱的功能。

（6）提供医嘱执行结果（如过敏试验结果、检验标本采集时间）的录入并向医师反馈的功能。

（7）提供医嘱执行情况的监控功能,支持查询医嘱的执行时间、执行人、核对时间、核对人等信息。

（8）提供打印、选择性打印、重新打印医嘱单或医嘱执行单的功能。

三、护理记录单

（一）入院评估表

入院评估表又称健康评估记录首页，用于对患者入院后进行初步的健康评估记录，其内容包括患者的一般资料、护理病史、护理体检及有关辅助检查、评估结果等，一般要求在患者入院后 24 h 内完成。目前国内多采用的是以人的生理-心理-社会模式及戈登功能性健康型态模式的护理理论为指导而设计的框架。此表格能全面反映患者的情况，书写格式为填写、打钩混合，以打钩为主，简便省时，符合临床工作节奏快的要求，使护士能节约更多时间为患者提供直接护理。

入院评估表除了对患者的健康评估以外，还要对患者进行风险评估和自理能力的评估。风险评估包括跌倒评估、导管评估、压疮风险评估、深静脉血栓风险评估和肺栓塞风险评估，通过对患者的风险评估，筛选出高风险人群，联合医疗对这部分患者进行对症措施的干预，防止风险对患者造成进一步伤害，甚至危及生命。

自理能力评估又称为 Barthel 指数评定量表，是对患者日常生活活动的功能状态进行测量，个体得分取决于对一系列独立行为的测量，得分范围为 0～100 分，将病情和自理能力共同作为评定患者护理级别的依据。自理能力分级：0～40 分为重度依赖（Ⅰ级护理）；41～60 分为中度依赖（Ⅱ级护理）；61～99 分为轻度依赖（Ⅱ级护理或Ⅲ级护理）；100 分为无需依赖（Ⅲ级护理）。

护士根据患者的病情变化做好各类风险的评估表，风险评估达到高危预警，需要进行高危呈报，逐级上报，形成护理部三级监控体系。

（二）一般护理记录单

一般护理记录单是记录患者从入院到出院整个住院过程中护士对患者实施的护理措施，包括神志、生命体征、皮肤、导管、术前术后观察、健康教育等内容，体现患者病情的动态变化。记录的频次根据患者的病情，一般不超过 7 天。

（三）危重(特别)护理记录单

危重(特别)护理记录单常用于危重、抢救、大手术后、特殊治疗后需严密观察病情变化的患者。

1. 记录内容　包括患者基本资料，如姓名、年龄、病室、床号、住院号等一般情况及患者生命体征、意识水平、出入液量、病情动态变化、护理措施、用药情况、治疗护理效果等，危重患者的记录内容应根据相应专科的特点进行书写。

2. 记录方法及要求

（1）用蓝黑墨水笔填写眉栏各项及页码。

（2）日间（7 时、19 时）用蓝黑墨水笔记录，夜间（19 时、次晨 7 时）用红墨水笔记录。

（3）记录应及时准确，以反映病情变化的时间，记录时间应具体到分钟，因抢救患者未能及时记录的，应在抢救结束后 6 h 内据实补记所有内容。

（4）常规护理不作记录内容，如换床单、晨间护理等。

（5）常规时间测量生命体征的数值除绘制在体温单上外，还应记录在危重(特别)护理记录单上。

（6）不宜摘抄医生的记录，如"手术经过顺利，出血 30 mL"等。

（7）书写清晰完整，不宜用"患者病情同前"等词语。

（8）每 12 h、24 h 就患者的总入量、总出量、病情、治疗进行小结。在 19 时记录的下面一栏上下各画一横线,将12 h小结的内容用蓝黑墨水笔填入该行相应的格子内。在次晨7时记录的下面一栏上下各画一横线,将24 h总结的内容用红墨水笔填入该行相应的格子内,并签全名。

四、病室交班报告

病室交班报告(change-of-shift report)是由值班护士针对值班期间病室情况及患者病情动态变化等书写的报告。通过聆听或阅读交班报告,接班护士可了解病室全天工作动态、患者的身心状况,明确继续观察的问题和需要进一步实施的护理措施。

(一)病室交班报告的内容

1. 出院、转出、死亡患者情况 出院患者说明离开时间,转出患者注明转往的医院、科室及转出时间,死亡患者注明抢救过程及死亡时间。

2. 新入院或转入的患者情况 应报告入院时间、患者主诉、主要症状、体征、既往史、过敏史、存在的护理问题、给予的治疗、护理措施及效果等。

3. 危重患者、有异常情况及做特殊检查治疗的患者情况 应报告患者的生命体征、神志、病情动态,特殊的抢救及治疗护理、生活护理情况(如口腔护理)、压疮预防护理及饮食护理等。

4. 手术后患者情况 应报告术中情况,如麻醉种类、手术名称及过程、麻醉清醒时间;回病室后的生命体征、切口辅料有无渗血、是否已排尿和排气、各种引流管是否通畅及引流液情况(包括颜色、量、性质等)、输液、输血及镇痛药的应用等相关情况。

5. 产妇情况 应报告胎次、产程、分娩时间、分娩方式、会阴切口、恶露情况、何时自行排尿、新生儿性别及评分等。

6. 预手术、预检查和待行特殊治疗的患者情况 应报告须注意的事项、术前用药和准备情况等。

(二)病室交班报告的格式和要求

(1)眉栏填写。用蓝黑墨水笔填写眉栏各项,包括病室、日期及页码。

(2)基本情况填写。包括患者总数、入院、出院、转出、转入、手术、分娩、病危、死亡人数。

(3)按顺序书写报告。先写离开病室的患者(出院、迁出、死亡),再写进入病室的患者(入院、迁入),最后写本班重点患者(手术、分娩、危重及有异常情况的患者)。

(4)对新入院、转入、手术、分娩患者,在诊断的下方分别用红笔注明"新""转入""手术""分娩",危重患者做红色标记"※"或用红笔注明"危"。每个患者情况之间应留有适当空格。

(5)书写内容应全面、准确、简明扼要、重点突出、无遗漏。

(6)字迹清楚,不随意涂改,日间用蓝黑墨水笔书写,夜间用红墨水笔书写。

(7)应在经常巡视和了解患者病情的基础上于交班前1 h书写,写完后签全名。

五、电子病历系统的应用

电子病历系统是一种为提高医疗质量、保障医疗安全、提高医疗效率而提供信息处理和智能化服务功能的计算机信息系统,具有电子病历创建功能、医嘱处理功能等。其中,护理记录管理功能包含记录患者生命体征、自定义生命体征项目、录入手术护理记录单、录入危重护理记录单、录入病室交班日志。

(周懿韵)

直通护考
Note

第十七章 临终患者护理技术

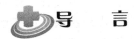

学习目标

1. 能说出脑死亡的诊断标准。
2. 能说出临终患者各阶段的生理评估内容。
3. 能说出濒死患者的临床表现及死亡诊断依据。
4. 能叙述下列概念:临终关怀、濒死、脑死亡。
5. 能叙述死亡过程各期的表现和特点。
6. 能叙述临终患者的各个心理反应期。
7. 能学会运用护理程序为临终患者及家属提供身心支持。
8. 能学会运用护理程序对逝者进行尸体料理。

导 言

生老病死是生命活动发展的自然规律,临终及死亡是人生的必然归属。随着社会的进步、科技的发展,人们虽然可以相对地延长寿命,但是仍然无法避免死亡。让患者安详、宁静、舒适地面对死亡,并尽可能地减轻死亡前患者身体和心理上的伤痛,提高临终患者的生活质量,是每一名护士应尽的职责。

第一节 临 终 关 怀

一、临终关怀概念

临终关怀是由临床医生、护士、心理医生或社会志愿人员等多学科、多方面人员组成的团队,向临终患者及其家属提供包括生理、心理、社会等全方位的关怀照顾,使临终患者在有限的生存期间内,生命受到尊重、症状得到控制、生命质量得到提高,家属的身心健康得到维护,患者在充满人间温暖的氛围中,舒适安宁地度过人生最后旅程。临终关怀是一门涉及医学、心理学、社会学、护理学等多学科的新兴边缘学科。

目前,在国内外不同国家与地区使用的相关词汇还有很多,如英、美等国家的"终末照料"(terminal care),加拿大等国家的"舒缓疗护"(palliative care),我国台湾地区的"安宁照顾",香港地区的"善终服务"等。虽然这些名称不尽相同,但是它们的根本目的都是帮助临终患者能够平静、安宁地度过生命的最后阶段。

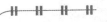

扫码看课件

Note

二、临终关怀的内容

1. 临终患者及家属的需求　临终患者的需求包括生理、心理及社会方面的需求。临终患者家属的需求包括家属对临终患者的治疗和护理需求、心理需求以及殡丧服务需求等。

2. 临终患者的全面照护　包括患者的医疗护理、生活护理、心理护理,尤其应注意控制临终患者的疼痛,并给予相应的心理照护。临终关怀的核心是控制疼痛及其他主要的不适,如恶心呕吐、便秘、食欲减退、口腔炎、吞咽困难、焦虑、抑郁、意识障碍、惊厥及呼吸困难等,因为这些不适时刻困扰着患者并使他们产生不适、焦虑甚至恐惧心理。

3. 临终患者家属的照护　主要是做好照护、慰藉及悲伤疏导工作。

4. 死亡教育　死亡教育是探讨生与死的教学过程,是运用与死亡有关的医学、护理学、心理学及精神、经济、法律、伦理学等知识对人们进行教育,帮助人们树立正确的生死观、生命价值观、生命伦理观,使受教育者更加珍爱生命、欣赏生命、减少盲目的轻生和不必要的死亡,并正确对待和接受死亡。死亡教育旨在促使人们意识到死亡为生命的一部分,将有关死亡的知识传递给人们。死亡教育的主要目的是使人们获得有关死亡的知识;使人们对死亡有一个正确科学的认识;提高人们为濒死患者提供帮助的能力。对临终患者及其家属进行死亡教育是重要环节。他们是死亡教育的主要对象。有助于降低临终患者对死亡的恐惧,逐步接受死亡现实,安宁地告别人生,还有助于临终患者家属正视亲人的死亡,平稳度过居丧期,重新开始新生活。

5. 临终关怀模式　临终关怀模式是临终关怀工作对临终关怀的总体观点、态度以及提供照护的标准和形式。临终关怀模式是在医学模式的基础上形成和发展的。随着世界临终关怀运动的发展,现代的"临终关怀模式"逐渐形成和发展为"多学科—整体性—姑息照护模式"。应该指出的是,由于东西方文化的不同导致患者对死亡的态度存在着很大差异,这种差异决定了中国的临终关怀应具有中国的特色。因此,探讨适合我国国情的临终关怀模式和特点,并从社会学角度寻求因地制宜地开展临终关怀工作的途径成为临终关怀研究的重要内容之一。

6. 其他　包括研究临终关怀机构所采用的医疗体系;临终医师应遵循的医疗护理原则;临终关怀机构的管理、实施的研究与实践;临终关怀工作人员的构成与培训;临终关怀与其他学科的关系;临终关怀与社会发展的关系等。

7. 临终关怀原则

（1）以照料为中心　临终关怀是针对各种疾病晚期、治疗不再生效、生命即将结束者进行的照护,一般在死亡前3～6个月实施临终关怀。对这些患者不是通过治疗疾病使其免于死亡,而是通过对其进行全面的身心照料,提供临终前适度的姑息性治疗,即以舒适为目的的治疗,控制症状,减轻痛苦,消除焦虑、恐惧,获得心理、社会支持,使其得到最后的安宁。因此,临终关怀是从以治愈（cure）为主的治疗转变为以对症为主的照料（care）。

（2）维护人的尊严和权利　实行人道主义,使临终患者在人生的最后历程同样得到热情的照顾和关怀,体现生命的价值、生存的意义和尊严。医护人员应注意维护和保持患者的价值、尊严和权利,在临终照料中应允许患者保留原有的生活方式,尽量满足其合理要求,维护患者个人隐私和权利,鼓励患者参与医护方案的制订等。尊重生命的尊严及尊重濒死患者的权利充分体现了临终关怀的宗旨。

（3）提高临终患者生命质量　临终关怀不以延长临终患者的生存时间为目的,而以提高临终阶段的生存质量为宗旨。对濒死患者的生命质量的照料是临终关怀的重要环节，减轻痛苦使生命品质得到提高，给临终患者提供一个安适的、有意义的、有希望的生活，在可控制的病痛下与家人共度温暖时光，使患者在人生的最后阶段能够体验到人间的温情。

（4）加强死亡教育以使其接纳死亡　临终关怀将死亡视为生命的一部分，承认生命是有限的，死亡是一个必然的过程。虽然医务人员已经尽力对患者进行了治疗和护理，但仍不可避免地有人因疾病不能治愈而死亡。临终关怀强调把健康教育和死亡教育结合起来，从正确理解生命的完整与本质入手，完善人生观，增强健康意识，教育临终患者把生命的有效价值和生命的高质量真正统一起来，善始善终，以健全的身心走完人生的旅途。

（5）提供全面的整体照护　也就是全方位、全程服务。包括对临终患者的生理、心理、社会等方面给予关心和照护，为患者提供 24 h 护理服务，照护时也要关心患者家属，既为患者提供生前照护又为死者家属提供居丧照料。

第二节　临终患者和家属的护理

临终护理是由护理人员向临终患者及家属提供的一种积极的综合护理措施，护士用自己的责任心、爱心、细心、耐心、同情心，以尊重生命、尊重患者的尊严及权利为宗旨，了解患者和家属的需求并给予满足，对他们表示理解和关爱，营造安详和谐的环境，使临终患者及家属获得帮助和支持。

一、临终患者的生理变化与护理

（一）临终患者的生理变化

临终患者的生理变化是一个渐进的过程，濒死期各器官功能均已衰竭。

1. 循环功能减退　表现为皮肤苍白、湿冷、大量出汗、四肢冰冷发绀、出现斑点、脉搏细数、血压降低或测不出，最后心脏搏动消失。

2. 呼吸功能减退　表现为呼吸频率由快变慢，呼吸深度由深变浅，出现鼻翼呼吸、潮式呼吸、张口呼吸等，最终呼吸停止。

3. 胃肠道功能紊乱　表现为恶心、呕吐、食欲不振、腹胀、便秘、脱水、口干。

4. 肌张力丧失　表现为大小便失禁，吞咽困难，无法维持良好舒适的功能位置，肢体软弱无力，不能进行自主活动。

5. 感知觉改变　表现为视觉逐渐减退，最后视力完全消失。听觉是人体最后消失的一个感觉。

6. 意识改变　依照轻重程度表现为嗜睡、意识模糊、昏睡和昏迷等。

7. 疼痛　表现为烦躁不安、血压及心率改变、呼吸改变、瞳孔放大、疼痛面容等。

（二）临终患者的身体护理

患者在临终期间生理需要得到基本满足，症状得到控制，疼痛减轻，享有安详、平和、舒适的生活。

1. 促进患者舒适

（1）保持环境舒适　病室安静，空气新鲜，通风良好，湿度和温度适宜。

（2）加强皮肤护理　维持舒适体位，勤翻身，预防压疮的发生，大量出汗时，应勤擦身、勤换衣裤，对于大小便失禁的患者，应注意会阴部及肛周皮肤清洁、干燥。床单位应保持整洁干净。

（3）做好口腔护理　在晨起、餐后、睡前协助患者漱口。保持口腔清洁卫生，有口腔溃疡或真菌感染者应给予相应药物处理，口唇干裂者适量喂食温水、涂擦润唇膏等。

（4）减轻患者疼痛　观察患者疼痛的性质、部位、程度、持续的时间及发作的规律，采用同情、安慰、鼓励等方法与患者进行沟通，稳定患者的情绪，并适当引导使患者转移注意力，从而减轻疼痛。若患者选择药物止痛，可采用 WHO 推荐的三步阶梯疗法控制疼痛，注意观察用药后的反应，把握好用药的阶段，选择恰当的剂量和给药方式，达到控制疼痛的目的。还可以使用其他止痛方法，如音乐疗法、按摩、放松术、外周神经阻断术等。

2. 改善患者营养状况

（1）增进食欲　护士应主动向患者及家属解释食欲下降、恶心、呕吐的原因，使其减少焦虑。了解患者的饮食习惯，尽量提供色、香、味适中的饮食，少量多餐，增进患者食欲，呕吐剧烈者可遵医嘱给予止吐剂。

（2）加强营养　给予高蛋白、高热量、易消化的饮食。进食困难者给予流质或半流质饮食，利于其吞咽。对于不能经口进食的患者可采用鼻饲或完全胃肠外营养，保证患者的营养供应。

3. 改善患者的循环功能　密切观察患者生命体征及末梢循环状况（皮肤色泽、温湿度）尿量变化状况，注意皮肤清洁、干燥，加强保暖，四肢冰冷时给予热水袋保暖。保证急救物品完好，以利于随时抢救。

4. 改善患者呼吸功能

（1）保持室内空气新鲜，定时通风换气。

（2）意识清醒的患者可取半坐卧位，扩大胸腔容量，减少回心血量，改善呼吸困难。昏迷的患者可采取侧卧位或仰卧位使头偏向一侧，以利于呼吸道分泌物引流，防止窒息和出现肺部并发症。

（3）视呼吸困难程度给予吸氧，纠正缺氧状况，改善呼吸功能。

（4）协助患者排痰，也可使用雾化吸入，稀释痰液利于痰液排出。必要时利用吸引器吸痰，保持呼吸道通畅。

5. 减轻感知觉改变的影响

（1）提供安静、明亮的环境，空气新鲜，通风良好，有一定的保暖设施，适当照明。

（2）加强眼部护理，患者眼部有分泌物时，可使用湿纱布拭去眼周分泌物。如患者眼睑不能闭合，可涂金霉素、红霉素眼膏或覆盖凡士林纱布，以保护角膜，防止角膜干燥发生溃疡或结膜炎。

（3）听觉是患者最后消失的感觉，护士应避免在患者周围窃窃私语，与患者交谈时语言要清晰柔和，可采用触摸患者的非语言沟通方式，减少患者临终前的恐惧和孤独。

二、临终患者心理反应和护理

（一）临终患者心理反应

当一个人接近死亡时，其心理反应是十分复杂的。心理学家罗斯博士观察了近 400

名临终患者后提出了临终患者通常经过的五个心理反应阶段,即否认期、愤怒期、协议期、忧郁期、接受期。

(1) 否认期　当患者得知自己病情加重即将面临死亡时,其心理反应是"不,这不会是我,那不是真的!"以此极力否认,拒绝接受事实,他们怀着侥幸的心情四处求医,希望是误诊。这阶段常较短暂,是一个应付时期。随着时间的推移,他们的这种心理会逐渐地削弱,慢慢地发展到下一阶段,有的患者会间断地否认,直至不再否认,只有极少数患者一直持否认态度。对疾病和死亡的否定,通常只是一种暂时的心理防卫反应,是个人对令人震惊的坏消息的缓冲。过不了多久,就会被部分否定、部分接受所代替。

(2) 愤怒期　患者对死亡的否定无法保持下去,有关自身疾病的坏消息被证实时,取而代之的心理反应是气愤、暴怒和嫉妒。这一阶段的患者往往怨天尤人,想不通为什么会是自己而不是别人得了绝症。患者常常迁怒于家属和医护人员,会无缘无故地摔打东西,抱怨饭菜不好、人们对他照顾不够,挑剔医护人员的治疗,甚至无端地指责或辱骂别人等。

(3) 协议期　患者愤怒的心理消失,接受临终的事实。患者为了尽量延长生命,做出许多承诺作为交换条件,出现"只要能让我好起来,我一定……"的心理。这个阶段患者变得和善,对自己的病情抱有希望,能配合治疗。

(4) 忧郁期　经历了前三个阶段之后,临终患者的身体更加虚弱,疾病更加恶化,这时他们的气愤或暴怒都会被一种巨大的失落感所取代。疾病的恶化、身体功能的丧失、频繁的治疗、经济负担的加重、地位的失去、无亲人关照等,都会成为造成失落感的原因。处于忧郁期的患者主要表现为对周围事物淡漠,语言减少,反应迟钝,对任何东西均不感兴趣。

(5) 接受期　这是临终的最后阶段。经过上述四个阶段以后,患者的愤怒、讨价还价、沉闷不语等均不能发挥作用,疾病仍在恶化,身体状态每况愈下,他们失去了一切的希望与挣扎的力量,于是不得不接受死亡即将到来的现实。在这个阶段中,患者往往表现出惊人的坦然,他们不再抱怨命运,也不显示出淡漠的情绪。患者通常表现为疲倦和虚弱,喜欢休息和睡眠,并希望自己"悄悄地离开这个世界"。接纳死亡说明一个正在走向死亡的人发现了"超脱现实""超脱自我"的需求压倒了一切,于是接受了死亡的到来。

(二) 临终患者的心理护理

1. 否认期

(1) 护理人员应具有真诚、忠实的态度,不要轻易揭露患者的防御机制,也不要欺骗患者。应坦诚温和地回答患者对病情的询问,并注意保持与其他医护人员及家属对患者病情说法的一致性。

(2) 注意维持患者适当的希望,应根据患者对其病情的认识程度进行沟通,耐心倾听患者的诉说,在沟通中注意因势利导,循循善诱,实施正确的人生观、死亡观的教育,使患者逐步面对现实。

(3) 经常陪伴在患者身旁,注意非语言交流技巧的使用,多利用身体触摸去表达关怀和亲密的感觉,如轻抚面和手、拍拍肩膀等。合理应用倾听技巧,尽量满足患者心理方面的需求,使他们感受到护理人员给予的温暖和关怀,有时只静静地守在身边也是关爱。

(4) 对临终患者进行护理时,关注点将不再是护理技术是否高超、姿态是否优美等,而护理品质将成为关注的焦点,这是非常重要的,为患者提供体贴入微的护理,真正体现了"护理不只是单纯的自然科学也是一门艺术"。

2. 愤怒期

（1）护理人员这个阶段一定要有爱心、耐心，认真地倾听患者的倾诉，应将患者的发怒看成是有益健康的正常行为，允许患者以发怒、抱怨、不合作行为来宣泄其内心的不满、恐惧，同时应注意预防意外事件的发生。

（2）给患者提供表达或发泄内心情感的适宜环境，并加以必要的心理疏导，帮助其渡过心理难关，避免其过久地停留于否认阶段而延误必要的治疗。

（3）做好患者家属和朋友的工作，给予患者关爱、理解、同情和宽容。

3. 协议期

（1）护士应积极主动地关心和指导患者，加强护理，尽量满足患者的需要。使患者更好地配合治疗，以减轻痛苦，控制症状。

（2）为了不让患者失望，对于患者提出的各种合理要求，护士应尽可能地予以答应，以满足患者的心理需求。最重要的还是给予患者更多的关爱。

（3）护理人员应鼓励患者说出内心的感受，尊重患者的信仰，积极教育和引导患者，减轻患者的压力。

4. 忧郁期

（1）护士应多给予患者同情、照顾、鼓励和支持，使其增强信心。

（2）护士应经常陪伴患者，允许其以不同的方式发泄情感，如忧伤、哭泣等。

（3）创造舒适的环境，鼓励患者保持自我形象和尊严。

（4）尽量取得社会方面的支持，给予精神上的安慰，安排亲朋好友见面，并尽量让家属多陪伴在患者身旁。

（5）密切观察患者，注意心理疏导和进行合理的死亡教育，预防患者的自杀倾向。

5. 接受期

（1）护士应积极主动地帮助患者了却未完成的心愿，继续给予关心和支持。

（2）尊重患者，不要强迫与其交谈。

（3）给予临终患者安静、舒适的环境，减少外界干扰。

（4）认真、细致地做好临终护理，使患者平静、安详、有尊严地离开人间。

三、临终患者家属的护理

临终患者的家属在此期间不仅要照顾患者，而且心理上也承受着即将失去亲人、承担沉重的经济负担等各种压力。医护人员在做好临终患者护理的同时，也要做好对临终患者家属的安抚和照顾工作。

（一）临终患者家属的压力

患者的临终过程也是其家属心理应激的过程。临终患者常给家庭带来生理、心理、社会压力。他们在感情上难以接受即将失去亲人的现实，在行动上四处求医以求得奇迹出现，延长亲人的生命。当看到亲人死亡不可避免时，他们的心情十分沉重、苦恼、烦躁不安。临终患者家庭可出现以下几种改变。

1. 个人需求的推迟或放弃　一人生病，牵动全家，尤其是面对临终患者，更会造成经济条件的改变，平静生活的失衡，精神支柱的倒塌。家庭成员在考虑整个家庭的状况后，会对自我角色和承担的责任进行调整，如升学、就业等。

2. 家庭中角色与职务的调整与再适应　家庭重新调整有关成员的角色，如慈母兼严父、长姐如母、长兄如父等，保持家庭的稳定。

3. 压力增加,社会性互动减少 照料临终患者期间,家属因精神的哀伤,体力、财力的消耗而感到心力交瘁、可能对患者产生有时欲其生,有时又欲其死以免连累全家的矛盾心理,这也常引起家属的内疚感与罪恶感。

（二）临终患者家属的护理

1. 满足家属照顾患者的需要 1986年,费尔斯特和霍克提出临终患者家属的需要,包括了解患者病情、照顾等相关问题的发展;了解临终关怀医疗小组中,哪些人会照顾患者;参与患者的日常照顾;知道患者受到临终关怀医疗小组良好照顾;被关怀与支持;了解患者死亡后相关事宜;了解有关资源:经济补助、社会资源、义工团体等。

2. 鼓励家属表达感情 护理人员要注意与家属沟通,建立良好的关系,取得家属的信任。与家属交流时,尽量提供安静、隐私的环境,耐心倾听,鼓励家属说出内心的感受及遇到的困难,积极解释临终患者生理、心理变化的原因和治疗护理情况,减少家属疑虑。对家属过激的言行给予容忍和谅解,避免纠纷的发生。

3. 指导家属对患者的生活照料 鼓励家属参与患者的照护活动,如计划的制订、生活护理等。护理人员对患者家属应耐心指导、解释、示范有关的护理技术,使其在照料亲人的过程中获得心理慰藉,同时也减轻患者的孤独情绪。

4. 协助维持家庭的完整性 协助家属在医院环境中,安排平时的家庭活动,以增进患者的心理调适,保持家庭完整性。如共进晚餐、看电视、下棋等。

5. 满足家属本身的生理、心理和社会方面的需求 对家属多关心体贴,帮助其安排陪伴患者期间的生活,尽量解决实际困难。

（三）丧亲者的护理

死亡对患者来讲是痛苦的结束,对亲属来说是悲哀的延续,护士应理解和同情他们,尽量给予方便和帮助。对家属的大声哭喊不要训斥,可劝慰或找合适地方让其发泄心中的悲痛,帮助他们正视现实,做好心理安慰,使之情绪安定。

1. 丧亲者的心理反应 丧亲者心理反应是人体适应性的反应,其悲伤表现有着一定的发展过程,经研究发现居丧者的悲伤过程可经历以下几个阶段。

（1）冲击与怀疑期 主要表现为拒绝接受亲人逝去的事实,反应麻木,出现一些反常行为,或极力否认事实,特别是对于猝死、意外死亡者的家属。

（2）逐渐承认期 随着时间的延长家属逐渐承认死者已离去,但内心仍然极度悲伤,常表现为哭泣。

（3）恢复常态期 家属带着悲痛的心情着手处理死者的后事,暂时使自己平静。

（4）克服失落感期 家属会产生孤独、压抑感,注意力难以集中,常常回忆过去。

（5）理想化期 此阶段家属可能会产生想象,认为失去的人是完美的,会模仿已故亲人的某些习惯。

（6）恢复期 死者家属一般在丧亲后6个月至1年的时间里,工作、生活、社交逐步恢复。丧偶者可能要经历2年或更久。

2. 影响丧亲者居丧期悲伤心理的因素

（1）对死者的依赖程度 家人在经济上、生活上、情感上对死者依赖性越强,面对患者死亡后的调适越困难。常见于配偶关系。

（2）病程的长短 急性死亡病例,由于家人对突发事件毫无思想准备,易产生自责、内疚心理;慢性死亡病例,家人已有预期性心理准备,则较能调适。

（3）死者的年龄与家人的年龄 死者的年龄越小,家人越易产生惋惜和不舍,增加内疚感和罪恶感。"白发人送黑发人"历来是最悲哀的感觉。家属的年龄反映人格的成熟，影响处理后事的能力。

（4）家属的文化水平与性格　文化水平较高的家属能正确地理解死亡，一般能够面对死亡现象。外向性格的家属，因其悲伤能够及时宣泄出来，居丧悲伤期会较短，而性格内向的家属悲伤持续时间则较长。

（5）其他支持系统　家属存在其他支持系统，且能提供支持满足其需要，则较易调整哀伤期。

（6）失去亲人后的生活改变　失去亲人后的生活改变越大，越难调适，如中年丧夫、老年丧子。

3. 丧亲者的护理

（1）做好尸体护理　体现对死者的尊重，对生者的抚慰。

（2）鼓励家属宣泄感情　死亡是患者痛苦的结束，却是丧亲者悲哀的高峰，必将影响其身心健康和生存质量，护理人员应认真倾听其诉说，做出全面评估，针对不同心理反应阶段指定护理措施。

（3）心理疏导，精神支持　提供有关知识，安慰家属面对现实，使其意识到安排好未来的工作和生活是对亲人最好的悼念。

（4）尽力提供生活指导、建议　如经济问题、家庭组合、社会支持系统等，使丧亲者感受人世间的情谊。

（5）丧亲者随访　目前在国外，临终关怀机构通过信件、电话、访视方式对死者家属进行追踪随访。

第三节　死亡后护理

案 例 引 导

患者，王先生，63岁，因脑外伤入院，出现意识模糊、神情呆滞、皮肤湿冷、面色苍白，BP 30/0 mmHg，继而出现间断呼吸，瞳孔散大，对光反射消失，经抢救无效死亡。作为责任护士，请完成以下任务：

请为王先生实行尸体护理。

尸体护理（postmortem care）是对临终患者实施整体护理的最后步骤，也是临终关怀的重要内容之一。尸体护理应在确认患者死亡，医生开具死亡诊断书后尽快进行，这样既可减少对其他患者的影响，也可防止尸体僵硬。在尸体护理过程中，应尊重死者和家属的民族习惯和要求，护理人员应以唯物主义的死亡观和严肃认真的态度尽心尽责地做好尸体护理工作。

一、濒死及死亡的概念

1. 濒死　即临终，指患者在已接受治疗性或姑息性治疗后，虽然意识清醒，但病情加速恶化,各种迹象显示生命即将终结。濒死阶段和整个生命过程相比是很短暂的,不过是几个月、几天、几小时甚至是几分钟。这个阶段又称为"死程",原则上属于死亡的一部分,但由于其有可逆性,故不属于死亡,但在死亡学中却占有重要地位,因此濒死生理、濒死心理及濒死体验等一直是医护工作者、临终关怀学家和死亡学家所关注和研究的对象。

2. 死亡　传统的死亡(death)概念是指心肺功能的停止。美国布拉克法律辞典将死亡定义为"血液循环全部停止及由此导致的呼吸、心跳等身体重要生命活动的终止。"即死亡是指个体的生命功能的永久终止。

二、死亡的标准

(一)传统的死亡标准

心跳、呼吸停止及心电图平直,一直被作为判断死亡的标准。然而,随着医学科学的发展,传统的死亡标准受到了冲击。现代医学认为:心跳虽然已经停止,但是人的脑、肝脏和肾脏等重要脏器功能并不一定停止。1967 年人类历史上第一例心脏移植手术在南非获得成功。这使心跳停止失去了作为死亡标准的权威性,从此,新的死亡标准——脑死亡标准应运而生。

(二)脑死亡标准

脑死亡是指全脑(包括小脑、脑干)功能不可逆中止所引起的死亡。脑死亡虽然是 20世纪 60 年代提出的死亡新概念,但实际上,从广泛意义上讲,这种死亡一直客观存在着。任何严重的脑外伤、脑疾病(如脑炎、脑膜炎、脑肿瘤)和损害中枢神经系统的毒物(如巴比妥类和非巴比妥类催眠镇静药、兴奋剂、麻醉药),甚至电击、辐射和放射线,都可以引起全脑功能的不可逆中止而发生脑死亡。

1. 哈佛脑死亡标准　1968 年,美国哈佛大学医学院死亡意义审查特别委员会在主席亨利·毕契尔医生的主持下召开会议研讨了死亡判定标准问题,在其后发表的报告中,对死亡的定义和标准提出了新的概念,即"不可逆转的昏迷或脑死亡"。他们提出了新的死亡诊断标准,具体如下。

(1) 没有感受性或反应性。

(2) 在没有人工或机械设备支持下无法行动和呼吸。

(3) 各种精神反射消失。

(4) 脑电图平直,表示大脑没有任何活动迹象。

以上各种指征在 24 h 以上重复多次而没有变化,才能确认为死亡。但是有两个例外:一是体温过低(小于 32.2 ℃);二是刚服用过巴比妥类药物等中枢神经系统抑制剂。WHO 于 1968 年建立的国际医学科学组织委员会也将死亡标准规定如下:对环境失去一切反应,完全没有反射和肌肉活动;停止自发呼吸;动脉压骤降和脑电图平直。这个标准与哈佛大学医学院死亡意义审查特别委员会的标准基本上是一致的。

2. 我国脑死亡标准　2009 年,我国卫生部脑死亡判定标准起草小组制定的《脑死亡判定标准(成人)》规定如下。

(1) 判定先决条件　①昏迷原因明确;②排除各种原因的可逆性昏迷。

(2) 临床判定　①深昏迷;②脑干反射消失;③无自主呼吸(靠呼吸机维持,自主呼吸激发试验证实无自主呼吸)。以上三项必须全部具备。

(3) 确认试验　①正中神经短潜伏期体感诱发电位显示 N9 和(或)N13 存在,P14、

N18 和 N20 消失；②脑电图显示电静息；③经颅多普勒超声显示颅内前循环和后循环呈振荡波，尖小收缩波或血流信号消失。以上 3 项中至少 2 项为阳性。

（4）判定时间　临床判定和确认试验结果均符合脑死亡判定标准者，方可最终确认为脑死亡。

（三）确定脑死亡标准的意义

脑死亡标准的确立对于现代医学有非常重要的指导意义，具体叙述如下。

（1）指导医生正确地实施复苏与抢救。确定准确的死亡时间，减少法律纠纷。

（2）合理有效地分配有限的医学资源。对于无任何生还希望的脑死亡患者继续救治，既是对医疗经费、医疗设备与人力资源的无效浪费，也是对"死者"的不尊重，也不符合伦理道德。

（3）有利于器官移植的开展。脑死亡者可以捐出体内活的器官救治更多的生命，这是死者对人类的最后贡献，也是爱心的最后奉献。

（4）在伦理学上更体现了对人的尊重。对已无生还希望的脑死亡者机械地维持呼吸与循环，是对尸体的侵犯。长期维持这种状态，是对家属及亲友身心的折磨和财富的消耗，也是对医疗资源的无效浪费。

三、死亡过程的分期

死亡不是生命的骤然结束，而是一个逐渐发展的过程，一般可分为三个阶段：濒死期、临床死亡期、生物学死亡期。

（一）濒死期

濒死期又称临终状态，是死亡的开始阶段。此期的主要特点是中枢神经系统脑干以上部位的功能处于深度抑制状态，而脑干以下部位功能存在，但是由于失去了上位中枢的控制而导致意识模糊或丧失，各种反射减弱或迟钝，肌张力减退或消失，心跳减弱，血压下降，呼吸微弱或出现潮式呼吸及间断呼吸。此期持续时间长短不一，年轻强壮者、慢性病患者较年老体弱者及急性患者濒死期长；严重颅脑损伤者、猝死者可不经过此期直接进入临床死亡期。

（二）临床死亡期

临床死亡期是死亡过程的延续。此期中枢神经系统的抑制过程已由大脑皮层扩散到皮层下部位，延髓处于极度抑制状态。表现为心跳、呼吸完全停止，瞳孔散大，各种反射消失，但各种组织细胞仍有微弱而短暂的代谢活动。此期一般持续 5～6 min，超过这个时间，大脑将发生不可逆的变化。但是在低温条件下，尤其是头部降温脑耗氧降低时，临床死亡期可延长达 1 h 或更久。对触电、溺水、大出血等致死患者，由于此期重要器官的代谢过程尚未停止，及时采取积极有效的急救措施仍有复苏的可能。

（三）生物学死亡期

生物学死亡期是死亡过程的最后阶段。此期整个中枢神经系统及各器官的新陈代谢相继停止，并出现不可逆的变化，整个机体已不可能复活。机体相继出现尸冷、尸斑、尸僵等早期尸体现象，以及尸体腐败等晚期尸体现象。

（1）尸冷　死亡后因体内产热停止，散热继续，尸体温度逐渐降低，是最先发生的尸体现象。死亡后尸体温度的下降有一定的规律，一般情况下死亡后 10 h 内尸体温度下降速度约为 1 ℃/h，10 h 后为 0.5 ℃，大约 24 h 后，尸体温度与环境温度相同。测量尸体温度一般以直肠温度为标准。

（2）尸斑 死亡后血液循环停止，由于地心引力的缘故，血液向身体的最低部位坠积，该处皮肤呈现的暗红色斑块或条纹称为尸斑。

（3）尸僵 尸体肌肉僵硬，并使关节固定称为尸僵。形成机制主要是三磷酸腺苷（ATP）学说，即死后肌肉中 ATP 不断分解而不能再合成，致使肌肉收缩，尸体变硬。先由咬肌、颈肌开始，向下至躯干、上肢和下肢。尸僵一般在死后 1～3 h 开始出现，4～6 h 扩展到全身，12～16 h 发展至高峰，24 h 后尸僵开始减弱，肌肉逐渐变软，称为尸僵缓解。

（4）尸体腐败 死后机体组织的蛋白质、脂肪和碳水化合物在细菌作用下的过程称为尸体腐败。表现为尸臭、尸绿等，一般在死后 24 h 先在腹部出现，气温高低可影响尸体腐败出现的时间和快慢。

三、尸体护理技术

安乐死

患者经抢救无效，由医生检查证实确已死亡，方能进行尸体料理。料理应立即进行，以防僵硬，并避免对其他患者的影响。尸体护理是对临终患者实施整体护理的最后步骤，也是临终关怀的重要内容之一。做好尸体护理不仅是对死者人格的尊重，也是对死者家属心灵上的安慰，体现了人道主义精神和崇高的护理职业道德。

1. 目的

（1）使尸体清洁，维护良好的外观，易于辨认。

（2）尊重死者，安慰家属，减少哀痛。

2. 操作

【评估】

（1）患者的诊断、治疗、抢救过程、死亡原因及时间等。

（2）尸体清洁程度、有无伤口、引流管。

（3）死者家属对死亡的态度。

【计划】

（1）护士准备 着装整洁，修剪指甲，洗手，戴好口罩。

（2）用物准备 治疗车上层：血管钳、剪刀、松节油、绷带、不脱脂棉球、梳子、尸袋或尸单、衣裤、鞋、袜等，尸体识别卡（表 17-3-1）三张；有伤口者备换药敷料，必要时备隔离衣和手套等；擦洗用具、手消毒液等。治疗车下层：生活垃圾桶、医用垃圾桶。酌情备屏风。

（3）环境准备 安静、肃静，必要时用屏风遮挡患者。

表 17-3-1 尸体识别卡

姓名		住院号		年龄		性别	
病室		床号		籍贯		诊断	
住址							
死亡时间： 年 月 日 时 分 护士签名：						医院	

【实施】

尸体护理技术的操作步骤见表 17-3-2。

表 17-3-2　尸体护理技术的操作步骤

操　作　步　骤	要点与说明
1. 填写尸体识别卡	·逐项填写三张尸体识别卡
2. 备齐用物　携用物至床旁,用屏风遮挡死者	·维护死者隐私,减少对同病室其他患者情绪的影响
3. 劝慰家属　请家属暂离病室或共同进行尸体护理	·若家属不在,应尽快通知家属来院
4. 撤去一切治疗用品　如输液管、氧气管、导尿管等	·便于尸体护理
5. 安置体位　将床支架放平,使尸体仰卧,头下置一软枕,留一层大单遮盖尸体	·防止面部淤血变色
6. 清洁面部　整理遗容,洗脸,有义齿者应装上,闭合口、眼。若眼睑不能闭合,可用毛巾湿敷或于上眼睑下垫少许棉花,使上眼睑下垂闭合。嘴不能闭紧者,轻揉下颌或用四头带托住下颏,使口闭合	·可避免面部变形,使面部稍显丰满;口、眼闭合以维持尸体外观,符合习俗
7. 填塞孔道　用血管钳将棉花垫塞于口、鼻、耳、肛门、阴道等孔道	·棉花勿外露 ·防止体液外溢
8. 清洁全身　脱去衣裤,擦净全身,更衣梳发。用松节油或乙醇擦净胶布痕迹,有伤口者更换敷料,有引流管者应拔出后缝合伤口或用蝶形胶布封闭并包扎	·保护尸体清洁,无渗液,维持良好的尸体外观
9. 包裹尸体　为死者穿上尸衣裤,第一张尸体识别卡系于腕部。把尸体放进尸袋里拉锁拉好,也可用尸单包裹尸体,须用绷带在胸部、腰部、踝部固定牢固。第二张尸体识别卡系于尸体腰间的尸单上	
10. 交接尸体　协助移尸体于停尸箱内,将第三张尸体识别卡系在停尸箱外,做好与殡仪服务中心或殡仪馆的交接	·必须做好交接
11. 操作后处理 (1) 处理床单位 (2) 整理病历,完成各项记录,按出院手续办理结账 (3) 整理患者遗物交给家属	·非传染病患者按一般出院患者方法处理;传染病患者按传染病患者终末消毒方法处理 ·体温单上记录死亡时间,注销各种执行单(治疗、药物、饮食卡等) ·若家属不在,应由两人清点后,列出清单交护士长妥善保管

【评价】

（1）尸体整洁，外观良好，易于辨识。

（2）操作规范，态度认真严肃，丧亲者表示满意。

（3）运用恰当、真挚的语言劝慰死者家属。

【注意事项】

（1）须先由医生开出死亡通知，并得到家属许可后，护士方可进行尸体护理。

（2）在向家属解释过程中，护士应具有同情心和爱心，沟通的语言要体现对死者家属的关心和体贴，安慰家属时配合使用体态语言会收到良好的效果。

（3）患者死亡后应及时进行尸体护理，以防尸体僵硬。

（4）尸体识别卡应正确放置，以便于识别尸体。

（5）护士应尊重死者，严肃、认真地做好尸体护理工作。

（6）传染病患者的尸体应使用消毒液擦洗，并用消毒液浸泡的棉球填塞各孔道，尸体用尸单包裹后装入不透水的袋中，并贴上传染标识。

【健康教育】

（1）向死者家属表示同情、理解，在操作中争取家属的配合。

（2）运用恰当的语言鼓励、安慰死者家属，避免家属伤心过度。

（陈诗）

直通护考

附　　录

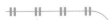

Ⅰ. 体温单

体 温 单

过敏信息：

科别：血管外住院　病床：38　姓名：×××　住院号：3000216545　入院日期：2020-08-31　病室：（10层东）综合病区

日　　期	2020-9-28	9-29	9-30	10-1	10-2	10-3	10-4
住院日数	29	30	31	32	33	34	35
手术后日数	14/6	15/7	16/8	17/9	18/10	19/11	20/12
时　　间	2 6 10 14 18 22	2 6 10 14 18 22	2 6 10 14 18 22	2 6 10 14 18 22	2 6 10 14 18 22	2 6 10 14 18 22	2 6 10 14 18 22

脉搏/(次/分)　体温/℃

呼吸

疼痛评分

血压/mmHg			158/86				
身高(cm)/体重(kg)	/	/	/卧床	/	/	/	/
大便/次	1	1	1	1	1	0	0
尿量/mL							
出量/mL							
入量/mL							
胸引量/mL							
血氧饱和度/(%)							

口表●
腋表⊗
肛表◎
耳温
脉搏○
心率○
呼吸○
人工肛门★
疼痛评分☆

 Note

384

Ⅱ．临时医嘱单

临时医嘱单

姓名:×××　　科室:血液科住院　　病区:×××　　床号:××　　住院号:×××××

起始		医嘱	医师签名	核对人签名	执行人签名	执行时间
日期	时间					
07.29	9:00	健康教育	×××	×××	×××	9:10
		35904 全血细胞分析(CBC)(急诊)	〃	〃	〃	〃
		正柴胡饮颗粒 5 g 口服 TID 2 盒	×××	×××	×××	9:10
07.29	10:00	99025 血型鉴定	×××	×××	××/×××	10:30
		0001 血型单特异性抗体鉴定	〃	〃	××/×××	10:30
		输血:悬浮红细胞 1 单位	〃	〃	×××/×××	14:20
		盐酸异丙嗪注射液 12.5 mg 肌注 st 输血前 30 min	〃	〃	×××	13:50
		0.9%氯化钠注射液 100 mL 静滴 st 输血冲管	×××	×××	×××	10:30
08.04	9:30	明日出院	×××	×××	×××	10:00
		带药:呋塞米 20 mg×100 粒 20 mg bid po	×××	×××	×××	10:00

Ⅲ．长期医嘱单

长期医嘱单

姓名:×××　　科室:血液科住院　　病区:×××　　床号:××　　住院号:×××××

起始		医嘱	医师签名	核对人签名	执行人签名	执行时间	停止		
日期	时间						日期	时间	医师签名
07.29	9:00	Ⅱ级护理	×××	×××	×××	9:10			
		普食	"	"	"	"			
		呋塞米 20 mg 口服 bid（08，16 点）	"	"	"	"			
		绝对卧床休息	"	"	"	"			
		0.9%氯化钠注射液 100 mL/QD(08 点)	"	"	"	"	08.02	9:00	××
		维生素 C 2g 静滴	×××	×××	×××	9:10	08.02	9:00	××
08.01	10:00	安络血 5 mg tid po(自备)	×××	×××	×××	10:10			
08.03	9:20	叶酸片 5 mg tid po(自备)	×××	×××	×××	9:30			

Ⅳ．危重护理记录单

危重护理记录单

科室：消化　病区：西 8F　　　　　　床号：49　　　住院号：370310　　　姓名：×××　　页码：2
入院日期：2020.1.30　　　　　　　　诊断：消化道出血
手术日期：　　　　　　　　　　　　手术名称：　　　　　　　　　　麻醉方式：

日期/时间 2020	神志	心电监护	体温/℃	心率/(次/分)	呼吸/(次/分)	血压/mmHg	SaO₂/(%)	尿量/mL	护理指导	体位活动	穿刺点切口	皮肤	晨晚间护理	饮食量	静脉留管	氧气/(L/min)	胃肠减压/mL	胸引/mL	留置导尿/mL	用药名	入量/mL	微量泵推泵速度/(mL/h)	输血蛋白后反应	特殊情况及其他	签名
15:45				110	22	93/56														0.9%NS				冲管	
																				非那根 12.5 mg 肌注					×××
15:50				108	21	90/55	99			4/3		×	1		√/2	√	√	√	白蛋白 10 g					×××
日班结量								400										300		425+ppsb 600 IU +白蛋白 10 g					×××
16:10	+++	√/1		109	26	90/55	99			2/3	1	×	1	4/2	√/2	√	√	√	0.9/NS			无	冲管	×××
16:15				108	23	89/56														RBC2U					×××
16:20				107	24	89/57														速尿 10 mg Ⅳ			无		×××
17:00				106	25	92/63		200												5%GS	500	20		尿色黄质清	
																				10%KCl 10 mL					
																				九维他 1 支					×××
																				施他宁					×××
18:00			37	100	22	95/60																			×××
18:51				98	20	90/55				4/3															×××
19:50				100	18	89/56																			
20:48				97	21	89/57				2/3										5%GS	−250			患者拒绝医生同意	×××
21:35				98	23	92/63																			
22:00	+++	√/1	37	89	20	95/60	99					×	1		√/2	√	√	√						×××
中班结量								500										0		650+RBC 2 U					×××
22:55	+++	√/1		90	20	90/55	99			4/3	1	×	1	4/0	√/2	√	√	√						×××
23:53				91	18	89/56																			×××
1.11/0:52				90	21	89/57																			×××
1:37				89	24	92/63				3/3															×××
2:00			37	88	22	95/60																			×××
2:58				86	18	90/65																			×××
3:55				88	17	89/56																			×××
4:53				90	20	89/57				2/3															×××
5:40				87	19	92/63		300																	×××
6:00			37	86	20	95/60				4/3															×××
7:00				98	21	100/62																			×××
7:55	+++	√/1		95	23	101/80	99			3/3		×	1		√/2	√	√	√						护士长
夜班结量								600										0			0				×××
24 h 总量								1200										##		1075+ppsb 600 IU 白蛋白 10 g+RBC 2 U					×××
8:30	+++	√/1		90	18	100/62	100			2/3		×	1	4/0	√/2	√	拔	√						×××
9:20				100	20	99/60																			×××
9:40				110	24	101/80														甲硝唑	100				×××
10:00			37	87	22	90/59														可乐必妥	100				×××
10:50				108	23	95/63				3/3															×××
11:40				110	24	96/64																			×××
12:30				102	26	95/65				4/3															×××
13:28				108	19	95/57																			×××
14:00				104	24	96/60	100			3/3		×	1	4/1	√/2	√		√					遵医嘱停告病危，转记	
																								一般护理录	×××/护士长

主要参考文献

ZHUYAOCANKAOWENXIAN

[1] 《协和新型冠状病毒肺炎防护手册》编辑组. 协和新型冠状病毒肺炎防护手册[M]. 北京:中国协和医科大学出版社,2020.

[2] 全国护士执业资格考试用书编写专家委员会. 2017 全国护士执业资格考试指导[M]. 北京:人民卫生出版社,2016.

[3] 全国护士执业资格考试用书编写专家委员会. 2018 全国护士执业资格考试指导[M]. 北京:人民卫生出版社,2017.

[4] 全国护士执业资格考试用书编写专家委员会. 2018 全国护士执业资格考试指导同步练习题集[M]. 北京:人民卫生出版社,2017.

[5] 全国护士执业资格考试用书编写专家委员会. 2020 年全国护士执业资格考试指导[M]. 北京:人民卫生出版社,2019.

[6] 陈丽,张少羽. 基础护理技术(临床案例版)[M]. 武汉:华中科技大学出版社,2015.

[7] 陈小航. 急救护理学[M]. 北京:北京大学医学出版社,2009.

[8] 高晓东,韩玲样,卢珊,等. 基层医疗机构感染预防与控制 500 问[M]. 上海:上海科学技术出版社,2017.

[9] 霍孝蓉. 实用临床护理"三基"个案护理[M]. 南京:东南大学出版社,2014.

[10] 姜安丽,钱晓路. 新编护理学基础[M]. 3 版. 北京:人民卫生出版社,2018.

[11] 蒋琪霞. 压疮护理学[M]. 北京:人民卫生出版,2015.

[12] 李乐之,路潜. 外科护理学[M]. 5 版. 北京:人民卫生出版社,2012.

[13] 李小寒,尚少梅. 基础护理学[M]. 6 版. 北京:人民卫生出版社,2018.

[14] 吕月桂,王星歌,王晓燕. 基础护理技术[M]. 武汉:华中科技大学出版社,2017.

[15] 米健,朱蓓. 正常人体结构[M]. 2 版. 上海:第二军医大学出版社,2015.

[16] 桑未心. 护理学基础[M]. 北京:高等教育出版社,2011.

[17] 吴橙香,秦淑英. 基础护理技术[M]. 2 版. 北京:中国中医药出版社,2018.

[18] 姚泰. 生理学[M]. 北京:人民卫生出版社,2005.

[19] 叶玲,刘艳. 基础护理学[M]. 北京:中国医药科技出版社,2018.

[20] 周春美,陈焕芬. 基础护理技术[M]. 北京:人民卫生出版社,2016.

[21] 周春美,张连辉. 基础护理学[M]. 3 版. 北京:人民卫生出版社,2013.

[22] 周逸萍,单芳. 临终关怀[M]. 北京:科学出版社,2018.

[23] 朱春梅,周庆华. 常用护理技术[M]. 2 版. 上海:第二军医大学出版社,2015.

[24] 朱红,石贞仙. 临床常用护理技术操作与考试指导教程[M]. 太原:山西科学技术出版社,2016.

[25] 左凤林,董翠红. 基础护理技术[M]. 北京:中国中医药出版社,2016.

[26] 左凤林,韩斗玲. 基础护理学[M]. 北京:中国协和医科大学出版社,2016.

[27] 左凤林,王艳兰,韩斗玲. 基础护理学[M]. 西安:第四军医大学出版社,2012.